*Baby*Care

BabyCare wurde im Jahr 2000 von folgenden Frauenärzten und Geburtsmedizinern gegründet:

Prof. Dr. med. Klaus Friese, ehem. Direktor der Universitätsfrauenkliniken der Ludwig-Maximilians-Universität München
Prof. Dr. med. Joachim W. Dudenhausen, Professor em. – Klinik für Geburtsmedizin, Charité – Universitätsmedizin Berlin
Prof. Dr. med. Erich Saling, Leiter des Instituts für Perinatale Medizin – Berlin-Neukölln
PD Dr. rer. nat. Dr. med. Axel Schäfer, Frauenarzt – Berlin
Dr. sc. med. Bernd Hamann, Niedergelassener Frauenarzt – Berlin

Wissenschaftlicher Beirat und Herausgeberkreis:
Prof. Dr. med. Wolfgang Henrich, Leiter der Kliniken für Geburtsmedizin, Charité – Universitätsmedizin Berlin
PD Dr. med. habil. Julia Jückstock, Oberärztin Klinik und Poliklinik für Frauenheilkunde und Geburtshilfe Ludwig-Maximilians-Universität München
Doris Scharrel, Berufsverband der Frauenärzte (BVF) 2. Vorsitzende und Schriftführerin – Kronshagen
Dipl.-Med. Ulrich Freitag, Berufsverband der Frauenärzte (BVF) 3. Vorsitzender und Schatzmeister – Wismar
Prof. Dr. med. Joachim W. Dudenhausen, Professor em. – Klinik für Geburtsmedizin, Charité – Universitätsmedizin Berlin
Prof. Dr. med. Erich Saling, Leiter des Instituts für Perinatale Medizin – Berlin-Neukölln
Prof. Dr. med. Frank Louwen, Leiter der Geburtshilfe und Pränatalmedizin, Johann Wolfgang Goethe-Universität – Frankfurt am Main
Dr. phil. Wolf Kirschner – Epidemiologe, FBE Forschung Beratung Evaluation GmbH – Berlin (Wissenschaftliche Gesamtkonzeption und Texte)

In diesem Handbuch wurden zahlreiche Anregungen von niedergelassenen Frauenärztinnen/Frauenärzten, Hebammen und Kinderärztinnen/Kinderärzten mit langjähriger Erfahrung in der Schwangeren- und Kinderbetreuung sowie weiteren Fachleuten berücksichtigt.

Wir möchten uns besonders für die kritische und hilfreiche Mitarbeit bedanken bei:
Prof. em. Dr. med. Volker Briese – Rostock (Rezeptbeihefter)
Dr. med. Jakob Derbolowsky (†), Frauenarzt und Psychotherapeut – Germering (Stress, psychische Erkrankungen, Depressionen)
Gundula Dupont – Berlin (Cytomegalie Virus Infektion (CMV))
Dr. med. Susanna Kramarz, Praktische Ärztin und Medizinpublizistin – Berlin (Reiten in der Schwangerschaft)
Dr. med. Kai Lüthgens, Facharzt für Labormedizin – Labor Enders – Stuttgart und Dr. med. Jochen Frenzel – Saarbrücken (Genetische Erkrankungen und Pränataldiagnostik)
Petra Möhrke, Praxis für Atem und Bewegung – Berlin (Schwangerschaftsgymnastik)
Dr. med. Pompilio Torremante, Niedergelassener Frauenarzt – Ochsenhausen (Schilddrüsenerkrankungen)
Prof. Dr. med. Christof Schaefer, Pharmakovigilanz- und Beratungszentrum für Embryonaltoxikologie, Charité – Universitätsmedizin Berlin (Medikamente)
Dr. Clarissa Schwarz, Hebamme und Gesundheitswissenschaftlerin – Berlin und Susann-Nike Keller, MBA – Zürich (Schwangerschaftsbeschwerden, Die Hebamme, Geburtsvorbereitungskurs, Wochenbett, Stillen)
Dr. med. Michael Wojcinski – Garmisch-Partenkirchen (Impfungen)

Die Ernährungsempfehlungen in diesem Handbuch orientieren sich an den Empfehlungen des bundesweiten Netzwerkes »Gesund ins Leben – Netzwerk junge Familie« – Ernährung in der Schwangerschaft.

Wir bedanken uns bei allen Krankenkassen und Krankenversicherungen, die eine Kooperation mit BabyCare eingegangen sind.

Wir bedanken uns auch bei allen Teilnehmerinnen des BabyCare-Programms, die uns zahlreiche Hinweise gegeben haben.

Wir bedanken uns weiterhin auch für die Unterstützung bei: AMS Advanced Medical Services GmbH, Biotest AG, BRAHMS GmbH, Medela Medizintechnik GmbH & Co. Handels KG, INSTITUT ALLERGOSAN Deutschland privat GmbH, Pierre Fabre Pharma GmbH, Zentrum für Humangenetik und Laboratoriumsdiagnostik / MVZ Martinsried GmbH, ZOTZ | KLIMAS – MVZ Düsseldorf-Centrum GbR

Grafische Gestaltung und Satz: eisele grafik·design, München

Coverfoto: Jim Cooper/Getty Images

Produktion und Druck: RieckDruck GmbH, Print | kompetent und effizient – Tornesch bei Hamburg

8. Auflage 2019

ISBN 978-3-00-063304-1

Herausgeber: FBE Forschung Beratung Evaluation GmbH c/o Charité Frauenklinik CVK, Augustenburger Platz 1, 13353 Berlin

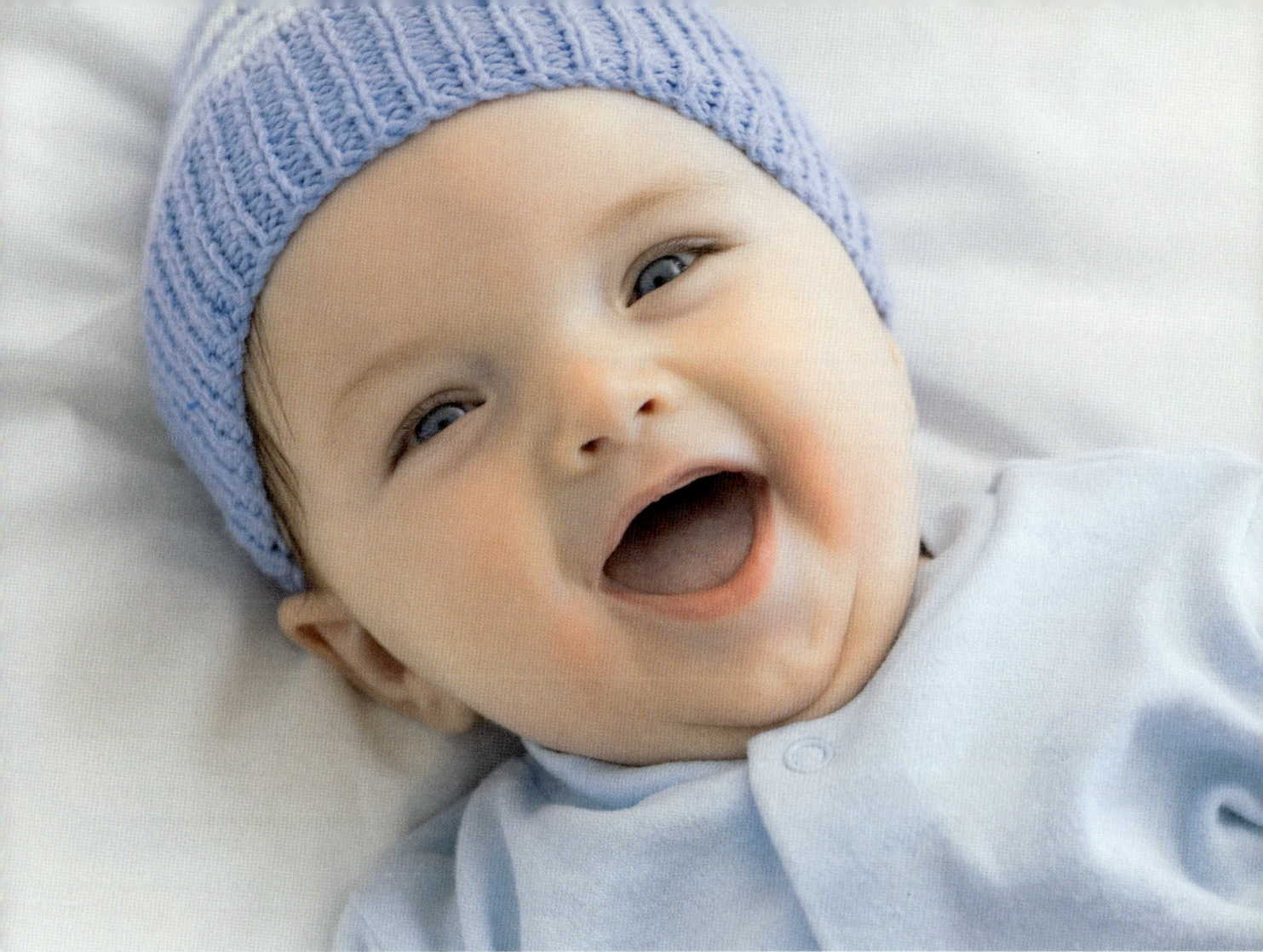

Vorwort

Liebe Leserin, lieber Leser,

Sie wissen es vielleicht schon aus Ihrem Bekanntenkreis: Die Schwangerschaft wird von jeder Frau anders erlebt. Manche fühlen sich in dieser Zeit so wohl, dass sie am liebsten »immer nur schwanger« wären. Anderen ist dagegen häufig schlecht. Und wieder andere empfinden diesen Zustand als »völlig normal«. Sicher ist nur, dass mit einer Schwangerschaft viel Neues auf Sie zukommt. Ihr Körper wird sich verändern, ebenso Ihr Seelenleben. Ihre Umgebung wird Sie anders behandeln. Sie werden sich Gedanken über Ihre Zukunft sowie die Ihres Babys und Ihrer Partnerschaft machen.

Vermutlich haben Sie neben Ihrem Partner Eltern oder andere Verwandte und Freunde, mit denen Sie sich besprechen können. In allen medizinischen Fragen wird Ihre Frauenärztin/ Ihr Frauenarzt Ihnen zur Seite stehen. Unser Sozial- und Gesundheitswesen bietet viele weitere Beratungs- und Unterstützungsmöglichkeiten an.

Warum also dieses Buch und dieses Programm?

Wir, die Autoren und Beteiligten, sind erfahrene Geburtsmediziner, Sozialmediziner, Frauenärzte und Hebammen. Dieses Buch und dieses Programm haben wir vor allem aus folgendem Grund verfasst: Wir möchten dazu beitragen, dass Ihre Schwangerschaft möglichst frei von gesundheitlichen Komplikationen verläuft und dass Sie ein gesundes Baby zur Welt bringen. »Ist Schwangerschaft denn etwas so

Gefährliches?« denken Sie jetzt vielleicht. Die klare Antwort gleich vorweg: nein. Mit allergrößter Wahrscheinlichkeit werden Sie eine normale und schöne Schwangerschaft erleben und an deren Ende ein wundervolles Neugeborenes in Ihren Armen halten.

Doch birgt eine Schwangerschaft natürlich auch Risiken. Sie könnten krank werden. Sie könnten sich, ohne es zu wissen, so verhalten, dass Sie dem Kind, das im Bauch heranwächst, schaden. Oder umgekehrt: Nur weil Sie bestimmte wichtige Informationen nicht oder nicht in ausreichendem Maße haben, unterlassen Sie etwas, was Ihrem Kind nützen könnte. Kurzum: Wir sind der Ansicht, dass durch umfassende Information und Beratung, wie dieses Buch sie bietet, noch einiges getan werden kann, um unnötiges Leid und belastende Aufregungen zu vermeiden.

Jährlich werden in Deutschland fast 800.000 Kinder geboren.

- Etwa acht Prozent aller Neugeborenen wiegen bei der Geburt unter 2.500 Gramm; von diesen kommt der Großteil vor 37 Schwangerschaftswochen zur Welt. Nicht wenige dieser Frühgeborenen leiden lebenslang überdurchschnittlich unter Krankheiten. Auch Behinderungen sind unter Frühgeborenen häufiger als unter zeitgerecht ausgetragenen Kindern.
- Etwa drei bis vier Prozent der Neugeborenen weisen mehr oder minder ausgeprägte Fehlbildungen auf.

Wir sind überzeugt, dass diese Zahlen kleiner sein könnten. Nehmen Sie das Beispiel der Säuglingssterblichkeit: Noch 1960 starben in Deutschland 35 von 1.000 lebend geborenen Kindern im ersten Lebensjahr. Heute sind dies nur noch etwa 3,5 von 1.000. Sie sehen also: Fortschritt ist möglich. Was Komplikationen während der Schwangerschaft angeht, so glauben wir, dass eine stärkere Berücksichtigung der sozialen und psychischen Situation der Schwangeren und ihrer Angehörigen vonnöten ist. Wieder kann die Säuglingssterblichkeit als

Beleg dienen: Lange Jahre war die Sterblichkeit unehelich geborener Säuglinge doppelt so hoch wie die von ehelich geborenen. Die soziale und psychische Situation hat also starken Einfluss auf die körperliche Gesundheit.

Viele wissenschaftliche Studien belegen, dass Komplikationen im Verlauf der Schwangerschaft in der Regel mehrere Ursachen haben. Nur selten sind sie auf eine einzige Ursache zurückzuführen, wie dies zum Beispiel bei den monogenetischen Krankheiten – solchen, die aufgrund der unnormalen Ausprägung eines Erbfaktors entstehen – der Fall ist. Das ist eine gute Nachricht für Sie, denn es bedeutet, dass Sie diesen Risiken nicht hilflos ausgeliefert sind. Die Mehrzahl der Risiken in der Schwangerschaft kann durch Ihre aktive Mitarbeit vor und während der Schwangerschaft vermieden oder in ihrer Auswirkung gemildert werden. Allerdings ist der Wunsch nach absoluter Sicherheit leider nicht erfüllbar. Dies gilt für die Schwangerschaft ebenso wie für alle anderen Bereiche des Lebens.

Dieser Leitfaden soll Ihnen keine Angst machen. Er soll Ihnen vielmehr dabei helfen, den Herausforderungen der Schwangerschaft bestmöglich zu begegnen, indem er hilfreiche Tipps gibt und Unterstützung bei eventuell zu treffenden Entscheidungen vor und während der Schwangerschaft bietet. Doch bei aller Information, Beratung und Zuwendung, die Ihnen zuteilwird, kann Ihnen kein Geburtsmediziner im möglichen, aber nicht sehr wahrscheinlichen Fall eines Problems die Entscheidung abnehmen. Nutzen Sie also diesen Leitfaden, um sich auf einen wichtigen und meist auch sehr schönen Abschnitt Ihres Lebens gründlich vorzubereiten.

Füllen Sie auch den **BabyCare-Fragebogen** aus: online unter fragebogen.baby-care.de oder in der BabyCare-App (Kategorie »Ausführliche Analyse«). Ihre Antworten werden mithilfe eines Computerprogramms analysiert und für eine individuell auf Sie zugeschnittene Beratung für ein gesundheitsbewusstes Verhalten in der Schwangerschaft ausgewertet. Wir teilen Ihnen

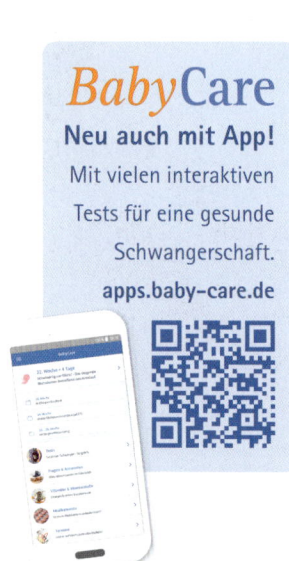

BabyCare
Neu auch mit App!
Mit vielen interaktiven Tests für eine gesunde Schwangerschaft.
apps.baby-care.de

in einem ausführlichen Schreiben die Ergebnisse mit und geben Ihnen **Empfehlungen**, wie Sie eine möglichst unbeschwerte Schwangerschaft erleben können.

Unter **www.facebook.com/BabyCareDE** laden wir Sie ein, mit uns Themen rund um die Schwangerschaft zu diskutieren. Ihre Anregungen sind gefragt. Wir würden uns auch über die Zusendung oder das Posten eines Fotos Ihres Neugeborenen freuen.

In unserem BabyCare-Blog **(blog.baby-care.de)** werden regelmäßig interessante Themen für eine gesunde Schwangerschaft beleuchtet.

Um die Effektivität des BabyCare-Programms zu überprüfen, möchten wir auch wissen, ob Ihre Schwangerschaft und Geburt komplikationslos verlaufen sind. Dazu haben wir einen kurzen Fragebogen entwickelt, der sich auf einer Postkarte in der hinteren Umschlagklappe befindet. Sie können diese Informationen aber auch über unsere Website oder die BabyCare-App übermitteln.

All diese Dinge verursachen natürlich zusätzliche Kosten, die bei weitem die der Herstellung des Buches übersteigen. Um die Kosten für Sie als Schwangere möglichst gering zu halten, haben wir uns entschlossen, eine begrenzte Zahl von Werbeanzeigen in das Buch aufzunehmen.

Lassen Sie sich von »gesund & schwanger – BabyCare« durch die Schwangerschaft begleiten. **Wir wünschen Ihnen einen glücklichen und vor allem gesunden Schwangerschaftsverlauf.**

Für die Herausgeber

Prof. Dr. med. Wolfgang Henrich
Charité – Universitätsmedizin Berlin

PD Dr. med. habil. Julia Jückstock
Perinatalzentrum, Ludwig-Maximilians-Universität München

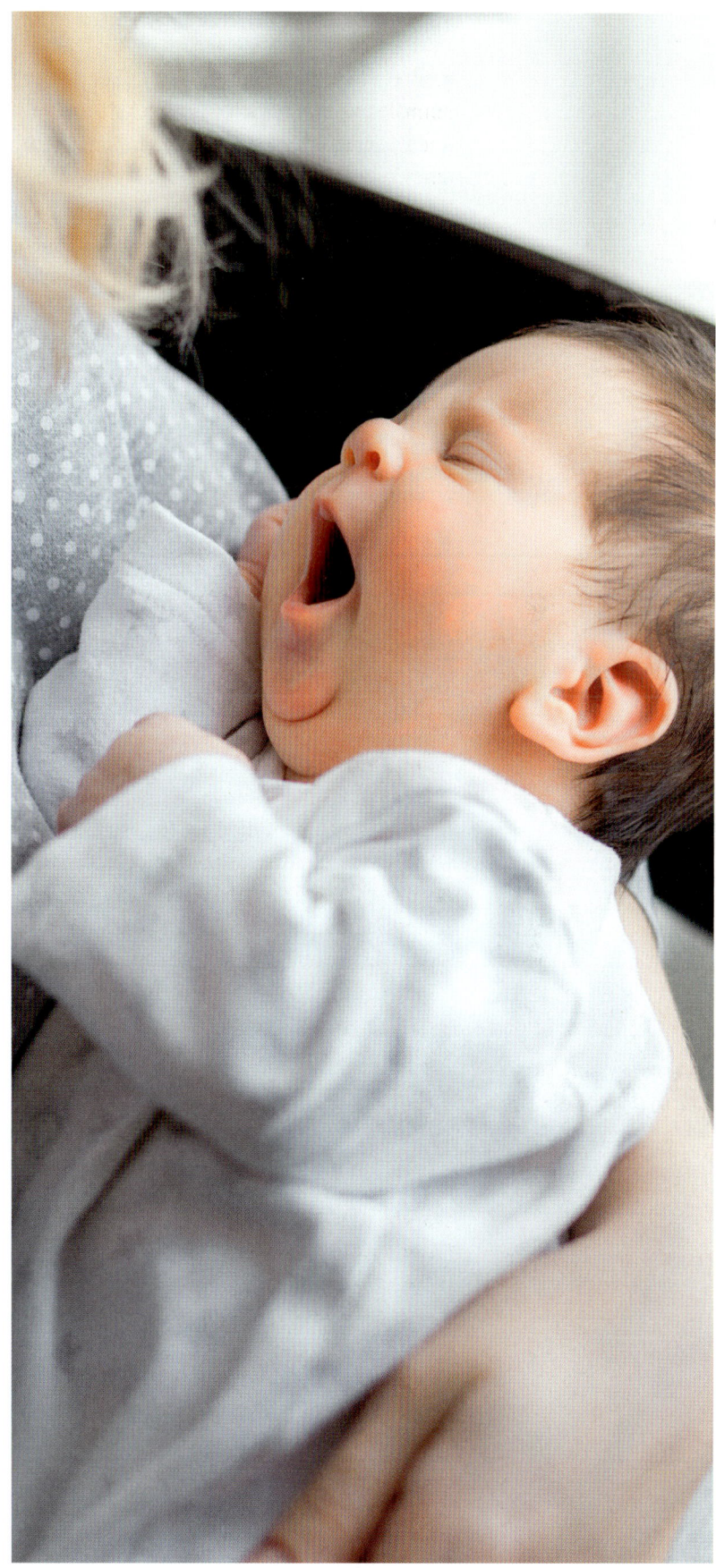

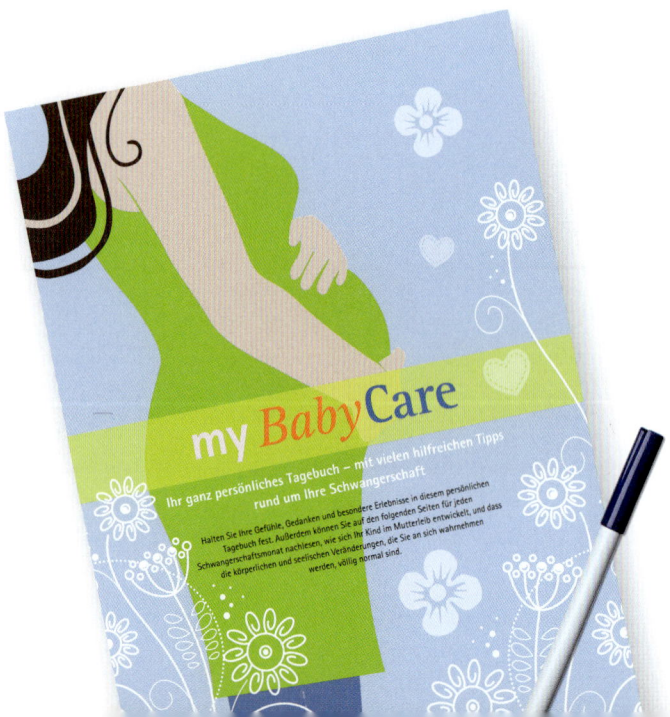

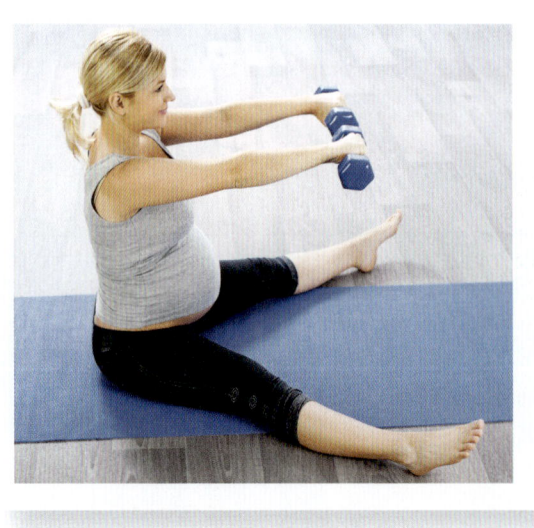

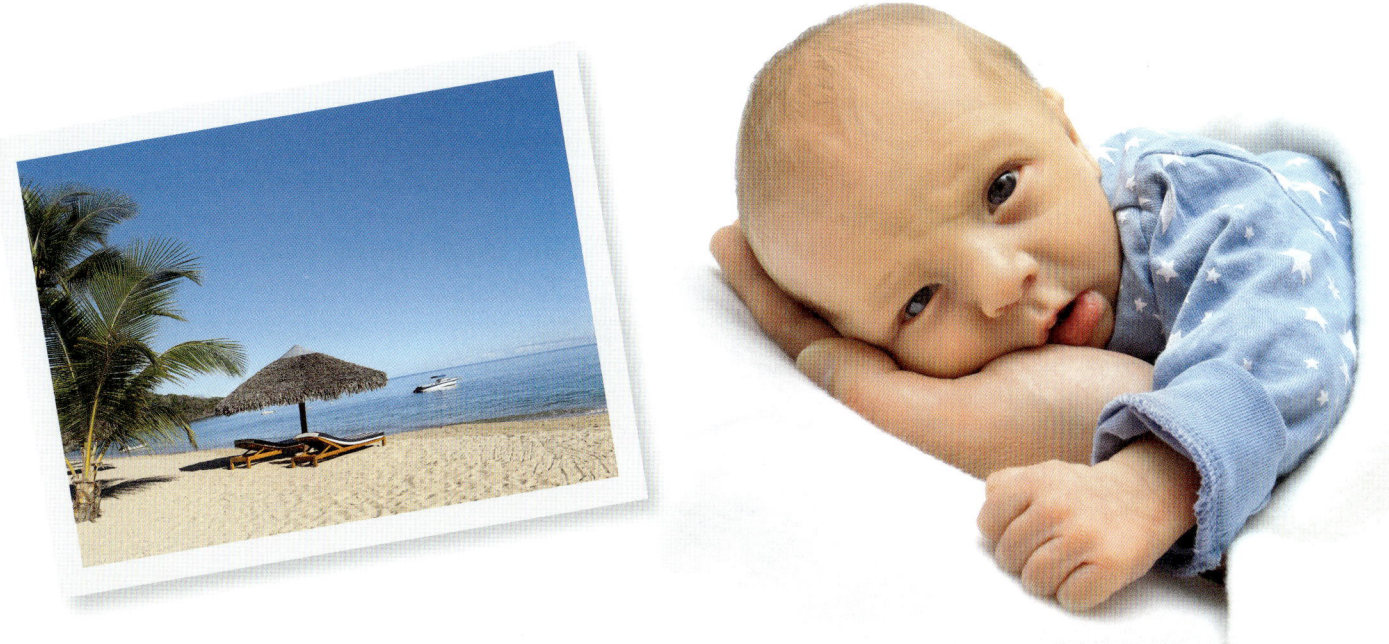

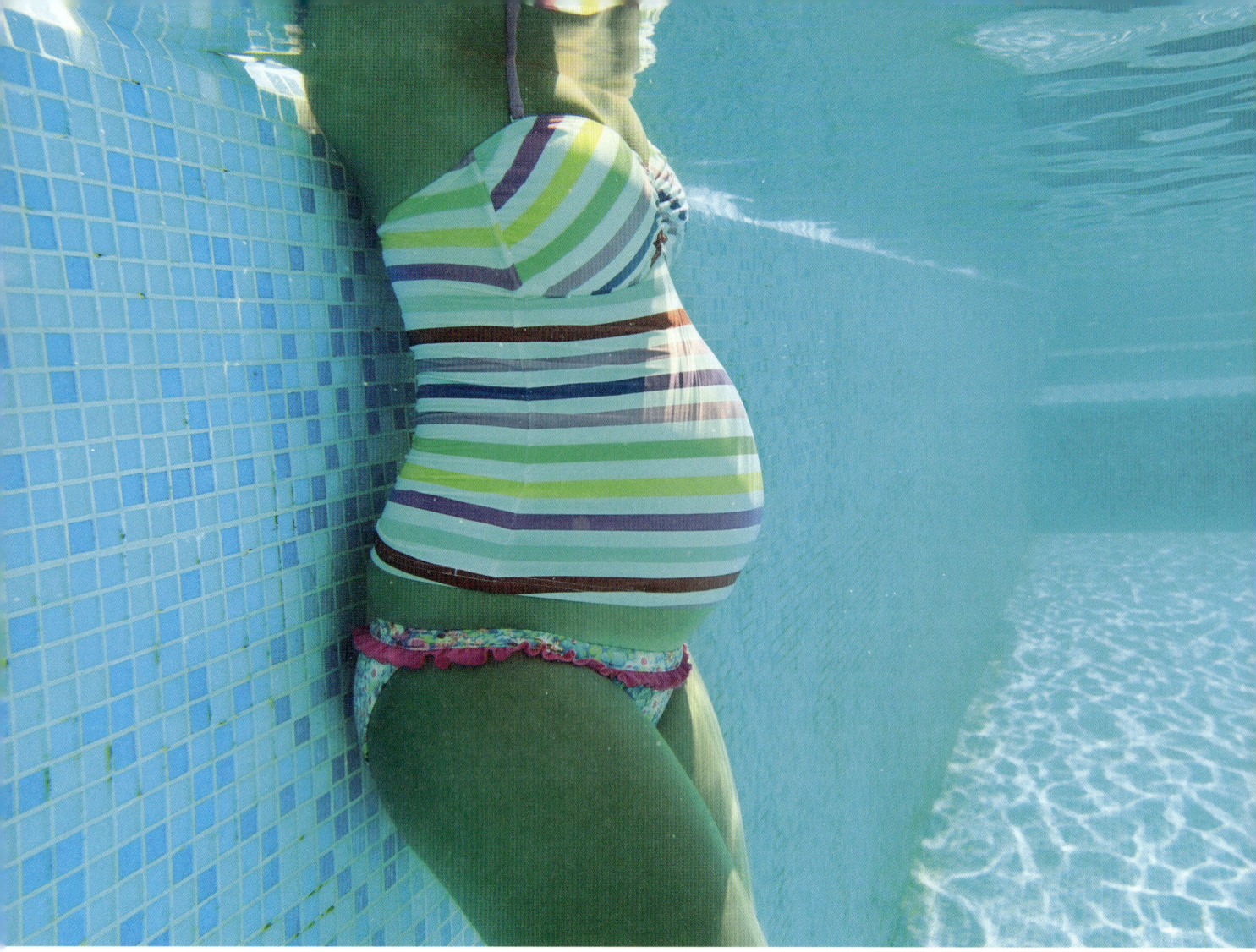

1 Was wir für Sie tun können

Jede Schwangerschaft ist ein Wunder. Aus einer Eizelle und einer Samenzelle entsteht bei einer Befruchtung neues Leben. Die Vereinigung der beiden kann stattfinden, wenn Sie kurz vor oder zur Zeit des Eisprungs, also ungefähr in der Mitte zwischen zwei Periodenblutungen, Geschlechtsverkehr haben. Die befruchtete Eizelle nistet sich nach einigen Tagen in die Gebärmutter ein und vergrößert sich durch Zellteilung. Nach und nach bilden sich der Embryo, die schützende Eihülle und die Plazenta (der Mutterkuchen), die als »Versorgungsstation« dient. Über die Plazenta und die Nabelschnur gelangen Sauerstoff und Nährstoffe in den Blutkreislauf des Embryos. Die Entwicklungs- und Teilungsvorgänge reagieren empfindlich auf viele Einflüsse. Die Natur hat

vorgesehen, dass eine Schwangerschaft auch ohne Fehlverhalten der Mutter in den ersten drei Monaten enden kann.

Viele Schwangerschaften gehen noch vor Ausbleiben der Regelblutung oder kurz danach zugrunde. Das wird von der Frau nicht bemerkt, da der Abgang einer Regelblutung ähnelt.

Das Signal für spätere Fehlgeburten in den ersten drei Monaten ist eine starke Blutung, verbunden mit krampfartigen Unterbauchschmerzen. Zu Fehlgeburten kommt es meist aufgrund schwerwiegender chromosomaler Veränderungen oder anderer nicht mit dem Leben zu vereinbarenden Fehlbildungen. Sie sind nicht auf das Verhalten der Mutter zurückzuführen. Der Weg zu einem gesunden Baby im Arm einer Mutter ist weit und nach den ersten drei Schwangerschaftsmonaten vielen Einflüssen ausgesetzt. In vielen Entwicklungsländern gibt es auch heute noch eine hohe Mütter-, Säuglings-und Kindersterblichkeit, die vor 100 Jahren in Deutschland ähnlich hoch war.

Viele Faktoren haben zur Senkung beigetragen. Frauen erleben heutzutage wesentlich weniger Schwangerschaften, es gibt verbesserte Lebensbedingungen durch sauberes Trinkwasser sowie verbesserte Hygiene. Und auch die Arbeitsbedingungen haben sich durch das Mutterschutzgesetz und die Mutterschutzfristen vor und nach der Schwangerschaft verbessert. Ausschlaggebend und seit Jahren bewiesen ist die Senkung der Sterblichkeitsrate für Mutter und Kind durch die ärztliche Schwangerenvorsorge – verbunden mit dem medizinischen Fortschritt. Durch die ärztliche Schwangerenvorsorge kann somit frühzeitig ein mögliches Risiko für Mutter und Kind entdeckt werden.

Der Begriff Risiko wird Ihnen in diesem Buch noch öfter begegnen. Was heißt aber der Begriff Risiko im Zusammenhang mit Schwangerschaft und Geburt? Aussagen über Risiken können immer nur nach Beobachtung sehr vieler Fälle getroffen werden. Sie gelten allgemein und nicht für den jeweiligen Einzelfall. Selbst wenn etwas sehr wahrscheinlich, das Risiko also sehr hoch ist, muss der Schaden nicht notwendigerweise eintreten.

Das allgemeine Risiko der Säuglingssterblichkeit in Deutschland, also der Tod eines Kindes kurz nach der Geburt bis zum Ende des ersten Lebensjahrs, ist gering aber nicht gleich Null. Es beträgt 3,5 auf 1.000 Lebendgeburten, ein Risiko, das bisher in kaum einem Land noch niedriger ist.

Einerseits sind die Risiken für die Mutter und ihr Neugeborenes auf einem historischen Tiefststand angekommen. Andererseits sinkt die Rate gewisser Komplikationen, die während einer Schwangerschaft auftreten können, seit Jahren nicht mehr, sondern stagniert oder steigt sogar wieder. Warum ist das so?

Verantwortlich dafür sind allgemeine gesellschaftliche Entwicklungen. Das Alter, in dem Frauen ihr erstes Kind bekommen, steigt seit Jahren an. Immer mehr Frauen haben Übergewicht und etwa ein Viertel der Frauen im gebärfähigen Alter sind Raucherinnen.

Es gibt auch Medikamente, die in der Schwangerschaft zu einem Risiko für Fehlbildungen führen. Bei der Arbeit, im Alltag und im Haushalt ist die Schwangere von zahlreichen Stoffen umgeben, die eine ähnlich ungünstige Wirkung haben können. Auch mit der Nahrung können schädliche Substanzen aufgenommen werden.

Risikofaktoren können nicht allein nur durch medizinische Maßnahmen vermindert werden. Hier ist die Mitarbeit jeder Schwangeren gefragt. Nur durch die Änderung des persönlichen Verhaltens und der Einstellung der werdenden Mutter sowie der Personen in ihrem Umfeld lassen sich hier Verbesserungen erzielen.

Die häufigsten Schwangerschaftskomplikationen in Deutschland sind:

- Infektionen in der Schwangerschaft (zwölf Prozent)
- Vorzeitige Wehen und Frühgeburt (neun Prozent)
- Schwangerschaftsdiabetes (fünf bis zehn Prozent)

Mit der Schwangerschaft beginnt ein neuer Abschnitt im Leben einer Frau. Zunächst jedoch merken Sie kaum etwas davon. Der bisherige Alltag mit Familie, Nachbarschaft, Arbeit und Freizeit ändert sich nur wenig. Dennoch ist eine Schwangerschaft etwas gänzlich Neues. Sie muss von der Frau und ihrer Umgebung »verarbeitet« werden. Sie kann nicht nur als erfreulich empfunden werden, sie wirkt auch belastend, da auf viele Fragen und Gefühle erst die richtigen Antworten gefunden werden müssen.

Zum Beispiel:

- Kann ich so weiterleben wie bisher?
- Wird eine neue Wohnung benötigt?
- Braucht man besondere Anschaffungen für ein Kinderzimmer?
- Wie verändert sich die finanzielle Lage?
- Was kann ich für meine Gesundheit und die meines Babys tun?
- Welche gesundheitlichen Risikofaktoren liegen bei mir vor und wie ist mit ihnen umzugehen?
- Wie soll ich mein Ernährungsverhalten ändern?
- Soll ich (mehr) Sport oder Gymnastik treiben?
- Wo bekomme ich die Unterstützung, die ich mir wünsche oder die ich auch brauche?
- Bin ich zufrieden? Geht es mir gut?
- Muss es mir in der Schwangerschaft immer gut gehen?
- Warum habe ich plötzliche Stimmungsschwankungen?
- Wie werde ich mit Alltagsstress fertig?
- Ist es empfehlenswert, Multivitamin- und Mineralstoffpräparate einzunehmen?
- Wie verhält es sich mit der Einnahme von Medikamenten, auch von solchen pflanzlicher Herkunft?
- Liegen erblich bedingte Schwangerschafts- oder Geburtsrisiken vor und soll ich diagnostische Untersuchungen durchführen lassen, um eventuelle Fehlbildungen des Kindes auszuschließen?
- Was ist mit meiner Partnerbeziehung und mit meiner Sexualität?
- Wo mache ich den Geburtsvorbereitungskurs?
- Wo soll mein Kind zur Welt kommen und nach welchen Gesichtspunkten treffe ich die Wahl des Geburtsortes?
- Wo bekomme ich eine fachlich gute Beratung bei psychischen und psychosozialen Problemen?
- Wo bekomme ich Rat, wenn ich zusätzliche medizinische Fragen habe?
- Wie finde ich eine Hebamme, die zu mir passt?
- Was gehört alles zu meiner ärztlichen Schwangerschaftsvorsorge dazu?

Die soziale und psychische Situation wird im vollen Terminplan einer Schwangerschaft oft nicht ausreichend berücksichtigt. Wissenschaftliche Untersuchungen zeigen, dass sich das Risiko von Komplikationen während der Schwangerschaft und bei der Geburt deutlich vermindern lässt, wenn über die medizinischen Maßnahmen hinaus psychosoziale Faktoren stärker berücksichtigt werden, also wenn darauf geachtet wird, dass Sie sich rundum wohlfühlen und dadurch den Optimismus und die Kraft haben, sich den neuen Herausforderungen zu stellen.

Natürlich wünscht sich jede Frau, wünschen sich alle Eltern ein gesundes Kind und möchten zusammen mit der Frauenärztin/dem Frauenarzt und der Hebamme alles tun, damit sich dieser Wunsch erfüllt. Auch Partner, Familie und Freundinnen sind dabei oft gute Ratgeber, wobei mit dem Begriff »Partner« nicht nur der Vater oder Erzeuger des ungeborenen Kindes gemeint ist, sondern hier alle anderen Formen der Partnerschaft (beispielsweise gleichgeschlechtliche Lebenspartnerschaften oder auch Unterstützungspersonen während der Schwangerschaft, Geburt und Wochenbett) eingeschlossen werden.

Mit BabyCare möchten wir den gesunden Verlauf der Schwangerschaft durch Informationen und Angebote unterstützen, denn angemessene Verhaltensweisen und Entscheidungen beruhen auf Information und Wissen. Durch das Internet gibt es mittlerweile schier unendlich viele – oft ungeprüfte oder gar falsche – Informationen zur Schwangerschaft. Dies gilt insbesondere für die zahlreichen Schwangerschaftsforen. Bei unserem Buch und der BabyCare-App können Sie sicher sein, dass alles, was Sie darin lesen:

- aktuell,
- wissenschaftlich gesichert,
- verständlich,
- durch konkrete Empfehlungen auch für Sie umsetzbar und damit von Nutzen ist.

Hier ein kleiner Überblick über das, was Sie in den einzelnen Kapiteln erwartet:

Kapitel 2 beschäftigt sich mit der Psychologie der Schwangerschaft. Sie werden erfahren, dass Sie mit Ihren Launen und wechselnden Stimmungen durchaus keine Ausnahme sind. Ängste, wie alles weitergehen soll oder Spannungen mit dem Partner sind für verschiedene Stadien der Schwangerschaft durchaus typisch und üblich.

Kapitel 3 befasst sich mit dem normalen Schwangerschaftsverlauf. Es enthält Erläuterungen zum Mutterpass und beschreibt in übersichtlicher tabellarischer Form die Entwicklung des Kindes im Mutterleib sowie die normalen körperlichen und seelischen Veränderungen, die Sie an sich wahrnehmen. Sie werden sehen, dass das für Sie ganz Ungewohnte offensichtlich völlig normal ist. Das sollte Sie beruhigen.

Zu jedem Schwangerschaftsmonat bieten wir Ihnen viel Platz in Form eines ganz **persönlichen Tagebuchs**. Nutzen Sie den Raum für Notizen zu den einzelnen Vorsorgeuntersuchungen und um Gefühle, Gedanken, besondere Erlebnisse, aber auch Ängste aufzuschreiben. Welche Gedanken hatten Sie, als der Schwangerschaftstest das Ergebnis »schwanger« zeigte? Oder wie haben Sie die ersten Wochen und Monate der Schwangerschaft erlebt? Das Kapitel beantwortet in Kurzform auch alle grundsätzlichen Fragen. Zum Beispiel geht es darum, welche Risiken in welchem Stadium der Schwangerschaft von besonderer Tragweite sind. Beschrieben wird auch, welche Zustände oder Beschwerden häufig und üblich sind und bei welchen Sie Ihre Frauenärztin/ Ihren Frauenarzt aufsuchen oder eventuell Ihre Hebamme um Rat fragen sollten.

Kapitel 4 beschäftigt sich mit der wichtigen Rolle der Frauenärztinnen/Frauenärzte und stellt die Aufgaben und Angebote der Hebammen vor.

Kapitel 5 enthält die wichtigsten gesetzlichen Regelungen für Schwangere und Hinweise, was im Berufsleben jetzt zu beachten ist.

Kapitel 6 berichtet, wie andere Frauen ihre Schwangerschaft erleben. Das Kapitel basiert

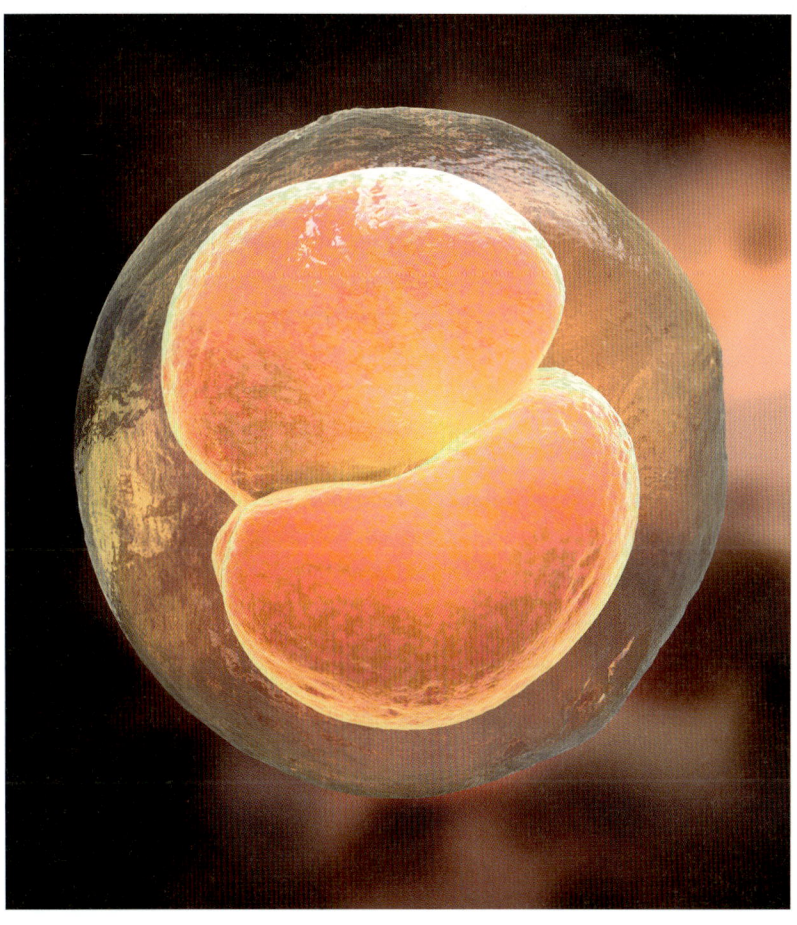

auf Auswertungen des Fragebogens »gesund & schwanger – BabyCare«.

Kapitel 7 beschreibt mögliche Veränderungen der Gefühle in Liebe und Partnerschaft.

Kapitel 8 erläutert die derzeit wissenschaftlich gesicherten Risikofaktoren, die zu Schwangerschaftskomplikationen führen können. Dazu wird in der Regel

- zunächst die Verbreitung dieser Risiken in der weiblichen Bevölkerung im gebärfähigen Alter in Deutschland beschrieben
- und im Anschluss daran die Bedeutung der einzelnen Risikofaktoren erklärt.

In Bezug auf die Verbreitung der Risiken beziehen wir uns dabei auf Studien und geben immer die Quelle und das Erscheinungsjahr an. Werden Studien älteren Datums zitiert, lagen bei

Embryo im Frühstadium (Vergrößerung)

Drucklegung keine aktuelleren Daten für die Zielgruppe »Frauen im gebärfähigen Alter« oder für Schwangere vor. Dies ist vor dem Hintergrund der unzureichenden Datenlage in Deutschland leider häufiger der Fall.

Am Ende jeden Abschnitts haben wir für Sie konkrete Empfehlungen zur gesunden Schwangerschaft zusammengestellt. Dieses Kapitel ist eher zum **Nachschlagen** gedacht, wenn Sie einzelne dieser Risikofaktoren aufweisen oder diese nicht ganz ausschließen können.

Kapitel 9 beschäftigt sich mit allem, was rund um die Geburt wichtig ist und hilft Ihnen bei den Geburtsvorbereitungen. **Kapitel 10** informiert Sie über das Wichtigste für die Zeit nach der Geburt und **Kapitel 11** enthält unsere Empfehlungen kurz zusammengefasst. Dort finden Sie auch praktische Tipps für den Alltag und wichtige Adressen rund um die Schwangerschaft.

Zum Schluss wird Ihnen die Bedeutung der Fachausdrücke und Abkürzungen erklärt, die auch Ihre Frauenärztin/Ihr Frauenarzt verwendet. Über das anschließende Schlagwortverzeichnis können Sie die für Sie wichtigen Themen leicht finden.

Das Programm enthält auch einen **Fragebogen** – hier werden alle Faktoren abgefragt, die sich auf den Schwangerschaftsverlauf auswirken. Füllen Sie ihn möglichst im ersten Schwangerschaftsdrittel aus und senden ihn an uns. Sie erhalten dann **kostenlos** innerhalb von zwei Wochen eine persönliche Analyse Ihrer Situation (ein **Schwangerschaftsprofil**) mit auf Sie persönlich zugeschnittenen Empfehlungen.

Den Fragebogen können Sie **online** (fragebogen. baby-care.de) und in unserer **BabyCare-App** ausfüllen (Kategorie »Ausführliche Analyse«). Wenn Sie es lieber analog mögen: Melden Sie sich bei uns (team@baby-care.de) und wir schicken Ihnen einen Fragebogen in Papierform zu.

Sie können uns helfen, den Erfolg von BabyCare zu messen. Füllen Sie dazu die **Postkarte** am Ende des Handbuchs aus und schicken diese ab. Die Informationen können auch in der App oder online erfolgen. Viel Platz, um Gedanken und Gefühle zu notieren, haben Sie an vielen Stellen im BabyCare-Buch. Damit haben Sie keinen reinen Schwangerschaftsratgeber, sondern ein Servicepaket, das Sie durch die gesamte Schwangerschaft begleiten will.

Mit unserer **BabyCare-App** erhalten Sie einen mobilen Begleiter für Ihre gesunde Schwangerschaft. Detaillierte Informationen dazu, was die App für Sie tun kann, finden Sie am Ende des Handbuchs.

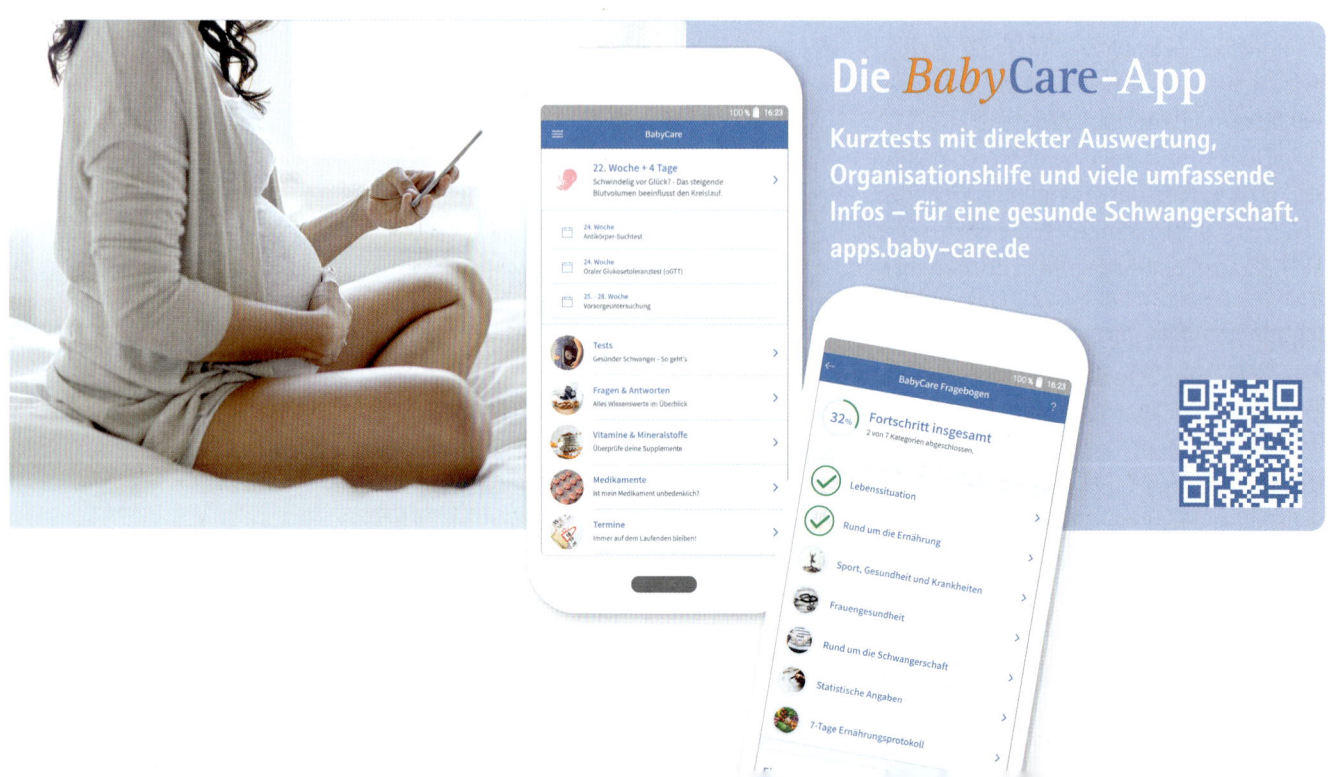

Die *Baby*Care-App

Kurztests mit direkter Auswertung, Organisationshilfe und viele umfassende Infos – für eine gesunde Schwangerschaft. apps.baby-care.de

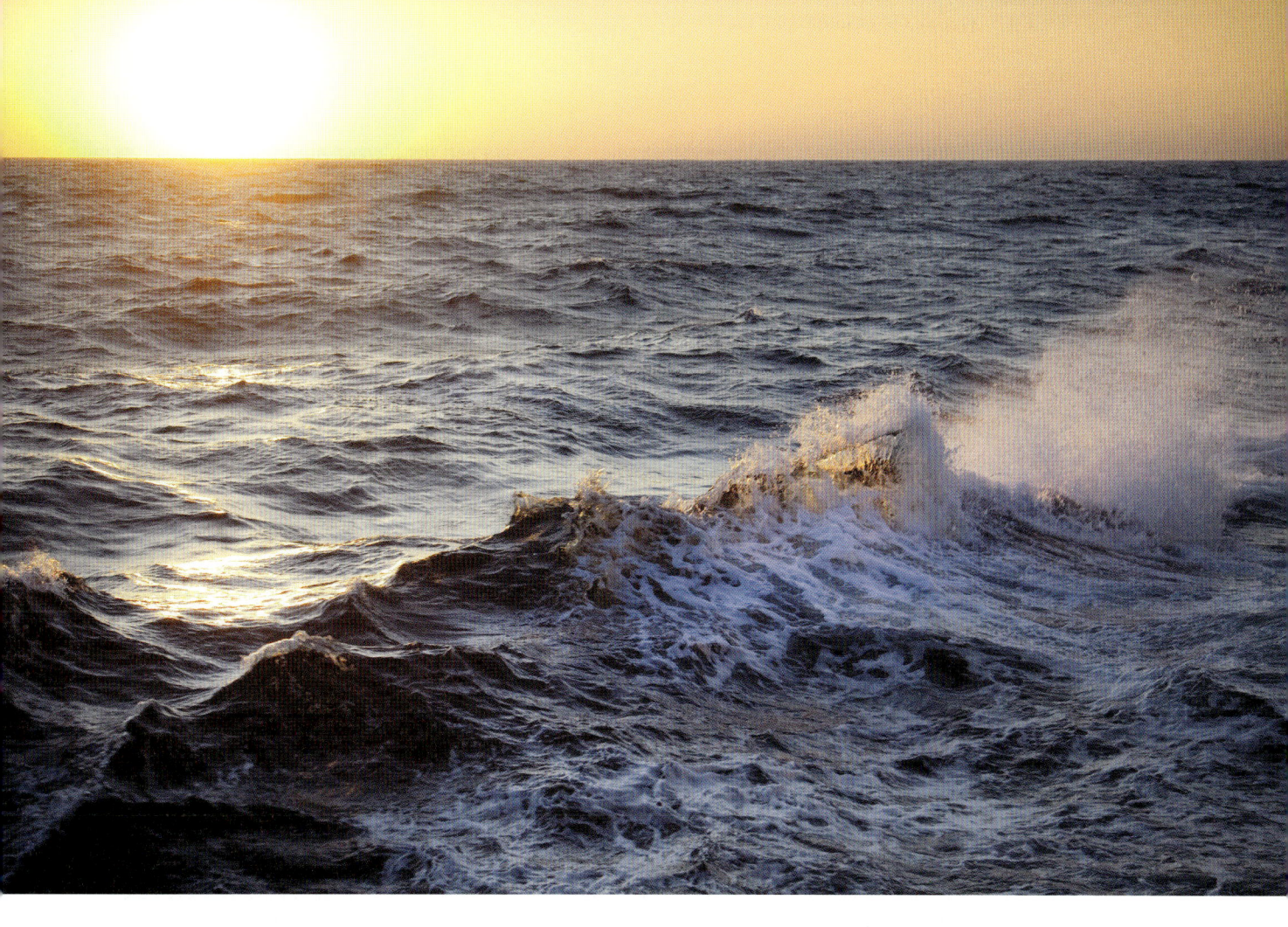

2 Warum die Gefühle Achterbahn fahren

Eine Schwangerschaft – vor allem die erste – und die an deren Ende stehende Geburt ist ein ganz besonderes Ereignis im Leben einer Frau. Sie verändert so gut wie alles: Familie, Partnerschaft, räumliche Wohnverhältnisse, Haushaltsbudget, Zeiteinteilung, Figur – das ganze bisherige Leben scheint umgekrempelt zu werden. Eine Schwangerschaft stellt den Übergang in eine völlig neue Lebensphase dar. Um sich auf diese neue Lebensphase einstellen zu können, braucht es auch schon die Zeit einer gesamten Schwangerschaft – gerade beim ersten Kind. Der eigene Lebensrhythmus mit gewohnten Aktivitäten, Ruhepausen und dem Schlaf wird grundlegend auf den Kopf gestellt. Plötzlich trägt man Verantwortung für ein kleines Wesen, das seine Bedürfnisse durch Schreien äußern kann. Dieses kleine Wesen macht das mit einer großen Kompetenz und stellt Ihre eigenen Bedürfnisse in den Hintergrund. Die Sorge um das Kind ist ein neuer psychologischer Faktor, der eine große Rolle spielt. Mache ich alles richtig? Verstehe ich mein Kind? Was will mein Kind? Häufig ist die erste Zeit zusammen mit dem Baby deutlich anders als die Schwangerschaftsratgeber es erklärt haben. Frühzeitig wird man mit der Individualität des Babys konfrontiert und ist erstaunt, mit welcher Vehemenz dieses kleine Wesen seine Bedürfnisse durchsetzen kann. Zu diesem Thema hat eine amerikanische Psychologin über 1.000 Eltern (Mütter und Väter) befragt. In der Abbildung auf der übernächsten Seite sind die Ergebnisse dieser Befragung wiedergegeben.

Zweifelsfrei ist die Geburt eines Kindes die größte Veränderung im Leben einer Frau und auch in der Partnerbeziehung. Von den Befragten waren 78 Prozent der Auffassung, dass sich durch die erste Geburt ihr Leben stark veränderte. 53 Prozent gaben an, dass sich dadurch auch die Gefühle zu sich selbst stark veränderten und 30 Prozent schließlich fühlten sich durch die Geburt »ziemlich belastet«.

Ob eine Schwangerschaft gewollt, seit Jahren herbeigesehnt oder unerwartet eintritt, es ist immer erst mal ein kleiner Schock. Während der ersten drei Monate hat die Natur nicht vorgesehen, dass sich eine Frau mit ihrer Schwangerschaft identifizieren kann. Zunächst überwiegen die unangenehmen Beschwerden, die für den Schwangerschaftsverlauf zwar normal sind, aber als Krankheitsgefühl erlebt werden. Auch das Gefühl, schwanger zu sein, bleibt erst mal fremd und die Freude über die Schwangerschaft stellt sich nicht immer sofort ein. Spätestens mit dem Einsetzen der ersten Kindsbewegungen fühlt man sich dann richtig schwanger. Stimmungsschwankungen, das Gefühl, die Verantwortung nicht tragen zu können, hässlich und nicht attraktiv zu sein und Tränenausbrüche gehören in die verschiedenen Phasen der Schwangerschaft, sind absolut normal und werden mit den vier Phasen der Schwangerschaft hier erklärt.

Die 40 Schwangerschaftswochen (abgekürzt SSW) lassen sich in vier Phasen aufteilen:

Die vier Phasen der Schwangerschaft

1. Verunsicherung (bis zur 12. SSW)
2. Anpassung (12.–20. SSW)
3. Konkretisierung (20.–32. SSW)
4. Vorbereitung auf die Geburt (ab der 32. SSW)

Diese Phasen verlaufen zwar unterschiedlich, weisen jedoch einige Gemeinsamkeiten auf. In jeder läuft nämlich ein ähnlicher Prozess ab. Am Anfang steht die Information, das Wissen um eine neue Situation. Die Frau erfährt, dass sie schwanger ist oder tritt in die nächste Phase der Schwangerschaft. Danach kommen die Gefühle ins Spiel. Gedanken zur neuen Situation und deren Bedeutung kreisen. Naturgemäß

reagiert der Mensch auf bisher Unbekanntes mit Unsicherheit, vielleicht sogar mit Ängstlichkeit. Das Selbstbild der Frau gerät ins Wanken. Sie weiß nicht, wie sie mit der neuen Situation umgehen soll und ob sie diese gut bewältigen wird. Doch mit zunehmender Vertrautheit mit dem Neuen wachsen meist auch wieder Zuversicht und Selbstvertrauen.

Phase der Verunsicherung (bis 12. SSW)

Bei ungeplanten Schwangerschaften ist der Schock natürlich am größten, plötzlich zu erfahren, schwanger zu sein. Aber auch wenn schon lange ein Baby herbeigesehnt wurde, kann die Nachricht, dass es nun geklappt hat, zunächst äußerst gemischte Gefühle hervorrufen. Sind wir jetzt wirklich bereit, ein Baby zu bekommen? Was sagt der Freundeskreis? Reicht das Geld? Kann ich eine gute Mutter sein? Das Wissen, schwanger zu sein, löst eine Vielzahl von Fragen, Vorstellungen, Wünschen, Erwartungen, Befürchtungen und Ängsten aus. Eindeutige Antworten sind in dieser Phase selten, Stimmungsschwankungen bis hin zu Gefühlsverwirrungen dagegen häufig. Schlug man sich gestern noch mit Selbstzweifeln herum, so schwelgt man heute plötzlich in übermütigen Glücksgefühlen und ist doch morgen vielleicht schon wieder völlig verzagt.

Himmelhoch jauchzend, zu Tode betrübt – der häufige Wechsel der Gefühlslagen ist völlig normal. Die neue Rolle »werdende Eltern« wird nicht von einem auf den anderen Tag angenommen. Die Herausforderung der ersten Wochen besteht darin, die neue Situation in das bisherige Leben einzuordnen. Dies geschieht am besten mittels spielerischer Zukunftsplanung. Dabei kann man sich in der Phantasie in die neue Rolle hineindenken und sie so ausprobieren. Gespräche mit engsten Vertrauten helfen dabei, denn in dieser Zeit braucht die Schwangere viel emotionale und soziale Unterstützung.

Die Verunsicherungsphase ist dann abgeschlossen, wenn sich die Frau mit der Schwangerschaft identifizieren kann und die Eltern ihre

Phasen des Umbruchs – wie Kinder das Leben verändern

Quelle: Menaghan, E. 1982

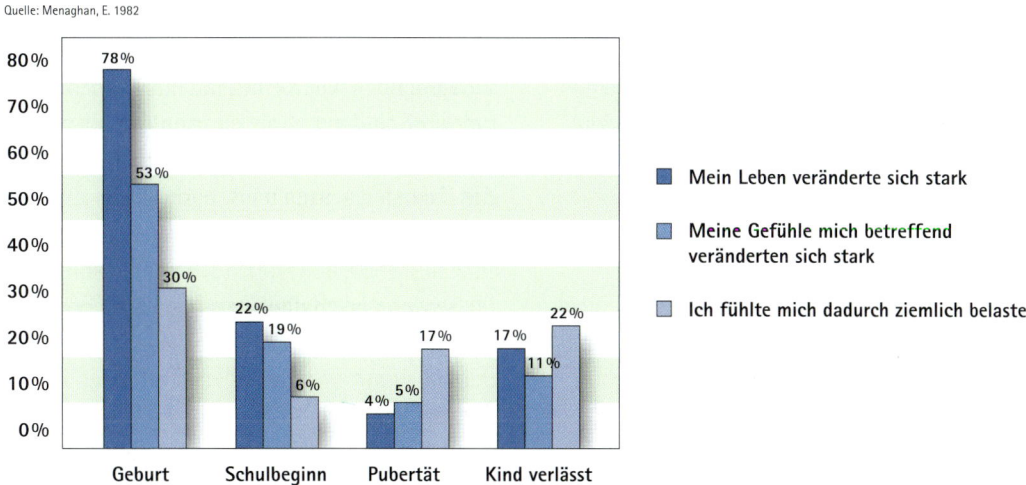

- Mein Leben veränderte sich stark
- Meine Gefühle mich betreffend veränderten sich stark
- Ich fühlte mich dadurch ziemlich belastet

neue Rolle annehmen. In aller Regel werden dann auch die zukünftigen Großeltern, Verwandte, Freundinnen und Freunde sowie die Arbeitskolleginnen und -kollegen über die Schwangerschaft informiert.

Phase der Anpassung (12.–20. SSW)

Freuen Sie sich auf die kommenden Wochen! Nach den ersten Wirren folgt eine ruhigere Zeit. Die Schwangerschaft wird akzeptiert, die ersten Beschwerden haben sich gelegt, der kleine Bauch ist schon bemerkbar und man wartet auf Kindsbewegungen. Die Unsicherheit bewegt sich jetzt um die Gedanken »ist alles in Ordnung?« Diese Zeit der Anpassung an das Neue ist in aller Regel eine Phase steigenden Wohlbefindens. Der Körper hat sich zunächst an den neuen Zustand gewöhnt.

Ein bisschen vertrauter wird es auch dadurch, dass in diesem Stadium das Kind auf dem Ultraschallbild bereits als kleiner Mensch zu erkennen ist. So hilft die moderne Technik den Eltern dabei, sich mit ihren neuen Rollen zu identifizieren.

Phase der Konkretisierung (20.–32. SSW)

»Da, es bewegt sich!« Mit diesem erstaunten Ausruf beginnt die sogenannte

Konkretisierungsphase, in der die Schwangere sich allmählich an ihren wachsenden Bauch gewöhnt und eine intensive Beziehung zu dem anfangs noch so fremden Wesen aufbaut, das in ihr reift. Nun kann die Mutter ihr Kind ohne die Hilfe der Technik täglich selbst spüren. Es lebt und es wächst – nahezu alle Schwangeren empfinden bei dieser Feststellung Freude, Sicherheit und Erleichterung. Negative Gefühle, Ängste und Unsicherheiten sind jetzt bei den meisten wie weggeblasen.

Auch der Partner kann die Bewegungen des Kindes spüren, wenn er die Hand auf den Bauch legt und wird so in die Schwangerschaft einbezogen. Durch den wachsenden Bauch ist die Schwangerschaft jetzt auch deutlich sichtbar. Die Schwangere spürt, dass sie etwas Besonderes ist und von ihrer Umgebung auch so wahrgenommen wird.

Phase der Vorbereitung auf die Geburt (ab der 32. SSW)

Bald ist es so weit. Der Geburtstermin naht. Mehr und mehr stehen die Geburt und das Kind im Vordergrund. Ein Name muss gefunden werden, das Kinderbett wird gekauft, abends geht es zur Schwangerschaftsgymnastik und in den Geburtsvorbereitungskurs. All diese Aktivitäten tragen dazu bei, die neue Rolle besser zu

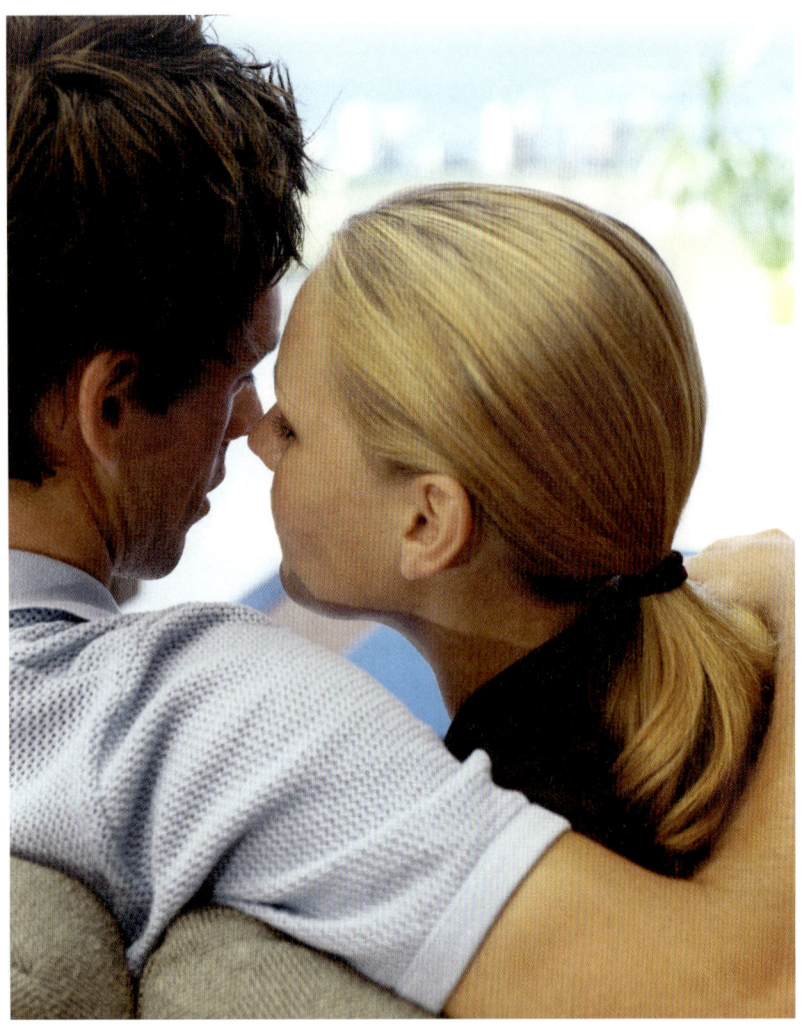

Eine gute Gesundheit, wirtschaftliche Sicherheit und eine schöne Wohnung sind Dinge, die im Idealfall helfen, die psychische Belastung zu mindern. Auch wenn eine Frau ihre Sorgen auf mehrere Schultern verteilen kann – sei es auf die des Partners, der Eltern oder von Freundinnen und Freunden – dann wird sie sicherlich ruhiger werden. Aber egal wie die persönlichen Verhältnisse aussehen, alle Frauen scheinen während der Schwangerschaft, vom psychologischen Standpunkt aus betrachtet, Ähnliches zu erleben.

Und der Partner?

Partnerschaften und Familien werden heutzutage in vielen unterschiedlichen Formen gelebt. Und das ist auch gut so. Schwangerschaften entstehen aber meist immer noch in Paarbeziehungen. Daraus ergibt sich, dass auch die Beziehung und der Partner in der »Gefühlsachterbahn« mitfahren.

Die Schwangerschaft und die Geburt verändern das Leben aller Beteiligten, das kann erst einmal angsteinflößend sein. Dass der Partner die Schwangerschaft nicht am eigenen Leib erfährt, heißt nicht, dass er diese nicht miterlebt. Dies würde auch erklären, warum werdende Väter häufiger erkranken als »nichtschwangere« Männer. Ähnlich wie ihre schwangeren Partnerinnen klagen Männer oft über Beschwerden, die den Verdauungstrakt und die Wirbelsäule betreffen.

Und auch das »Gedankenkarussell«, das eine Schwangerschaft auslösen kann, macht vor den Partnern nicht halt. Wie geht es meiner Partnerin? Was kann ich tun, um sie zu unterstützen? Wie kann ich an der Schwangerschaft teilhaben? Was bedeutet die Schwangerschaft für unsere Beziehung? Wie wird die Geburt ablaufen? Können wir uns ein Kind finanziell leisten? Brauchen wir eine neue Wohnung oder ein neues Auto? Sind wir wirklich bereit, Eltern zu werden? Wie wird sich unser Leben verändern?

An dieser Stelle möchten wir Ihnen versichern, Sie sind nicht allein mit diesen Gedanken und

Für den werdenden Vater ist die Zeit der Schwangerschaft oft nicht leicht und es fällt ihm häufig schwer, die Gefühle der Frau zu verstehen.

verstehen und verstärken die Gewissheit, der neuen Lebenssituation gewachsen zu sein und diese bewältigen zu können.

Der herannahende Geburtstermin kann jedoch auch wieder Zweifel, Ängste und Unsicherheiten auslösen. Wie wird die Geburt verlaufen? Ist mein Kind gesund? Trotzdem freuen sich viele Schwangere auf das baldige Ende der Schwangerschaft, da diese Phase auch durch mögliche Einschränkungen der körperlichen Beweglichkeit oder Beschwerden wie etwa Rückenschmerzen geprägt sein kann.

Weiterhin ist das Bedürfnis der Schwangeren nach Schutz und Sicherheit in diesen letzten Wochen sehr ausgeprägt. Der gemeinsame »Nestbau« wirkt sich aber positiv auf das Wohlbefinden aus.

Sorgen. Viele Paare haben ähnliche Gedanken und Gefühle. Deswegen möchten wir Ihnen raten, über diese zu sprechen und sich auszutauschen – miteinander, aber auch mit anderen. Am besten geht das mit Freunden, die auch Eltern werden oder bereits sind, aber auch in Geburtsvorbereitungskursen. In Paarkursen können sich Sie sich über die neue Situation austauschen oder sie besuchen einen Geburtsvorbereitungskurs nur für die Partner.

Haben Sie das Gefühl, zu der Schwangerschaft nichts beitragen zu können? Dies ist ein Irrtum. Sie sind jetzt die wichtigste Stütze Ihrer schwangeren Partnerin. Seien Sie für sie da, bieten Sie Hilfe an und haben Sie Verständnis für sie. Eine Schwangerschaft verändert so vieles im Leben, es verschiebt Prioritäten und Routinen. Vorlieben ändern sich möglicherweise. Wichtig ist, dass Sie offen sind für Veränderungen und gemeinsam darüber sprechen, wie Ihre Beziehung und Ihr Leben in Zukunft verlaufen soll. Sprechen Sie auch über Ihre eigenen Gefühle, mögliche Sorgen oder Ängste und Bedürfnisse. Dass Ihre Partnerin schwanger ist, heißt jedoch nicht, dass Sie sich nun alles gefallen lassen und ihr jeden Wunsch erfüllen müssen. Es bedeutet aber auch nicht, Ihre Partnerin mit ihren Bedürfnissen alleine zu lassen. Sprechen Sie miteinander und finden Sie eine Lösung, mit der sich beide Partner wohlfühlen.

Wie kann ich an der Schwangerschaft meiner Partnerin teilhaben? Diesbezüglich raten wir Ihnen, Gewohnheitsveränderungen, die Ihre Partnerin gerade vornimmt, auch zu tätigen. Ernähren Sie sich zusammen gesund und ausgewogen, verzichten auch Sie auf Alkohol, Zigaretten und andere Drogen. Machen Sie gemeinsame Spaziergänge oder Sport, der in der Schwangerschaft geeignet ist. Gehen Sie zusammen zu einem Geburtsvorbereitungs- oder auch Säuglingspflegekurs und versuchen Sie, viele Termine zum Beispiel bei der Frauenärztin/dem Frauenarzt oder der Hebamme gemeinsam wahrzunehmen. Sprechen Sie von Anfang an mit Ihrem Kind im Bauch der Mutter und nehmen Sie über Ihre Hände

Kontakt zu dem Baby auf, Sie werden merken, es wird anfangen, auf Ihre Stimme und Ihre Hände zu reagieren.

Möchten Sie bereits etwas Sichtbares für Ihr Kind tun? Übernehmen Sie die Renovierung und die Einrichtung des Kinderzimmers. Dies ist einerseits praktisch, da die Schwangere dies aufgrund möglicher Schadstoffe in Farben und Lacken nicht mehr selbst vornehmen sollte und es gibt Ihnen die Chance, Ihrem Kind ein Nest für die ersten Lebensjahre zu erschaffen, nachdem es das »erste Nest« – den Bauch Ihrer Partnerin – verlassen hat. Wichtige Hinweise und Tipps zur Gestaltung des Kinderzimmers finden Sie auch im Kapitel 9.8.

Auch unter der Geburt ist der Partner eine große Stütze für die Frau. Bleiben Sie an ihrer Seite, reichen Sie ihr etwas zu trinken, bringen Sie ihr einen nassen Waschlappen, halten Sie ihre Hand oder massieren Sie ihr den Rücken. Stellen Sie Fragen, die Ihre Partnerin nicht mehr selbst stellen kann und stehen Sie für ihre Wünsche ein, solange medizinisch nichts dagegen spricht. Das Allerwichtigste ist jedoch, dass Sie voll und ganz für Ihre Partnerin da sind. Legen Sie also das Handy weg und schalten es am besten auf lautlos oder in den Flugmodus. Eine Geburt ist nicht die Zeit für Spiele, Social Media oder Filme. Und auch ungeduldige Verwandte zu Hause brauchen keine Live-Updates aus dem Kreißsaal. Dies stört die Geburt und hält Sie von Ihrer Partnerin fern. Bedenken Sie aber, auch wenn Sie selbst keine körperlichen Schmerzen erleiden, ist eine Geburt auch für den Partner kräftezehrend und anstrengend. Achten Sie auch für sich auf Ruhepausen, essen und trinken Sie regelmäßig und reden Sie Ihren Einsatz an der Seite Ihrer Partnerin nicht klein. Auch Sie leisten eine wichtige Aufgabe.

Mit der Geburt ist das Kind plötzlich »wirklich da«. Versuchen Sie die erste intensive, gefühlsturbulente Zeit zu dritt zu genießen und nicht Vorstellungen und Idealbilder zu erfüllen. Dafür ist in den nächsten Jahren noch genug

Zeit. Lernen Sie Ihr Kind und Ihre Partnerin – nun in ihrer Mutterrolle – in Ruhe kennen und spüren Sie, wie sich das neue Leben als kleine Familie anfühlt.

Auch wenn Sie in dieser Zeit Ihrer Partnerin vieles abnehmen möchten, damit sie sich ausruhen kann, lassen Sie es ruhig angehen. Die Wohnung muss nicht perfekt aussehen und es muss auch nicht jeden Tag Besuch vorbeikommen. Versorgen Sie das Kind gemeinsam, das stärkt auch die familiäre Bindung. Auch das Stillen kann eine gemeinsame Aufgabe sein. Helfen Sie dabei, die richtige Position zu finden oder das Kind anzulegen und bringen Sie Ihrer Partnerin etwas zu trinken. Vergessen Sie nicht, Sie sind ein Team und von nun an gemeinsam für einen neuen Menschen verantwortlich.

In der ersten Zeit mit dem Kind können auch wieder Unsicherheiten und Ängste auftreten oder das Gefühl, dass die eigenen Bedürfnisse nicht genug erfüllt werden. Auch jetzt ist es wichtig, mit Ihrer Partnerin darüber zu sprechen und sich auszutauschen, vielleicht geht es ihr ähnlich. Sprechen Sie auch mit Freunden, ihrer Hebamme oder ihrer Frauenärztin/ihrem Frauenarzt darüber, diese können Ihnen sicher wertvolle Tipps geben.

Wenn das zweite Kind kommt – Geschwisterkinder einbeziehen

Die zweite Schwangerschaft ist für viele Paare einfacher, da sie ja bereits wissen, was in dieser Zeit passiert. Aber das Erstgeborene und zukünftige Geschwisterkind betritt hier völliges Neuland. Es wird allem mit Freude entgegensehen, aber auch Ängste haben. Bereiten Sie Ihr Kind gut und langsam auf die neue Zeit vor. Es ist wichtig, das Erstgeborene möglichst schon in der Schwangerschaft mit am Geschehen teilhaben zu lassen. Erklären Sie, wie das Kind in Ihrem Bauch wächst.

Wichtig ist, dass Sie immer bei der Wahrheit bleiben. Beschreiben Sie das Baby realistisch als hungriges, schreiendes Windelbündel und

nicht als Super-Spielgefährten. Später können Sie das große Geschwisterkind aussuchen lassen, welche der Ex-Spielsachen aus der Babyzeit für den Neuankömmling geeignet sind. So entsteht ein Gefühl, ernst genommen zu werden. Das erstgeborene Kind lernt sich so leichter von Dingen zu trennen, die es nicht mehr braucht.

Beziehen Sie auch hier Ihren Partner mit ein. Gewöhnen Sie Ihr Kind daran, dass Papa beispielsweise abends die Geschichte zum Einschlafen vorliest oder es in die Betreuungseinrichtung bringt.

Nehmen Sie sich Zeit und schenken Sie Ihrem Erstgeborenen viel Zuwendung.

! Empfehlung

Nutzen Sie lieber frühzeitig die angebotenen Hilfen als zu spät. Schwangersein will gelernt werden. Suchen Sie Kontakt zu anderen Schwangeren. Daraus können auch Kontakte für die spätere Betreuung Ihres Kindes in einer Kindergruppe entstehen.

Einige Männer sind sehr vorsichtig und skeptisch im Umgang mit dem Neugeborenen und haben Angst, dem kleinen Wesen etwas zu tun. Wie wäre es, wenn der Partner den Säuglingspflegekurs besucht?

Motivieren Sie Ihren Partner dazu, das Handbuch BabyCare zu lesen. Denn auch für den werdenden Vater ist es wichtig zu wissen, was in dieser Zeit in Ihrem Körper passiert und wie die Geburt abläuft. Damit auch er versteht, dass Ihre Gefühle von einem zum anderen Moment verrückt spielen können. So teilen Sie auch Ihre Ängste und Erfahrungen.

Wenn Sie Ihr zweites Kind erwarten, lassen Sie Ihr Erstgeborenes möglichst früh am Geschehen teilhaben, so kann sich Ihr Kind langsam an die neue Situation gewöhnen. Und: Schenken Sie Ihrem erstgeborenen Kind viel Zuwendung.

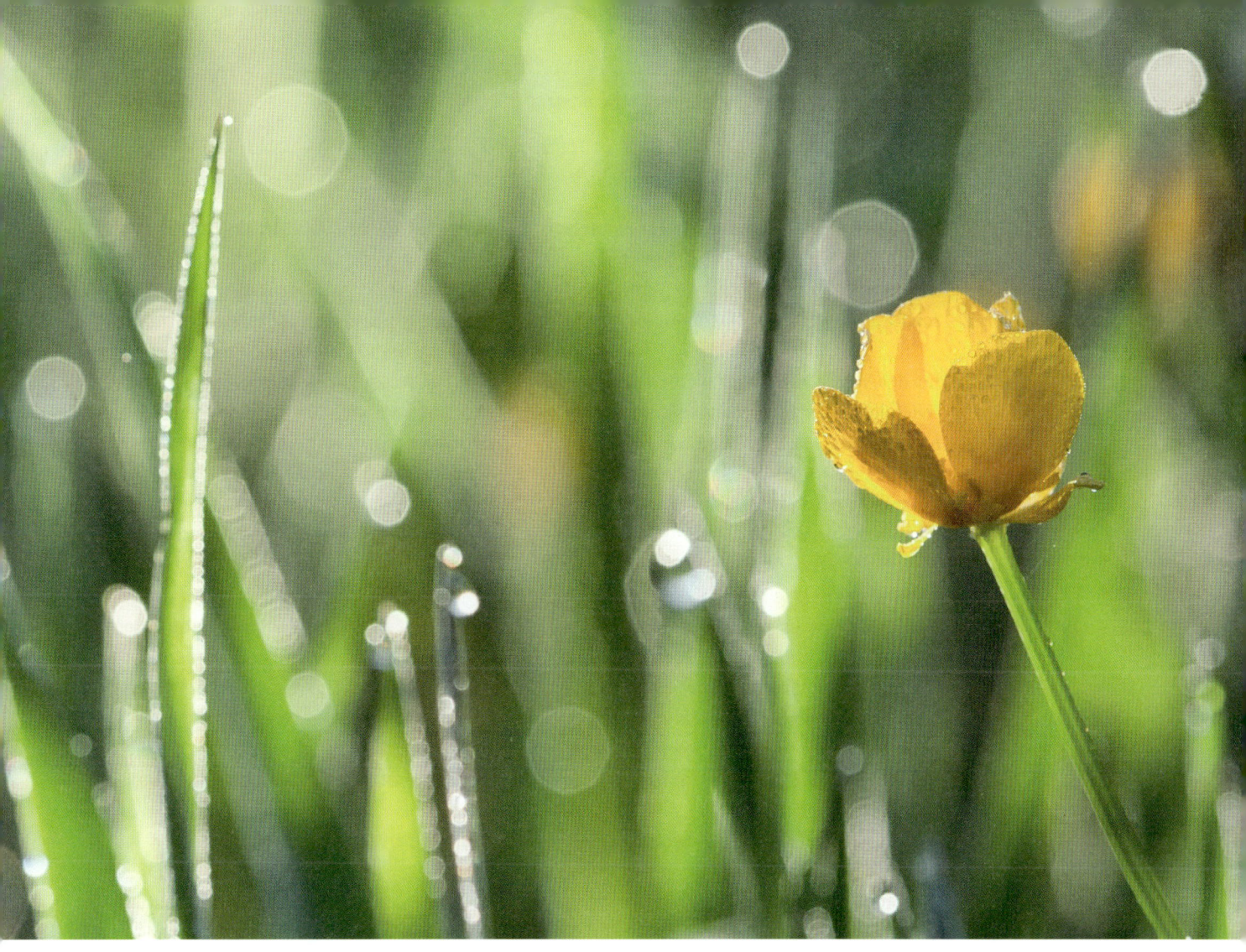

3 Die Schwangerschaft – so verläuft sie normal

Wenn Ihre monatliche Regelblutung ausbleibt und der Schwangerschaftstest zu Hause positiv ist, lassen Sie sich baldmöglichst einen Untersuchungstermin bei Ihrer Frauenärztin/ Ihrem Frauenarzt geben, um eine Schwangerschaft festzustellen. Bei einer sehr frühen Untersuchung kann bei schwankenden Zyklen das Schwangerschaftsalter und der spätere Geburtstermin genauer bestimmt werden. Nachdem die Schwangerschaft festgestellt wurde, beginnen die regelmäßigen Untersuchungen der Mutterschaftsvorsorge.

Nach den ersten Untersuchungen erhalten Sie den Mutterpass. In ihm werden alle Vorsorgeuntersuchungen, alle Testergebnisse und eventuelle weitere Untersuchungen genau festgehalten. Der Mutterpass ist ein wichtiges Dokument. Sie sollten ihn während der Schwangerschaft immer bei sich haben und auch zur Geburt mitnehmen. Auch nach der Schwangerschaft ist dieser gut aufzubewahren. Eine eventuell eintretende weitere Schwangerschaft wird hier wieder dokumentiert.

Ihre Frauenärztin/Ihren Frauenarzt werden Sie in Zukunft regelmäßig sehen. Zunächst sind bis zur 32. Schwangerschaftswoche Vorsorgetermine im Abstand von vier Wochen vorgesehen und anschließend alle zwei Wochen. Wenn der errechnete Geburtstermin überschritten ist, sind zwei Kontrolltermine pro Woche üblich. Nutzen Sie bitte dieses Angebot und nehmen Sie alle Vorsorgetermine wahr.

Besprechen Sie dabei mit Ihrer Frauenärztin/ Ihrem Frauenarzt alles, was Ihnen im Zusammenhang mit Ihrem Kind, Ihrer Schwangerschaft und Ihrer Gesundheit wichtig erscheint.

Bei den Vorsorgeterminen werden unter anderem folgende Untersuchungen durchgeführt und im Mutterpass festgehalten:

- Messung des Körpergewichts
- Messung des Blutdrucks
- Urinuntersuchung auf Eiweiß- und Zuckerwerte
- Blutuntersuchungen: Blutgruppe, Rhesusfaktor, roter Blutfarbstoff, Test auf Chlamydieninfektionen, Lues (Syphilis), Hepatitis-B-Test, HIV-Infektion (nach Rücksprache mit Ihnen) und gegebenenfalls andere Infektionserkrankungen (zum Beispiel Toxoplasmose oder CMV) sowie ein Screening auf Gestationsdiabetes
- Untersuchung des Bauches, um den Fundusstand (Größe der Gebärmutter) und im späteren Schwangerschaftsverlauf die Kindslage festzustellen
- Abhören der kindlichen Herztöne mittels Ultraschallverstärker
- Untersuchung der Hände und Beine auf Schwellungen (Ödeme) und Krampfadern (Varikosis)
- Vaginale Untersuchung (Gebärmutterhals, gegebenenfalls Scheidensekret, pH-Messung) und vaginale Sonographie (Ultraschall) der Zervix (des Muttermundes)

Einige zusätzliche Vorsorgeuntersuchungen werden Ihnen angeboten und Sie müssen selbst entscheiden, ob Sie diese durchführen lassen. Dazu gehören unter anderem der HIV-Test (siehe dazu auch Seite 126) und das Ultraschallscreening, das als Basisuntersuchung und als erweiterte Basisuntersuchung angeboten wird.

Für diese Untersuchungen hält Ihre Frauenärztin/Ihr Frauenarzt jeweils spezielle Informationsblätter vorrätig, die Sie bei der Entscheidungsfindung für oder gegen diese Untersuchungen unterstützen sollen.

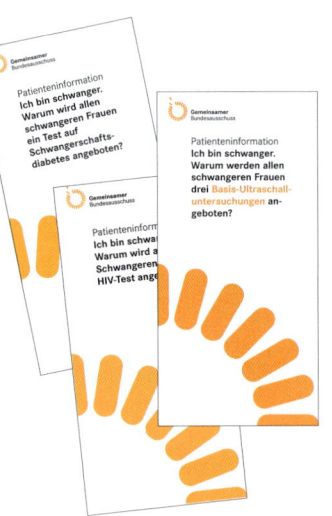

Ihre Frauenärztin/ Ihr Frauenarzt hält für einige Untersuchungen gesonderte Informationsblätter für Sie bereit.

3.1 Den Mutterpass verstehen

Der Mutterpass enthält viele medizinische Fachbegriffe und die Ergebnisse der Untersuchungen werden oft in Abkürzungen eingetragen. Für den medizinischen Laien wird dieses wichtige Dokument schnell zu einem Buch mit sieben Siegeln. Damit Sie die Informationen, die der Pass über Sie und die Entwicklung Ihres Kindes enthält, besser verstehen können, erläutern wir im Folgenden die einzelnen Begriffe und Vermerke.

Bei der ersten Vorsorgeuntersuchung erhebt Ihre Frauenärztin/Ihr Frauenarzt zuerst eine **Anamnese**. Sie werden nach bei Ihnen bestehenden Krankheiten sowie Krankheiten in Ihrer Familie, nach Ihren Lebensumständen, Ihrem sozialen Umfeld und Ihrer Berufstätigkeit sowie speziell zu Ihrer gynäkologischen Vorgeschichte befragt.

Dabei werden folgende Begriffe verwendet, die wir hier kurz erläutern:

- Gravida: bezeichnet die Zahl der Schwangerschaften (mit Fehlgeburten und gegebenenfalls Schwangerschaftsabbrüchen) einschließlich der jetzigen Schwangerschaft
- Para: gibt an, wie viele Kinder bereits geboren wurden
- Diabetes mellitus: Zuckerkrankheit
- Hypertonie: Bluthochdruck (>140/90 mmHg)
- Genetische Krankheiten: vererbbare Krankheiten (in der eigenen Familie, aber auch bei dem Vater des Kindes oder seiner Familie)
- Rhesus-Inkompatibilität: Unverträglichkeit des Rhesus-Faktors des Blutes von Mutter und Kind
- Adipositas: Übergewicht
- Sterilitätsbehandlung: Kinderwunschbehandlung
- SSW: Schwangerschaftswoche
- Mangelgeburt: untergewichtiges Neugeborenes
- Post partum: nach der Geburt
- Uterusoperation: operativer Eingriff an der Gebärmutter (zum Beispiel Operation am Muttermund, vorheriger Kaiserschnitt)
- Konzeptionstermin: Tag der Empfängnis

Die Angaben zu den **vorangegangenen Schwangerschaften** werden mit folgenden Begriffen dokumentiert:

- Sectio: Kaiserschnitt
- Vaginale Operation: Zangen- oder Saugglockengeburt
- Abort: Fehlgeburt
- Abruptio: Schwangerschaftsabbruch
- EU: Extra-Uteringravidität (Bauchhöhlen- oder Eileiterschwangerschaft)

Im **Gravidogramm**, dem aufklappbaren Teil des Mutterpasses, ist der Schwangerschaftsverlauf grafisch dargestellt. Hier werden alle Vorsorgeuntersuchungen im Einzelnen festgehalten:

- Anti-D-Prophylaxe: Schutz gegen eine Rhesus-Unverträglichkeit bei künftigen Schwangerschaften, wenn der Rhesusfaktor der Mutter negativ ist
- Fundusstand: Höhenstand der Gebärmutter
- Ödeme: Wassereinlagerungen im Gewebe
- Varikosis: Krampfadern
- RR: Blutdruck
- Hb (Ery): Blutfarbstoff (Zahl der roten Blutkörperchen)
- Sediment: »Bodensatz« des Urins, der auf Krankheitszeichen untersucht wird
- Vaginale Untersuchung: Untersuchung durch die Scheide

Durch Ultraschalluntersuchungen kann das Kind im Mutterleib bildlich dargestellt werden. Allen gesetzlich krankenversicherten Schwangeren werden insgesamt drei Basis-Ultraschalluntersuchungen angeboten (in der 9. bis 12. SSW, in der 19. bis 22. SSW und in der 29. bis 32. SSW). Ihre Frauenärztin/Ihr Frauenarzt händigt Ihnen vor dem ersten Ultraschallscreening ein ausführliches Merkblatt aus, das Sie über diese Ultraschalluntersuchungen detailliert informiert.

Im Folgenden werden die im Mutterpass verwendeten Begriffe, Abkürzungen und deren Bedeutung erklärt, wobei der verwendete Begriff »Screening« Suchtest oder Reihenuntersuchung bedeutet.

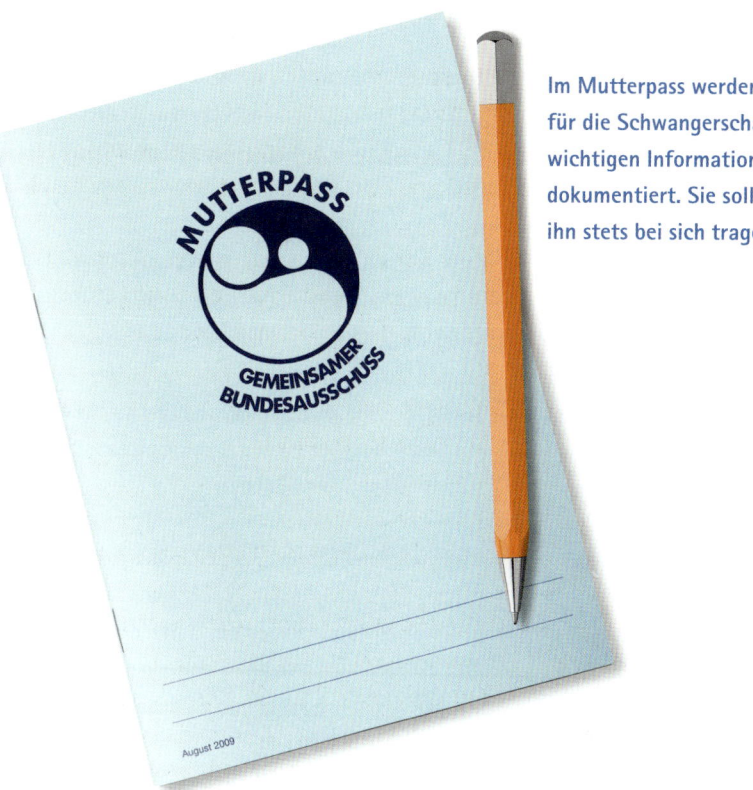

Im Mutterpass werden alle für die Schwangerschaft wichtigen Informationen dokumentiert. Sie sollten ihn stets bei sich tragen.

Beim ersten Ultraschallscreening wird untersucht, ob die Schwangerschaft in der Gebärmutter sitzt (intrauteriner Sitz) und ob ein Embryo darstellbar ist, bei Mehrlingsschwangerschaften, ob die Mehrlinge sich eine Fruchthöhle und eine Plazenta teilen (monochorial). Die Herzaktion wird dargestellt und es wird der Kopf-Querdurchmesser (BPD; biparietaler Durchmesser) oder die Scheitelsteißlänge (SSL) gemessen und beurteilt, ob Auffälligkeiten vorliegen, das Kind zeitgerecht entwickelt ist. Konsiliaruntersuchung heißt, dass die Kontrolle durch andere Ärztinnen/Ärzte durchgeführt wird.

2. Screening: Hier können Sie wählen, ob Sie zusätzlich zu der Basisuntersuchung (im Mutterpass grau hinterlegt) eine erweiterte Basisuntersuchung möchten, die auch bestimmte Körperteile des Kindes genauer untersucht. Für die Basisuntersuchung wird Folgendes eingetragen:

- Plazentalok./-struktur: Sitz und Aufbau des Mutterkuchens in der Gebärmutter
- FOD/KU: frontookzipitaler Durchmesser (Durchmesser des Kopfes von Stirn zu Hinterhaupt/Kopfumfang)

Info

Viele Krankenkassen übernehmen die Kosten für den Toxoplasmosetest als Zusatzleistung. Fragen Sie diesbezüglich bei Ihrer Krankenkasse nach.

Laboruntersuchungen (Blut- und Urintests) im Rahmen der Vorsorge

Antikörper-Suchtest:
Mithilfe des Antikörpersuchtests wird festgestellt, ob im Blut der Mutter natürliche Antikörper gegen Antigene fremder roter Blutkörperchen gebildet wurden oder ob irreguläre Antikörper im Blut der Schwangeren vorhanden sind. Darüber hinaus wird mit dem Antikörpersuchtest geprüft, ob eine Rhesusunverträglichkeit besteht.

Nachweis von Chlamydia trachomatis-Antigen:
Chlamydien sind Bakterien, die Schleimhäute befallen und Entzündungen der Lunge, der Augen oder der Harnorgane verursachen können. Mit einer Urinprobe wird festgestellt, ob bei der Schwangeren eine Chlamydieninfektion vorliegt, denn sie erhöht das Risiko einer Fehl- oder Frühgeburt.

LSR:
Lues-Serologie, Untersuchung auf die Geschlechtskrankheit Syphilis.

Nachweis von HBs-Antigen:
HB kürzt den Begriff für die infektiöse Leberentzündung (Hepatitis B) ab. Der Bluttest wird ab der 32. Schwangerschaftswoche durchgeführt.

Blutuntersuchung auf Toxoplasmose:
Eine Infektionskrankheit, die durch den Verzehr von rohem oder unzureichend gebratenem Fleisch, unzureichend gewaschenem Salat (beispielsweise auch Erdbeeren), aber auch durch den Kontakt mit Katzenkot übertragen werden kann. Nach den derzeitigen Mutterschaftsrichtlinien ist der Toxoplasmosetest keine allgemeine Kassenleistung. Die Kosten der Untersuchung werden nur bei klinischen Anzeichen einer Infektion (wie zum Beispiel einer Lymphknotenschwellung) übernommen.

HIV-Screening:
In Deutschland wird dieses Screening allen Schwangeren in jeder Schwangerschaft empfohlen, da eine Ansteckung manchmal unbemerkt geschieht. Der Test wird in den Vorsorgeuntersuchungen angeboten, ist für Schwangere kostenlos und das Ergebnis wird <u>nicht</u> in den Mutterpass eingetragen.

Weitere Informationen zu Blutuntersuchungen auf Ihren individuellen Infektionsschutz und die entstehenden Kosten bekommen Sie von Ihrer Frauenärztin/Ihrem Frauenarzt.

- ATD: abdominaler Transversaldurchmesser (Querdurchmesser des kindlichen Bauches)
- APD/AU: Anterior-posterior Durchmesser – Durchmesser des kindlichen Bauches (der Wirbelsäule bis zum Nabel)/Abdomenumfang (kindlicher Bauchumfang)
- FL: Femurlänge (Länge des Oberschenkelknochens)

Bei der erweiterten Basisuntersuchung gibt es folgende medizinische Fachausdrücke:

- Ventrikelauffälligkeiten: Verdacht auf Wassereinlagerungen im Gehirn (Hydrocephalus)
- Dorsale Hautkontur: möglicher Hinweis auf Spina bifida (offener Rücken)

- Persistierende Arrhythmie: unregelmäßiger Herzschlag des Kindes
- Konturunterbrechung der vorderen Bauchwand: Ist die vordere Bauchwand geschlossen?

3. Screening: Hier wird kontrolliert, ob die Schwangerschaft sich weiter gut entwickelt.

Nur wenn es besondere medizinische Gründe gibt, können außerhalb der Basis-Ultraschalluntersuchungen noch andere Ultraschalluntersuchungen notwendig werden. Auch die Dopplersonographie wird nur bei Bedarf eingesetzt, zum Beispiel, wenn die Größenentwicklung des Kindes verzögert ist.

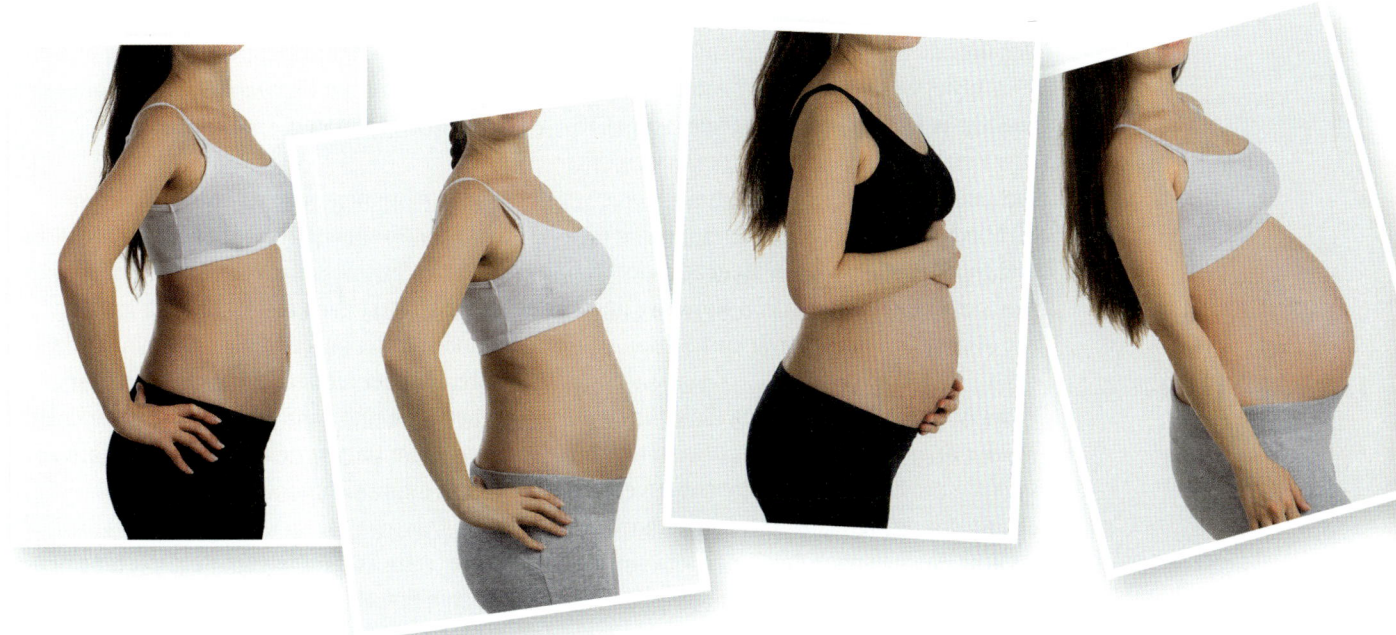

Besondere Befunde im Schwangerschaftsverlauf werden in Abschnitt B des Mutterpasses mit folgenden Begriffen festgehalten:

- Dauermedikation: Medikamente, die regelmäßig eingenommen werden müssen
- Abusus: Missbrauch (zum Beispiel von Medikamenten, Alkohol oder Zigaretten)
- Placenta praevia: Die Plazenta liegt nicht wie üblich im oberen Bereich der Gebärmutter, sondern über oder nahe dem Gebärmutterhals. In einem späteren Stadium der Schwangerschaft können schmerzfreie, aber starke Blutungen auftreten. Wenn es zu weiteren Problemen kommt, wird ein Kaiserschnitt durchgeführt
- Hydramnion: vermehrte Fruchtwassermenge
- Oligohydramnie: verminderte Fruchtwassermenge
- Plazenta-Insuffizienz: mangelhafte Funktion des Mutterkuchens, über den die Ernährung und Sauerstoffversorgung des Kindes im Mutterleib erfolgt
- Isthmozervikale Insuffizienz: Verschlussschwäche des Gebärmutterhalses
- Anämie: Blutarmut
- Indirekter Coombs-Test positiv: positiver Antikörper-Suchtest; das heißt, die Schwangere hat Antikörper gegen das Blut des Babys gebildet
- Hypotonie: niedriger Blutdruck

- Gestationsdiabetes: in der Schwangerschaft neu auftretende Zuckerkrankheit
- Einstellungsanomalie: Das Köpfchen liegt nicht in der richtigen Position für eine Spontangeburt

Zwischen der 24. und 27. Schwangerschaftswoche wird Ihnen auch – falls Sie nicht bereits an Diabetes mellitus erkrankt sind – ein zweistufiger Test angeboten, der ermittelt, ob Sie einen Schwangerschaftsdiabetes (siehe Seite 114 und Seite 140) entwickelt haben.

Zunächst erhalten Sie im Rahmen der Vorsorgeuntersuchung eine Zuckerlösung zu trinken. Nach einer Stunde wird Blut abgenommen und Ihr Blutzuckerwert bestimmt (Vortest). Ist der Wert auffällig, muss in den nächsten Tagen ein zweiter Test (Bestätigungstest, oGTT) durchgeführt werden, bei dem Sie nüchtern morgens in die Praxis einbestellt werden. Ihnen wird dreimal Blut abgenommen und der Blutzuckerwert gemessen (vor Einnahme der Zuckerlösung, nach einer und nach zwei Stunden). Bei einer bestimmten Wertüberschreitung wird die Diagnose »Schwangerschaftsdiabetes« gestellt und das Ergebnis im Mutterpass dokumentiert. Die weitere Betreuung in der Schwangerschaft wird dann zusammen mit einer(m) auf Gestationsdiabetes spezialisierten Fachärztin/Facharzt erfolgen.

Zu jeder Phase der Schwangerschaft gehören bestimmte Vorsorgeuntersuchungen, deren Ergebnisse im Mutterpass festgehalten werden.

Gegen Ende der Schwangerschaft (ab der 29. Woche) werden bei Bedarf auch kardiotokographische Befunde erhoben: In der unter CTG oder Herzton-Wehenschreiber bekannten Untersuchung werden über einen Zeitraum von etwa 20 Minuten die kindlichen Herztöne und die Wehentätigkeit der Mutter aufgezeichnet. Während der Geburt gibt das CTG Hinweise darauf, wie es dem Kind unter der Geburt geht.

In der Abschlussuntersuchung (Epikrise) werden Angaben zur Geburt, zur ersten Untersuchung des Kindes, zum Wochenbettverlauf und zur frauenärztlichen Untersuchung sechs bis acht Wochen nach der Geburt dokumentiert. Folgende Begriffe werden verwendet:

- Ante partum: vor der Geburt
- APGAR-Zahl: Beurteilung der Lebensfrische des Kindes direkt nach der Geburt und dann nach fünf und zehn Minuten
- pH-Wert: Säuregrad des Blutes in der Nabelschnurarterie.

3.2 Was Monat für Monat passiert – die zehn Schwangerschaftsmonate

Unter www.baby-care.de im Bereich Service/Interaktive Tests und in der BabyCare-App können Sie den Geburtstermin ganz einfach berechnen.

Sie haben richtig gelesen: zehn Schwangerschaftsmonate. Aber jeder weiß doch, dass es nur neun Monate sind. Ja, für den Laien schon, aber medizinisch korrekt wird die Schwangerschaft nach Mondmonaten zu je 28 Tagen berechnet und beginnt am ersten Tag der letzten Periode. Von diesem Zeitpunkt an dauert sie üblicherweise 280 Tage, das sind 40 Wochen oder zehn Mondmonate.

Nach dem Sonnenkalender berechnet entspricht dies einer Schwangerschaftsdauer von etwa neun Monaten.

Frauen mit einem regelmäßigen Zyklus von 28 Tagen können sich den Geburtstermin ihres Babys leicht selbst ausrechnen. Ist ein Schwangerschaftstest nach Ausbleiben der letzten Periode positiv ausgefallen, ermitteln Sie den ersten Tag der letzten Periode, zählen zuerst sieben Tage und dann nochmals ein Jahr dazu. Von diesem Datum ziehen Sie drei Monate ab. Daraus ergibt sich der Geburtstermin.

Da der erste Tag der letzten Regelblutung den meisten Frauen bekannt ist, beginnt an diesem auch die Zählung der Schwangerschaftswochen, obwohl die eigentliche Befruchtung (Konzeption) erst rund 14 Tage später erfolgt.

Zwar gebären 80 bis 90 Prozent aller Frauen innerhalb einer Spanne von zehn Tagen vor oder nach dem errechneten Termin, doch Sie sollten nicht zu genau planen. Nur vier Prozent der Kinder kommen pünktlich am errechneten Geburtstermin zur Welt.

In den Übersichtstabellen des folgenden Tagebuchs schildern wir den normalen Verlauf einer Schwangerschaft. Monat für Monat können Sie damit die körperlichen und seelischen Veränderungen verfolgen, die Sie an sich selbst feststellen können. Auf der rechten Seite können Sie dann für jeden Monat Ihre eigenen Erfahrungen und Veränderungen festhalten.

Beispiel für die Berechnung des Geburtstermins:

Erster Tag der letzten Periode	01.03.2020
+ 7 Tage	08.03.2020
+ 1 Jahr	08.03.2021
– 3 Monate	08.12.2020

① Empfehlung

So informativ und übersichtlich die Angaben in den Übersichtstabellen auch sind, sie sollten stets bedenken, dass alle Zeiten und Maße Durchschnittswerte sind. Sie brauchen also nicht beunruhigt zu sein, wenn manche Zustände bei Ihnen etwas früher oder etwas später eintreten. Bei größeren Abweichungen wird Ihre Frauenärztin/Ihr Frauenarzt mit Ihnen darüber sprechen.

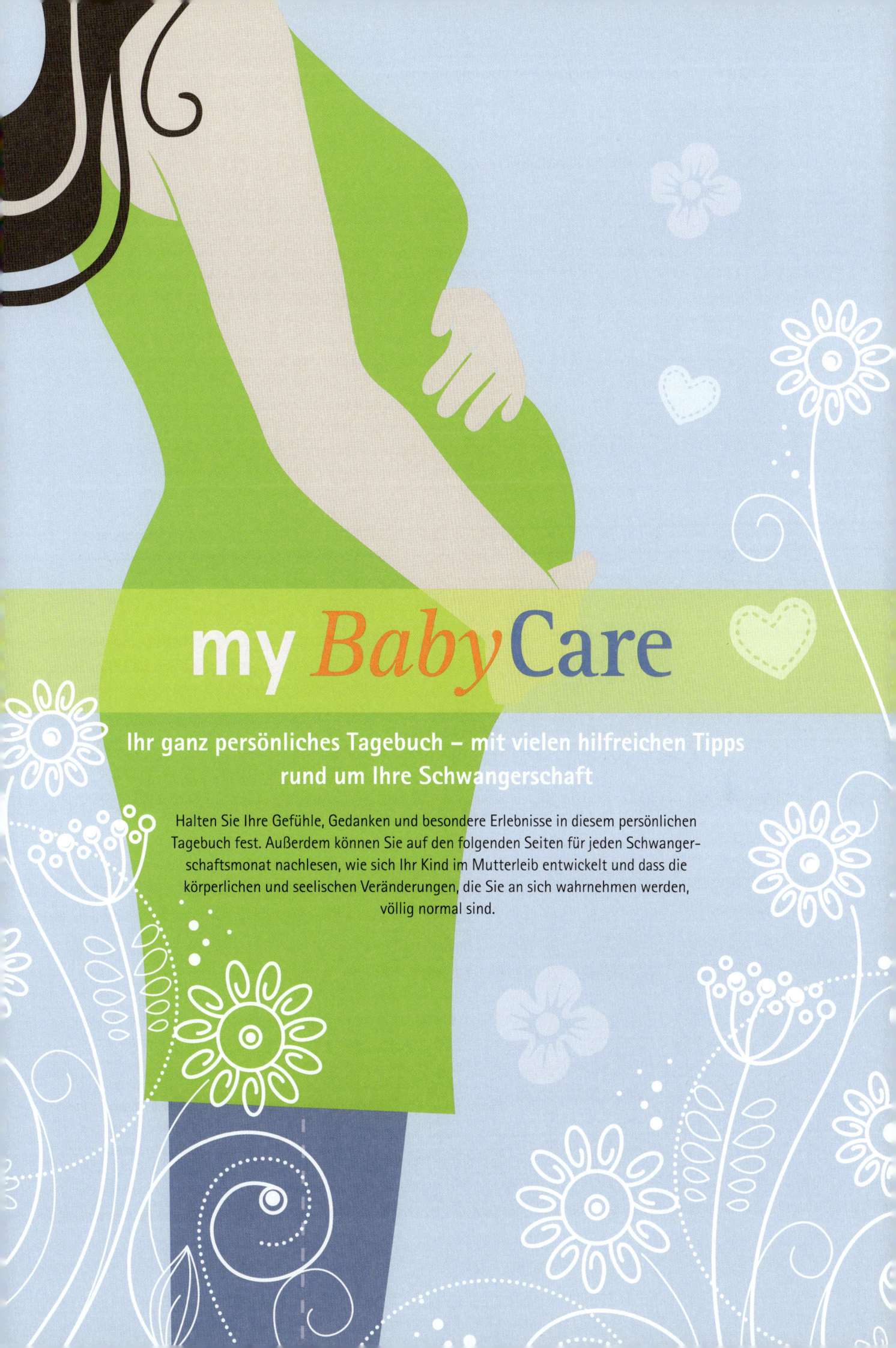

my *Baby*Care

Ihr ganz persönliches Tagebuch – mit vielen hilfreichen Tipps rund um Ihre Schwangerschaft

Halten Sie Ihre Gefühle, Gedanken und besondere Erlebnisse in diesem persönlichen Tagebuch fest. Außerdem können Sie auf den folgenden Seiten für jeden Schwangerschaftsmonat nachlesen, wie sich Ihr Kind im Mutterleib entwickelt und dass die körperlichen und seelischen Veränderungen, die Sie an sich wahrnehmen werden, völlig normal sind.

1. Monat (1.–4. SSW)

Das völlig Ungewohnte und Neue ist meist ganz normal.

Vorsorge

Vielleicht haben Sie das Gefühl oder die Gewissheit, dass eine Befruchtung stattgefunden haben könnte, und sind nicht weiter überrascht, dass die Monatsblutung ausbleibt. Wenn Sie eine Temperaturkurve führen, sehen Sie den typischen Temperaturanstieg zur Zeit des Eisprungs. Bleibt die Temperatur auf dem höheren Niveau stehen, ist dies ein Hinweis auf eine stattgefundene Befruchtung.

Bereits zwei bis drei Tage nach Ausbleiben der Periode können Sie einen Schwangerschaftstest durchführen. Kaufen Sie dafür einen Test in der Apotheke. Ist der Test positiv, vereinbaren Sie einen Termin bei Ihrer Frauenärztin/Ihrem Frauenarzt.

Entwicklung des Kindes

Bei der Befruchtung dringt die Samenzelle in die Eizelle ein und bildet eine neue Zelle. Sie teilt sich wiederholt und bildet schließlich eine Zellkugel. Diese Zellkugel wandert innerhalb einer Woche durch den Eileiter in die Gebärmutter und nistet sich wenig später in der Gebärmutter ein.

Die Zellkugel teilt sich in den Embryo und in den versorgenden Anteil, der aus Dottersack, Fruchtsack und Plazenta (Mutterkuchen) besteht, die das Kind mit allem versorgt, was es für seine Entwicklung benötigt. Umgeben ist der Embryo vom schützenden Fruchtwasser. Am Ende des ersten Monats, das heißt ungefähr 14 Tage nach der Befruchtung, ist er etwa vier Millimeter groß.

Ab der dritten Schwangerschaftswoche – gerechnet vom ersten Tag der letzten Periode – also wenn sich die befruchtete Eizelle noch auf dem Weg zur Gebärmutter befindet, beginnt der Prozess der Organogenese (Organentwicklung), der bis zur achten Schwangerschaftswoche abgeschlossen ist. Schon jetzt sind bestimmte Eigenschaften des Kindes festgelegt, beispielsweise Körperform, Geschlecht, Augen- und Haarfarbe.

Während dieser Phase ist der Embryo besonders gefährdet.

Kalorienbedarf

Normal: etwa 2.100 bis 2.400 kcal pro Tag.
Auf unserer Homepage www.baby-care.de können Sie Ihren individuellen Kalorienbedarf berechnen und wir teilen Ihnen diesen auch in Ihrer Ernährungsanalyse mit, wenn Sie den BabyCare-Fragebogen online oder in der App ausfüllen und einsenden.
Eine Jod- und Folsäuresubstitution ist sinnvoll, bei Schilddrüsenerkrankungen Jod nur nach Rücksprache mit Ihrer Ärztin/Ihrem Arzt nehmen.

Gewichtszunahme (des Kindes)

Noch keine. Sie selbst werden über die gesamte Schwangerschaft je nach Körpergröße im Mittel zwischen zwölf und 16 Kilogramm zunehmen.

Tagebuch 1. Monat

» Meine letzte Monatsblutung war am

_____

» Erfahren, dass ich schwanger bin am

_____

» Meine Frauenärztin/mein Frauenarzt heißt

_____

» Ich kann mich erinnern, wann es passiert sein könnte

Wann

_____

Wo

_____

_____

_____

» Ich hatte zum ersten Mal das Gefühl schwanger zu sein

Wann

_____

Wo

_____

Situation

_____

Mein Gefühl

_____

_____

_____

_____

_____

» Ich habe meinem Partner von der Schwangerschaft erzählt

Wann

_____

Wo

_____

Situation

_____

Seine Reaktion

_____

_____

_____

_____

_____

» Mein individueller Kalorienbedarf   kcal

_____

» Mein Körpergewicht zu Beginn der Schwangerschaft   kg

_____

2. Monat (5.–8. SSW)

1. Vorsorgeuntersuchung

Zunächst wird die Anamnese (Krankengeschichte) erhoben, um Hinweise auf Schwangerschaftsrisiken und mögliche Komplikationen zu erhalten. Möglicherweise wird bereits eine Ultraschalluntersuchung durchgeführt, um eine Eileiterschwangerschaft auszuschließen. Der Geburtstermin wird bestimmt.

Die Blutuntersuchungen auf Blutgruppenzugehörigkeit und Rhesusfaktor, Untersuchungen auf Chlamydien, Syphilis und eventuell HIV (Aids) werden veranlasst. Ein Test auf Toxoplasmose und CMV kann auch durchgeführt werden, muss aber bei fehlenden klinischen Anzeichen der Erkrankung meist selbst bezahlt werden. Manche Krankenkassen bieten hierfür Kostenerstattungen an.

Entwicklung des Kindes

Der Blutkreislauf setzt ein, das Herz wird ausgebildet und beginnt zu schlagen. Das Gehirn wird mit Sauerstoff versorgt, die Arme und Beine wachsen. Am Ende des zweiten Monats bilden sich Wirbel um das Rückenmark – die Wirbelsäule entsteht.

Körperliche und seelische Veränderungen; übliche Beschwerden

Schwangerschaftübelkeit, manchmal nur am Morgen, häufig auch über den ganzen Tag oder nur abends, ist bis zur zwölften Schwangerschaftswoche normal. Häufig Gewichtsverlust durch Übelkeit und geringere Nahrungsaufnahme. Die Übelkeit kann verschiedene Formen annehmen und sogar als »Seekrankheit« erlebt werden.

Man hat sich das alles anders vorgestellt und jetzt überwiegt das Krankheitsgefühl! Keine Sorge! Bald sind die Beschwerden verschwunden und Sie fühlen sich wieder wohl!

Übliche Beschwerden:
- Müdigkeit
- Verstopfung, Harndrang
- Stimmungsschwankungen (ab der zwölften Woche nachlassend)
- Selten morgendliches Erbrechen

Was Sie dagegen tun können, erfahren Sie in Kapitel 3.4. Sie brauchen viel Ruhe!

Ein Embryo in der 9. Schwangerschaftswoche

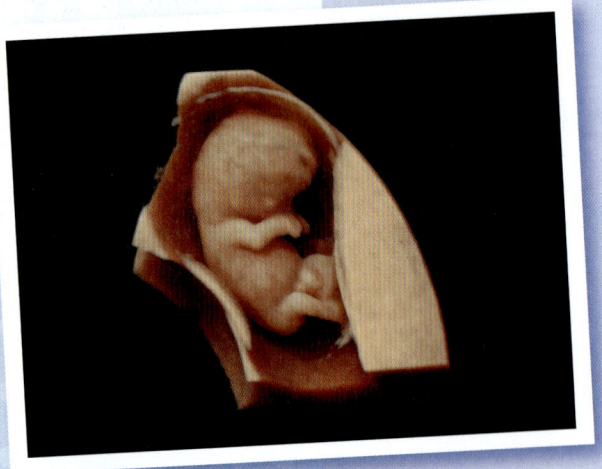

Größe und Gewicht (des Kindes)

Am Ende des zweiten Monats ist der Embryo auf 17 bis 22 Millimeter gewachsen und wiegt etwa eineinhalb Gramm.

Für Berufstätige

Teilen Sie Ihrem Arbeitgeber mit, dass Sie schwanger sind. Als Schwangere unterliegen Sie dem Mutterschutzgesetz und stehen unter einem besonderen Schutz am Arbeitsplatz.

Tagebuch 2. Monat

» Am _____ hat meine Frauenärztin/mein Frauenarzt bestätigt, dass ich schwanger bin. Mein erster Gedanke war

----

» Meine 1. Vorsorgeuntersuchung

Wann

Besondere Vorkommnisse

Errechneter Geburtstermin

Nächster Vorsorgetermin

» Meine Blutgruppe ist

» Meine körperlichen und seelischen Veränderungen in den letzten Wochen

----

» Am _____ habe ich meinem Arbeitgeber mitgeteilt, dass ich schwanger bin und so hat er reagiert

----

» Mein Körpergewicht   kg

» Mein Bauchumfang am Ende des zweiten Schwangerschaftsmonats   cm

MACHEN SIE EINEN KLEINEN SPAZIERGANG IN IHRE EIGENE KINDHEIT ZURÜCK ODER LASSEN SIE SICH GESCHICHTEN VON FRÜHER ERZÄHLEN.

3. Monat (9.–12. SSW)

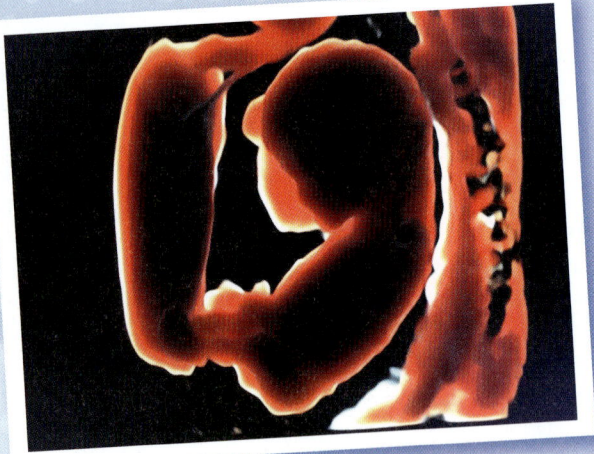

2. Vorsorgeuntersuchung

Basis-Ultraschalluntersuchung.

Hier wird überprüft, ob die Schwangerschaft in der Gebärmutter sitzt, ein Embryo darstellbar ist, Herzaktion nachweisbar ist und ob es sich um eine Mehrlingsschwangerschaft handelt. Gemessen wird die Scheitelsteißlänge (SSL) oder der biparietale Kopfdurchmesser (BPD). Falls kindliche Auffälligkeiten erkennbar sind, werden weiterführende Untersuchungen veranlasst.

In diesem Zeitraum können auch bereits einige pränataldiagnostische Untersuchungen durchgeführt werden (siehe Kapitel 8.15).

12. Schwangerschaftswoche
Fetus und Plazenta

Entwicklung des Kindes	Das Baby übt jetzt erste Bewegungen. Die Geschlechtsorgane bilden sich aus.
Körperliche und seelische Veränderungen; übliche Beschwerden	• Übelkeit, verschwindet üblicherweise nach der zwölften Woche. • Harndrang • Zahnfleischbluten Sie fühlen sich möglicherweise oft müde. Gönnen Sie sich häufiger eine Ruhepause.
Größe und Gewicht (des Kindes)	Es ist schon fünf Zentimeter groß und wiegt 45 Gramm.
Für Berufstätige	Als Schwangere dürfen Sie bestimmte Arbeiten nicht mehr verrichten, wie zum Beispiel Arbeiten, bei denen eine Infektionsgefahr besteht (mehr dazu finden Sie in Kapitel 5).

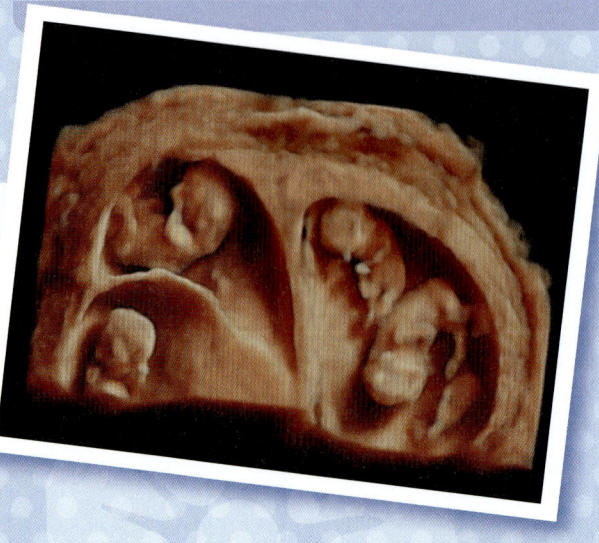

Vierlinge in der 11. Schwangerschaftswoche, links dichoriale, rechts monochoriale.

Tagebuch 3. Monat

» Meine 2. Vorsorgeuntersuchung

Wann

Besondere Vorkommnisse

Nächster Vorsorgetermin

» Spezielle Schwangerschaftsgymnastik kann mir gut tun.

Ich erkundige mich über die Möglichkeiten in meiner Nähe.

Meine Wahl fällt auf

Aus folgendem Grund

TIPP

In vielen Regionen sind Hebammen und gute Geburtsvorbereitungskurse schnell ausgebucht – daher ist es sinnvoll, sich bereits in der Frühschwangerschaft um beides zu kümmern!

» Meine körperlichen und seelischen Veränderungen in den letzten Wochen

» Mein Körpergewicht   kg

» Mein Bauchumfang am Ende des dritten Schwangerschaftsmonats   cm

TEILEN SIE IHR GLÜCK MIT FREUNDEN UND GEHEN SIE GEMEINSAM ESSEN.

4. Monat (13.–16. SSW)

3. Vorsorgeuntersuchung	In diesem Zeitraum können auch einige pränataldiagnostische Untersuchungen durchgeführt werden (siehe Kapitel 8.15).
Entwicklung des Kindes	Das Baby bewegt sich immer häufiger, Sie können es aber noch nicht spüren. Organe und Körpersysteme sind weitgehend ausgebildet. Der Embryo wird nun Fetus genannt; der lateinische Begriff bedeutet »das Junge«. Das zentrale Nervensystem des Kindes beginnt, seine Bewegungsabläufe zu steuern.
Körperliche und seelische Veränderungen; übliche Beschwerden	Der Bauch beginnt, sichtbar zu wachsen. Man verspürt häufig Müdigkeit, auch häufiges Schwitzen kann vorkommen. Wenn starkes Schwitzen in Kombination mit anderen Beschwerden (Nervosität, Erschöpfung, Pulsrasen, Müdigkeit, depressive Verstimmung) einhergeht, kann eine Schilddrüsenfehlfunktion vorliegen. Bitte informieren Sie unbedingt Ihre Frauenärztin/Ihren Frauenarzt darüber, insbesondere, wenn auch in Ihrer Familie Schilddrüsenerkrankungen vorkommen!

Jetzt beginnt die sogenannte Anpassungsphase. Die Entscheidung für die Schwangerschaft und das Kind, die Planung für die Zukunft und die überschaubare Zeit bis zur Entbindung führen in aller Regel zu einer Phase steigenden Wohlbefindens.

Zur Anpassung trägt weiter bei, dass das bisher unbekannte Kind sinnlich erfahrbar wird, da in dieser Phase die Herztöne hörbar gemacht werden und im Ultraschall das kleine Wesen deutlicher zu sehen ist. Auch dem Partner bietet ein Ultraschallbild die Möglichkeit, das werdende Kind zu erkennen. Dies alles schafft eine gute Grundlage für die Identifikation der Schwangeren mit ihrem Kind und für die Herausbildung der zukünftigen Rolle als Eltern.

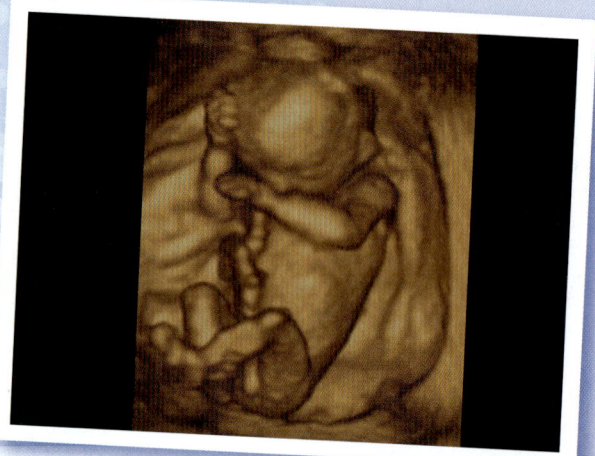

Fetus in der Schwangerschaftswoche 13

Kalorienbedarf	Ihr Kalorienbedarf erhöht sich um etwa 10 Prozent. Mein neuer individueller Kalorienbedarf, der mir mit der BabyCare-Ernährungsanalayse mitgeteilt wurde: _____kcal. Ausgewogen und abwechslungsreich essen.
Größe und Gewicht (des Kindes)	Nach Ende des vierten Monats ist das Kind zehn Zentimeter lang und wiegt 110 Gramm.
Für Berufstätige	Ab jetzt sieht das Mutterschutzgesetz einige Beschäftigungsverbote vor. Körperlich schwere Arbeiten oder Arbeiten mit erhöhter Unfallgefahr dürfen nicht mehr verrichtet werden (siehe Kapitel 5). Teilen Sie Ihrem Arbeitgeber den voraussichtlichen Geburtstermin Ihres Kindes mit.

Tagebuch 4. Monat

» Meine 3. Vorsorgeuntersuchung

Wann

....

Besondere Vorkommnisse

....

....

Nächster Vorsorgetermin

....

» Nun habe ich es endlich meinen Freunden, Verwandten und Bekannten erzählt.

Wie haben diese reagiert?

Wem	Reaktion

» Meine körperlichen und seelischen Veränderungen in den letzten Wochen

....

....

....

....

....

» Mein Körpergewicht .... kg

» Mein Bauchumfang am Ende des vierten Schwangerschaftsmonats .... cm

VERWÖHNEN SIE SICH: GEBEN SIE IN DAS BADEWASSER EIN PAAR TROPFEN VON IHREM LIEBLINGSAROMAÖL.

5. Monat (17.–20. SSW)

4. Vorsorgeuntersuchung	Ab der 19. Woche 2. Ultraschalluntersuchung (Basisuntersuchung und zusätzlich das erweiterte Organscreening).
Entwicklung des Kindes	Jetzt können Sie möglicherweise bereits die ersten Bewegungen des Kindes bemerken. Dies kann jedoch auch erheblich später erfolgen (21.–22. SSW), besonders wenn Sie zum ersten Mal schwanger sind und diese Berührungen eines Kindes noch nicht richtig kennen. Die Sinnesorgane bilden sich aus: Bereits jetzt kann Ihr Kind sehen – die Netzhaut hat sich entwickelt. Es kann zwar in der Dunkelheit der Gebärmutter nicht viel erkennen, aber durchaus auf helle Lichteinstrahlungen reagieren und sich mit einem Tritt dagegen wehren.
Körperliche und seelische Veränderungen; übliche Beschwerden	Der Bauch wölbt sich. Manche Kleidungsstücke werden zu eng. Falls der Bauch noch zu klein für die Schwangerschaftshosen ist, kann man die normale Hose mit Hilfe eines Gummis um den Knopf erweitern. Verstopfung kann immer noch vorkommen, auch häufiges Schwitzen ist normal, wenn eine mögliche Schilddrüsenfehlfunktion (wie bereits im 4. Monat beschrieben) ausgeschlossen wurde.
Größe und Gewicht (des Kindes)	Das Kind wiegt am Ende des fünften Monats etwa 200 Gramm und ist 19 cm lang.

PLATZ FÜR EIN ULTRASCHALLBILD ODER EIN FOTO VON MEINEM BABYBAUCH

DOSIERTES BEWEGUNGSTRAINING IST GESUND FÜR MUTTER UND KIND. EIN SPEZIELLES GYMNASTIK-PROGRAMM FINDEN SIE IN DIESEM BUCH AB SEITE 212.

Tagebuch 5. Monat

» Das Geschlecht meines Babys
wurde jetzt festgestellt.
Es ist ein

» Ich möchte mich überraschen lassen
und das Geschlecht des Babys nicht wissen.
Ich habe das Gefühl, es wird ein

» Meine ersten Namenseinfälle

» Meine 4. Vorsorgeuntersuchung

Wann

Besondere Vorkommnisse

Nächster Vorsorgetermin

» Zahnarzttermin

» Während ich _____, habe ich mein Baby das erste Mal gespürt.

» Meine körperlichen und seelischen Veränderungen
in den letzten Wochen

TIPP
Schauen Sie sich auf Baby-Basaren um!
Viele Mütter verkaufen dort auch
Schwangerschaftskleidung.

» Mein Körpergewicht .... kg
» Mein Bauchumfang am Ende des fünften Schwangerschaftsmonats .... cm

6. Monat (21.–24. SSW)

5. Vorsorgeuntersuchung	Routinekontrolle, ob alles in Ordnung ist.

Entwicklung des Kindes	Ab der 24. Woche ist das Ohr voll ausgebildet und das Kind kann hören. Unterhalten Sie sich mit ihm. Spielen Sie ihm Musik vor und vermeiden Sie Lärm. Sie werden merken, wie sich das Kind durch Strampeln dagegen wehrt. Die Käse- oder Fruchtschmiere, die das Kind schützt und das Gleiten während der Geburt erleichtert, wird ausgebildet.

Zum Ende des sechsten Monats erreicht die Gebärmutter die Nabelhöhe. |

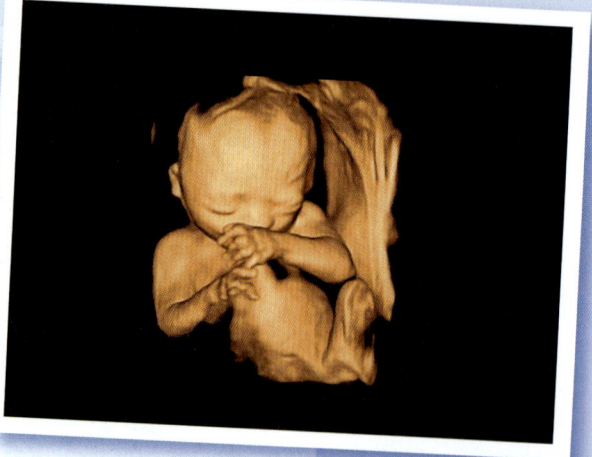

Ein Baby in der 22. Schwangerschaftswoche

Körperliche und seelische Veränderungen; übliche Beschwerden	Sie spüren das Kind täglich. Nahezu alle Schwangeren empfinden die Beziehung als schön und es kommen Freude und Erleichterung auf. Die Schwangeren bekommen mehr Vertrauen, alles wird konkreter. Auch der zukünftige Vater oder andere können jetzt mehr einbezogen werden; eine Hand auf dem Bauch kann beruhigend auf das Kind wirken. Gespräche, Planung und Handlungen sind auf die Geburt und das zukünftige Kind konzentriert (Schwangerschaftsgymnastik, Geburtsvorbereitungskurse, Namensfindung, Einrichtung des Kinderzimmers). Sie sind auch als aktive Maßnahmen zur Gestaltung der neuen Lebenssituation zu verstehen und verstärken die Gewissheit, sie beherrschen zu können.

Ab der 20.–21. Woche trainiert die Gebärmutter für die spätere Geburt, der Bauch kann manchmal hart werden, was ganz normal ist.

Durch das Wachstum des Kindes können folgende Beschwerden auftreten:

- Blähungen, Sodbrennen, Verstopfung
- Rücken- und Kreuzschmerzen
- Harndrang
- Muskelkrämpfe, zum Beispiel Wadenkrämpfe; sie können durch Magnesiummangel verursacht sein (siehe Kapitel 8.9)
- Hämorrhoiden
- Krampfadern, Ödeme
- Hautjucken
- Kreislaufprobleme

Planen Sie Ihren Geburtsvorbereitungskurs und nehmen Sie spätestens jetzt Kontakt zu einer Hebamme auf. |

Größe und Gewicht (des Kindes)	Das Kind ist inzwischen etwa 28 bis 30 cm lang und wiegt 500 bis 700 Gramm.

Tagebuch 6. Monat

» Meine 5. Vorsorgeuntersuchung

Wann

Besondere Vorkommnisse

Nächster Vorsorgetermin

» Da die Kurse sehr beliebt sind, wird es Zeit und ich begebe mich auf die Suche nach einem

Geburtsvorbereitungskurs und einer Hebamme meines Vertrauens.

Meine Hebamme heißt

» Mein Geburtsvorbereitungskurs wird beginnen am

Wo

» Situationen, in denen ich mein Baby am häufigsten spüre

TIPP

Finden Sie eine Hebamme in Ihrer Nähe: www.hebammensuche.de

» Da mein Baby nun hören kann, unterhalte ich es immer mit schöner Musik, am liebsten

----

» Meine körperlichen und seelischen Veränderungen in den letzten Wochen

----

» Mein Körpergewicht   kg

» Mein Bauchumfang am Ende des sechsten Schwangerschaftsmonats   cm
----

MASSIEREN SIE IHREN BAUCH MIT EINEM GUTEN PFLEGEÖL: KLEINE KREISENDE BEWEGUNGEN ODER SANFTES ZUPFEN FÖRDERN DIE DURCHBLUTUNG UND VERBESSERN SO DAS DEHNUNGSVERMÖGEN DES BINDEGEWEBES.

7. Monat (25.–28. SSW)

6. Vorsorgeuntersuchung	Kontrolluntersuchung, Screening auf Schwangerschaftsdiabetes. Falls nicht bereits in der 24. Schwangerschaftswoche erfolgt, wird Ihnen zum Ausschluss einer Blutzuckererkrankung in der Schwangerschaft ein entsprechendes Screening angeboten. Dieses sollten Sie unbedingt wahrnehmen. Denn bei fünf bis zehn Prozent der Schwangeren entwickelt sich diese Krankheit und nur etwa die Hälfte davon weist entsprechende Risikofaktoren auf.
Entwicklung des Kindes	Ein unverwechselbares Gesicht (Gesichtsphysiognomie) wird ausgebildet. Das Baby kann Schluckauf bekommen. Ab jetzt wachsen die Überlebenschancen für ein Frühgeborenes.
Körperliche und seelische Veränderungen; übliche Beschwerden	Ihre eigenen Organe werden durch die vergrößerte Gebärmutter aus ihrer normalen Lage verdrängt. So zum Beispiel das Zwerchfell, so dass gelegentlich die Atmung erschwert ist. Auch Harndrang kann jetzt wieder verstärkt auftreten. Das Kind belastet Ihre Wirbelsäule; versuchen Sie, diese zu schonen und durch aktive Übungen zu entlasten (siehe Gymnastikkurs ab Seite 212). Schlaflosigkeit kann auftreten – wenn Sie ruhen wollen, ist Ihr Kind besonders aktiv. Bitte keine Schlaf- oder Beruhigungsmittel nehmen!
Größe und Gewicht (des Kindes)	Das Kind ist jetzt etwa 34 cm lang und wiegt 900 bis 1.100 Gramm.

PLATZ FÜR EIN WEITERES FOTO

Tagebuch 7. Monat

» Weitere Namensideen für mein Baby

TIPP
Auf www.kidsgo.de finden Sie eine Vornamen-Suchmaschine.

....

....

....

» Ich habe die Möglichkeit, mir kostenpflichtig eine Milchpumpe zu leihen (Apotheke oder Klinik).

Da diese sehr begehrt sind, erkundige ich mich früh genug und reserviere mir eine.

Wo

Abholdatum

Für welchen Zeitraum

Kosten

» Meine 6. Vorsorgeuntersuchung

Wann

Besondere Vorkommnisse

Nächster Vorsorgetermin

» Meine körperlichen und seelischen Veränderungen in den letzten Wochen

....

....

....

....

....

» Mein Körpergewicht   kg

» Mein Bauchumfang am Ende des siebten Schwangerschaftsmonats   cm

GEHE ICH ODER MEIN PARTNER IN ELTERNZEIT? INFORMATIONEN ÜBER DIE ANMELDEFRIST BEIM ARBEIT-GEBER AUF SEITE 60.

8. Monat (29.–32. SSW)

7. Vorsorgeuntersuchung	3. Basis-Ultraschalluntersuchung, CTG (Herzton-Wehenschreiber), nur wenn eine Indikation besteht.
	Besprechen Sie zusammen mit Ihrer Frauenärztin/Ihrem Frauenarzt den möglichen Ort der Entbindung. Vereinbaren Sie spätestens jetzt einen Geburtsvorbereitungskurs und suchen Sie sich eine Hebamme. Denn auch bei einer Geburt im Krankenhaus sollten Sie eine Hebamme zur Nachbetreuung zu Hause in Anspruch nehmen.
Entwicklung des Kindes	Das Kind wächst und nimmt kontinuierlich zu. Der Geschmackssinn bildet sich aus. Die Bewegungen nehmen zu und werden kräftiger.
Körperliche und seelische Veränderungen; übliche Beschwerden	Rückenschmerzen, Sodbrennen, Minderung der Belastbarkeit, vor allem bei erhöhter Gewichtszunahme. Neben den bereits beschriebenen Beschwerden spüren Sie ab jetzt häufiger Atemnot.
	Die Gebärmutter ist ein Hohlmuskel von 50 Gramm. Im Laufe der Schwangerschaft wächst die Gebärmutter und die Muskelmasse nimmt bis auf 1.000 Gramm zu. Während der Schwangerschaft trainiert die Gebärmutter die ganze Zeit für die Geburt. Wenn dieses Zusammenziehen der Muskulatur (Schwangerschaftskontraktionen) um die 32. Schwangerschaftswoche herum bis zu vier mal pro Stunde auftritt, ist es ganz normal.
Größe und Gewicht (des Kindes)	Am Ende des achten Monats kann Ihr Kind schon 40 cm groß sein und 1.600 bis 1.800 Gramm wiegen.
Für Berufstätige	Zur Beantragung des Mutterschaftsgeldes benötigen Sie eine ärztliche Bescheinigung. Diese Meldung erfolgt an die Krankenkasse, nicht an den Arbeitgeber.

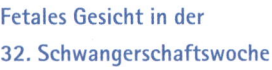
Fetales Gesicht in der
32. Schwangerschaftswoche

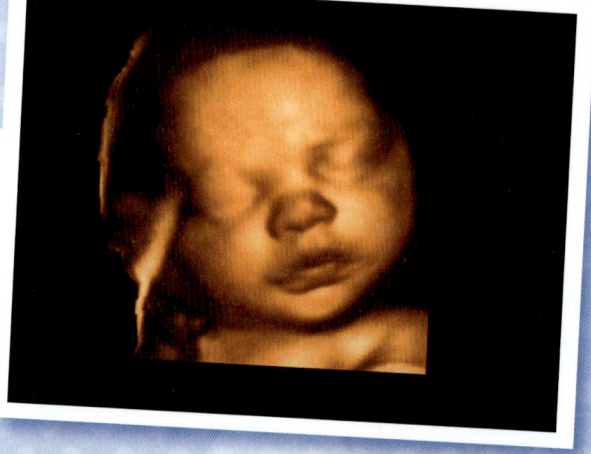

Tagebuch 8. Monat

TIPP
Je nach Region kann es sinnvoll sein, bereits früher einen Platz in der Geburtsklinik zu buchen!

» Was ist für mich bei der Geburt wichtig?

» Wo ich mein Kind entbinden möchte (in der Klinik, im Geburtshaus oder zu Hause)

» Ich möchte mein Kind in einer Klinik zur Welt bringen. Ich habe die Möglichkeit den Kreißsaal der verschiedenen Kliniken zu besichtigen. Was ist mir wichtig?

TIPP
Informationen über die verschiedenen Möglichkeiten der Geburt finden Sie ab Seite 167.

» Was hat mir bei der Kreißsaalbesichtigung gefallen? Was hat mir nicht gefallen?

Name der Klinik	Vorteile	Nachteile

Ich habe mich entschieden für

Ich sollte mit meiner Frauenärztin/ meinem Frauenarzt besprechen, wie die Geburt ablaufen soll, ob und was für eine Schmerztherapie angewendet werden soll.

Was ich möchte

Was ich nicht möchte

» Meine 7. Vorsorgeuntersuchung

Wann

Besondere Vorkommnisse

Nächster Vorsorgetermin

TIPP
Kriterien zur Wahl der Entbindungsklinik finden Sie ab Seite 170.

» Meine körperlichen und seelischen Veränderungen in den letzten Wochen

----

» Mein Körpergewicht   kg
» Mein Bauchumfang am Ende des achten Schwangerschaftsmonats   cm

9. Monat (33.–36. SSW)

8. und 9. Vorsorgeuntersuchung	Die Vorsorgeuntersuchungen werden nun alle 14 Tage durchgeführt. Die Mutterschaftsrichtlinien sehen eine Vorstellung in der Geburtsklinik zur Planung der Geburt vor. Die Wahl des Entbindungsortes richtet sich nicht nur nach dem Wunsch der Mutter, sondern auch nach der ärztlichen Empfehlung. Die Schwangere bekommt für die Vorstellung zur Geburtsplanung eine Überweisung.
Entwicklung des Kindes	Neun von zehn Kindern liegen bereits im neunten Monat mit dem Kopf nach unten, das heißt in der besten Geburtsposition.
Körperliche und seelische Veränderungen; übliche Beschwerden	Etwa vier bis sechs Wochen vor der Geburt senkt sich der Bauch. Hiermit tritt die letzte hormonelle Phase der Schwangerschaft ein. Es kann zu erneuter Übelkeit, Wassereinlagerungen und Stimmungsschwankungen kommen. Der Harndrang wird häufiger, die Atemprobleme lassen nach. Es kann auch zu unregelmäßigen Vorwehen kommen. Die körperlichen Veränderungen sind nun besonders beschwerlich. Die Beweglichkeit ist deutlich eingeschränkt und zahlreiche körperlich-seelische Beschwerden treten auf oder nehmen in ihrer Häufigkeit noch zu. Dies führt häufig zu negativen Gefühlsreaktionen. Übelkeit, Kreislaufprobleme, Schlafstörungen. Die Gedanken kreisen nun wieder häufiger um die bevorstehende Geburt. Gerade in der ersten Schwangerschaft ist dieses Ereignis – trotz guter Vorbereitung zum Beispiel durch Kurse – etwas ganz Neues und Unbekanntes und vielleicht auch mit Ängsten verbunden. Besprechen Sie Ihre Gefühle und Gedanken mit Ihrer Frauenärztin/Ihrem Frauenarzt, Ihrer Hebamme oder bei der Planung der Geburt am Entbindungsort. Manchen Frauen hilft es auch, nicht nur an die bevorstehende Geburt zu denken, sondern diese auch als Geburtstag des Kindes zu sehen, der nun ein Leben lang mit Freude, Feiern, Geschenken und Kuchenbacken verbunden ist.
Größe und Gewicht (des Kindes)	Ab der 33. Woche nimmt das Kind pro Woche um etwa 200 Gramm zu. Am Ende des neunten Monats ist es etwa 45 Zentimeter lang und wiegt 2.400 bis 2.750 Gramm.
Für Berufstätige	Mit 34 (+0) Wochen beginnt der Mutterschutz. Er dauert bis acht Wochen nach der Geburt des Kindes (bei Früh- und Mehrlingsgeburten zwölf Wochen). Vor der Entbindung gibt es ein relatives Arbeitsverbot, die Schwangere kann weiter arbeiten, wenn sie möchte. Sie kann von einem auf den anderen Tag ohne Angabe von Gründen aber zu Hause bleiben.

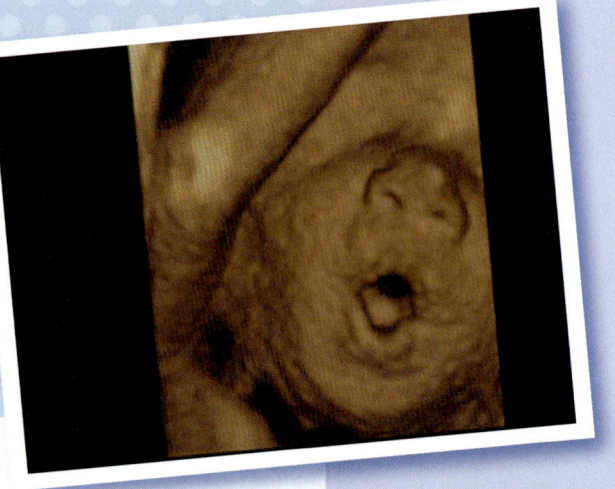

Ein Baby in der
36. Schwangerschaftswoche

Tagebuch 9. Monat

» Ich packe meinen Klinikkoffer und nehme mit

○ Mutterpass, Familienstammbuch oder Heiratsurkunde

○ Geburtsurkunde und gegebenenfalls Vaterschaftsanerkennung bei unverheirateten Müttern

○ Personalausweis   ○ Versichertenkarte

○ Zwei Nachthemden oder lange T-Shirts, frische Unterwäsche   ○ Still-BH/Stilleinlagen

○ Rutschfeste Hausschuhe und dicke Socken   ○ Bademantel

○ Kleidung für die Zeit im Krankenhaus, Jogginganzug, bequeme Shirts

○ Bequeme Kleidung für den Weg nach Hause, am besten etwas, das im fünften oder sechsten
   Monat gepasst hat.

○ Kosmetikartikel wie Zahnbürste, Zahnpasta, Duschgel, Shampoo, Bürste, Handtücher

○ Bücher, Musik

○ Monatshygiene (Binden)

○ Waschlappen (wenn Sie ins Schwitzen kommen)

Für mein Baby

○ Hemdchen, Bodys, Strampler, Socken, Jacke, Mütze und Windeln

○ Babydecke und Spucktücher

○ Baby-Sicherheitsschale für den Nachhause-Transport im Auto oder einen Kinderwagen
   (bringt am besten der Abholer mit)

> **34. SSW:**
> Mein Mutterschutz beginnt am
> _____
>
> Im Kapitel 5 finden Sie wichtige Informationen rund um »Schwangerschaft und Berufstätigkeit«.

Eindrücke und Wünsche

» Meine 8. Vorsorgeuntersuchung	» Meine 9. Vorsorgeuntersuchung
Wann	Wann
Besondere Vorkommnisse	Besondere Vorkommnisse
Nächster Vorsorgetermin	Nächster Vorsorgetermin

» Meine körperlichen und seelischen Veränderungen in den letzten Wochen

----

» Mein Körpergewicht _____ kg

» Mein Bauchumfang am Ende des neunten Schwangerschaftsmonats _____ cm

10. Monat (37.–40. SSW)

10. Vorsorgeuntersuchung	Die letzte Kontrolle
Entwicklung des Kindes	Durch den mütterlichen Transfer von Cortisol werden die Lungen des Kindes für den Zeitpunkt, wenn es den Körper der Mutter verlässt, auf die eigene Atmung vorbereitet. Die Entwicklung des Kindes ist damit abgeschlossen, es ist reif für die Geburt. Zum Ende der Schwangerschaft können die Bewegungen des Kindes nachlassen; das Baby hat einfach keinen Platz mehr zum Strampeln. Nur weniger als fünf Prozent aller Kinder liegen in Beckenendlage, also mit den Füßen oder dem Po nach unten.
Körperliche und seelische Veränderungen; übliche Beschwerden	Ein bisschen Aufregung, zunehmende Ungeduld und Nervosität sind normal. Viele Schwangere werden kurz vor der Geburt aktiv, putzen zum Beispiel ihre Wohnung. Etwa zehn bis 14 Tage vor der Entbindung beginnt die Zeit der Vorwehen mit der Reifung des Gebärmutterhalses und Muttermundes. Typischerweise treten diese zwei bis drei Stunden am Abend auf und sind am nächsten Morgen verschwunden. Der Geburtsbeginn kündigt sich mit Zunahme der Wehen in ihrer Stärke und Häufigkeit an. Sie verschwinden dann auch nach einem entspannenden Bad nicht. Zum Geburtsbeginn kann auch der Abgang des Schleimpfropfes gehören. Sobald die Schwangere Blutungen oder einem Blasensprung bemerkt, sollte sie den geplanten Geburtsort aufsuchen. Die normale Schwangerschaft dauert, berechnet nach dem 1. Tag der letzten Regelblutung, im Mittel 280 Tage oder 40+0 Schwangerschaftswochen. Die Geburt kann sich aber auch verzögern. Hier spricht man von Terminüberschreitung, ab der 42. Woche von einer Übertragung. Bei einer Terminüberschreitung erfolgen regelmässige Schwangerschafts- und Ultraschallkontrollen mit fetaler Gewichtsschätzung und Fruchtwassermengenbestimmung sowie häufig auch die Überwachung des Feten mittels CTG. Ab der 42+0 SSW ist eine Einleitung oder Beendigung der Schwangerschaft per Kaiserschnitt indiziert. Dies gilt auch bei einer Terminüberschreitung, wenn gesundheitliche Risiken für die Mutter oder das Kind bestehen.
Größe und Gewicht (des Kindes)	Das reife Kind ist im Durchschnitt 50 bis 54 Zentimeter lang und wiegt 3.000 bis 3.800 Gramm.
Für Berufstätige	Nach der Geburt ist für einen Zeitraum von acht Wochen eine Ausübung des Berufs gesetzlich verboten.

Tagebuch 10. Monat
Mein Baby ist da!

Name
_____

Geburtsdatum   Zeit
_____
Gewicht   Größe
_____
Haarfarbe   Augenfarbe
_____
Sternzeichen
_____

Die ersten Wehen spürte ich am   um
_____
Als meine Fruchtblase geplatzt ist, habe ich gerade
_____
Wie ist meine Geburt verlaufen? Wie lange hat sie gedauert?
_____

_____

Meine ersten Gedanken und Gefühle nach der Geburt
_____

_____

_____

_____

Bei der Geburt war dabei
_____
Wie erging es meiner Begleitung/meinem Partner während der Geburt?
_____

Erste Besucher
_____

_____

Das erste Babyfoto

3.3 Übliche Beschwerden und solche, die Sie ernst nehmen sollten

Vor allem die ersten Wochen einer Schwangerschaft können – aber müssen nicht – unangenehm sein. Übelkeit, Unwohlsein und Erbrechen kommen wegen der hormonellen Veränderungen in Ihrem Körper häufiger vor. Auch später können psychische und körperliche Allgemeinsymptome wie Müdigkeit, Harndrang, Krämpfe in den Beinen, Nasenschleimhautentzündung, Nasenbluten, Schlafstörungen und Rückenschmerzen öfter oder verstärkt auftreten. So abschreckend sich diese Aufzählung anhört, dies alles kann vorkommen und bewegt sich doch im Rahmen des Üblichen. Was dagegen zu tun ist, erfahren Sie im nächsten Kapitel. Wenn diese Symptome oder Beschwerden über längere Zeit auftreten, sollten Sie die Frauenarztpraxis aufsuchen.

Generell gilt: Nehmen Sie bitte jeden der Vorsorgetermine bei Ihrer Frauenärztin/Ihrem Frauenarzt wahr. Falls Sie einmal einen versäumen sollten – das kann vorkommen – machen Sie einen neuen Termin aus. Kontrollieren Sie Ihre Gewichtszunahme und achten Sie auf Ihren Gesundheitszustand, denn dabei geht es auch um die Gesundheit Ihres Babys. Aber hören Sie nicht täglich ängstlich in sich hinein.

Bei den folgenden Beschwerden oder Vorkommnissen sollten Sie sich umgehend mit Ihrer Frauenärztin/Ihrem Frauenarzt in Verbindung setzen, der dann über weitere Diagnostik und Maßnahmen entscheidet:

- Blutungen aus der Scheide
- Starke und anhaltende Bauchschmerzen in den ersten Wochen der Schwangerschaft, ungewöhnliche Schmerzen im Unterbauch
- Starke Gewichtszunahme
- Abgehendes Fruchtwasser (vorzeitiger Blasensprung); Symptome wie ein tropfender Wasserhahn
- Häufige, starke Kopfschmerzen
- Häufiges Nasenbluten

- Schwindel, Schmerzen, Augenflimmern (Hinweiszeichen auf Bluthochdruck)
- Anhaltendes leichtes oder plötzlich hohes Fieber
- Stechende Schmerzen im Oberbauch gegen Ende der Schwangerschaft
- Schwellungen im Gesicht, an Händen, Füßen und Gelenken (Ödeme)
- Starke und anhaltende Kopfschmerzen in der späten Schwangerschaft

3.4 Was Sie gegen Schwangerschaftsbeschwerden tun können

In den zehn Monaten der Schwangerschaft verändert sich sehr viel in Ihrem Körper. Das geht bei vielen Frauen mit Beschwerden einher. Da es sich dabei in der Regel nicht um krankhafte Zustände handelt, sondern um Umstellungsprobleme und Wachstumsschmerzen, kann man nicht wirklich die Ursachen behandeln. Dennoch ist es möglich, viele »Zipperlein« zu lindern.

Hier haben wir für Sie stichwortartig bewährte Tipps und Hausmittel zusammengestellt, die gegen mögliche Beschwerden helfen können.

Wenn es sich bei Ihren Beschwerden nicht um eine Befindlichkeitsstörung, sondern um einen krankhaften Zustand handelt, der behandelt werden muss, ist Ihre Frauenärztin/Ihr Frauenarzt zuständig. Wenden Sie sich auch dahin, wenn sich die Beschwerden durch die hier vorgeschlagenen Maßnahmen nicht bessern.

Eine besondere Rolle bei der Behandlung und Linderung der schwangerschaftsbedingten »Zipperlein« spielen oft sogenannte Aromaöle, die man in Drogerien oder Apotheken kaufen kann. Mit Aromaölen in einer Duftlampe können Sie im ganzen Raum einen schönen Duft verbreiten, eine Kombination für Ihr persönliches »Riechfläschchen« zusammenstellen, Ihr Massageöl herstellen (insgesamt 15–30 Tropfen auf 100 Milliliter Öl) oder als Badezusatz verwenden (für ein Vollbad 8–15 Tropfen

mit etwas Honig, Sahne oder Salz vermischt
ins Wasser geben).

Blähungen
- Fenchel-Anis-Kümmel-Tee
  (bei Bedarf, nicht regelmäßig trinken)
- In Ruhe essen, gut kauen
- Auf Zucker und Weißmehl verzichten

Aromaöle:
Bergamotte, Fenchel, Lavendel, Majoran,
Melisse, Muskatellersalbei, Myrte, Pfefferminze, schwarzer Pfeffer, Sandelholz, Wacholder, Ysop decumbens und Rosmarin Verbenon
(nicht bei hohem Blutdruck)

Blutarmut
Wichtig sind genügend Eisen, Folsäure,
Vitamin C und Vitamin B_{12}. Wenig Kaffee und
schwarzen Tee trinken, weil diese die Aufnahme dieser Stoffe hemmen.

Blutdruck zu niedrig
- Ausreichend trinken
- Bürstenmassagen
- Nicht zu warm baden oder duschen
- Rosmarin Verbenon-Zusatz im Badewasser
- Wechselduschen/-bäder für Arme und Beine
- Kreislaufanregende gymnastische Übungen
- Schwimmen
- Flott gehen
- Atemübungen, Yoga

Kreislaufstärkende Aromaöle:
vor allem Rosmarin Verbenon und Ysop decumbens, auch schwarzer Pfeffer, Wacholder

Brustspannen
- Gut stützenden Büstenhalter tragen
- Brustmassage mit dem Öl, das Sie für
  Ihren Bauch verwenden, aber die Brust-
  warzen aussparen oder ein warmes Bad
  mit entspannendem Badezusatz, zum
  Beispiel Lavendel

Hämorrhoiden
- Auflagen mit Quark oder geriebener roher
  Kartoffel, mit Schwedenbitter (Apotheke)

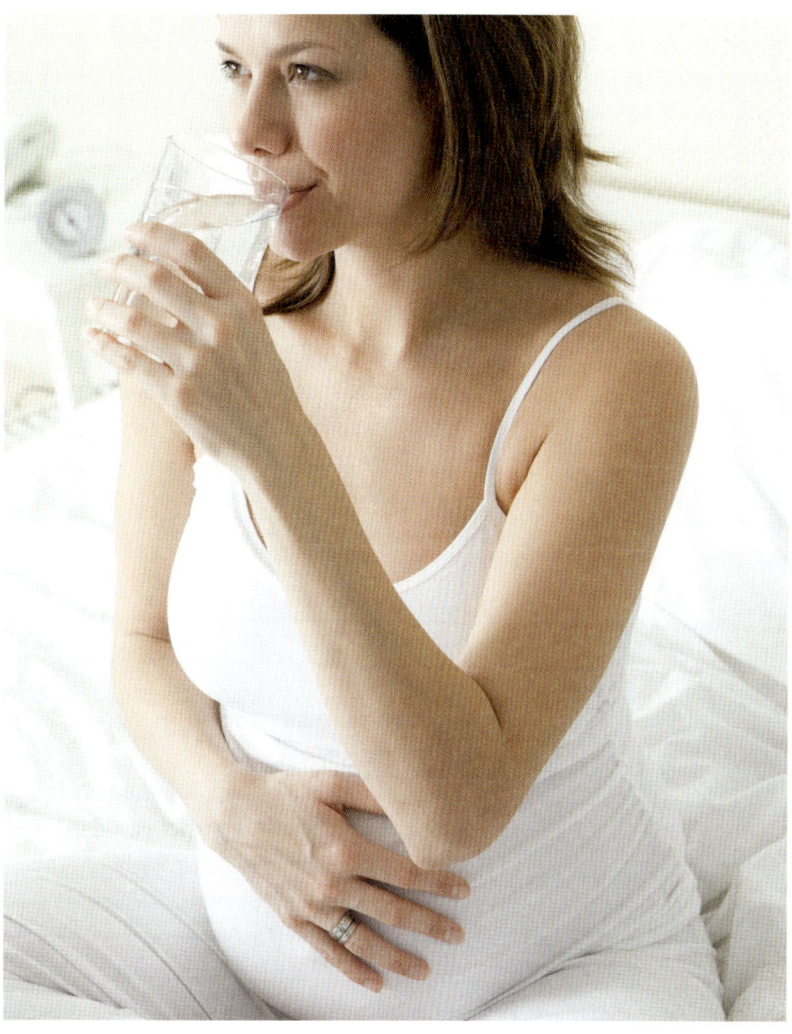

oder Apfelessig betupfen, anschließend
Ringelblumensalbe oder Beinwellsalbe
- Kühle Sitzbäder mit Hamamelis, Eichenrinde,
  Beinwell oder Brennnessel oder mit Aroma-
  ölen wie Myrrhe, Schafgarbe, Wacholder
  oder Zypresse
- Salben oder Zäpfchen aus der Apotheke
  (es gibt auch naturheilkundliche)
- Keine scharfen Gewürze essen
- Für leichten Stuhlgang sorgen (nicht pressen)

Harnwegsbeschwerden
- Müssen immer ärztlich abgeklärt werden
- Keine parfümierten, desinfizierenden Intimpfle-
  gemittel mit Konservierungsstoffen verwenden
- Weißen Zucker vermeiden
- Vitamin C macht den Urin sauer und hemmt
  so das Wachstum pathogener Keime

**Wenn Ihr Blutdruck zu
niedrig ist, achten Sie
auf jeden Fall auch darauf,
ausreichend zu trinken.**

- Auf warme Kleidung, besonders auf warme Füsse achten
- Unterwäsche aus Naturfasern tragen (häufig wechseln!)

Aromaöle:
Bergamotte, Lavendel, Sandelholz, Wacholder, Sitzbad mit Zinnkraut (Schachtelhalm)

Hautjucken (Pruritus)
- Muss immer ärztlich abgeklärt werden
- Abwaschung oder Bad mit Apfelessig, Kleie- oder Molkebad

Aromaöle: Jasmin, Pfefferminze

Krampfadern (Varizen)
- Kreislauf anregen, zum Beispiel zügig gehen
- Schwimmen
- Für guten Stuhlgang sorgen (siehe Verstopfung)
- Öfter mal die Beine einige Minuten hoch lagern oder senkrecht an einer Wand in die Höhe strecken, dann mit den flachen Händen beklopfen und zum Herz hin streichen (eventuell mit Rosskastanienextrakt, Krampf- adernöl oder einem Gel aus der Apotheke)
- Keine Kniestrümpfe tragen; die Beine nicht übereinanderschlagen und nicht im Schnei- dersitz sitzen; Stützstrümpfe tragen

Aromaöle, örtlich: Zypresse

Rückenschmerzen
- Achten Sie auf Ihre Haltung beim Stehen und Gehen!
- Übungen auf allen Vieren (Katzenbuckel); Gymnastikbeispiele mit Übungen speziell bei Kreuzschmerzen finden Sie auf den Seiten 212-215. Eine Hebamme, Physiotherapeut/-in oder Yogalehrer/-in kann mit Übungen helfen, zum Beispiel in einem Schwangerenkurs. Auch Massagen können helfen; Vorsicht im Kreuzbeinbe- reich, kann wehenanregend wirken
- Schwimmen im warmen Wasser, vor allem Rückenschwimmen oder Aquagymnastik für Schwangere

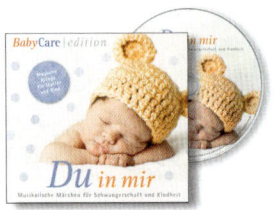

Verstopfte Nase
Sie ist eine normale Begleiterscheinung der Schwangerschaft.

- Pflanzliches Nasenspray oder Nasenbalsam aus der Apotheke

Aromaöle:
Lavendel, Myrrhe, Sandelholz, Weihrauch, Ysop decumbens (nicht bei hohem Blutdruck)

Ödeme
- Immer ärztlich abklären lassen
- Für mehr Ruhe sorgen
- Belastung, Stress abbauen
- Körperwarmes Fußbad in einer gesättigten Salzlösung

Aromaöle:
Fenchel, Geranie, Lavendel, schwarzer Pfeffer, Rosmarin Verbenon (nicht bei hohem Blutdruck), Sandelholz, Wacholder, Ysop decumbens (nicht bei hohem Blutdruck), Zypresse

Schlafprobleme
- Atem- und Entspannungsübungen
- Entspannungsmusik hören
- Warmes Fußbad
- Heiße Milch trinken oder Tee aus Melisse, Orangenblüten (nur kurz ziehen lassen), Hopfen (oder alkoholfreies Bier), Beruhigungs- oder Schlaftee-Mischung

Aromaöle:
Kamille, Lavendel, Majoran, Orangenblüte, Rose, Sandelholz

Sodbrennen
- Langsam essen, gut kauen, kleine Portionen
- Beim Essen nicht trinken, dafür zwischen den Mahlzeiten reichlich Flüssigkeit zu sich nehmen
- Magenstärkend wirken Senf, Meerrettich, Ingwer (nicht bei Wehenbereitschaft) und Hopfentee
- Keine scharf gebratenen, fettgebackenen, schwer verdaulichen Nahrungsmittel; auch Süßes und Kaffee reizen den Magen

- Nach dem Essen nicht gleich flach liegen
- Mit erhöhtem Oberkörper schlafen

Essen:
Gut sind Karotten, Kartoffeln, Gerste, Hafer, Milch, Quark, Mandeln oder Nüsse; so lange wie möglich kauen. Bei hartnäckigen Beschwerden Heilerde für die innerliche Anwendung (Apotheke) in Wasser auflösen und trinken.

> *Achtung*:
> Säurebindende Medikamente nur auf ärztliche Empfehlung einnehmen.

Magenstärkende Aromaöle:
Fenchel, Melisse, Muskatellersalbei, Myrte, Pfefferminze, schwarzer Pfeffer, Rose, Rosmarin Verbenon (nicht bei hohem Blutdruck), Wacholder

Übelkeit, Erbrechen
Da diese Beschwerden oft mit niedrigem Blutzucker zusammenhängen, helfen ein kleiner Imbiss (Zwieback) und gesüßter Tee morgens vor dem Aufstehen oder eine kleine Zwischenmahlzeit (Müsliriegel dabeihaben). Ingwer kann auch helfen (Tee, Sticks, Ingwer in den Bauchnabel legen (nicht bei Wehenbereitschaft).

Tee:
Fenchel, Anis, Melisse, Pfefferminze, Himbeerblätter oder eine Tasse Wasser mit einem Esslöffel Apfelessig

Riechfläschchen mit Aromaölen Ihrer Wahl:
Kardamom, Fenchel, Lavendel, Melisse, Pfefferminze, Rose, Sandelholz, Zitrone, Pampelmuse

Nahrungsergänzungsstoffe:
Genügend Eisen, Magnesium, Vitamin B (vor allem B_1 und B_6), viel Vitamin C (Früchte, schwarzer Johannisbeersaft), siehe auch Magenstärkendes bei Sodbrennen

Verstopfung
Sie kommt häufig vor und wird durch Eisengaben verstärkt. Keine starken Abführmittel nehmen; sie könnten Wehen auslösen.

- Mit Hilfe der Ernährung für einen regelmäßigen weichen Stuhlgang sorgen: viele Ballaststoffe, zusätzlicher Milchzucker, indische Flohsamen (auf genügend Flüssigkeitszufuhr achten)

Aromaöle:
Fenchel, Majoran, schwarzer Pfeffer, Rose

Wadenkrämpfe
Sie können auf Magnesium- oder Calciummangel hindeuten.
- Kreislauf anregen mit flottem Gehen
- Schwimmen
- Massagen

Wenn die Krämpfe vor allem nachts auftreten, vor dem Schlafengehen Fußgymnastik, Wechselbäder oder -duschen der Beine, anschließend mit kreislaufanregendem Mittel (Apotheke oder Hebamme fragen) beklopfen und massieren.

Zahnfleischbluten
- Mund mit Salbei, Myrtetinktur, Mundwasser spülen

Vorzeitige Wehen
Senkwehen etwa vier Wochen vor der Geburt sind normal und meist werden die Kinder vier Wochen nach dem Senken des Leibes geboren. Aber nicht alle senken sich vorher, sondern manche erst unmittelbar vor der Geburt. Schwangerschaftswehen sind als Übungswehen normal. Dabei wird der Bauch hart. Das tritt oft auf, wenn sich Mutter oder Kind kräftig bewegen.

- Auf genügend Schlaf achten: Schwangere sollen zehn Stunden täglich schlafen!
- Für äußere und innere Ruhe sorgen, also ein geruhsames, faules Leben führen
- Konflikte austragen oder Kontakte mit Menschen, über die man sich ärgert, meiden (egal, ob Schwiegereltern oder bei der Arbeit)
- Entspannungsübungen aus dem Geburtsvorbereitungskurs regelmäßig machen
- Yoga, autogenes Training
- Entspannungsmusik hören

Gegen Übelkeit kann auch Akupunktur helfen. Fragen Sie Ihre Frauenärztin/Ihren Frauenarzt oder Ihre Hebamme!

- Husten behandeln
- Verstopfung und Blähungen behandeln

Beruhigende Tees:
Melisse, Hopfenblüten (als Tee oder alkoholfreies Bier), Lavendel, Beruhigungs- und Schlaftee-Mischungen ohne Himbeer- und Brombeerblätter (lockert das Gewebe)

Beruhigende Aromaöle:
Bergamotte, Geranie, Jasmin, Lavendel, Majoran, Melisse, Muskatellersalbei, Myrrhe, Orangenblüte, Patschuli, Rose, Sandelholz, Wacholder, Zypresse

Ölmischung*:
100 Milliliter Mandelöl mit jeweils fünf bis zehn Tropfen ätherischem Öl von Majoran, Lavendel und Rosenholz für eine sanfte Bauchmassage oder mit einem warmen Umschlag (Wärmflasche)

Teemischung*:
Baldrian, Thymian, Hopfen, Melisse, Johanniskraut, Majoran: pro Tag zwei Tassen schluckweise über den ganzen Tag verteilt trinken
*Rezepturen aus: Ingeborg Stadelmann, 2018, »Die Hebammensprechstunde«

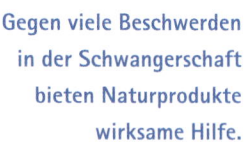

Gegen viele Beschwerden in der Schwangerschaft bieten Naturprodukte wirksame Hilfe.

Alles, was wehenanregend wirkt, sollten Sie unbedingt vermeiden.

- Keine koffeinhaltigen Getränke (Kaffee, schwarzen Tee, Cola und Ähnliches) trinken
- Keine chininhaltigen Getränke (Bitter Lemon, Tonic)

- Bei weichem Muttermund Vorsicht mit Himbeer- und Brombeerblättertee (entspannt das Gewebe auch im Becken)
- Vorsicht auch mit Ölen von Eisenkraut, Kampfer, Rosmarin Verbenon, Ysop decumbens, Zedernholz, Nelke, Ingwer und Zimt
- Keine Manipulation oder Stimulation der Brustwarzen
- Durchfall behandeln
- Nicht zu heftig abführen, aber für regelmäßigen, weichen Stuhlgang sorgen
- Nicht fasten und nicht dursten
- Keine körperlichen Anstrengungen, bei denen der Bauch hart wird
- Bauchmuskulatur schonen
- Nicht vornüberbeugen, sondern in die Knie gehen (um beispielsweise kleine Kinder aufzuheben, sich erst setzen, dann das Kind auf den Schoß nehmen)
- Bauch nicht mit großen kreisenden Bewegungen behandeln, sondern mit sehr kleinen Kreisen oder zupfen oder mit Hautrollen über den Bauch wandern, um ihn zu pflegen

Kräuter und Gewürze, die zu meiden sind:
Petersilienwurzel, Basilikum, Oregano, Verbene/Eisenkraut, Zimt, Nelken, Ingwer, Kardamom (wichtig in der Weihnachtszeit)

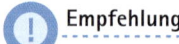 **Empfehlung**

Falls Sie homöopathische Arzneimittel zu sich nehmen, lassen Sie sich bei der Verwendung von ätherischen Ölen gut beraten. Hier kann es zu Wechselwirkungen kommen.

Tee- und Ölrezepte können Sie sich auch in der Apotheke mischen lassen.

Seien Sie vorsichtig bei Ratschlägen von Laien. Auch was sonst hilft, kann in der Schwangerschaft schädlich sein.

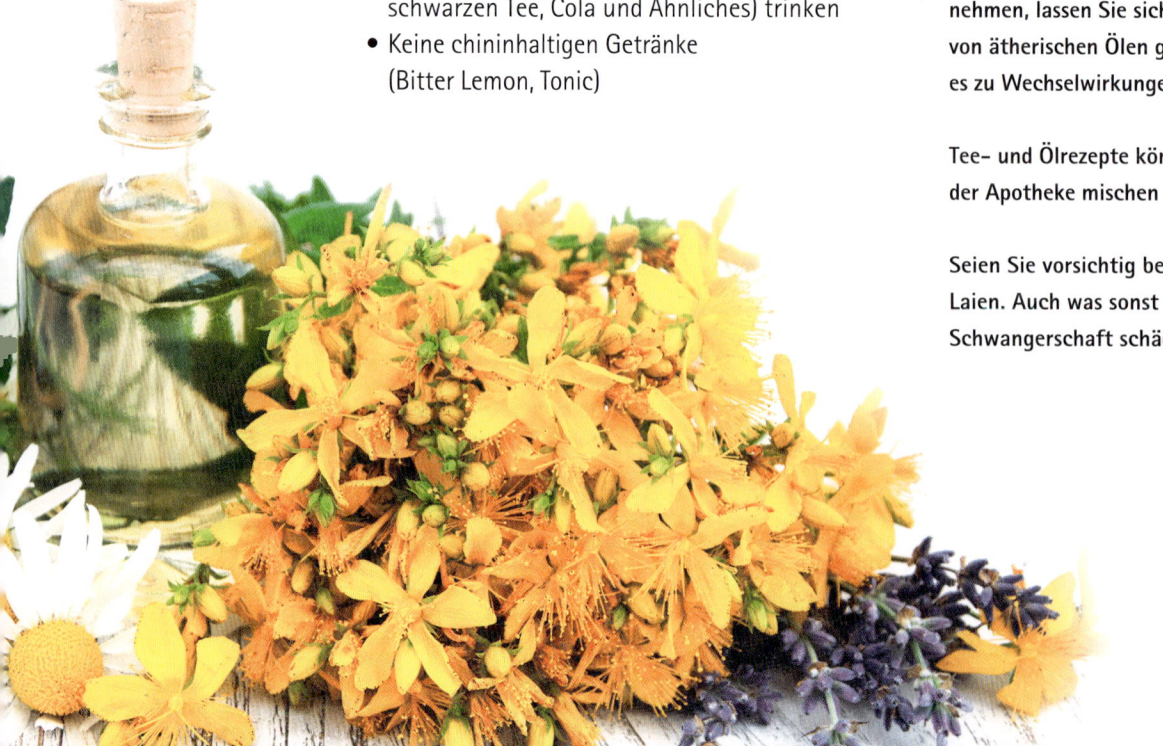

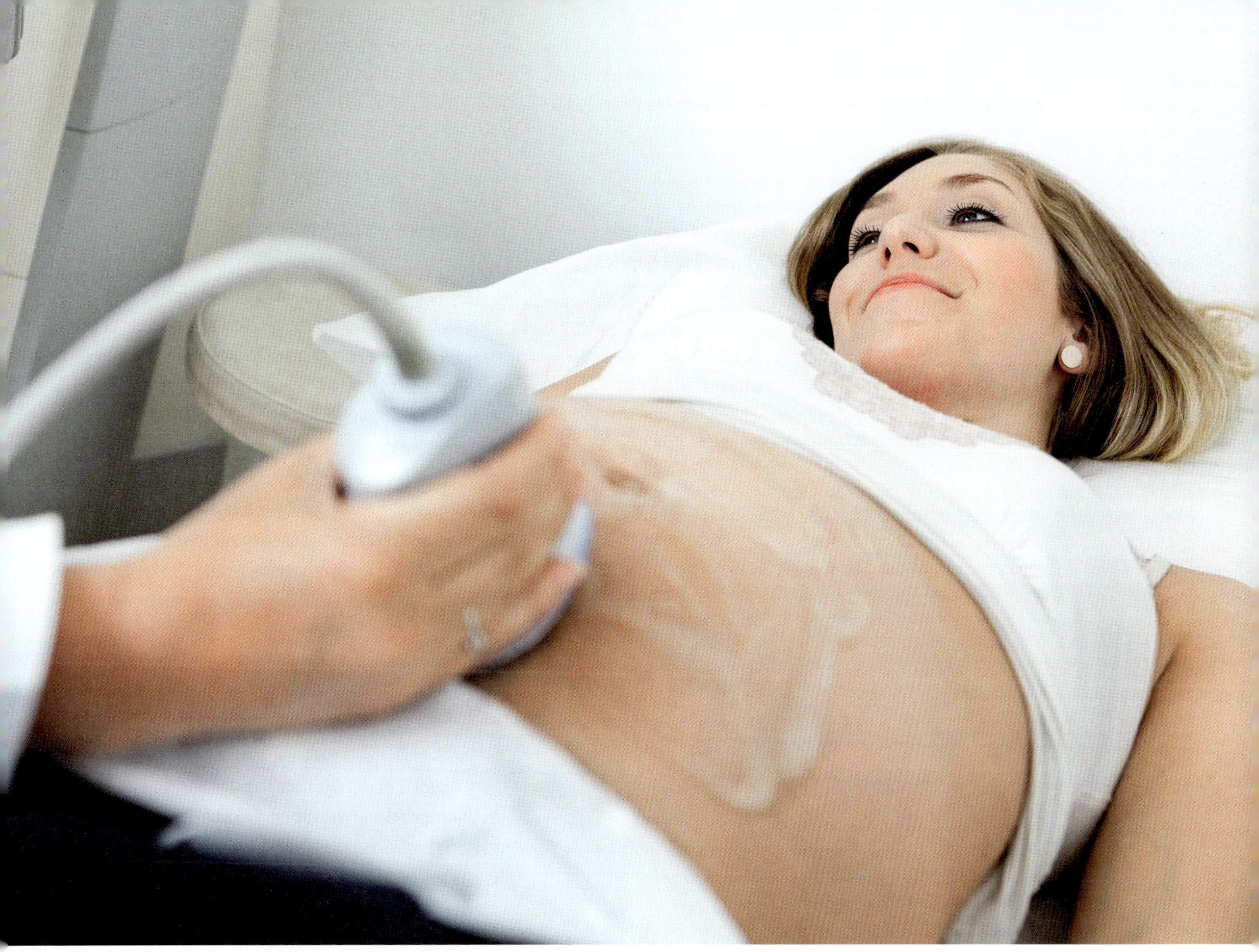

4 Betreuung in der Schwangerschaft

Bei Ihrer Frauenärztin/Ihrem Frauenarzt sollen Sie sich in guten Händen fühlen. Das ist wichtig, denn während der Schwangerschaft werden Sie sich noch häufiger sehen als bisher. Frauenärztinnen/Frauenärzte sind die nach der Gruppe von Allgemeinmedizinern am häufigsten besuchte Fachrichtung und liegen damit weit vor der Inanspruchnahme zum Beispiel von Internistinnen/Internisten. In den jüngeren Altersgruppen werden Frauenärztinnen/Frauenärzte in gleicher Häufigkeit aufgesucht wie Ärztinnen/Ärzte der Allgemeinmedizin.

Auch in der Altersgruppe der 60- bis 69-jährigen Frauen suchen noch über 60 Prozent Rat und Hilfe bei der Frauenärztin/dem Frauenarzt. Die Mehrzahl der Frauen ist zudem mit der frauenärztlichen Versorgung sehr zufrieden. 88 Prozent vergeben die Schulnoten eins und zwei. Fast alle würden die von ihnen besuchte Praxis auch einer guten Freundin weiterempfehlen (siehe Abbildungen auf der nächsten Seite).

In der Schwangerschaft nehmen die Arztbesuche bei Frauenärztinnen/Frauenärzten in erster Linie wegen der Vorsorgeuntersuchungen an Häufigkeit zu. Neben Ihrer Frauenärztin/Ihrem Frauenarzt werden Sie im späteren Verlauf der Schwangerschaft gegebenenfalls auch von einer Hebamme betreut. In vielen Gegenden sind Hebammen oft stark ausgebucht. Suchen Sie sich also so früh wie möglich eine Hebamme.

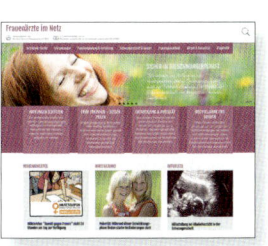

Frauenarztsuche
im Internet:
www.frauenaerzte-im-netz.de

Inanspruchnahme von ausgewählten niedergelassenen Ärztinnen/ Ärzten (letzte 12 Monate) durch Frauen (mind. einmal)

Quelle: RKI / DGES1/2008-2011 (2013) n=4.092

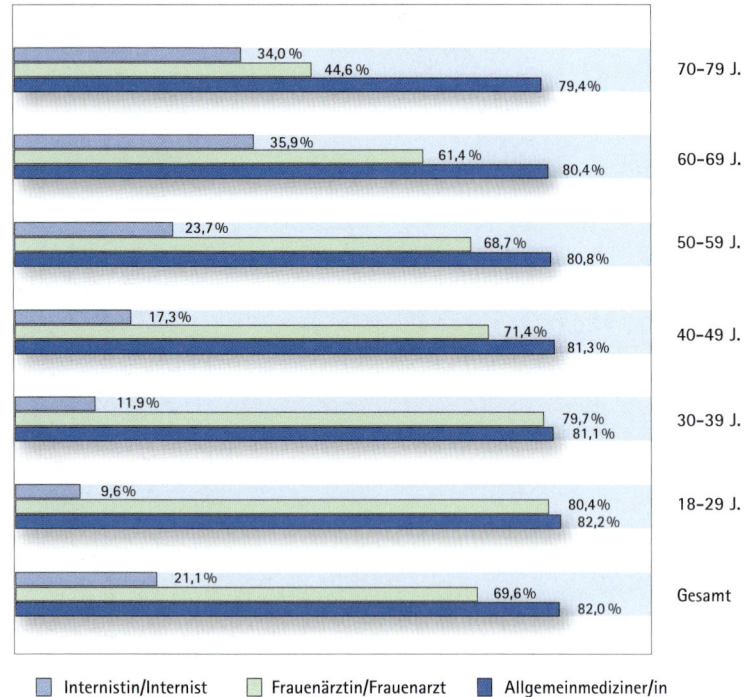

70-79 J.: 34,0 % / 44,6 % / 79,4%
60-69 J.: 35,9 % / 61,4 % / 80,4%
50-59 J.: 23,7 % / 68,7 % / 80,8%
40-49 J.: 17,3 % / 71,4 % / 81,3%
30-39 J.: 11,9 % / 79,7 % / 81,1%
18-29 J.: 9,6 % / 80,4 % / 82,2%
Gesamt: 21,1 % / 69,6 % / 82,0 %

■ Internistin/Internist ■ Frauenärztin/Frauenarzt ■ Allgemeinmediziner/in

Benotung der besuchten Frauenarztpraxis (Schulnoten)

Quelle: FBE Patientinnenbefragung in frauenärztlichen Praxen, 2011 (n=1.015)

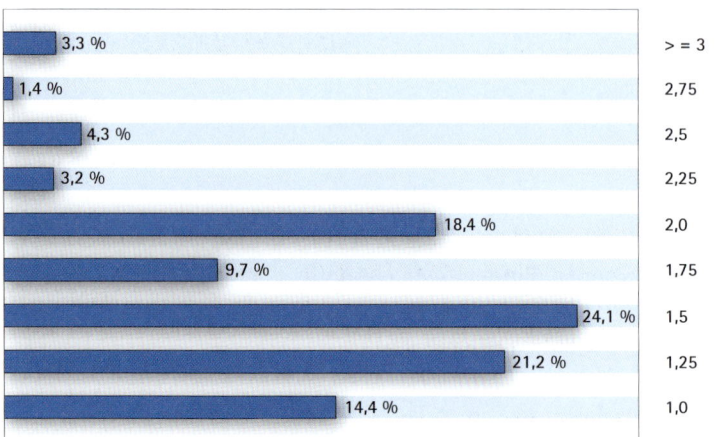

> = 3: 3,3 %
2,75: 1,4 %
2,5: 4,3 %
2,25: 3,2 %
2,0: 18,4 %
1,75: 9,7 %
1,5: 24,1 %
1,25: 21,2 %
1,0: 14,4 %

Weiterempfehlungsbereitschaft für eine Frauenarztpraxis

Quelle: FBE Patientinnenbefragung in frauenärztlichen Praxen, 2011 (n=1.015)

Ganz sicher ja: 71%
Eher ja: 27%
Eher nein: 2%
Ganz sicher nein: 0%

4.1 Die Frauenärztin/ der Frauenarzt

Seit den 60er Jahren des letzten Jahrhunderts gibt es in Deutschland die Schwangerenvorsorge nach den Mutterschaftsrichtlinien, die natürlich kontinuierlich weiterentwickelt wird, um auf neue Herausforderungen zu reagieren. Es gibt kein bevölkerungsbezogenes Präventionsprogramm, das in höherer Häufigkeit genutzt wird. Weit über 90 Prozent der Schwangeren nehmen daran teil und nur weniger als zehn Prozent nehmen nicht alle empfohlenen Untersuchungen wahr. Mehr als drei Viertel der Schwangeren lassen die Vorsorge ausschließlich bei Frauenärztinnen/Frauenärzten durchführen, ein Fünftel besucht zusätzlich Hebammen.

Wie überall in der Medizin ist der Fortschritt auch in der Geburtshilfe und Frauenheilkunde rasant. Die Möglichkeiten, eine Krankheit zu erkennen und zu heilen, nehmen ständig zu. Durch die Teilnahme an Fortbildungsveranstaltungen und die Lektüre von Fachzeitschriften kann Ihre Frauenärztin/Ihr Frauenarzt auf dem Laufenden bleiben und Sinnvolles von Überflüssigem unterscheiden. Eines hat sich allerdings auch gezeigt: Gleichzeitig mit der Ausweitung der Medizintechnik ist der Beratungsbedarf bei schwangeren Frauen deutlich gewachsen. Einerseits liegt dies daran, dass durch die neuen Diagnosemöglichkeiten im Vergleich zu früher eine wahre Informationsflut eingesetzt hat. Wenn der Spruch gilt: »Was ich nicht weiß, macht mich nicht heiß«, dann gilt auch seine Umkehrung: »Was ich weiß, kann mich beruhigen.« Stellen Sie also Fragen zu allen Untersuchungen und lassen Sie sich die Ergebnisse erläutern.

Die frauenärztliche Schwangerenvorsorge hat entscheidend dazu beigetragen, die Sterblichkeit von Müttern und Kindern signifikant zu reduzieren. Allerdings bestehen weitere Herausforderungen, die vor allem im zunehmenden Alter der Schwangeren begründet sind und sich – im Vergleich zu früher – in einer höheren Morbidität (Krankheitshäufigkeit) der Schwangeren niederschlagen. Auch hat dadurch die Zahl der Frauen mit unerfülltem Kinderwunsch zugenommen. Eine wichtige Aufgabe der Frauenärztinnen/ Frauenärzte ist es, mögliche Risiken für den Eintritt und den Verlauf der Schwangerschaft durch geeignete diagnostische Maßnahmen rechtzeitig zu erkennen und bei Bedarf wirksame therapeutische Maßnahmen einzuleiten.

Neben der individuellen Betreuung der Schwangeren, die weit über medizinische Fragen hinausgehen kann, machen sich Frauenärztinnen/ Frauenärzte und ihr Berufsverband auch für die Weiterentwicklung der Schwangerenvorsorge stark. Dazu gehört auch die weitere Überprüfung von erfolgversprechenden diagnostisch-therapeutischen Maßnahmen, die bisher noch nicht in die Regelversorgung der Schwangerenvorsorge Eingang gefunden haben. Dies geschieht in speziellen Modellvorhaben in Zusammenarbeit mit Krankenkassen. Beispielhaft soll hier das Programm »Baby on time« genannt werden, dessen Ziel es ist, zusätzlich zum BabyCare-Programm die Zahl der Frühgeburten durch diagnostisch-therapeutische Maßnahmen weiter zu verringern. Dies ist mit großem Erfolg gelungen.

Zur weiteren Verbesserung der Schwangerenvorsorge führt der Berufsverband der Frauenärzte ab Herbst 2019 eine regelmäßige Onlinebefragung von Müttern nach der Geburt durch, um aktuelle Hinweise und Wünsche zur Schwangerenbetreuung zu erhalten. Weitere Informationen hierzu finden Sie auf Seite 189.

Die Aufgaben der Frauenärztinnen/Frauenärzte haben sich aber auch mit den neuen Medien wie dem Internet verändert. Fast alle Schwangeren nutzen heute diese Medien. Natürlich spricht gar nichts dagegen, dass Sie sich bei Fragen oder Problemen, die in der Schwangerschaft auftreten, zunächst auch im Internet informieren. Achten Sie aber im Internet – insbesondere in den zahlreichen Schwangerschaftsforen – auf die Qualität. Sie sollten möglichen Ratschlägen oder Vorschlägen, die Sie dort finden, niemals ohne Rücksprache mit Ihrer Frauenärztin/ Ihrem Frauenarzt folgen, vor allem, wenn es um medizinische Fragen geht. Der Berufsverband

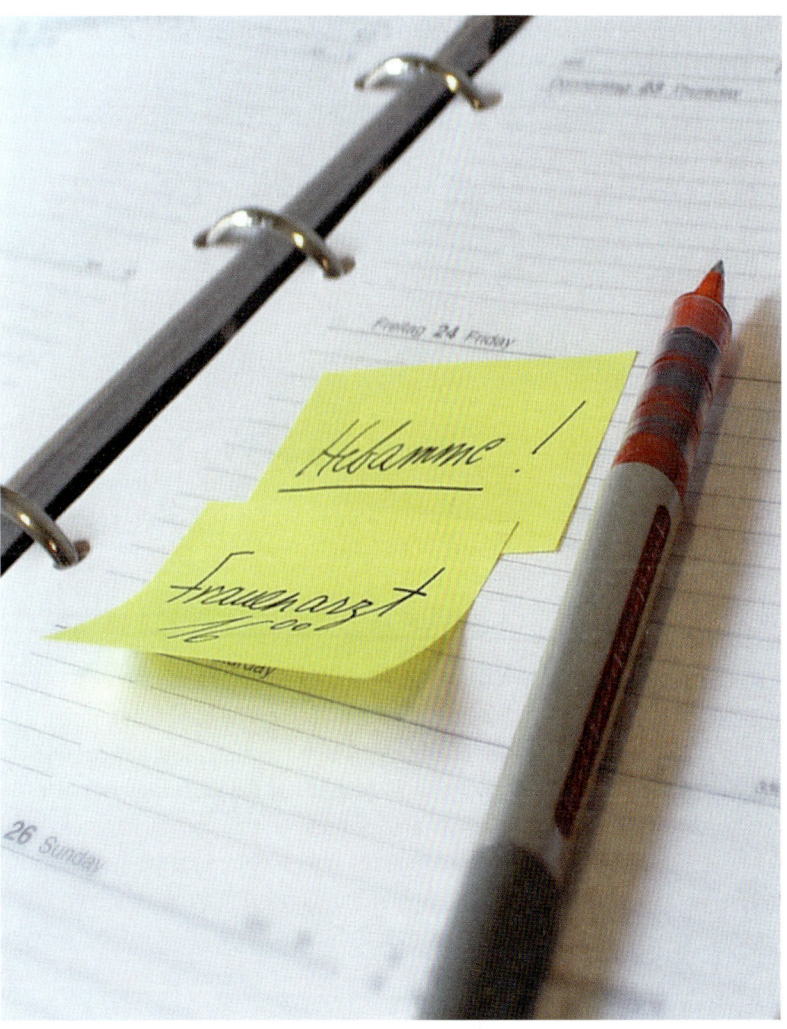

der Frauenärzte hat in Zusammenarbeit mit der Deutschen Gesellschaft für Gynäkologie und Geburtshilfe eine eigene Internetseite mit Informationen zu Schwangerschaft und Geburt (www.frauenaerzte-im-netz.de), auf der Sie sich auch für einen Newsletter anmelden können.

Man muss heute davon ausgehen, dass eine weitere Verringerung von Komplikationen in der Schwangerschaft – zum Beispiel von Frühgeburten – nicht allein durch rein medizinisch-technische Maßnahmen zu erreichen ist. Dies scheint vor allem durch allgemeine Gesundheitsförderung (zum Beispiel Ernährung, Sport), durch Vorsorge und psychosoziale Beratung in nennenswertem Umfang gelingen zu können. Haben Sie also keinerlei Scheu, auch diese Bereiche bei Ihrer Frauenärztin/Ihrem Frauenarzt

Während der Schwangerschaft ist es wichtig, alle Vorsorgetermine wahrzunehmen.

Benotung der frauenärztlichen Schwangerenvorsorge durch Schwangere (Schulnoten)

Quelle: Wiederholungsbefragung von BabyCare-Teilnehmerinnen nach der Geburt, zuletzt 2017 (n=4.850)

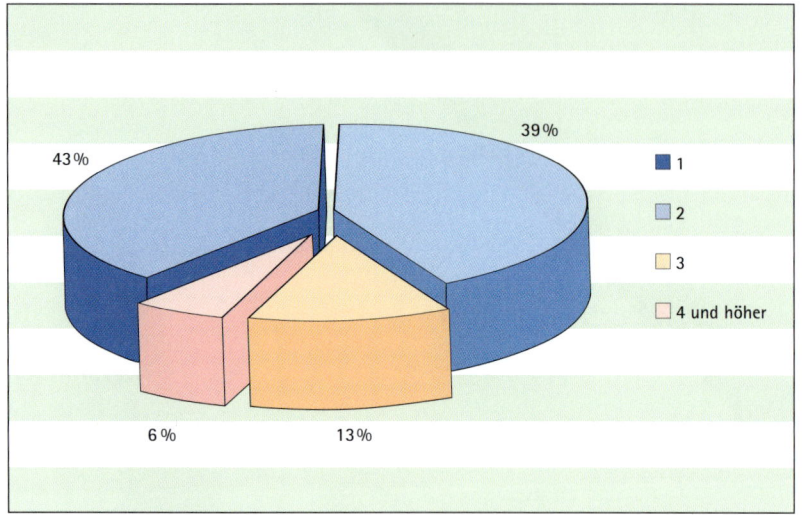

anzusprechen. Sie kennen sich in der Materie aus und werden sich gerne die Zeit nehmen, Ihre Fragen zu beantworten. Das vorliegende Handbuch unterstützt das Gespräch mit Ihrer Frauenärztin/Ihrem Frauenarzt. Es kann ein solches Gespräch aber nicht ersetzen. Es ermöglicht Ihnen aber, sich vorab zu informieren, um die jeweils für Sie wichtigen Dinge dabei gezielt ansprechen zu können.

Die Qualität der frauenärztlichen Vorsorge zeigt sich auch in der Benotung durch die Schwangeren (siehe Abbildung oben). Die Arbeit der Frauenärztinnen/Frauenärzte in der Schwangerenvorsorge erhält von den Schwangeren in großer Mehrzahl (82 Prozent) sehr gute und gute Noten. Lassen Sie sich also durch Ihre Frauenärztin/Ihren Frauenarzt durch die Schwangerschaft sicher begleiten.

4.2 Die Hebamme

Hebammen begleiten nicht nur die Geburt, sondern können auch Ansprechpartnerinnen sowie Begleiterinnen in der gesamten Zeit der Schwangerschaft und auch nach der Geburt sein.

Nicht selten arbeitet Ihre Frauenärztin/Ihr Frauenarzt eng mit Hebammen in der Schwangeren-

vorsorge zusammen – oft auch in gemeinsamen Praxisräumen. Das erspart Ihnen die eigene Suche.

In der Geburtshilfe arbeiten Hebammen, die im Krankenhaus angestellt sind und solche, die freiberuflich tätig sind und Hausgeburten anbieten oder als Beleghebamme arbeiten. Letztere sind selbstständig, haben aber mit einer oder mehreren Geburtskliniken Belegverträge geschlossen. Wenn Sie sich eine Beleghebamme suchen, dann muss die Entbindung auch in einem Krankenhaus stattfinden, mit dem diese einen Vertrag abgeschlossen hat. Da Beleghebammen sehr gefragt sind, sollten Sie sich schon frühzeitig um einen Kontakt bemühen.

Sie können aber auch bei einer freiberuflich tätigen Hebamme die Geburtsvorbereitung und die Wochenbettbetreuung in Anspruch nehmen und bei der Entbindung in der Klinik mit der Hebamme gebären, die gerade Dienst hat. Fragen Sie am besten bei Ihrer Hebamme nach, wie diese arbeitet.

Während der Schwangerschaft, während der Geburt sowie nach der Schwangerschaft können Sie Hebammenleistungen in Anspruch nehmen, im Einzelnen für:

• Beratung in der Schwangerschaft (auch telefonisch)
• Schwangerenvorsorge (abgesehen von Ultraschalluntersuchungen)
• Hilfe bei Schwangerschaftsbeschwerden
• Geburtsvorbereitungskurse (siehe Seite 165)
• Betreuung während der Geburt
• Wochenbettbesuche
• Kurse für Rückbildungsgymnastik
• Stillberatung (auch telefonisch)

Die Hebamme rechnet alle Leistungen direkt mit Ihrer Krankenkasse ab, ohne dass Sie sich darum kümmern müssen. Sollten Sie privat versichert sein, erhalten Sie wie gewohnt eine Rechnung und reichen diese an Ihre Versicherung weiter.

Anders ist das bei einer Beleghebamme. Da Sie diese immer anrufen können, berechnen die meisten Hebammen eine Rufpauschale (etwa 150 - 300 Euro), die nicht standardmäßig von den Krankenkassen bezahlt wird. Da einige Krankenkassen diese Kosten zusätzlich übernehmen, raten wir Ihnen, sich diesbezüglich bei Ihrer Krankenkasse zu erkundigen.

Von der Wochenbettbetreuung einmal abgesehen, die 95 Prozent aller Schwangeren nutzen, werden die anderen genannten vorgeburtlichen Leistungen der Hebammen nur von etwas mehr als der Hälfte aller Schwangeren in Anspruch genommen.

Betreuung während der Geburt

Zu den Aufgaben einer Hebamme gehört die gesamte Betreuung während einer Geburt: Angefangen von den ersten Wehen oder einem Blasensprung über die Zeit der Wehen bis zur Geburt des Kindes und der Plazenta mit einer Nachbeobachtung bis zwei Stunden nach der Geburt. Diese Aufgabe ist erst beendet, wenn die Hebamme sich überzeugt hat, dass mit dem Kind und der Mutter alles in Ordnung ist. Während die Hebamme eine normal verlaufende Geburt in eigener Verantwortung leitet, ist sie verpflichtet, bei Abweichungen eine Frauenärztin/einen Frauenarzt hinzuzuziehen. Allerdings ist es in den meisten Kliniken ohnehin üblich, zur Geburt die diensthabende Ärztin/Arzt zu rufen, auch wenn alles normal verläuft.

Im Kreißsaal einer Klinik wird in der Regel eine dort angestellte Hebamme für Sie zuständig sein. Im Schichtdienst wird zumeist alle acht Stunden gewechselt. In einigen Kliniken besteht die Möglichkeit der Geburt mit einer Beleghebamme.

In manchen Kliniken gibt es auch die Möglichkeit, in einem Hebammenkreißsaal zu entbinden. Es handelt sich hier um ein hebammengeleitetes geburtshilfliches Betreuungsmodell in der Frauenklinik, in dem Hebammen gesunde Frauen in der Schwangerschaft, während und nach der Geburt sowie im Wochenbett betreuen. Die Hebammen arbeiten in dieser Abteilung selbstständig und eigenverantwortlich. Sollten

Betreuung durch die Hebamme vor und nach der Geburt

Quelle: BabyCare Wiederholungsbefragung 2013 (n=2.714)

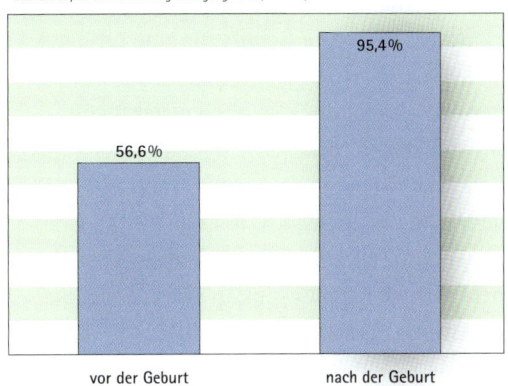

56,6% vor der Geburt

95,4% nach der Geburt

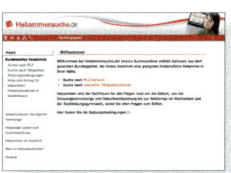

Hebammensuche im Internet unter: www.hebammensuche.de

während der Geburt im Hebammenkreißsaal weitere medizinische Maßnahmen notwendig werden, wird die Geburt an den ärztlich mitbetreuten Kreißsaal übergeben.

Sie können Ihr Kind auch in einem der etwa 125 Geburtshäuser, die es mittlerweile in Deutschland gibt, zur Welt bringen. In Geburtshäusern gibt es in der Regel keine frauenärztliche Betreuung, so dass die Hebamme Sie in die nächste Klinik begleiten muss, sollte es zu Komplikationen kommen. In den meisten Geburtshäusern erfolgt die Entbindung ambulant, denn es fehlt an stationärer Betreuung.

Wenn Sie Ihr Kind zu Hause bekommen wollen, können Sie sich an eine der Hebammen wenden, die auch für die Begleitung von Hausgeburten zur Verfügung stehen.

Weit über 95 Prozent der Schwangeren in Deutschland bringen ihr Kind in einer Geburtsklinik auf die Welt. Nur wenige erwägen eine Geburt in einem Geburtshaus oder eine Hausgeburt (siehe Kapitel 9.2). Im Jahr 2017 wurden von 12.738 außerklinisch geplanten Einlingsgeburten 17 Prozent schließlich in einer Klinik durchgeführt beziehungsweise die Schwangere unter der Geburt dorthin verlegt (QUAG, Qualitätsbericht 2017).

Zur Frage, ob außerklinische Geburten ein höheres Risiko für Komplikationen bei der

Geburt aufweisen als klinische Geburten, gibt es unterschiedliche Erkenntnisse. Einige wissenschaftliche Untersuchungen zeigen, dass eine außerklinische Geburt für eine gesunde Schwangere mit einem normalen Schwangerschaftsverlauf – also ohne ersichtliche Risikofaktoren für eine Frühgeburt oder andere Komplikationen – mit keinem erhöhten Risiko verbunden ist (de Jonge, A. et al. 2013). Eine andere große Studie zeigt jedoch, dass sich bei Hausgeburten das Risiko einer Totgeburt verdoppelt (Evers, A. C. et al. 2010).

Wochenbettbesuche

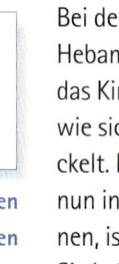

Gute Informationen und Hilfen zum Stillen erhalten Sie auch unter: www.lalecheliga.de

Bei den Wochenbettbesuchen kümmert sich die Hebamme um Sie und Ihr Baby. Sie untersucht das Kind, versorgt den Nabel und achtet darauf, wie sich die Neugeborenen-Gelbsucht entwickelt. Bei allen Fragen und Unsicherheiten, die nun in der Zeit nach der Geburt auftauchen können, ist Ihre Hebamme für Sie da. Sie unterstützt Sie beim Stillen und hilft, wenn Probleme auftreten. Sie beobachtet die Rückbildung der Gebärmutter sowie den Wochenfluss und gibt Tipps zur Dammpflege nach Geburtsverletzungen. Außerdem beobachtet sie die Brust und hilft bei ersten Anzeichen von Verhärtungen oder wunden Brustwarzen. Sie zeigt Ihnen auch die ersten Übungen der Rückbildungsgymnastik.

Sie haben Anspruch auf tägliche Hebammenhilfe in den ersten zehn Tagen nach der Geburt und – falls nötig – macht die Hebamme während der ersten zwölf Wochen noch bis zu 16 weitere Hausbesuche. Bei Stillproblemen können Sie die Hebamme bis zum Ende der Stillzeit in Anspruch nehmen.

Kurse für Rückbildungsgymnastik

Gymnastische Übungen helfen, die Umstellungsprozesse des Körpers nach Schwangerschaft und Geburt zu unterstützen. Dabei geht es um die Kräftigung der gelockerten und gedehnten Muskulatur, um Entspannung und allgemeine »Rückenstärkung« für den zunächst häufig stressigen Alltag mit dem neuen Baby.

Empfehlenswert ist es, vier bis acht Wochen nach der Geburt mit einem Kurs zu beginnen. Die Krankenkasse bezahlt zehn Zeitstunden Rückbildungsgymnastik in einer Gruppe.

Stillberatung

Über die übliche Stillberatung im Rahmen der Wochenbettbesuche hinaus können Sie bei Ihrer Hebamme bis zum Ende der Stillzeit noch zwei weitere Hausbesuche und zwei telefonische Beratungen zu Stillproblemen in Anspruch nehmen, zum Beispiel, wenn Sie eine Brustentzündung befürchten oder Hilfe beim Abstillen benötigen. Weitere Informationen zum Stillen finden Sie in Kapitel 9.6.

Sonstige Angebote

Zusätzlich bieten Hebammen noch andere Kurse an, und zwar für Säuglingspflege, Yoga, Schwimmen, Babymassage und Ähnliches, die zumeist jedoch aus der eigenen Tasche bezahlt werden müssen. Viele Hebammen haben auch Zusatzqualifikationen in naturheilkundlichen Behandlungsmethoden (Kräuterheilkunde, Homöopathie, Akupunktur, Aromatherapie) oder beherrschen spezielle Massagetechniken und besondere Atem- und Entspannungsmethoden.

① Empfehlung

Suchen Sie sich möglichst frühzeitig eine Hebamme, die zu Ihnen passt und bei der Sie sich gut aufgehoben fühlen.

Innerhalb der ersten Woche nach der Entbindung sollten Sie sich auf jeden Fall zur Nachuntersuchung bei Ihrer Frauenärztin/ Ihrem Frauenarzt vorstellen. Dabei soll das Hämoglobin bestimmt werden.

Eine weitere Untersuchung erfolgt dann sechs bis acht Wochen nach der Geburt. Dort ist dann auch wieder das Thema Verhütung aktuell und fehlende Impfungen können dann nachgeholt werden.

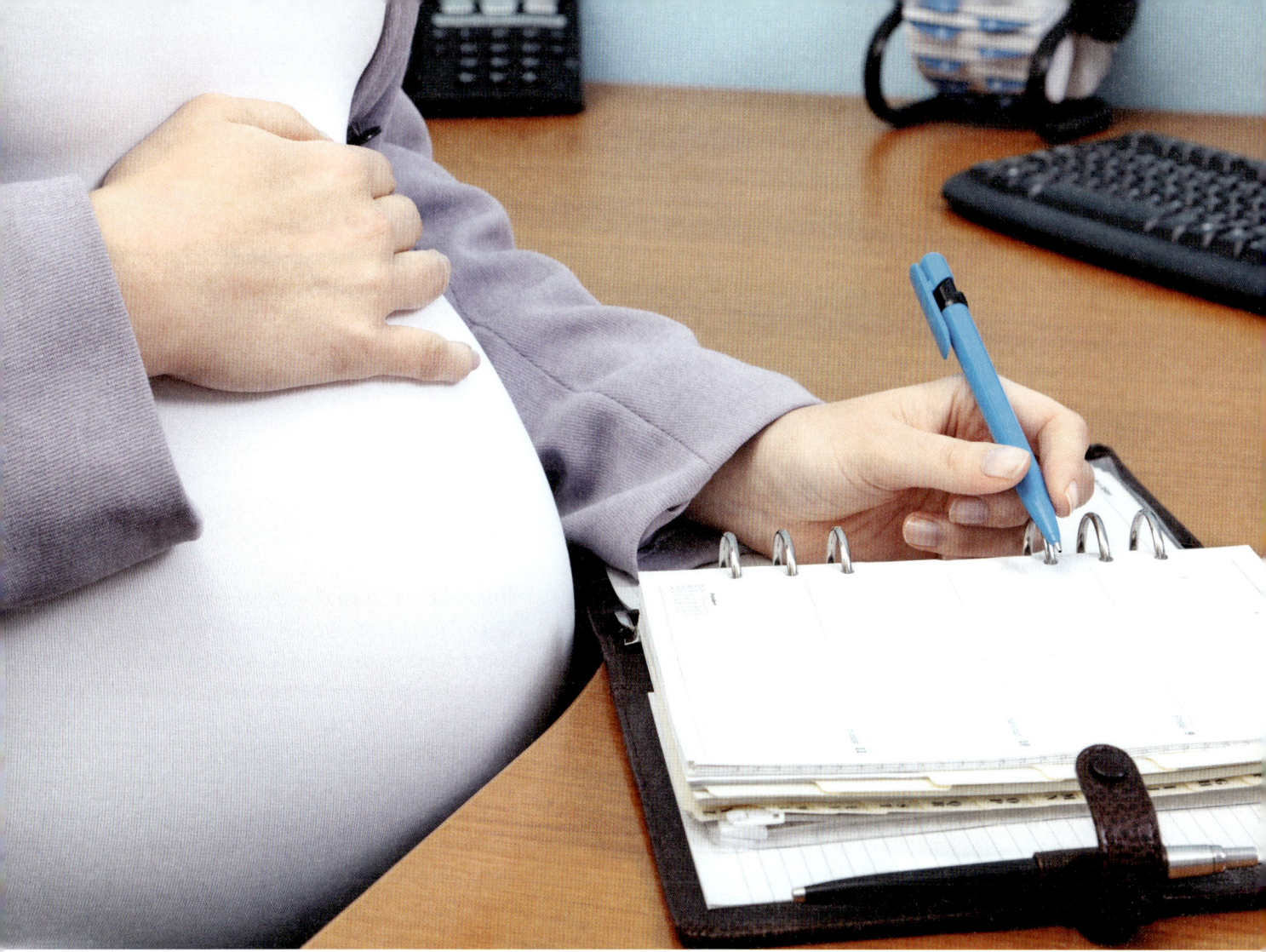

5 Schwangerschaft und Berufstätigkeit

Vom Beginn der Schwangerschaft bis nach der Entbindung und während der Stillzeit gilt das Mutterschutzgesetz. Es gilt für alle Arbeitnehmerinnen (auch Heimarbeiterinnen), Frauen in Berufsausbildung und Praktikantinnen, Frauen mit Behinderung, die in einer Werkstatt für behinderte Menschen beschäftigt sind, Frauen, die als Entwicklungshelferinnen oder als Freiwillige in Freiwilligendiensten tätig sind, Schülerinnen und Studentinnen. Für Beamtinnen, Richterinnen und Soldatinnen gelten ähnliche Regelungen, die im Beamtenrecht festgelegt sind. Nur Hausfrauen und selbstständig Tätige fallen nicht darunter.

Übrigens: In einem Vorstellungsgespräch ist die Frage nach der Schwangerschaft generell unzulässig. Wenn Sie vom zukünftigen Arbeitgeber danach gefragt werden, sind Sie nicht zu einer ehrlichen Antwort verpflichtet. Das heißt, Sie dürfen eine in Wahrheit bestehende Schwangerschaft verheimlichen.

Meldepflicht

Wenn Ihre Schwangerschaft zweifelsfrei festgestellt wurde, sollten Sie Ihren Arbeitgeber darüber sowie über den voraussichtlichen Geburtstermin unterrichten. Denn nur so kann der Fürsorgepflicht Ihnen gegenüber nachgekommen werden. Eine mündliche Information genügt. Verlangt der Arbeitgeber ausdrücklich einen schriftlichen Nachweis der Schwangerschaft, muss dieser die für das

Angaben zur Berufstätigkeit bei BabyCare-Teilnehmerinnen

Quelle: Eigene Berechnungen, BabyCare-Teilnehmerinnen 2013 bis 2018 (n=17.089)

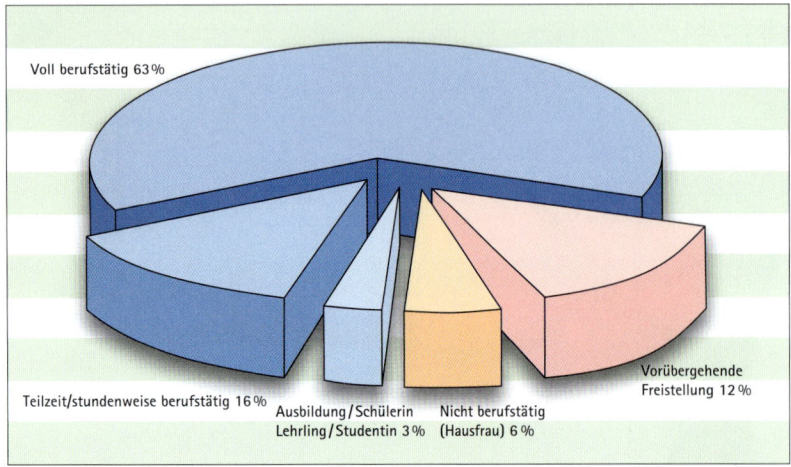

Häufigkeit von Arbeitsbelastungen bei BabyCare-Teilnehmerinnen

Quelle: Eigene Berechnungen, Berufstätige BabyCare-Teilnehmerinnen 2013 bis 2018 (n=15.105)

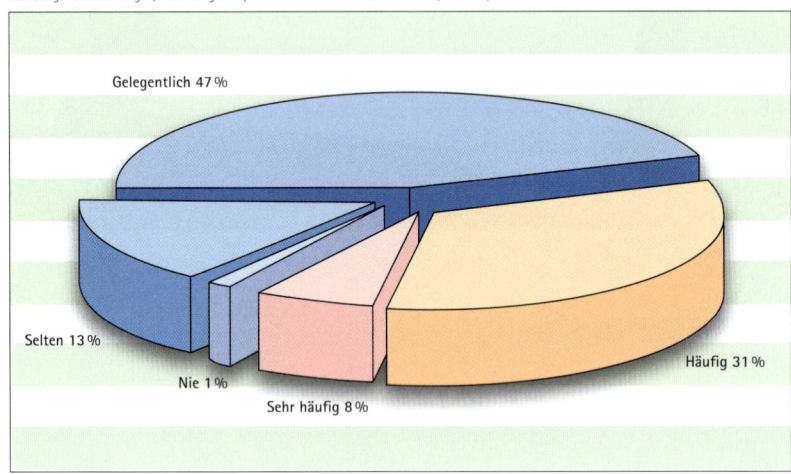

Stärke von Arbeitsbelastungen bei BabyCare-Teilnehmerinnen

Quelle: Eigene Berechnungen, Berufstätige BabyCare-Teilnehmerinnen 2013 bis 2018 (n=16.645)

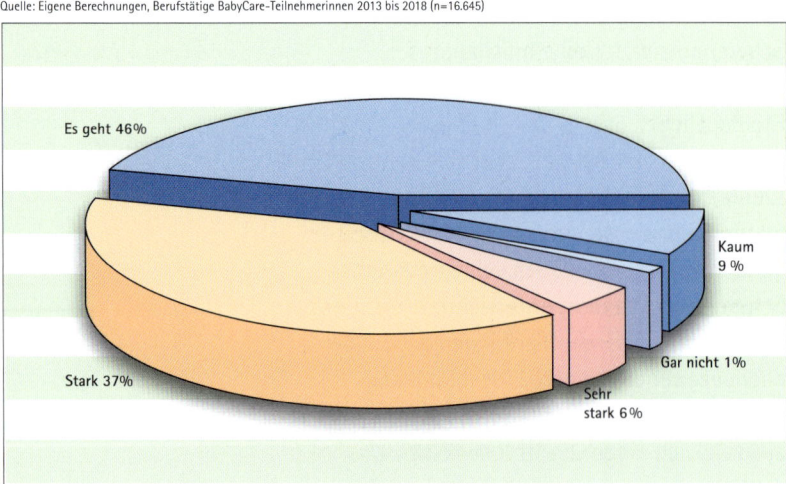

Attest anfallenden Kosten tragen. Der Arbeitgeber ist nicht befugt, die Vorlage des Mutterpasses zu verlangen. Ihr Arbeitgeber ist zudem gesetzlich verpflichtet, jede Schwangerschaft der Aufsichtsbehörde, die die Einhaltung des Mutterschutzgesetzes überwacht, mitzuteilen.

Andere Personen darf der Arbeitgeber nicht über Ihre Schwangerschaft informieren.

Freizeit für Untersuchungen

Der Arbeitgeber ist verpflichtet, Ihnen die Freizeit zu gewähren, die für die ärztlichen Untersuchungen bei Schwangerschaft und Mutterschaft benötigt wird. Voraussetzung dafür ist, dass diese Untersuchungen nicht auch außerhalb der üblichen Arbeitszeit erfolgen können.

Berufstätigkeit in der Schwangerschaft

Ihre gewohnte berufliche Tätigkeit kann in der Schwangerschaft weiter ausgeführt werden, außer wenn diese durch das Mutterschutzgesetz untersagt ist.

Folgende Tätigkeiten dürfen in der Regel von Schwangeren nicht ausgeübt werden:

- Schwere körperliche Arbeiten oder Arbeiten mit erhöhter Unfallgefahr
- Arbeiten, bei denen man gesundheitsgefährdenden Stoffen oder Strahlen, Staub, Dämpfen, Hitze, Kälte, Lärm oder Erschütterungen ausgesetzt ist
- Arbeiten, bei denen man ständig stehen muss, ohne gelegentlich hin und her gehen oder sich kurz hinsetzen zu können
- Arbeiten, bei denen man sich häufig erheblich strecken oder beugen, dauernd hocken oder sich gebückt halten muss
- Arbeiten, bei denen Infektionsgefahr besteht
- Fließbandarbeit, Akkordarbeit und sonstige Arbeiten, bei denen durch ein gesteigertes Arbeitstempo ein höheres Entgelt erzielt werden kann

! Info

Gesundheitsschutz und Beschäftigungsverbote

Jeder Arbeitgeber ist verpflichtet, die betrieblichen Arbeitsbedingungen in Bezug auf mögliche Gefährdungen für eine schwangere oder stillende Frau zu überprüfen. Wenn Sie Ihrem Arbeitgeber die Schwangerschaft gemeldet haben, muss der Arbeitgeber Sie über die erforderlichen Schutzmaßnahmen informieren und Ihnen etwaige Anpassungen der Arbeitsbedingungen anbieten.

Zu einem betrieblichen Beschäftigungsverbot kommt es nur, wenn Ihr Arbeitgeber unverantwortbare Gefährdungen für Sie oder Ihr Kind weder durch eine Umgestaltung des Arbeitsplatzes noch durch einen Arbeitsplatzwechsel ausschließen kann. Er muss alle Möglichkeiten ausschöpfen, um Sie weiterzubeschäftigen.

Zu einem ärztlichen Beschäftigungsverbot kommt es, wenn Ihre Ärztin/Ihr Arzt Ihre eigene Gesundheit oder die Ihres Kindes aufgrund Ihres individuellen Gesundheitszustandes bei einer Weiterbeschäftigung als gefährdet einstuft. Voraussetzung für dieses Beschäftigungsverbot ist ein entsprechendes ärztliches Zeugnis.

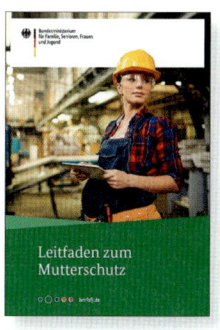

Eine ausführliche Broschüre des zuständigen Bundesministeriums finden Sie im Internet zum Bestellen oder Herunterladen: www.bmfsfj.de Suchwort: Leitfaden zum Mutterschutz

- Mehrarbeit, Nachtarbeit und Arbeit an Sonn- und Feiertagen (mit Ausnahmen für bestimmte Berufsgruppen wie Hotel- oder Gaststättengewerbe, Krankenpflege)

Die obere Abbildung links zeigt, dass 63 Prozent der befragten BabyCare-Teilnehmerinnen während der Schwangerschaft voll berufstätig sind. 16 Prozent üben eine Beschäftigung in Teilzeit aus und sechs Prozent arbeiten nicht. Im Rahmen der täglichen Berufstätigkeit entwickeln sich aber auch Arbeitsbelastungen, die – wenn sie häufig auftreten – negative Auswirkungen auf das Ungeborene beziehungsweise die Mutter haben können.

Nahezu die Hälfte der BabyCare-Teilnehmerinnen gibt gelegentliche Arbeitsbelastungen an. Mehr als ein Drittel ist sogar häufig oder sehr häufig belastet. Die Stärke der Arbeitsbelastung schätzen 46 Prozent als »es geht« ein. Stark oder sehr stark belastet fühlen sich 43 Prozent der Befragten.

Mutterschutz und Mutterschaftsgeld

Der Mutterschutz beginnt sechs Wochen vor dem errechneten Geburtstermin und dauert nach der Geburt acht Wochen, nach Früh- und Mehrlingsgeburten zwölf Wochen. Kommt das Kind zu früh, steht Ihnen außerdem die Zeit zu, die Sie aufgrund der verfrühten Entbindung vor der Geburt nicht in Anspruch nehmen konnten. In der Schutzfrist nach der Entbindung besteht für die Mutter ein zwingendes Beschäftigungsverbot.

Ob und wie viel Mutterschaftsgeld Sie erhalten, hängt sehr stark davon ab, wie Sie zu Beginn der Schutzfrist arbeiten und versichert sind.

- Wenn Sie zu Beginn der Schutzfrist mit Anspruch auf Krankengeld versichert sind, erhalten Sie für die gesamte Mutterschutzzeit von Ihrer Krankenkasse Mutterschaftsgeld, und zwar maximal 13 Euro je Kalendertag. Die Differenz zu Ihrem durchschnittlichen Nettoverdienst zahlt Ihr Arbeitgeber.
- Wurde Ihr Arbeitsverhältnis während der Schwangerschaft zulässig aufgelöst, erhalten Sie diesen Zuschuss in voller Höhe ebenfalls von Ihrer Krankenkasse.
- Sind Sie arbeitslos und hatten bei Beginn der Schutzfrist vor der Entbindung Anspruch auf Arbeitslosenbezüge, erhalten Sie Mutterschaftsgeld in Höhe dieser Bezüge.

Wenn Sie gesetzlich krankenversichert oder arbeitslos sind, beantragen Sie Mutterschaftsgeld bei Ihrer Krankenkasse. Sind Sie nicht

Übrigens: Die Zeit des Mutterschutzes mindert nicht den vollen Urlaubsanspruch.

selbst Mitglied einer gesetzlichen Krankenkasse (familien- oder privatversichert) oder befinden sich in einem sozialversicherungsfreien Job, dann beantragen Sie das Mutterschaftsgeld beim Bundesversicherungsamt.

> **Bundesversicherungsamt**
> **– Mutterschaftsgeldstelle –**
> **Friedrich-Ebert-Allee 38**
> **53113 Bonn**
> **Tel. 0228 – 619 1888**
> **www.mutterschaftsgeld.de**

Elternzeit

Elternzeit ist ein höchstpersönlicher Anspruch auf Freistellung von der Arbeit zur Betreuung und Erziehung von Kindern. Den Anspruch auf Elternzeit haben alle Arbeitnehmerinnen/ Arbeitnehmer und Personen in Berufsausbildung, die als Elternteil ein Kind, mit dem sie im Haushalt zusammen leben, betreuen wollen. Die Elternzeit beginnt frühestens mit der Geburt des Kindes, wenn der Vater sie nimmt, oder nach dem Ende der Mutterschutzfrist, wenn die Mutter sie nimmt.

Elternzeit ist ein Individualanspruch. Sie oder Ihr Partner haben die Möglichkeit, maximal drei Jahre (bis zur Vollendung des dritten Lebensjahres des Kindes) diese für sich in Anspruch zu nehmen. Elternzeit wird für jeden Elternteil separat betrachtet und kann auch nur für die Partnermonate des Elterngeldes genutzt werden. Zwölf Monate der Elternzeit können auch auf die Zeit bis zum achten Lebensjahr des Kindes übertragen werden.

Wenn die Elternzeit unmittelbar nach der Geburt des Kindes oder nach der Mutterschutzfrist beginnen soll, muss diese sieben Wochen vor ihrem Beginn schriftlich vom Arbeitgeber des jeweiligen Elternteils verlangt werden. Wird die Anmeldefrist nicht eingehalten, verschiebt sich der Termin für den Beginn der Elternzeit entsprechend. Diese Erklärung gegenüber dem

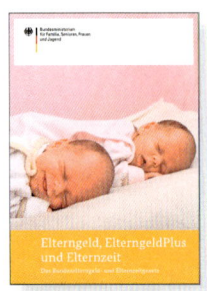

Informieren Sie sich über Ihre Ansprüche mit der Broschüre des Bundesministeriums.

Arbeitgeber ist verbindlich. Wollen Sie dies nachträglich verlängern oder verkürzen, muss der Arbeitgeber zustimmen.

Für Sie oder Ihren Partner ist während der Elternzeit eine Erwerbstätigkeit bis zu 30 Stunden wöchentlich zulässig, allerdings muss das Einkommen aus dieser Teilzeittätigkeit in die Berechnung des Elterngeldes einbezogen werden.

Während der Elternzeit ist eine Kündigung nicht zulässig, dieser Kündigungsschutz beginnt mit der Anmeldung der Elternzeit, frühestens jedoch acht Wochen vor deren Beginn und endet mit dem Ablauf der Elternzeit.

In Unternehmen mit mehr als 15 Beschäftigten besteht ein Anspruch auf Teilzeiterwerbstätigkeit zwischen 15 und 30 Wochenstunden, wenn keine dringenden betrieblichen Gründe dagegen sprechen.

Elterngeld und ElterngeldPlus

Das Basis-Elterngeld beläuft sich auf 65 beziehungsweise 67 Prozent der laufenden Nettoeinnahmen (ohne Sonderzahlungen) des Elternteils, welches nach der Geburt des Kindes zu Hause bleibt.

Es beträgt mindestens 300 Euro/Monat und maximal 1.800 Euro/Monat und wird Müttern oder Vätern für maximal 14 Monate (inklusive Partnermonate) gezahlt. Alleinerziehende haben Anspruch darauf, das Elterngeld für volle 14 Monate zu erhalten. Das ElterngeldPlus richtet sich an Eltern, die frühzeitig wieder in Teilzeit arbeiten wollen. Es wird für den doppelten Zeitraum gezahlt, jedoch mit halben Beträgen. Eltern können zwischen Elterngeld und ElterngeldPlus wählen oder auch beide Modelle kombinieren.

Ausführliche Informationen zu den Themen Elterngeld, ElterngeldPlus und Elternzeit finden Sie in einer kostenlosen Broschüre des Bundesministeriums für Familie, Senioren, Frauen und Jugend, die im Internet unter www.bmfsfj.de bestellt oder heruntergeladen werden kann.

Schon jetzt an die Zeit nach der Geburt denken!

Sobald Ihr Kind auf der Welt ist, werden Sie wenig Zeit haben, sich um organisatorische Dinge zu kümmern. Deshalb geben wir Ihnen hier bereits einige Informationen, was Sie nach der Geburt Ihres Kindes erledigen müssen.

Geburtsurkunde

Innerhalb von einer Woche muss das Kind beim Standesamt des Geburtsortes angezeigt werden. Dort werden dann auch die Geburtsurkunde sowie die erforderlichen Kopien, zum Beispiel für den Eltern- und Kindergeldantrag ausgestellt.

An dieser Stelle erfolgt auch die Wahl des Vor- und Familiennamens Ihres Kindes. Oft kann das Kind aber auch direkt im Krankenhaus angemeldet werden und man muss dann nur noch zum Abholen der Geburtsurkunden zum Standesamt.

Benötigte Unterlagen? Geburtsbescheinigung der Klinik, Personalausweise beider Elternteile, Heiratsurkunde oder beglaubigte Abschrift aus dem Familienbuch.

Nicht verheiratete Paare brauchen zusätzlich die Geburtsurkunde der Mutter und die **Vaterschaftsanerkennung.** Diese ist nur bei unverheirateten Paaren notwendig und sollte bereits vor der Geburt erfolgen, damit der Vater direkt in die Geburtsurkunde eingetragen werden kann. Die Vaterschaftsanerkennung ist beim Standes- oder Jugendamt des Wohnortes vorzunehmen.

Benötigte Unterlagen? Personalausweise, Geburtsurkunden oder Abstammungsurkunden und – wenn das Kind bereits geboren ist – die Geburtsurkunde des Babys.

Miteinander verheiratete Frauen können auch nach Einführung der »Ehe für alle« nicht automatisch gemeinsam Eltern werden. Dafür muss die Partnerin das von ihrer Frau geborene Kind adoptieren.

Melden Sie Ihr Kind an

Sie sollten Ihr Kind nach der Geburt so früh wie möglich beim Einwohnermeldeamt des Wohnortes anmelden. Normalerweise leitet das Standesamt die Meldung weiter. Rufen Sie aber trotzdem beim Einwohnermeldeamt an, um sich einen überflüssigen Weg zu sparen.

Krankenversicherung des Kindes

Wenn beide Eltern gesetzlich versichert sind, dann wird Ihr Kind ebenfalls gesetzlich versichert. Sind Sie und Ihr Partner Mitglied in verschiedenen gesetzlichen Krankenkassen, so können Sie die gesetzliche Krankenkasse für das Kind frei wählen.

Sind beide Elternteile privat versichert, dann muss auch das Kind privat versichert werden.

Ist ein Elternteil privat versichert und der andere ist Mitglied einer gesetzlichen Krankenversicherung, dann hängt es von den Einkommensverhältnissen der Eltern ab, ob ein Kind privat oder gesetzlich krankenversichert werden kann. Lassen Sie sich am besten von Ihrer Versicherungsvertreterin/Ihrem Versicherungsvertreter oder Ihrer Krankenkasse dazu beraten.

Kinderbetreuung

Viele berufstätige Eltern stellen sich die Frage: »Wie kann ich sicherstellen, dass mein Kind während meiner Arbeitszeit gut betreut ist?« Darüber sollten Sie sich frühzeitig Gedanken machen – am besten bereits während der Schwangerschaft, denn da haben Sie noch etwas Zeit und Ruhe.

Ob Tagesmutter oder Kita – stellen Sie rechtzeitig einen Antrag, denn gute Kindertageseinrichtungen sind begehrt und führen lange Wartelisten.

Die jeweiligen Einrichtungen stellen Anträge zur Aufnahme des Kindes bereit, was jedoch noch keine Zusage ist, dass das Kind wirklich einen Platz in der entsprechenden Kita erhält. Erst bei Vertragsabschluss hat das Kind einen Anspruch auf die Betreuung in dieser Einrichtung.

Stillzeiten

Unter www.baby-care.de finden Sie in der Rubrik Service – Wissenswertes für Schwangere – Rechtliche Fragen viele weitere Informationen.

Wenn Sie noch stillen, nachdem Sie die Arbeit wieder aufgenommen haben, stehen Ihnen voll bezahlte Stillpausen zu. Der Arbeitgeber muss Ihnen auf Ihr Verlangen hin die Zeit einräumen, die zum Stillen erforderlich ist. Ihnen stehen mindestens zweimal täglich eine halbe Stunde oder einmal täglich eine Stunde zu. Haben Sie eine zusammenhängende Arbeitszeit von mehr als acht Stunden, erhöht sich diese Zeit auf zweimal mindestens 45 Minuten. Wenn in der Nähe der Arbeitsstätte keine Stillgelegenheit zur Verfügung steht, soll einmal eine Stillzeit von mindestens 90 Minuten gewährt werden.

Die Stillzeit darf weder vor- noch nachgearbeitet, noch auf die betrieblich festgesetzten Ruhepausen angerechnet werden. Diese Regelungen gelten im Allgemeinen, bis Ihr Kind ein Jahr alt ist. Auch für die Stillzeit gelten bestimmte Beschäftigungsverbote, und zwar:

- Verbot der Nacht-, Mehr-, Sonn- und Feiertagsarbeit (mit Ausnahmen für bestimmte Berufsgruppen)
- Verbot der Beschäftigung mit chemischen Gefahrstoffen, mit biologischen Arbeitsstoffen, mit gefährlichen Gegenständen oder unter sonstigen gesundheitsgefährdenden Arbeitsbedingungen

In Zweifelsfällen wenden Sie sich an den betriebsärztlichen Dienst, die Sicherheitsfachkraft oder das zuständige Gewerbeaufsichtsamt.

Kündigung des Arbeitsverhältnisses

Wenn Sie nach der Geburt Ihres Kindes nicht wieder arbeiten gehen möchten, können Sie Ihr Arbeitsverhältnis während der Schwangerschaft und während der Schutzfrist nach der Entbindung jederzeit ohne Einhaltung einer Frist zum Ende der Schutzfrist kündigen.

Während der Elternzeit können Sie selbst jederzeit unter Einhaltung Ihrer gesetzlichen oder vertraglichen Kündigungsfrist kündigen. Wollen Sie das Arbeitsverhältnis zum Ende der Elternzeit beenden, müssen Sie aber eine Kündigungsfrist von drei Monaten einhalten, damit der Arbeitgeber die Möglichkeit hat, sich rechtzeitig um Ersatz zu bemühen. Sie selbst können in dieser Zeit kaum gekündigt werden. Vom Beginn der Schwangerschaft bis vier Monate nach der Entbindung und während der Elternzeit genießen Sie einen weitgehenden Kündigungsschutz, der auch gilt, wenn Sie noch in der Probezeit sind.

Aber beachten Sie, dass durch die Schwangerschaft oder Elternzeit ein befristeter Arbeitsvertrag nicht verlängert wird, sondern zum vereinbarten Zeitpunkt ausläuft. Der Kündigungsschutz für diese Zeit greift hier nicht, denn es erfolgt ja keine Kündigung, lediglich eine Beendigung des Vertrages.

In Ausnahmefällen, zum Beispiel bei Schließung des Betriebes, Wegfall des Arbeitsplatzes oder erheblichem Fehlverhalten der Frau ist eine Kündigung möglich, jedoch nur mit Zustimmung des Gewerbeaufsichtsamtes, das vor der Entscheidung die Betroffene anhören muss. Voraussetzung ist, dass dem Arbeitgeber das Bestehen der Schwangerschaft bekannt ist. Diese Information kann innerhalb von zwei Wochen nach Zugang der Kündigung nachgeholt werden.

Wird Ihnen ohne die erforderliche Genehmigung gekündigt, müssen Sie sich wehren, da Sie sonst Ihre Rechte verlieren könnten. Das heißt, dass Sie der Kündigung schriftlich beim Arbeitgeber widersprechen und, wenn dieser eine Kündigung nicht zurückzieht, beim Arbeitsgericht eine Kündigungsschutzklage erheben müssen. Dafür wird kein Rechtsanwalt benötigt; das Verfahren ist kostenfrei.

! Empfehlung

Laut Gesetz müssen Arbeitnehmerinnen den Arbeitgeber von der Schwangerschaft unterrichten, wenn sie davon wissen. Es sind aber keine Sanktionen zu erwarten, wenn Sie – wie viele es tun – bis zur zwölften Woche mit der Meldung warten.

Überdenken Sie die Dauer der Elternzeit bei der Antragstellung sorgfältig, denn eine Beantragung ist zwar ohne, aber die nachträgliche

Verlängerung oder auch Verkürzung der Elternzeit nur mit Zustimmung des Arbeitgebers möglich!

Machen Sie sich frühzeitig Gedanken, wie Ihr Kind betreut werden soll, wenn Sie nach der Geburt wieder arbeiten gehen. In manchen Regionen gibt es lange Wartelisten für Betreuungseinrichtungen.

Einigen Sie sich mit Ihrem Arbeitgeber über Stillzeiten, denn diese stehen Ihnen zu.

Checkliste für meine Schwangerschaft

☐ **Arbeitgeber über meine Schwangerschaft unterrichtet**
-> Es gelten ab sofort die besonderen Schutzbestimmungen nach dem Mutterschutzgesetz

☐ **Mutterschaftsgeld beantragt**
-> Frühestens 7 Wochen vor dem Entbindungstermin möglich

☐ **Elternzeit beim Arbeitgeber beantragt**
-> Sieben Wochen vor Beginn beim Arbeitgeber vorlegen

☐ **Elterngeldantrag ausgefüllt**
-> Rechtzeitig beantragen, das Elterngeld wird nur drei Monate rückwirkend bezahlt

☐ **Krankenversicherung meines Kindes geklärt**
-> Krankenkasse oder Krankenversicherung kontaktieren

☐ **Informationen über Möglichkeiten der Kinderbetreuung eingeholt**

☐ **Bei nicht verheirateten Paaren: Vaterschaftsanerkennung**
-> Beim Standes- oder Jugendamt Ihres Wohnortes vorzunehmen

Und nach der Geburt

☐ **Geburt beim Standesamt angezeigt?**
-> Geburtsurkunden abholen

☐ **Meldung beim Einwohnermeldeamt erfolgt?**
-> telefonisch erfragen, ob eine Weiterleitung vom Standesamt erfolgte

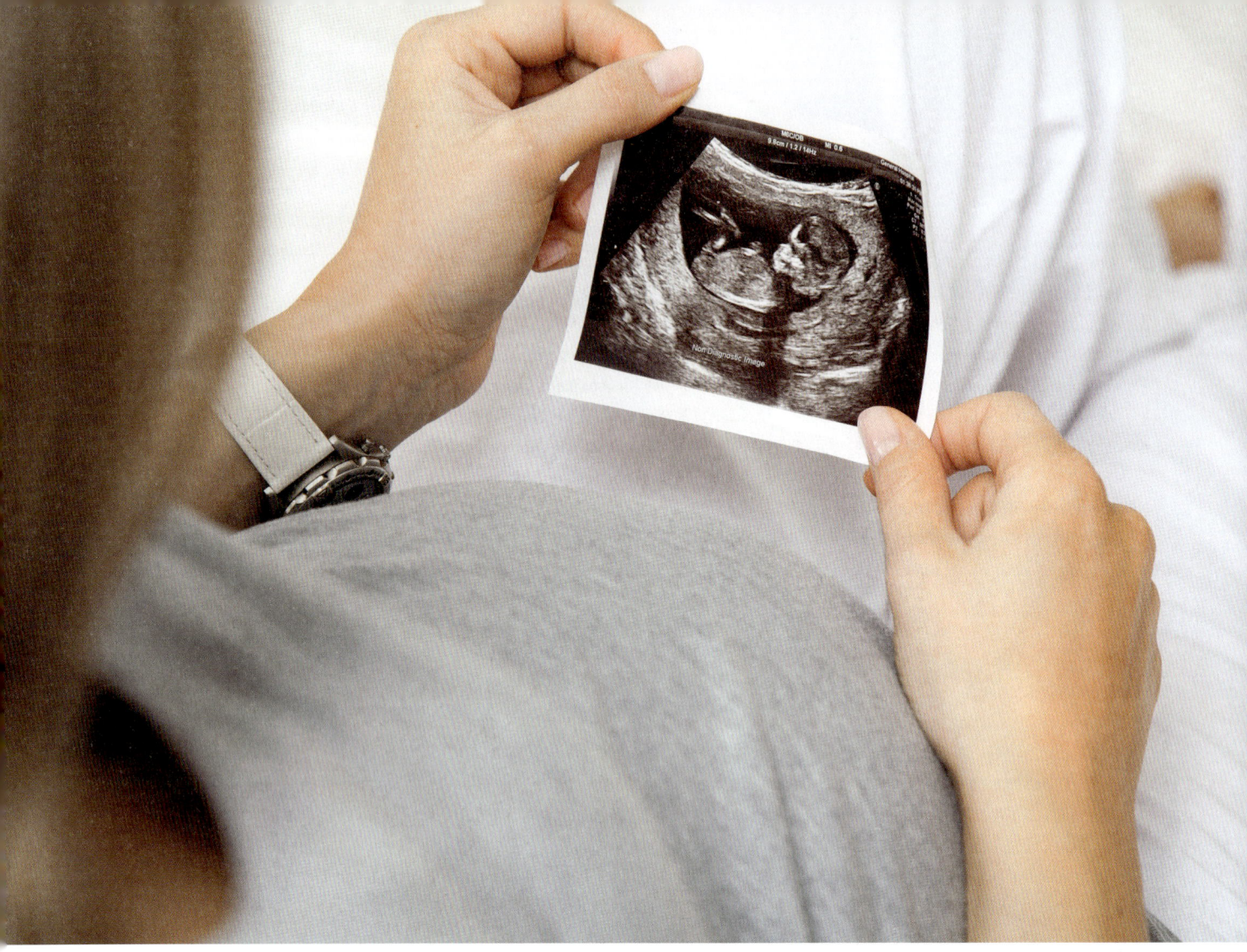

6 Wie Frauen die Schwangerschaft erleben

Frauen, die zum ersten Mal schwanger sind, sind natürlich neugierig, was sie in den nächsten Monaten alles erleben werden. Aber jede Schwangerschaft ist einzigartig. Das wissen Frauen, die schon zwei oder mehrere Schwangerschaften erlebt haben. Nur selten verlaufen Schwangerschaften gleichartig, beim zweiten oder dritten Mal kann alles völlig anders sein. Gleichwohl gibt es Gemeinsamkeiten.

6.1 Was beschäftigt die Frauen am meisten?

Im Mittelpunkt steht natürlich die Frage, wie sich das Leben durch das Kind beziehungsweise das weitere Kind verändern wird:

- Noch mehr Verantwortung mit einem (weiteren) Kind?
- Wie wird sich meine Beziehung zu meinem Partner verändern?
- Wie viel Zeit bleibt für mich, wenn das Kind geboren ist?
- Werde ich dem Kind gerecht? Wie viel Zeit brauche ich für das Kind?
- Werden mein Partner und ich die Zukunft gemeinsam meistern?
- Wird es weniger Zeit für mich und den Partner geben?
- Wie wird das Leben mit dem Kind sein?
- Wie verändert sich unser Leben?
- Wie vereinbaren wir Familie und Beruf?
- Wie sieht es später mit Betreuungsmöglichkeiten aus?

Genausoviel Aufmerksamkeit wird Gefühlen, Ängsten und der psychischen Stimmungslage insgesamt geschenkt. Beispiele dafür:

- Besinnung auf sich selbst
- Bangen, ob alles gut geht
- Spannung
- Unmut: Warum ist Deutschland so wenig kinderfreundlich?
- Uneingeschränktes Glücksgefühl
- Zuversicht
- Ungeduld
- Unsicherheit oder Angst vor der Geburt
- Unsicherheit bezüglich bestimmter diagnostischer Maßnahmen
- Vorfreude auf das Kind
- Warten auf die Geburt

6.2 Was Befragungsdaten dazu zeigen

In unserem BabyCare-Fragebogen befragen wir die Schwangeren danach. Nahezu alle Schwangeren freuen sich auf das Kind, auch wenn die Schwangerschaft in einzelnen Fällen der Schwangeren, dem Partner oder der Familie Probleme bereitet.

92 Prozent der Schwangeren haben einen Ansprechpartner bei auftretenden Problemen und das ist gut, da eine entsprechende Unterstützung durch den Partner, die Mutter oder eine Freundin gut für einen gesunden Verlauf der Schwangerschaft ist. 88 Prozent sehen mit Optimismus in die Zukunft, auch wenn sich ein

Wie Frauen die Schwangerschaft erleben

Quelle: Eigene Berechnungen, BabyCare-Teilnehmerinnen 2013 bis 2018 (n=16.911)

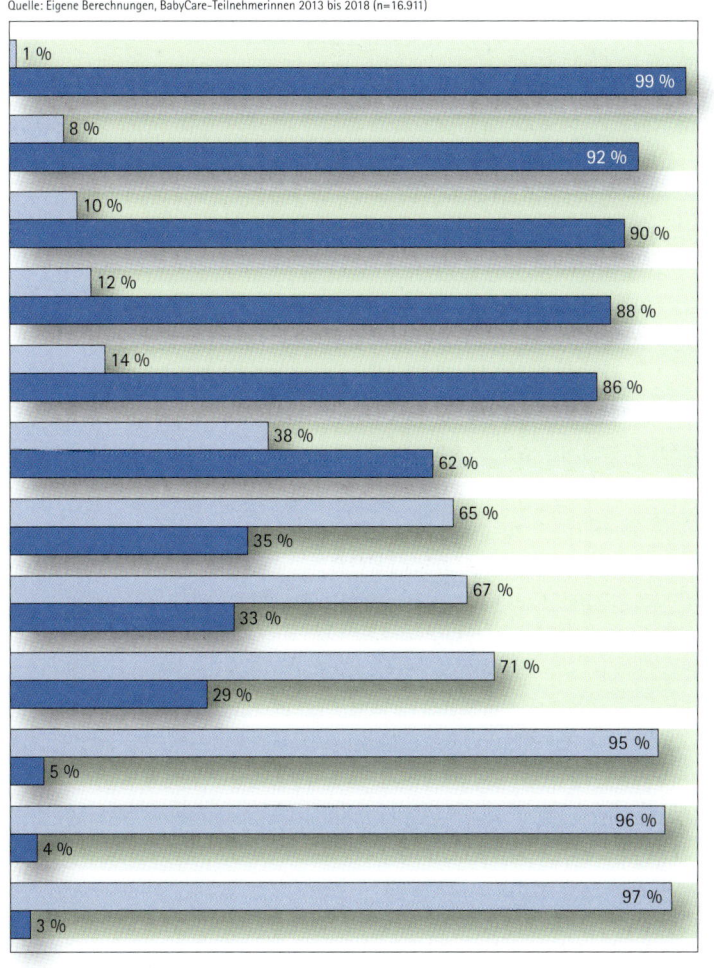

trifft zu   trifft nicht zu

Medizinische Komplikationen in der Schwangerschaft vor der 37. Schwangerschaftswoche

Quelle: BabyCare Wiederholungsbefragungen zuletzt 2013-2017 (n=4.926)

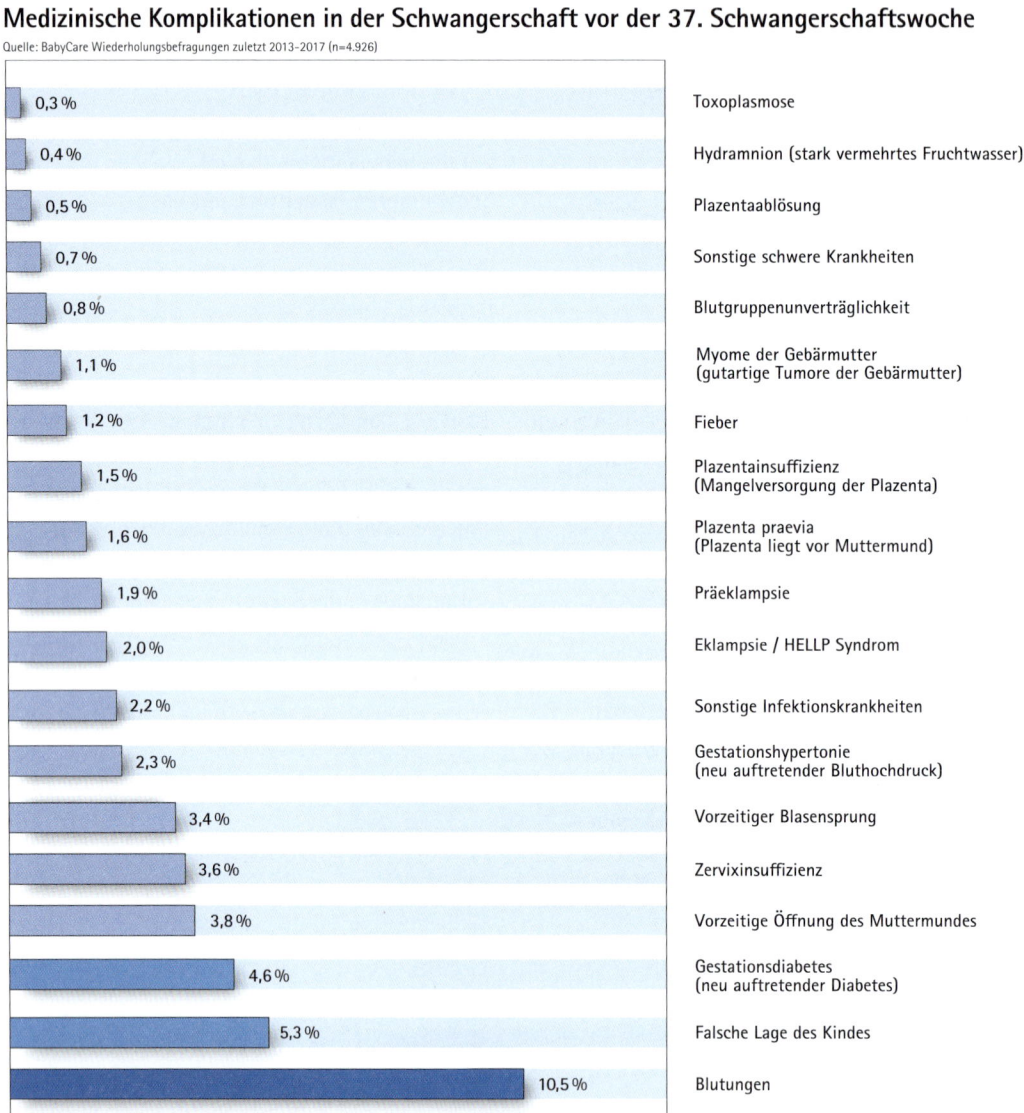

0,3 %	Toxoplasmose
0,4 %	Hydramnion (stark vermehrtes Fruchtwasser)
0,5 %	Plazentaablösung
0,7 %	Sonstige schwere Krankheiten
0,8 %	Blutgruppenunverträglichkeit
1,1 %	Myome der Gebärmutter (gutartige Tumore der Gebärmutter)
1,2 %	Fieber
1,5 %	Plazentainsuffizienz (Mangelversorgung der Plazenta)
1,6 %	Plazenta praevia (Plazenta liegt vor Muttermund)
1,9 %	Präeklampsie
2,0 %	Eklampsie / HELLP Syndrom
2,2 %	Sonstige Infektionskrankheiten
2,3 %	Gestationshypertonie (neu auftretender Bluthochdruck)
3,4 %	Vorzeitiger Blasensprung
3,6 %	Zervixinsuffizienz
3,8 %	Vorzeitige Öffnung des Muttermundes
4,6 %	Gestationsdiabetes (neu auftretender Diabetes)
5,3 %	Falsche Lage des Kindes
10,5 %	Blutungen
10,6 %	Scheiden- oder Harnwegsinfektionen
11,9 %	Vorzeitige Wehentätigkeit

Drittel der Befragten Sorgen wegen der Finanzen oder wegen der zunehmenden Belastungen macht. Auch Sorgen wegen der beruflichen Zukunft sind nicht selten.

Knapp zwei Drittel der Schwangeren machen sich manchmal Sorgen, kein gesundes Kind zu gebären. Diese Sorge ist normal und glücklicherweise in der großen Mehrzahl der Schwangerschaften unbegründet, da die Häufigkeit der Geburt von Kindern mit schweren Erkrankungen unter zehn Prozent liegt.

Viele Schwangere machen sich auch Sorgen, dass im Verlauf der Schwangerschaft medizinische Komplikationen eintreten könnten. Auch hier gilt es erst einmal, Ruhe zu bewahren, denn erstens sind schwere Komplikationen insgesamt selten und zweitens können viele – wenn sie rechtzeitig diagnostiziert werden – oft gut medizinisch behandelt oder beherrscht werden.

Welche medizinischen Komplikationen tatsächlich in der Schwangerschaft auftraten, haben wir bei einem Teil unserer BabyCare-Teilnehmerinnen in einer Wiederholungsbefragung nach der Geburt des Kindes erhoben. Die Ergebnisse sind in der Abbildung links dargestellt.

Am häufigsten kommen vor der 37. Schwangerschaftswoche vorzeitige Wehen, Scheiden- und Harnwegsinfektionen oder Blutungen vor. Fünf Prozent entwickeln einen Schwangerschaftsdiabetes. Schwerere Komplikationen, die häufig auch zu einer Frühgeburt führen, treten glücklicherweise nur bei weniger als fünf von 100 Schwangeren auf. Das Risiko von Scheiden- und Harnwegsinfektionen können Sie im Übrigen durch Schutzmaßnahmen und eine passende Intimhygiene verringern und durch die Selbstmessung des pH-Wertes rechtzeitig erkennen (siehe Kapitel 8.11).

6.3 Das Erlebnis der Geburt

Frauen, die zum ersten Mal ein Kind erwarten, sehen dem Geburtstermin verständlicherweise mit großer Spannung und vielleicht auch mit etwas Angst entgegen. Viele Gespräche mit Freundinnen, die diese Erfahrung schon gemacht haben, kreisen um die Frage, wie man die Geburt wohl selbst erleben wird.

In unserer Befragung war die Geburt trotz der damit verbundenen Schmerzen für knapp die Hälfte (44 Prozent) der Frauen, die bereits ein oder mehrere Kinder geboren hatten, ein angenehmes bis sehr angenehmes Erlebnis. 39 Prozent empfanden die Geburt aber als eher oder sogar sehr unangenehm, während 17 Prozent auf diese Frage keine Antwort geben wollten oder konnten.

Bei den Frauen, die das Erlebnis der Geburt als eher unangenehm oder sehr unangenehm bezeichneten, waren in der späten Schwangerschaft oder im Laufe der Geburt deutlich häufiger Komplikationen aufgetreten.

Schwangere, die sich vor der Geburt oder den Geburtsschmerzen fürchten, sollten sich eingehend mit den verschiedenen Möglichkeiten der Erleichterung von Geburten und der Verringerung von Geburtsschmerzen informieren. Dazu zählen beispielsweise Akupunktur und Hypnobirthing, aber auch die traditionellen schulmedizinischen Anästhesieverfahren (siehe Kapitel 9.4).

> Knapp die Hälfte der von uns nach der Geburt befragten Schwangeren empfanden die Geburt als angenehm und nur etwa zehn Prozent waren vor der 37. Schwangerschaftswoche von eher schwereren Komplikationen betroffen. Grund genug, die Schwangerschaft mit Optimismus zu durchleben, was die große Mehrzahl der Schwangeren auch tut.

Wie Frauen, die bereits ein Kind geboren haben, die Geburt empfunden haben

Quelle: Eigene Berechnungen, BabyCare Wiederholungsbefragungen zuletzt 2017 (n=4.939)

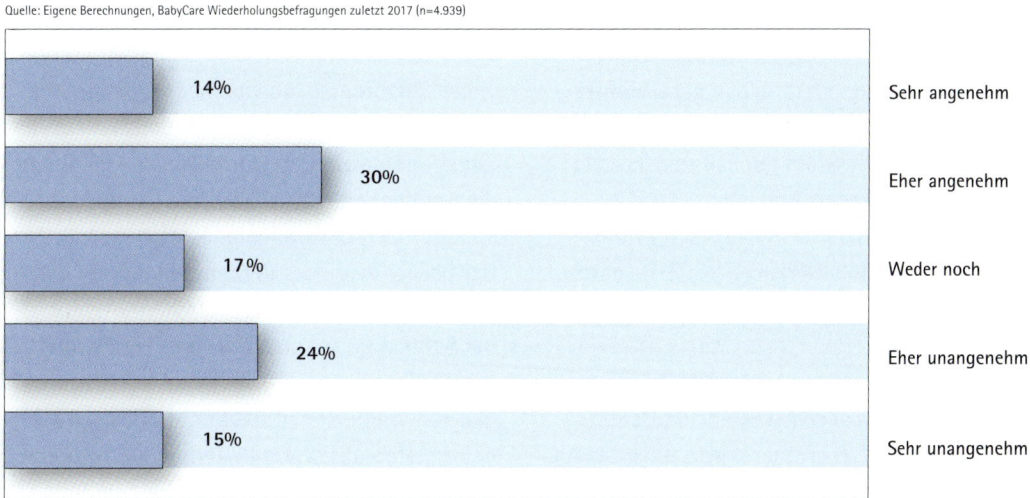

14%	Sehr angenehm
30%	Eher angenehm
17%	Weder noch
24%	Eher unangenehm
15%	Sehr unangenehm

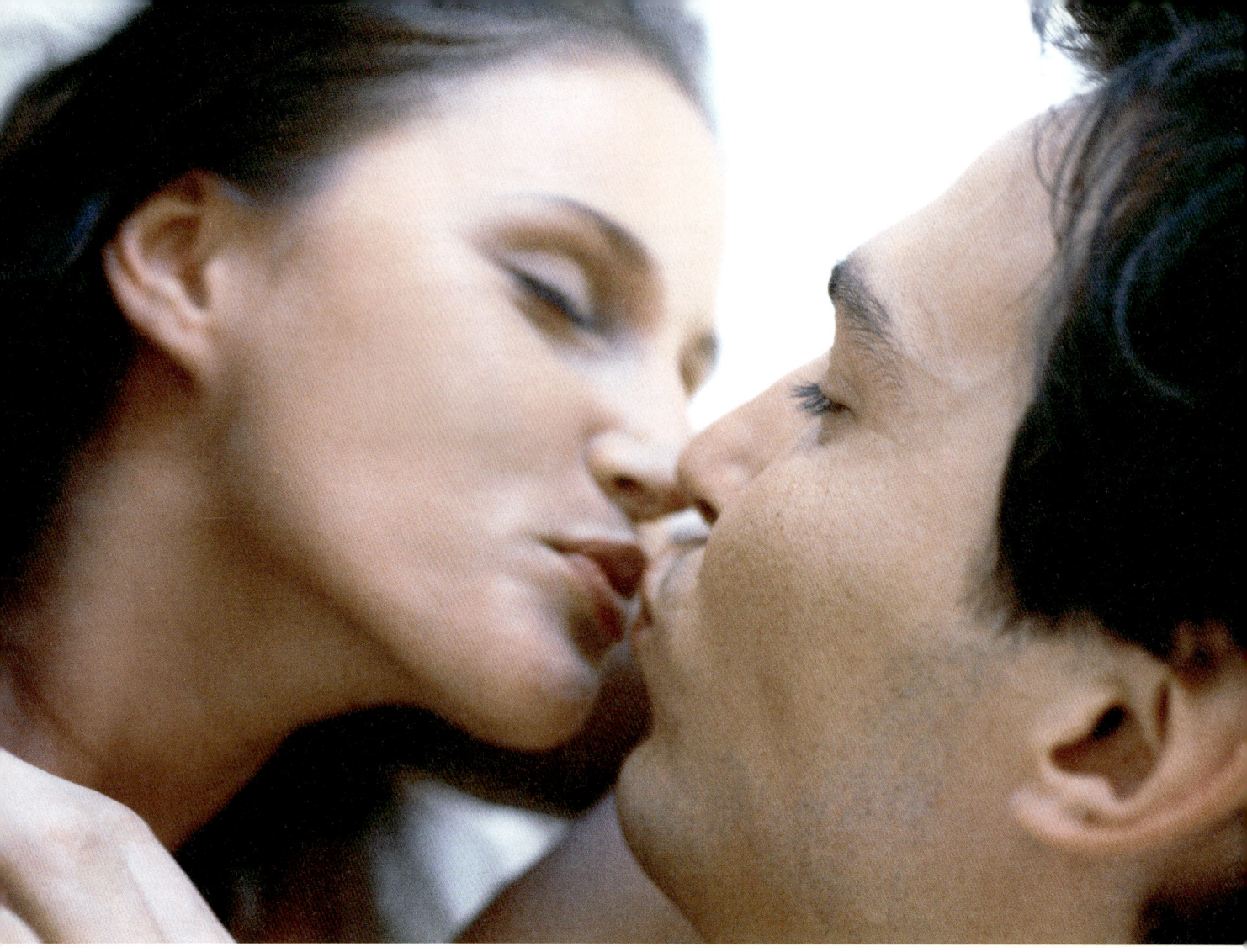

7 Schwangerschaft, Liebe und Sex

Sex während der Schwangerschaft ist für viele Paare ein heikles Thema. Man spürt, dass sich etwas verändert hat, aber man spricht nicht gerne darüber. Doch warum sollte ausgerechnet die Sexualität in der Schwangerschaft von dem häufigen Wechselbad der Gefühle unbeeinflusst bleiben? Dass alles gleich bleibt, dürfte sogar sehr selten der Fall sein. Für die meisten Paare ändert sich der Stellenwert der Sexualität in der Schwangerschaft und nach der Geburt im Vergleich zur Zeit vor der Schwangerschaft.

Die Abbildung rechts zeigt die Häufigkeit des monatlichen Geschlechtsverkehrs in Deutschland am Beispiel der Frauen. Am häufigsten haben Frauen sechs- bis zehnmal im Monat Sex,

immerhin acht Prozent aber mehr als zwanzigmal. Aber auch geringere Häufigkeiten treffen bei jeder vierten Frau zu.

Wie es im Einzelfall aussieht, hängt von sehr vielen Faktoren ab: ob ein Paar frisch verliebt oder schon seit Jahren zusammen ist, ob es Kinder gibt, die das Beisammensein stören oder die berufliche Belastung besonders groß ist.

Der Stellenwert, das Verlangen und das Empfinden von Sex ändern sich im Verlauf der Schwangerschaft. Im ersten Schwangerschaftsdrittel verringern die häufig auftretenden schwangerschaftsbedingten Beschwerden nicht selten das sexuelle Verlangen, während es im zweiten Drittel eher wieder zunimmt, um im dritten Drittel wieder abzufallen. Jetzt wird es für die Frau immer beschwerlicher, beim Geschlechtsverkehr die Rückenlage, die am meisten bevorzugte Stellung, einzunehmen. Dann sind Stellungen zu empfehlen, bei denen die Frau dem Mann den Rücken zuwendet, in der Seitenlage, im Sitzen oder Knien. Befriedigung durch Masturbation, Petting oder Oralgenitalverkehr ist ebenfalls möglich.

Aus medizinischer Sicht spricht nichts gegen Sex in der gesamten Schwangerschaft. Die Sorge, das Kind oder die Fruchtblase zu verletzen, ist unbegründet. Untersuchungen zeigen wiederholt (Kontoyannis, M. 2012), dass es keinen Zusammenhang zwischen häufigem Sexualverkehr und beispielsweise Frühgeburten gibt. Es kann allerdings Situationen geben, bei denen auf Sex in der Schwangerschaft verzichtet werden muss. Dies trifft für bestimmte Risikoschwangerschaften zu. Ihre Frauenärztin/Ihr Frauenarzt wird dann mit Ihnen darüber sprechen.

Sex nach der Geburt

Prinzipiell ist Geschlechtsverkehr möglich, sobald der Wochenfluss versiegt ist, also nach etwa sechs Wochen. Dann ist auch meist die Wunde eines Dammschnitts verheilt. Während des Wochenflusses – so die medizinische Empfehlung – sollten Sie auf Geschlechtsverkehr verzichten. Wenn Sie jedoch nicht verzichten wollen, benutzen Sie auf jeden Fall ein Kondom. Bei vielen Paaren aber dauert es Monate, bis sie wieder miteinander schlafen. Noch sechs Monate nach der Entbindung erleben etwa 40 Prozent der Frauen ihre Sexualität im Vergleich zu der Zeit vor der Schwangerschaft als qualitativ schlechter (Berner, M. et al. 2005).

Spätestens wenn die Stillzeit vorüber ist, lösen sich die Schwierigkeiten dann häufig wieder. Jetzt kann die Frau wieder unabhängiger von ihrem Baby leben. Und je älter das Kind wird, desto sicherer werden auch die Eltern in ihrer neuen Rolle.

Eine aktuelle Studie zum Sexualverhalten der Deutschen zeigt, dass 21 Prozent der Männer und 17 Prozent der Frauen während einer Partnerschaft einmal oder mehrmals sexuellen Verkehr mit einer anderen Person als dem festen Partner haben (Haversath, J. et al. 2017). War dies im letzten Jahr vor der Schwangerschaft der Fall, sollten Sie eine Untersuchung auf sexuell übertragbare Krankheiten (vgl. Kapitel 8.11) in Erwägung ziehen. Sprechen Sie mit Ihrer Frauenärztin/Ihrem Frauenarzt darüber.

! Empfehlung

Verdrängen Sie Probleme oder Konflikte über Sex nicht, denn diese können bis über die Geburt hinaus andauern. Sprechen Sie mit Ihrem Partner offen über die Veränderungen in Ihrem Sexualleben.

Und scheuen Sie sich nicht, bei anhaltenden Konflikten mit Freunden zu sprechen, die in der gleichen Situation sind oder waren. Sie werden staunen, wie viele Gemeinsamkeiten schwangere Paare haben.

Benutzen Sie unbedingt Kondome, wenn Sie eine sogenannte »offene Partnerschaft« mit wechselnden Geschlechtspartnern haben, um sich vor Infektionen zu schützen.

Häufigkeit des monatlichen Geschlechtsverkehrs von Frauen in Deutschland

Quelle: Statista, 2019

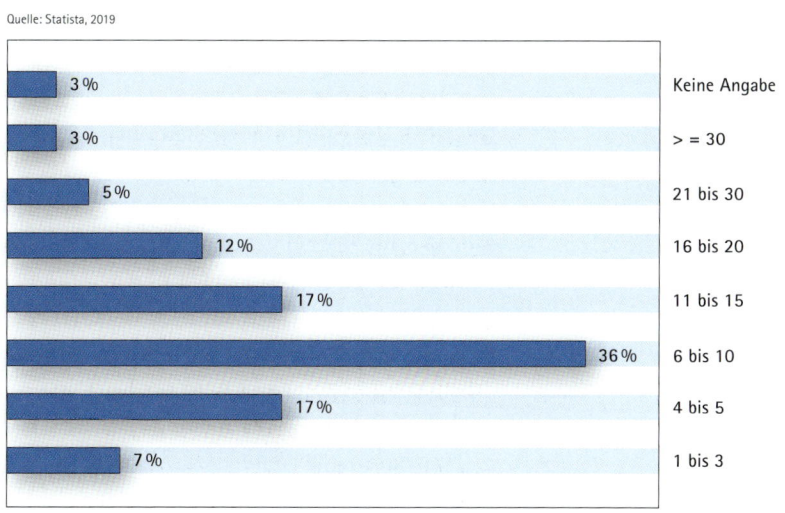

3 %	Keine Angabe
3 %	> = 30
5 %	21 bis 30
12 %	16 bis 20
17 %	11 bis 15
36 %	6 bis 10
17 %	4 bis 5
7 %	1 bis 3

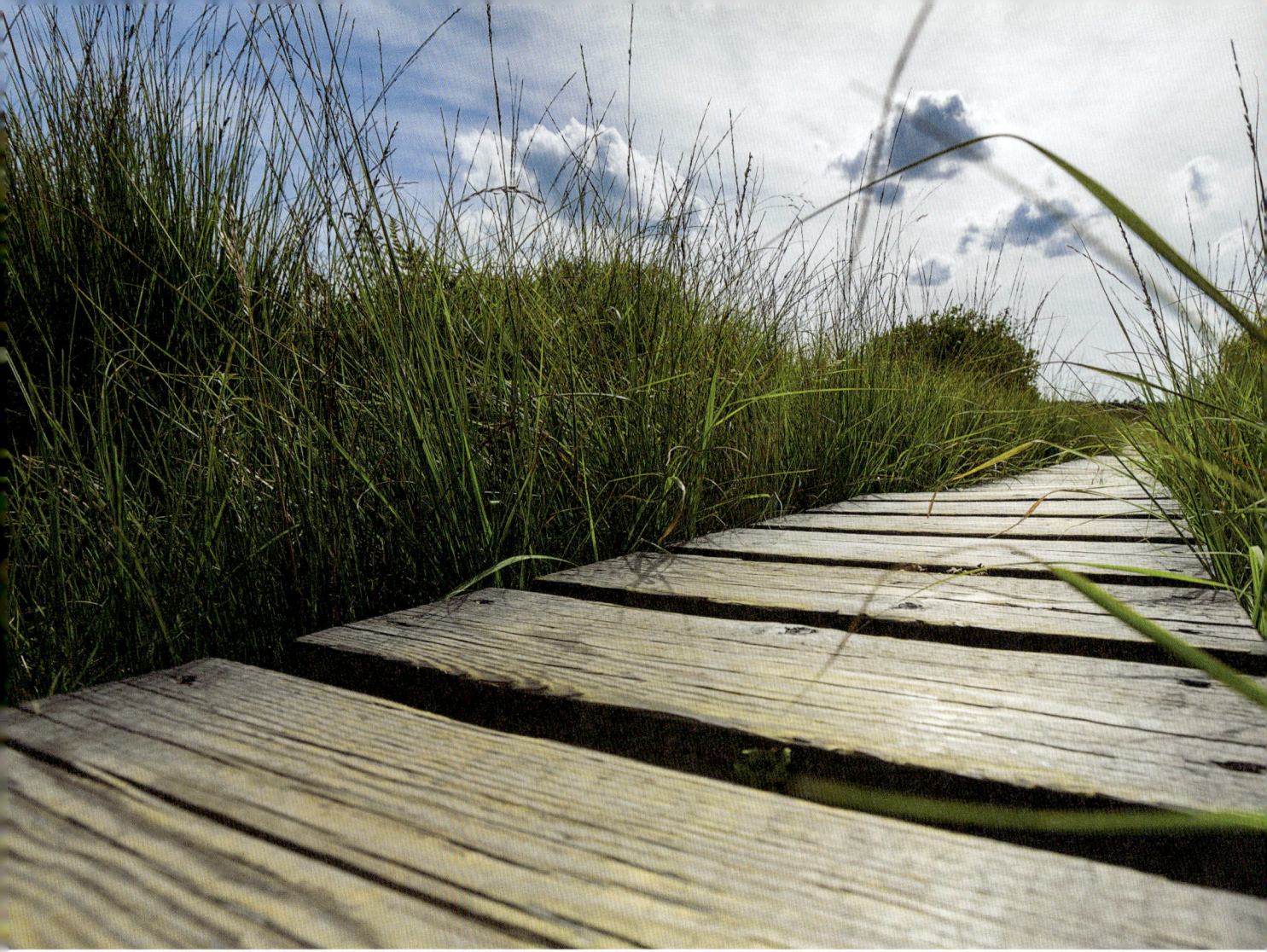

8 Risiken im Verlauf der Schwangerschaft

In diesem Buch wollen und müssen wir Sie auch auf die möglichen Risiken und Gefahren hinweisen, die in einer Schwangerschaft auftreten können. Denn in 20 bis 25 Prozent aller Schwangerschaften kommt es zu Komplikationen. Diese können sowohl die Mutter als auch das ungeborene Kind oder beide betreffen. Um was für Komplikationen handelt es sich im Einzelnen?

- Etwa zehn Prozent der Schwangeren entwickeln in der Schwangerschaft eine Krankheit. Am häufigsten ist dabei der sogenannte Schwangerschafts- oder Gestationsdiabetes, der bei fünf bis zehn Prozent der Schwangeren in Deutschland auftritt. Aber auch Thrombosen und weitere Krankheiten und Komplikationen treten nicht selten auf.

- Bei einigen Schwangerschaften ist – je nach familiärer Disposition – die Wahrscheinlichkeit erhöht, dass das heranwachsende Kind Fehlbildungen oder andere gesundheitliche Beeinträchtigungen aufweist.
- Fehlgeburten führen in 20 Prozent aller begonnenen Schwangerschaften zu einem frühen und traurigen Ende der Schwangerschaft.
- Etwa acht Prozent aller Schwangeren sind von einer Frühgeburt betroffen, womit sich wegen der Mehrlingsschwangerschaften neun Prozent Frühgeborene ergeben.

Das alles sind Dinge, die man nicht verschweigen darf. In den meisten Fällen kann durch rechtzeitiges Erkennen von Symptomen und/ oder einer schnellen und gezielten Diagnostik medizinisch viel getan werden. Für Sie ist es aber noch viel wichtiger, dass Sie bei einigen der genannten Komplikationen und Risiken durch Ihr persönliches Verhalten selbst sehr viel tun können, um die Wahrscheinlichkeit ihres Eintritts zu verringern. Dies gilt vor allem hinsichtlich des Frühgeburtsrisikos.

Im Laufe der Zeit hat die Wissenschaft viele Faktoren, also Einflüsse, Umstände und Verhaltensweisen entdeckt, die für medizinische Probleme im Verlauf der Schwangerschaft mitverantwortlich sind. In vielen Fällen ist es der Forschung auch gelungen, genau zu ermitteln, wie groß der Einfluss jedes einzelnen Faktors auf den Schwangerschaftsverlauf ist. Das ist ein bedeutender Fortschritt und für jede Frau eine große Hilfe bei der Einschätzung, mit welchem Risiko sie für sich persönlich rechnen muss.

Doch auch wenn auf Sie einige wenige der im Folgenden beschriebenen Risikofaktoren zutreffen sollten, so ist das kein Grund zur Panik. Sie haben zwar statistisch gesehen ein erhöhtes Risiko für eine Frühgeburt, aber trotzdem wird Ihr Kind in aller Regel immer noch mit einer Wahrscheinlichkeit von 90 Prozent oder mehr gesund und rechtzeitig zur Welt kommen.

Das Positive dabei: Wenn Sie diese Risikofaktoren kennen und deshalb einiges dafür tun können, diese zu vermeiden beziehungsweise zu verringern, dann können Sie diese Wahrscheinlichkeit noch weiter erhöhen.

Im Folgenden wird die allgemeine Verbreitung jedes Risikofaktors in der weiblichen Bevölkerung der Bundesrepublik Deutschland im Alter zwischen 20 und 39 Jahren aufgezeigt. Anschließend werden die möglichen Folgen dieser Risiken für die Schwangerschaft dargestellt. Als Beleg werden Zahlen und Beispiele aus wissenschaftlichen Studien angeführt. Wenn möglich, wird darauf eingegangen, wie stark der einzelne Faktor das Risiko erhöht, dass in der Schwangerschaft ein medizinisches Problem (in der Regel eine Frühgeburt) eintritt.

Dieses Kapitel brauchen Sie nicht von vorn bis hinten durchzulesen, sondern können es einfach als **Nachschlagewerk** benutzen. Wir sind sicher, dass Sie viele neue und überraschende Erkenntnisse gewinnen werden.

8.1 Alkohol

Allgemeiner Konsum

Wer was und vor allem wie viel trinkt, ist aus Befragungen zum Konsumverhalten ziemlich genau bekannt. Etwa die Hälfte der Frauen im gebärfähigen Alter in Deutschland weist einen moderaten Alkoholkonsum auf und jede vierte bis fünfte ist abstinent, trinkt also gar keinen Alkohol. Allerdings weist fast jede dritte jüngere (unter 30-jährige) Frau und jede fünfte Frau ab 30 Jahren einen riskanten Alkoholkonsum auf (siehe Abbildung auf Seite 72 oben).

Wer zu viel und regelmäßig trinkt, schädigt langfrisitg seine Gesundheit. Alkohol im Übermaß ist giftig, daran gibt es keinen Zweifel. Im Übermaß heißt für Frauen: 20 Gramm reiner Alkohol und mehr jeden Tag. Das beginnt ab dem dritten Glas Bier oder dem zweiten Glas Wein pro Tag. Man sollte sich nicht von einigen Befunden der letzten Jahre beeindrucken lassen, die Alkohol – speziell Rotwein – eine schützende Wirkung zuschreiben. In Maßen genossen – mit Betonung auf »in Maßen!« – soll Rotwein zum Beispiel Herz-Kreislauf-Erkrankungen entgegenwirken. Für die Zeit der Schwangerschaft gilt aber auf jeden Fall, dass Alkohol – wie alle auf das Nervensystem wirkende Substanzen – komplett gemieden werden muss.

Alkohol und Schwangerschaft

Wie schädlich Alkohol in der Schwangerschaft ist, wurde in der Wissenschaft umfangreich dokumentiert. Am gefährlichsten ist der Konsum von Alkohol in der Zeit, in der sich die Organe des Embryos entwickeln, also zwischen dem 15. und 60. Tag nach der Befruchtung. Es kann zu einer ganzen

Alkoholkonsum bei Frauen in Deutschland

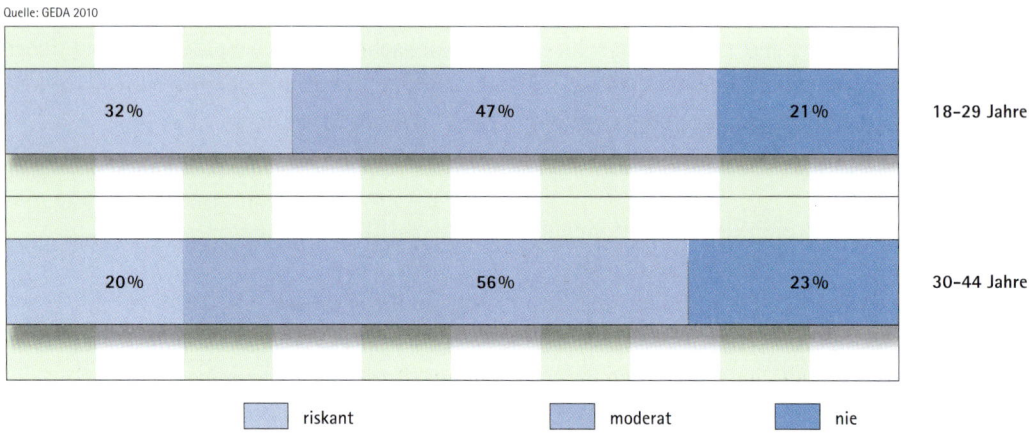

Quelle: GEDA 2010

| | | | 18–29 Jahre |
| 32% | 47% | 21% | |

| | | | 30–44 Jahre |
| 20% | 56% | 23% | |

riskant   moderat   nie

**Alkohol?
In der Schwangerschaft
ganz darauf verzichten!**

Reihe von folgenschweren Erkrankungen beim Kind kommen:

• Zu geringes Wachstum
• Zu niedriges Geburtsgewicht
• Psychomotorische Störungen
• Hyperaktivität
• Gesichtsanomalien
• Fehlbildungen
• Störungen des zentralen Nervensystems
• Geistige Retardierung

In Deutschland werden jährlich etwa 1.700 Kinder (0,25 Prozent) mit schweren Formen dieser Störungen geboren, Mediziner sprechen vom Fetalen Alkoholsyndrom (FAS) oder der Fetalen Alkoholspektrumstörung (FASD). Große Mengen Alkohol wirken wie ein starkes Gift und schädigen das Erbgut, daher gilt auch die Empfehlung, schon vor der Schwangerschaft Alkoholexzesse zu vermeiden.

Es stellt sich nun die Frage, ob man einen Schwellenwert angeben kann, unter dem Alkohol in der Schwangerschaft nicht schädlich ist. »Ein Gläschen in Ehren kann doch niemand verwehren?« Es gibt dazu keine absolut verlässlichen Studiendaten. Deshalb empfiehlt die ganz große Mehrzahl der medizinischen Fachgesellschaften, während der gesamten Schwangerschaft auf jeden Alkoholkonsum zu verzichten. Vielleicht überzeugen Sie auch unsere Daten, die wir mit dem BabyCare-Fragebogen

über Jahre erhoben haben (siehe Abbildung unten). Das Risiko für Fehl- und Totgeburten verdoppelt sich durch Alkoholkonsum in der Schwangerschaft. Und dies, obwohl von den zehn Prozent der Teilnehmerinnen, die Alkohol in der Schwangerschaft konsumierten, die ganz große Mehrzahl angab, nur recht geringe Alkoholmengen pro Woche (weniger als 60 Gramm) zu sich zu nehmen.

Eines aber sollten Sie in jedem Fall beherzigen: Trinken Sie in den ersten neun Schwangerschaftswochen keinen einzigen Tropfen Alkohol! Denn in dieser Zeit ist die Möglichkeit einer Schädigung des sich entwickelnden Embryos (Organentwicklung) besonders hoch. Falls Sie vor der Diagnose der Schwangerschaft Alkohol getrunken haben, so sind die möglichen Risiken

Alkohol und das Risiko für Fehl- und Totgeburten

Quelle: BabyCare-Daten 2018 (n=22.891)

BabyCare Teilnehmerinnen		
Alkohol-Konsum	**NEIN**	**JA**
Befragte (n=)	20756	2135
Anteile	91 %	9 %
Fehl- und Totgeburten	1,9 %	3,8 %

für den Embryo von der Häufigkeit und der Menge des Alkoholkonsums abhängig. Bei regelmäßigem und hohem Konsum kann es zu einer Fehlgeburt kommen. Man spricht hier von dem »Alles-oder-nichts-Prinzip«, was bedeutet, dass es in den ersten Tagen der Schwangerschaft zu einer Fehlgeburt kommt, wenn die äußeren Einflüsse die Zellen zu stark geschädigt haben.

Wenn Sie in dieser Zeit ab und zu ein Glas Alkohol getrunken haben, dürfte das Risiko gering sein. Machen Sie sich keine zu großen Sorgen, denn Sie können daran nichts mehr ändern – allerdings für den weiteren Schwangerschaftsverlauf auf Alkohol verzichten!

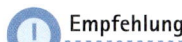

ⓘ Empfehlung

Verzichten Sie während der Schwangerschaft möglichst ganz auf den Konsum von Alkohol in jeglicher Form. Falls Sie damit Probleme haben, sprechen Sie mit Ihrer Frauenärztin/Ihrem Frauenarzt. Sie können sich (auch anonym) bei der Bundeszentrale für gesundheitliche Aufklärung (BZgA) telefonisch beraten lassen: 02 21 - 89 20 31.

8.2 Rauchen

Allgemeines Rauchverhalten

Auch wenn der Anteil der Raucherinnen und Raucher in der Bevölkerung in Deutschland in den letzten 20 Jahren deutlich gesunken ist, rauchten im Jahr 2015 noch 23 Prozent der Frauen. Allerdings sind es unter den 25- bis 29-Jährigen immer noch mehr als 30 Prozent.

Die Gefahren des Tabakrauchens für die Gesundheit sind allgemein bekannt. Selbst 90 Prozent der Raucher sind sich bewusst, dass sie durch den Konsum ihre Gesundheit schädigen. Sie ändern an ihrem Verhalten dennoch nichts. Die Gründe dafür sind Nikotinabhängigkeit, Gewöhnung, Stressabbau, Dazugehörigkeitsgefühl, und »weil das einfach zu einer angenehmen Stimmung passt«.

Auch wenn viele Frauen im gebärfähigen Alter nicht selbst rauchen, entkommen nicht wenige den Schadstoffen der Zigarette dennoch nicht, wenn sie durch Passivrauchen belastet sind. Das bedeutet, dass in ihrer Umgebung geraucht wird und sie diesen Tabakrauch einatmen müssen. So sind 17 Prozent der BabyCare-Teilnehmerinnen mit Passivrauch exponiert.

Rauchen und Schwangerschaft

An der Gefährlichkeit des Rauchens in der Schwangerschaft gibt es nichts zu beschönigen. Rauchen schädigt das sich entwickelnde Kind auf mindestens drei Wegen:

- Nikotin verengt die Blutgefäße. Dies führt zu einer verminderten Durchblutung der Plazenta und lässt den kindlichen Blutdruck ansteigen.
- Das im Tabakrauch enthaltene Kohlenmonoxid führt zu einer Verringerung des Sauerstoffgehalts im Blut. Das Kind leidet dadurch praktisch immer unter »Atemnot«.
- Zigaretten enthalten über 100 giftige chemische Substanzen, die ungefiltert an das Kind weitergegeben werden und sogar sein Erbgut schädigen können.

Rauchen vor und während der Schwangerschaft kann das Risiko für das Auftreten folgender Krankheiten oder Komplikationen deutlich erhöhen:

- Fehlgeburt
- Frühgeburt
- Totgeburt
- Mangelgeburt (ein zu kleines Kind)
- Vorzeitige Plazentalösung
- Präeklampsie
- Fehlbildungen
- Plötzlicher Kindstod
- Atemwegserkrankungen der Kinder

Es kann gemessen werden, wie mit jeder gerauchten Zigarette das Risiko ansteigt. Man spricht von einer klaren »Dosis-Wirkungs-Beziehung«: je höher die Dosis, desto schädlicher die Wirkung.

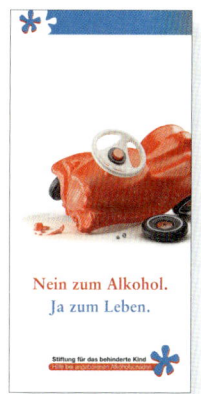

Kampagne »Nein zum Alkohol« (2010) der »Stiftung für das behinderte Kind«: www.stiftung-behindertes-kind.de

Anteil der Raucherinnen und Raucher 1995 bis 2015

Quelle: Epidemiologischer Suchtsurvey 2015

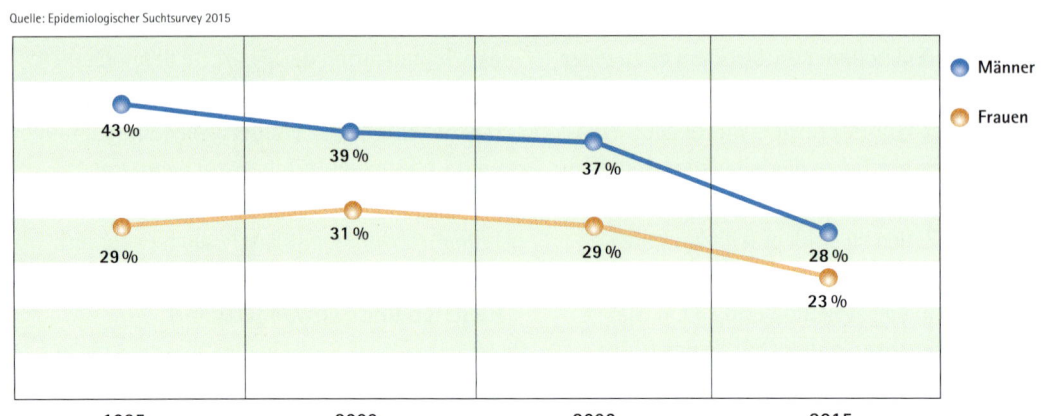

Anteil der Raucherinnen nach Altersgruppen

Quelle: Epidemiologischer Suchtsurvey 2015

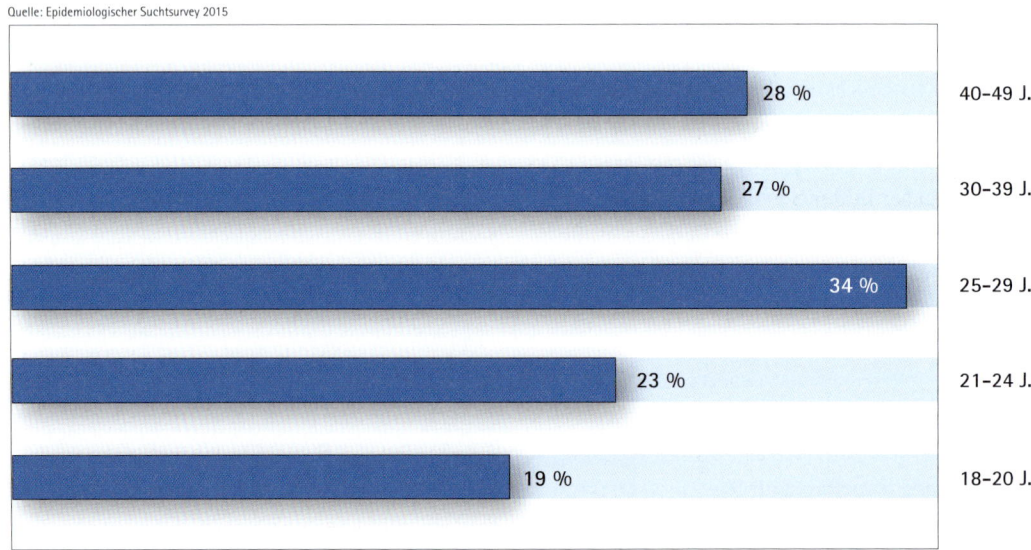

So nimmt das Geburtsgewicht des Kindes mit zunehmender Menge des inhalierten Tabakrauchs beständig ab. Die Kinder von Raucherinnen sind 150–250 g leichter als die von Nichtraucherinnen. Genauso steigt die Wahrscheinlichkeit, dass es zu einer Fehlgeburt kommt und die Rate der Frühgeburtlichkeit ist mehr als doppelt so hoch (siehe Grafik rechts). Bei Schwangeren, die auch nach dem ersten Trimenon noch stark rauchen (mehr als 20 Zigaretten), verdreifacht sich die Frühgeburtenrate. Die Kinder von rauchenden Schwangeren sind in ihrer Kindheit und Jugend deutlich anfälliger für viele Krankheiten. Auch die Folgen des Passivrau-

chens sind messbar: Schwangere, die selbst nicht rauchen, aber am Arbeitsplatz oder zu Hause starkem Tabakrauch anderer ausgesetzt sind, gebären ebenfalls Kinder mit einem geringeren Geburtsgewicht. Ihre Babys sind bei der Geburt im Schnitt um 30 g leichter als die Babys von Müttern, die überhaupt nicht mit Tabakrauch in Berührung gekommen sind. Rauchende Schwangere stillen ihre Kinder seltener und wenn, dann meistens nur für eine kurze Zeit.

Viele Frauen stellen das Rauchen ein, sobald sie bemerken, dass sie schwanger sind. Intuitiv tun sie das Richtige. Leider schaffen dies andere

Risiko für Frühgeburten nach der Anzahl gerauchter Zigaretten

Quelle: Ko,T.J. 2014

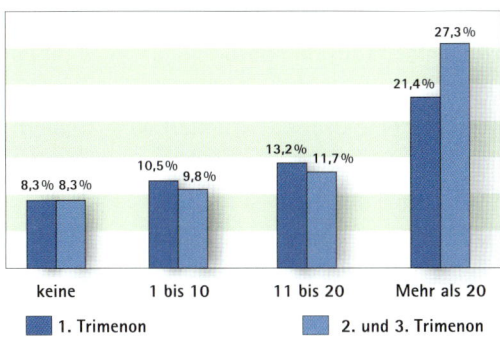

nicht. Oft sind es die starken Raucherinnen, die der Zigarette nicht ganz entsagen können – viele von ihnen schränken das Rauchen aber deutlich ein. Nikotinersatzpräparate (ausgenommen E-Zigaretten) können hilfreich sein. Sie sollten aber erst benutzt werden, wenn das Durchhaltevermögen allein nicht ausreicht.

Nikotinpflaster in der Schwangerschaft?

Sie haben sicher schon gehört, dass viele durch Nikotinpräparate (Pflaster, Kaugummi, Nasalspray) von ihrer Zigarettensucht loskommen. Diese Methode ist in der Schwangerschaft nur dann zu empfehlen, wenn Sie es ohne diese Hilfe nicht schaffen, mit dem Rauchen aufzuhören. Sie müssen diese Möglichkeit aber unbedingt mit Ihrer Frauenärztin/Ihrem Frauenarzt besprechen.

Die Risiken der Nikotinaufnahme und anderer schädigender Substanzen durch diese Medikamente müssen gegenüber den Risiken des Zigarettenrauchens abgewogen werden. Entsprechende Präparate werden nur dann empfohlen, wenn Sie zum Beispiel sehr stark rauchen und es Ihnen nicht gelingt, Ihren Zigarettenkonsum in einem nennenswerten Umfang zu reduzieren.

E-Zigaretten als Alternative?

Ob die seit einigen Jahren populären E-Zigaretten eine unbedenkliche Alternative zu gewöhnlichen Zigaretten darstellen, wird derzeit noch kontrovers diskutiert. Insbesondere

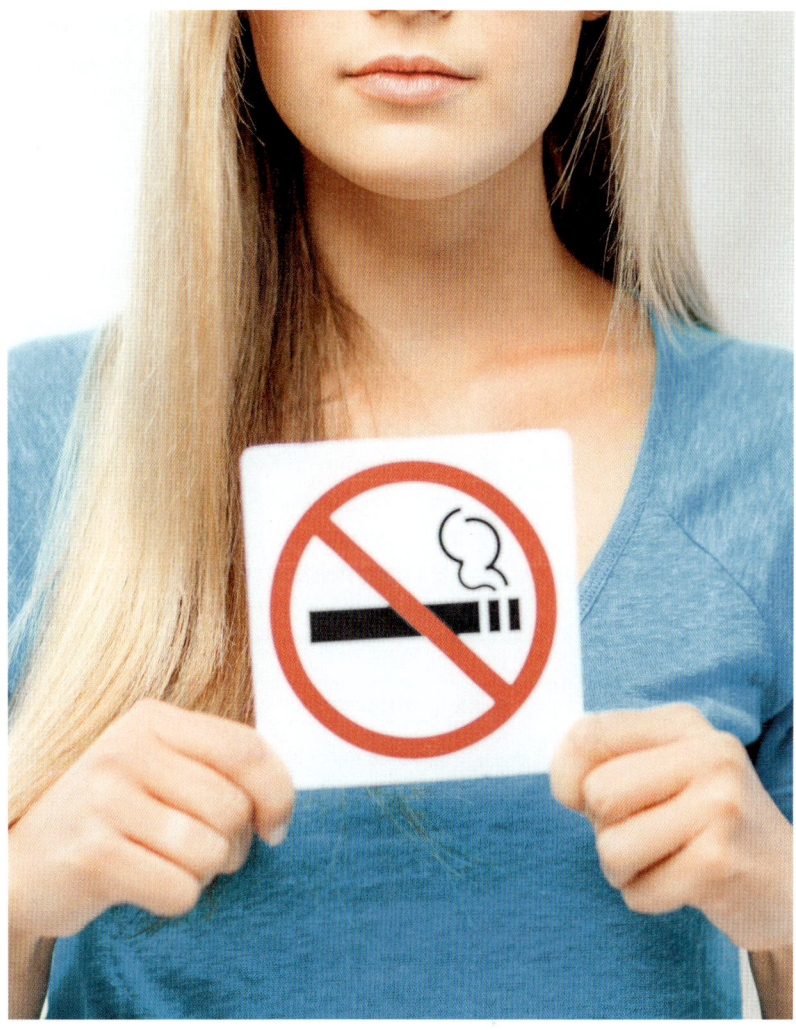

rauchende Frauen, die eine Schwangerschaft planen oder bereits schwanger sind, mögen sich diese Frage stellen.

Die sogenannten Liquids, die verdampfenden Flüssigkeiten in E-Zigaretten, bestehen hauptsächlich aus Propylenglykol, Wasser, Glyzerin, Ethanol, verschiedenen Aromastoffen und gegebenenfalls auch Nikotin.

E-Zigaretten enthalten keinen Tabak und es werden beim »Dampfen« weder Kohlenmonoxid, Blausäure, Arsen noch krebserzeugende polyzyklische aromatische Kohlenwasserstoffe erzeugt. Dennoch können zur langfristigen gesundheitlichen Wirkung derzeit keine verlässlichen Aussagen getroffen werden und es ist bereits bekannt, dass das Propylenglykol

Die Gefahren des Rauchens in der Schwangerschaft für das ungeborene Kind sind eindeutig erwiesen.

zumindest kurzfristig Atemwegsirritationen auslösen kann. Zudem wird die Zusammensetzung der Inhalationslösungen für E-Zigaretten nicht einheitlich überwacht, wodurch weitere schädliche Inhaltsstoffe als die angegebenen enthalten sein können.

> Auch wenn es Hinweise gibt, dass von nikotinfreien E-Zigaretten weniger Gesundheitsgefahren ausgehen als von herkömmlichen Zigaretten, kann insbesondere aufgrund der noch unzureichenden Studienlage ein Konsum während der Schwangerschaft keineswegs empfohlen werden und es gilt, dass der komplette Verzicht aufs Rauchen (Dampfen) den besten Schutz für die Gesundheit von Mutter und Kind darstellt.

Empfehlung

Rauchen in der Schwangerschaft ist gefährlich und schädigt in jedem Fall das Kind! Jede Zigarette zählt! Auch ein Umstieg auf das Dampfen (die E-Zigarette), ist in der Schwangerschaft nicht zu empfehlen.

Halten Sie sich auch nicht in Räumen auf, in denen geraucht wird oder wurde.

Unterstützung und Beratung beim Rauchverzicht sowie bei allen Fragen rund ums Rauchen/Nichtrauchen bietet die Telefon-Hotline der BZgA: 0800 - 8 31 31 31. Die BZgA hat im Internet unter www.rauchfrei-info.de auch gutes Material zur Rauchentwöhnung, speziell für Schwangere und ihre Partner.

8.3 Illegale Drogen

Allgemeiner Konsum

Im Alter von 25 bis 39 Jahren verwenden Frauen zu höchstens vier Prozent aktuell illegale Drogen, überwiegend Cannabis (siehe Abbildung rechts). Harte Drogen wie Heroin, Ecstasy, Crystal Meth oder Kokain werden nur selten verwendet.

Illegale Drogen und Schwangerschaft

Cannabis: Es ist sehr schwer, genaue Aussagen darüber zu machen, welche Auswirkungen der Konsum auf das ungeborene Leben hat. Das liegt vor allem daran, dass meist nicht nur eine Droge konsumiert wird, sondern mehrere. Wer einen Joint raucht, setzt sich häufig auch den Schadstoffen von Tabak aus. Nicht selten wird dazu noch Alkohol getrunken oder weitere Drogen werden genommen.

Die Schwangere, die nur Canabis zu sich nimmt, gibt es nur selten oder jedenfalls nicht in so großen Zahlen, dass sich daraus eine statistische Wahrscheinlichkeit für Gesundheitsrisiken sicher berechnen ließe. Das gilt in ähnlicher Weise auch für die isolierte Betrachtung von allen anderen Drogen.

Bei aller Unsicherheit ist nach dem derzeitigen Forschungsstand nicht auszuschließen, dass der mittlere bis starke Konsum von Cannabis vor und während der Schwangerschaft zu einer Reihe von Komplikationen führt.

Dazu gehören:

- Frühgeburt
- Geringere Gewichtszunahme der Mutter
- Fehlbildungen
- Geringeres Geburtsgewicht des Kindes
- Entwicklungsstörungen des Kindes

Kokain: Was für Cannabis gesagt wurde, gilt auch für Kokain, das jedoch entschieden gefährlicher ist. Kokain kann zu jeder Zeit der Schwangerschaft jedes Organ und jedes Gewebe schädigen. Die Risiken sind:

- Fehlgeburt
- Vorzeitige Wehen
- Vorzeitige Plazentalösung
- Frühgeburt
- Fehlbildungen (Herzfehler)
- Geringeres Geburtsgewicht
- Geringeres Wachstum des Kindes
- Verhaltensstörungen des Kindes

Drogenkonsum bei Frauen in den letzten 12 Monaten

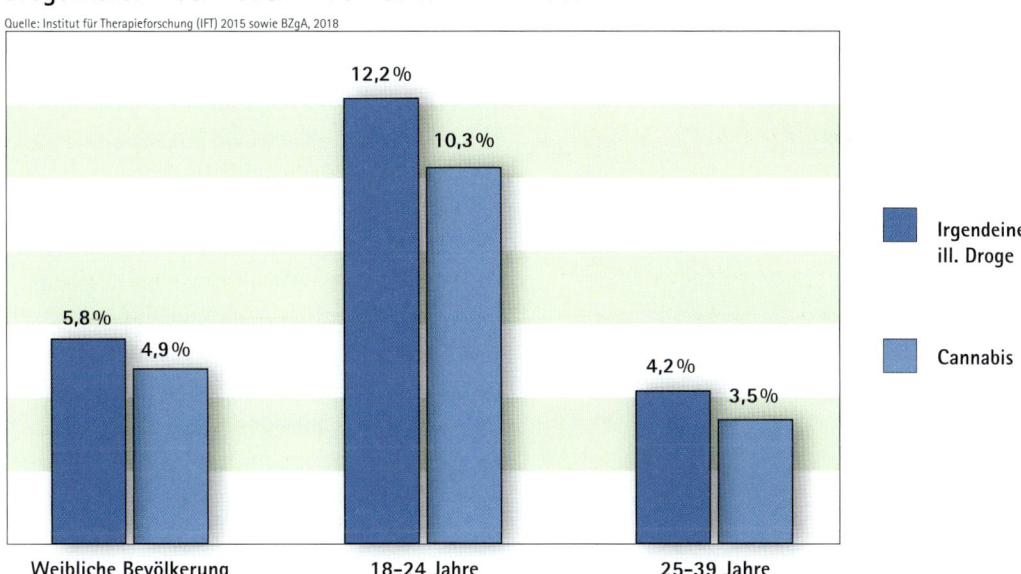

Quelle: Institut für Therapieforschung (IFT) 2015 sowie BZgA, 2018

Legende:
- Irgendeine ill. Droge
- Cannabis

Amphetamine (Ecstasy, Speed, Crystal Meth): Untersuchungen aus Großbritannien zeigen Zusammenhänge zwischen dem Konsum und Fehlbildungen sowie Frühgeburten (McElhatton, P. R. et al. 1999, Berghella, V. 2012).

Das Methamphetamin Crystal Meth ist plazentagängig, geht also durch den Konsum der Mutter direkt auf das Ungeborene über. Dies kann zur Folge haben, dass betroffene Babys süchtig auf die Welt kommen, viel schreien, schwitzen und unter Unruhezuständen, Schlaflosigkeit und Schmerzen leiden. Auch über die Muttermilch wird die Droge an das Kind weitergegeben und schädigt es.

LSD: Die Droge steht in Verdacht, Kontraktionen der Gebärmutter auszulösen, weshalb durch den Konsum das Risiko einer Frühgeburt besteht.

Heroin: Heroinabhängigkeit bei Schwangeren ist höchst gefährlich, auch weil das Risiko, sich an unsauberen Spritzen zu infizieren, außerordentlich groß ist. Deshalb bekommen heroinabhängige Schwangere in der Regel den Ersatzstoff Methadon. Kinder heroinabhängiger Mütter weisen nach der Geburt schwere Entzugserscheinungen auf – auch bei Methadoneinnahme. Schwangere in Substitutionsbehandlung sollten frühzeitig mit ihrer Ärztin/ihrem Arzt darüber sprechen und gemeinsam das weitere Vorgehen planen. Ein plötzliches Absetzen der Ersatzmedikamente kann zu vorzeitigen Wehen und sogar einer Frühgeburt führen.

 Empfehlung

Verzichten Sie auf Drogen! Die Sucht & Drogenhotline der BZgA ist rund um die Uhr erreichbar: Telefon 01805 31 30 31.

8.4 Chemikalien und Umwelteinflüsse

Allgemeine Bedeutung

Tagtäglich sind wir einer Vielzahl von chemischen, biologischen oder physikalischen Einflüssen ausgesetzt, die akute oder chronische Gesundheitsschädigungen hervorrufen können. Dies betrifft unter anderem Lärm, Strahlung, Schadstoffe in der Luft, im Wasser oder auch in Nahrungsmitteln. In Deutschland sind mehr als 140.000 Chemikalien beziehungsweise chemische Verbindungen auf dem Markt und täglich werden es mehr.

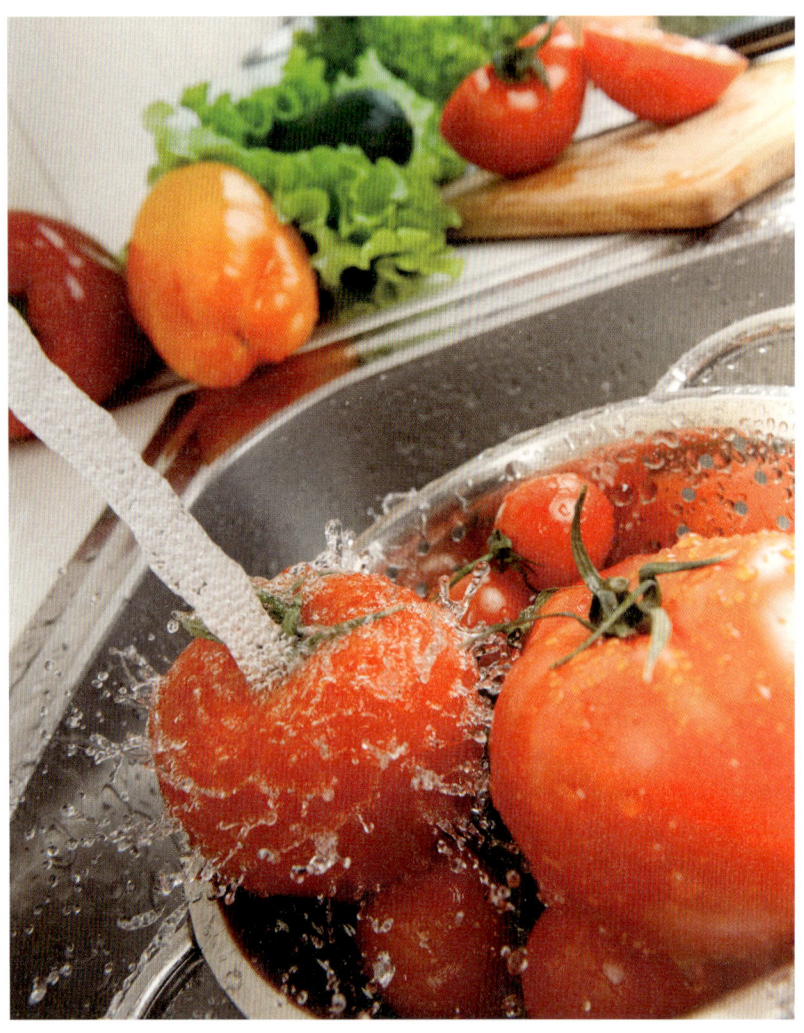

und Überprüfung der gesundheitlichen Risiken durch Umweltschadstoffe zuständig. Für viele, aber bei weitem nicht für alle Schadstoffe wurden Grenzwerte, also rechtlich zulässige Höchstwerte festgelegt. Die festgelegten Grenzwerte für Schadstoffe beziehen sich in der Regel auf gesunde Erwachsene. Schwangere und Kleinkinder gelten als Risikogruppen, da Umweltschadstoffe hier auch bei durchaus geringerer Exposition zu gesundheitlichen Schädigungen führen können. Besonders zu vermeiden sind Schadstoffbelastungen während der ersten Schwangerschaftswochen (Embryonalentwicklung).

Im Infokasten rechts finden Sie eine Zusammenstellung von Stoffen, die Schwangere – wo immer möglich – meiden beziehungsweise die Exposition verringern sollten.

Zu häufigen Schadstoffexpositionen in der Schwangerschaft haben wir Ihnen die folgenden Informationen zusammengestellt.

Ionisierende Strahlung (Röntgenstrahlung)

Abhängig von der Dosis und vom Schwangerschaftsalter kann eine vorgeburtliche Strahlenexposition zum Tod der Embryos sowie zu Fehlbildungen, Wachstumsstörungen, malignen Erkrankungen sowie zu genetischen Veränderungen führen. Trotzdem wird das Risiko ärztlicher Aufnahmen bei Beachtung eines optimalen Strahlenschutzes als sehr niedrig eingestuft. Die Strahlenbelastung im Bereich der Gebärmutter wird bei lokalen Röntgenaufnahmen im oberen Körperbereich zwischen 0,1 bis 1 Picogray (pGy) geschätzt und somit in der Größenordnung der natürlichen Hintergrundbelastung. Jedoch fehlen bislang Belege für eine sichere Schwellendosis. So sollten Röntgenuntersuchungen in der Schwangerschaft nur dann vollzogen werden, wenn sie zwingend notwendig sind. Gleichzeitig sollte aber eine erforderliche Röntgenuntersuchung nicht unterlassen werden. Es sind besondere Schutzmaßnahmen anzuwenden und die Anzahl der Bilder sollte auf ein Minimum beschränkt werden.

Obst und Gemüse aus kontrolliert-biologischem Anbau enthalten weniger Schadstoffe.

Prinzipiell kann es zu drei verschiedenen gesundheitlichen Schädigungen kommen:

- Mutagene Effekte (Schädigung des Erbguts und der Fortpflanzungsfähigkeit)
- Teratogene Effekte (Schädigung der Kindesentwicklung)
- Karzinogene Effekte (Krebsverursachung)

Logischerweise hängt die Frage, ob Gesundheitsschäden eintreten, davon ab, wie »giftig« der einzelne Stoff ist. Dies wird meist im Tierversuch ermittelt. Dann kommt es darauf an, wieviel der Mensch davon in welchem Zeitraum aufnimmt und wie häufig das geschieht.

In Deutschland sind – wie in anderen Ländern – viele Einrichtungen und Behörden für Kontrolle

Info

Stoffe, Gase und Strahlen, die in der Schwangerschaft zu meiden sind

Stoff	Mögliche Folgen	Vorkommen
Blei	Spermienveränderungen Fehlgeburt Totgeburt Geistige Retardierung des Kindes	Bleirohre im Haus (Wasserversorgung) Batterien Farben Keramik Automobilabgase Nahrungsmittel Grundwasserbelastung Bleiverarbeitung
Quecksilber	Entwicklungsstörungen des Fetus Geistige Retardierung des Kindes	Tinte Pestizide Amalgamproduktion
Chloroform Benzol Toluol Trichlorethylen	Fehlbildungen	Chemische Reinigungen Entfettungsmittel Korrekturfolien und -flüssigkeit Textilindustrie
Vinylchlorid	Fruchtbarkeitsstörungen Chromosomenveränderungen Fehlgeburt Totgeburt Fehlbildungen	Kunststoffherstellung und –verarbeitung
Polychlorierte Biphenyle (PCB)	Fehlgeburt Totgeburt Neurologische Folgeschäden beim Kind	Pestizide Kopierpapier Nahrungsmittel
Pestizide	Fehlgeburt Totgeburt Neurologische Folgeschäden beim Kind	Insektenvernichtungsmittel Holzbearbeitung Nahrungsmittel
Kohlenmonoxid	Geringes Geburtsgewicht Totgeburt	Automobilabgase Zigarettenrauch
Röntgenstrahlen vor allem in den ers- ten sechs Wochen (Organbildung)	Fruchtbarkeitsstörungen Fehlbildungen	Medizinische Anwendungen
Kupfer	Bei Neugeborenen: Leberfunktionsstörungen/ Leberzirrhose	Kupferrohre in der Wasser- versorgung

Übersicht der SAR-Werte
finden Sie beim Bundesamt
für Strahlenschutz:

Wurden Sie in den ersten Wochen der Schwangerschaft geröntgt, teilen Sie es – falls noch nicht geschehen – auf jeden Fall Ihrer Frauenärztin/Ihrem Frauenarzt mit.

Ionisierende Strahlung (Höhenstrahlung) / Flugreisen

Für fast alle Schwangeren kann das Risiko einer gesundheitsschädlichen Strahlenwirkung für den Embryo/Fetus durch Höhenstrahlung vernachlässigt werden. Nur wenn häufiger Langstrecken geflogen werden, kann der kritische Wert von mehr als einem Millisievert (mSv) überschritten werden. Dies dürfte vor allem nur auf Pilotinnen und Flugbegleiterinnen zutreffen, die aber in der Schwangerschaft zumeist am Boden eingesetzt werden.

Nicht ionisierende Strahlung / Elektromagnetische Felder / Handys, PCs

Hochfrequente elektromagnetische Felder (EMF) sind in unserem Alltag allgegenwärtig, beispielsweise durch Handys, Smartphones, Wearables, WLAN, Mobilfunk, Bluetooth, elektrische Geräte oder Hochspannungsleitungen, Nutzung von Autos, Zügen, U- oder S-Bahn und vielem anderen mehr. Die Belastung durch EMF kann gemessen werden. Eine Schweizer Studie (Röösli, M. 2014) ergab, dass die mittlere Belastung im Durchschnitt bei 0,21 Volt pro Meter (V/m) lag und damit deutlich unter den Grenzwerten von 40 bis 61 V/m. Die Studie zeigte jedoch auch erhebliche Belastungsunterschiede, abhängig von den jeweiligen Lebensgewohnheiten der Testpersonen. Die höchsten Belastungen werden im Alltag in den öffentlichen Verkehrsmitteln gemessen (bis zu 0,72 V/m).

Die eigene Handynutzung, aber auch die Exposition durch elektromagnetische Felder in Räumen oder Fahrzeugen trägt in hohem Maße zur persönlichen Belastung bei. Um diese zu minimieren, soll die spezifische Absorptionsrate (SAR) eines Handys möglichst gering sein. Um gesundheitliche Wirkungen der hochfrequenten Felder auszuschließen, soll die SAR eines Handys nicht mehr als 2 Watt pro Kilogramm betragen. Die SAR-Werte Ihres Handys können Sie im Internet abrufen (siehe QR-Code links).

Über die gesundheitlichen Risiken elektromagnetischer Felder gibt es viele Diskussionen, aber wenig gesicherte Erkenntnisse. Dies liegt auch daran, dass die behaupteten erhöhten Risiken für Krebserkrankungen schwer nachzuweisen sind, da diese erst nach Jahrzehnten eintreten und nur schwer auf bestimmte Expositionen, wie die Handynutzung zurückgeführt werden können.

Die unzureichende Datenlage gilt letztlich auch für die gesundheitlichen Risiken in der Schwangerschaft. Hier liegen einige Studien mit sehr unterschiedlichen Ergebnissen vor. Während einige Studien bei einer Belastung durch EMF in der Schwangerschaft ein erhöhtes Fehlgeburtsrisiko (De-Kun, L. 2017) oder Risiken für kognitive beziehungsweise intellektuelle Probleme des Kindes (Hall, P. 2014) sehen, zeigen andere Studien hier keine Zusammenhänge. Auch hier gilt, dass die mögliche Exposition gegenüber EMF nur schwer von anderen Risiken abzugrenzen ist.

Unstrittig ist, dass ein mögliches gesundheitliches Risiko mit der aufgenommenen Strahlungsmenge steigt, womit ein vorsichtiger Umgang mit den Geräten und Strahlenquellen anzuraten ist. Aus diesem Grund ist es gerade in der Schwangerschaft überlegenswert, die Strahlenexposition zu verringern. Generell gilt unter der Maxime des vorbeugenden Gesundheitsschutzes, die Risiken aus nichtionisierender Strahlung in der Schwangerschaft zu verringern.

Es ist deshalb empfehlenswert:

- Die Gesprächsdauer kurz zu halten
- Gespräche bei schlechtem Empfang zu unterlassen
- Zu Hause häufiger das Festnetz zu benutzen
- Beim Verbindungsaufbau das Gerät nicht an das Ohr zu halten

- Das Gerät möglichst nicht auf den Bauch zu legen
- Ein Headset zu benutzen
- Bei Nichtbenutzung das Gerät in den Flugmodus schalten

Die Arbeit am Laptop sollte kein größeres Risiko beinhalten, vor allem neuere Geräte geben inzwischen deutlich weniger Strahlung ab als ältere. Trotzdem gilt auch hier, dass jeder Zentimeter Abstand zur Strahlungsquelle die Intensität der Strahlung senkt. Je weiter der Laptop also beim Arbeiten von Ihrem Bauch und damit Ihrem Kind entfernt ist, desto besser.

Auch die Wärmeentwicklung ist hierbei zu beachten. So können Laptops schnell bis zu 70 °C heiß werden, wenn durch die Unterlage keine ausreichende Belüftung gewährleistet ist. Deshalb raten wir Ihnen, beim Arbeiten mit dem Laptop – etwa auf dem Sofa – einen

kleinen Laptoptisch zu benutzen. Er wurde extra für das Arbeiten auf dem Sofa oder im Bett erfunden! So ist der notwendige Abstand zum Bauch gewährleistet und eine ausreichende Lüftung garantiert. Schonender für den Rücken ist es übrigens, wenn der Laptop beim Arbeiten »ganz konventionell« auf dem Küchen- oder Schreibtisch steht.

Schadstoffbelastung durch Nahrungsmittel

Hier spielt vor allem die Belastung mit Pestiziden und Schwermetallen eine große Rolle. Über diese Schadstoffbelastungen weiß man in Deutschland durch Stichproben der Lebensmittelüberwachungsbehörden (zum Beispiel die nationale Berichterstattung »Pflanzenschutzmittelrückstände in Lebensmitteln«) ziemlich gut Bescheid. Im Jahr 2016 gab es die in der folgenden Tabelle genannten Ergebnisse. Über alle Lebensmittelgruppen werden in über

Pflanzenschutzmittelrückstände in Lebensmitteln

Quelle: Nationale Berichterstattung »Pflanzenschutzmittelrückstände in Lebensmitteln« (2016)

Lebensmittelgruppen	Probenzahlen				
	gesamt	ohne quantifizierbare Rückstände	mit Rückständen	mit Rückständen > RHG	mit Rückständen > RHG, beanstandet
Getreide	909	476 / 52,4 %	433 / 47,6 %	14 / 1,5 %	5 / 0,6 %
Lebensmittel tierischen Ursprungs	2.260	1.297 / 57,4 %	963 / 42,6 %	95 / 4,2 %	46 / 2,0 %
Obst, Gemüse und andere pflanzliche Produkte	14.222	4.709 / 33,1 %	9.513 / 66,9 %	354 / 2,5 %	193 / 1,4 %
Verarbeitete Lebensmittel	1.458	667 / 45,7 %	791 / 54,3 %	21 / 1,4 %	9 / 0,6 %
Säuglings- und Kleinkindnahrung	440	313 / 71,1 %	127 / 28,9 %	19 / 4,3 %	19 / 4,3 %
Gesamt	19.289	7.462 / 38,7 %	11.827 / 61,3 %	503 / 2,6 %	272 / 1,4 %

Der »Rückstandshöchstgehalt« (RHG) ist die höchste zulässige Menge eines Pestizidrückstands in Lebensmitteln

Informationen über
schwermetallbelastete
Lebensmittel bei der Ver-
braucherzentrale Bayern:

60 Prozent Rückstände gefunden, wobei aber lediglich drei Prozent den Rückstandshöchstgehalt überschreiten. Besonders hoch ist der Rückstandsanteil in Obst und Gemüse.

Da Erzeugnisse aus biologischem Anbau deutlich weniger belastet sind, empfiehlt sich zumindest während der Schwangerschaft und Stillzeit ein Verzehr dieser Produkte.

Seefische und Meeresfrüchte

Schwangeren wird empfohlen, zweimal in der Woche Seefisch zu essen, da dieser Omega-3-Fettsäuren und Jod liefert, die für die Schwangerschaft und auch für die Gehirnentwicklung des Kindes sehr wichtig sind.

Allerdings sind Fische und Meeresfrüchte nicht selten durch Schadstoffe belastet. Genauere Untersuchungen haben hier weiteren Aufschluss gegeben. Zu den stärker belasteten Fischen gehören Haifisch, Buttermakrele, Aal, Stein-

beißer, Schwertfisch, Heilbutt, Hecht, Seeteufel und Thunfisch. Auch Meeresfrüchte, insbesondere rohe, sollten nicht verzehrt werden – sie sind besonders mit Schadstoffen belastet, da sie Filtrierer sind, also ihre Nahrung aus dem Wasser herausfiltern. Hingegen sind Scholle, Hering und Seelachs in der Regel gering belastet. Weitere Informationen über den QR-Code links.

Trinkwasser

In Bezug auf die Qualität unseres Trinkwassers aus der normalen Wasserversorgung kann Entwarnung gegeben werden. »Das Trinkwasser größerer Trinkwasserversorger besitzt eine gute bis sehr gute Qualität. Bis zu 120.000 Messungen pro Parameter und Jahr im Berichtszeitraum von 2014 bis 2016 zeigen, dass nahezu alle mikrobiologischen und chemischen Qualitätsparameter mit Ausnahme weniger Pflanzenschutzmittel-Wirkstoffe zu mehr als 99 Prozent eingehalten wurden. Grenzwerte wurden nur vereinzelt

Pestizidbelastung von Obst und Gemüse aus kontrolliert-biologischem und konventionellem Anbau in Deutschland

Quelle: Untersuchungsämter Baden-Württemberg 2015

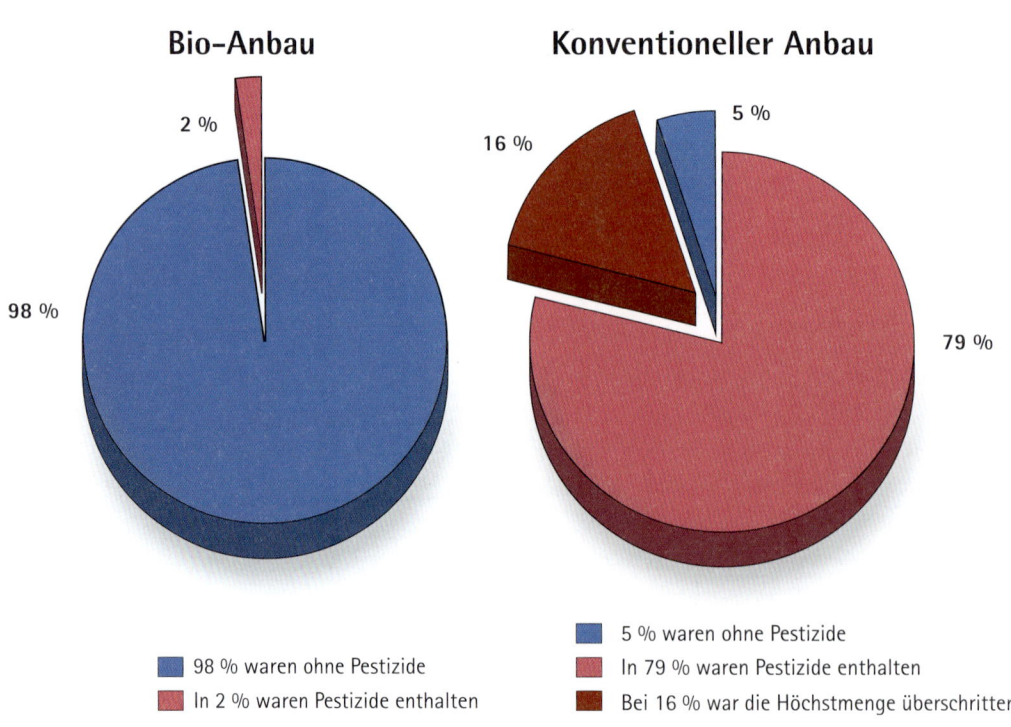

Bio-Anbau

2 %

98 %

■ 98 % waren ohne Pestizide
■ In 2 % waren Pestizide enthalten

Konventioneller Anbau

5 %

16 %

79 %

■ 5 % waren ohne Pestizide
■ In 79 % waren Pestizide enthalten
■ Bei 16 % war die Höchstmenge überschritten

überschritten.« (Qualität des Trinkwassers aus
zentralen Versorgungsanlagen, UBA 2018).

Dennoch ist es wegen der unterschiedlichen
und in der Regel unbekannten Qualität der
Hauswasserrohre empfehlenswert, das Wasser
morgens – bevor Sie es trinken, zur Tee- oder
Kaffeezubereitung oder für die Milchflasche
des Babys verwenden – für ein bis zwei
Minuten ablaufen zu lassen.

Mineralwasser

In den letzten Jahren häufen sich die
Diskussionen bezüglich Weichmachern in
Plastikflaschen und verunsichern gerade
Schwangere. Die Verbraucherzentrale Bayern
schreibt dazu: »Der aktuelle Mineralwassertest
zeigt auf, dass die natürliche Reinheit von
Mineralwasser immer stärker gefährdet ist.
Rückstände aus Landwirtschaft, Pharmazie
und Lebensmittelindustrie lassen sich dank
immer besserer Analytik schon in kleinsten
Spuren nachweisen. Auch wenn bislang
keine gesundheitlichen Risiken bestehen und
geltende Grenzwerte eingehalten werden, ist
dies doch ein deutliches Warnsignal für die

Zukunft. PET-Flaschen bestehen aus Poly-
ethylenterephthalat. Dieser Kunststoff wird
ohne die Hilfe von Weichmachern hergestellt.
PET gilt als relativ unkritisch.

Bekannt ist der Übergang von Acetaldehyd ins
Getränk. Dieser Stoff entsteht bei der Herstellung und Lagerung von PET-Flaschen. Der festgelegte Grenzwert liegt bei 6 mg Acetaldehyd
pro Kilogramm Lebensmittel. Doch bereits
deutlich geringere Mengen an Acetaldehyd
führen zu einem fruchtartigen Fehlgeschmack
des Wassers. Eine versehentliche Aufnahme
größerer Mengen Acetaldehyd über Wasser
aus PET-Flaschen ist daher unwahrscheinlich.
Als Alternative zu PET-Flaschen bleibt Wasser
in Glasflaschen oder Leitungswasser.«

 Empfehlung

Gehen Sie im Haushalt oder bei Hobbys möglichst selten mit Chemikalien um. Meiden
Sie Tätigkeiten, bei denen Sie längere Zeit
in Kontakt mit Farben, Lacken, Unkrautver-
nichtungsmitteln oder anderen Chemikalien
kommen. Vorsicht auch beim Kontakt mit
Tonern in Kopiergeräten und bestimmten
Büromaterialien wie Korrekturfolien und
-flüssigkeit.

Lassen Sie morgens – bevor Sie Wasser trinken, es für die Milchflasche des Babys oder
zum Kaffee-, Teekochen nutzen – das Wasser
aus dem Wasserhahn, was die Nacht über
in der Leitung gestanden hat, zwei Minuten
ablaufen.

Beachten Sie unsere Empfehlungen in Bezug
auf den möglichst strahlungsarmen Umgang
mit Handy und Laptop.

Umweltschadstoffe in der Nahrung (PCB,
Dioxine, Pestizide) verringern Sie durch eine
abwechslungsreiche und saisonale Ernährung
oder durch den Kauf von Produkten aus kontrolliert-biologischem Anbau. Das ist vor allem
beim Konsum von Gemüse, Obst, Fleisch und
Geflügelprodukten zu empfehlen.

Zweifellos sind wir häufig
Schadstoffen ausgesetzt,
doch die von ihnen aus-
gehende Gefahr wird oft
stark überschätzt.

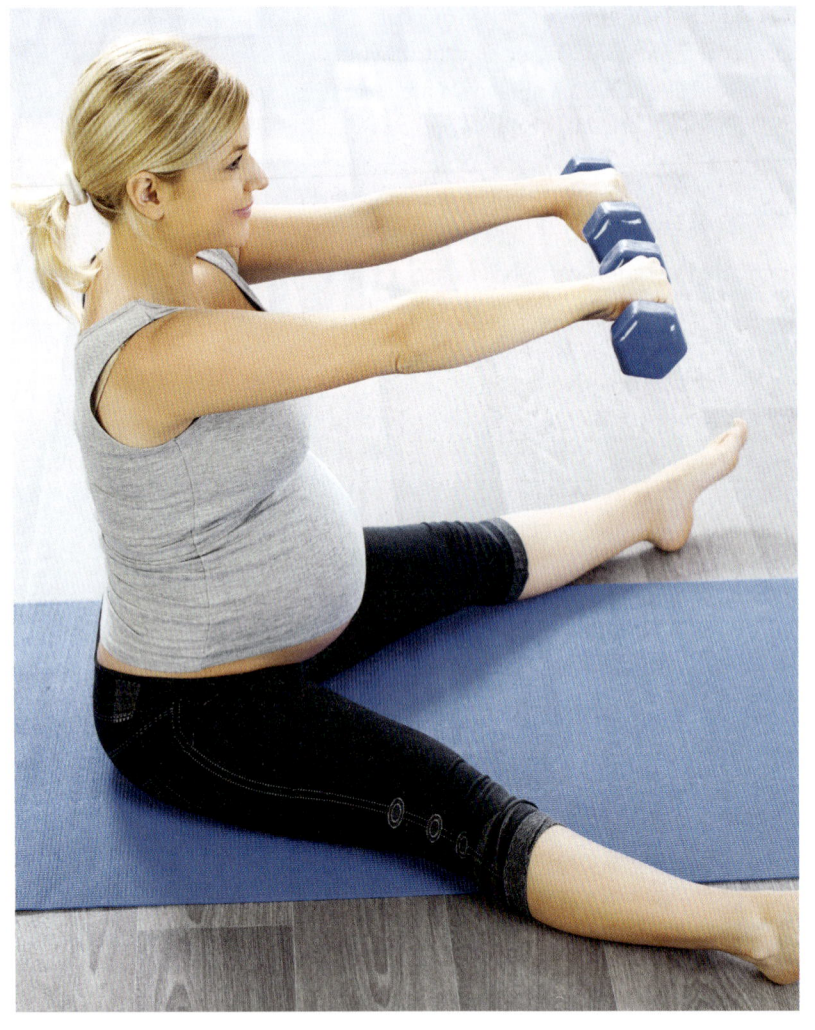

in der Schwangerschaft generell empfohlen. Moderater Ausdauersport wie Walking, Radfahren und Schwimmen, aber auch Muskeltraining wie Pilates, Yoga oder leichtes Krafttraining sind empfehlenswert.

Dabei sollten folgende Punkte berücksichtigt werden:

- Eine Schwangerschaft stellt eine besondere Herausforderung für den Körper einer Frau dar. Die Entwicklung des Ungeborenen erfordert die Zusammenarbeit aller körpereigenen Systeme: Herz-Kreislauf-System, Stoffwechsel, Atmung und der gesamte Bewegungsapparat werden in den 40 Wochen einer Schwangerschaft verstärkt beansprucht.

- Schwangerschaftsbedingte körperliche Veränderungen treten vor allem ab dem sechsten Monat ein. Sie sind gerade auch beim regelmäßigen Sporttreiben zu beachten. Der wachsende Uterus führt zu einer Schwerpunktverlagerung und zu einer Kippung des Beckens nach vorn.

- Der Körper gibt während der Schwangerschaft das Hormon Relaxin ab, wodurch Sehnen und Bänder gelockert werden. Deshalb ist es sehr wichtig, Bewegungen nicht abrupt zu beenden, sondern sanft und schonend. Generell sollte bei sportlichen Aktivitäten auf eine richtige Atemtechnik geachtet werden, dass heißt, dass man bei Belastung ausatmen und bei Entlastung einatmen sollte.

Selbst für Nicht-Sportlerinnen wird der Trainingsbeginn in der Schwangerschaft mittlerweile empfohlen. Sie sollten einen geeigneten Kurs belegen und unter fachlicher Anleitung trainieren, um falsche Bewegungsmuster zu vermeiden. Durch spezielle Übungen sollten auch Bauch- und Beckenmuskulatur gestärkt werden. Die individuelle Intensität kann durch einen einfachen »Talk-Test« bestimmt werden: Wenn Sie sich bei der körperlichen Aktivität noch unterhalten können, ist die Anstrengung nicht zu hoch.

8.5 Sport

Sport auf allen Bildschirmen, Fitnessstudios an jeder Ecke – der Eindruck täuscht. Statistisch gesehen ist es mit der körperlichen Bewegung nicht weit her. Nur etwa die Hälfte der 18- bis 44-jährigen Frauen treibt regelmäßig mindestens zwei Stunden Sport pro Woche (siehe Grafik rechts).

Sport in der Schwangerschaft

Es ist noch gar nicht lange her, da wurde Schwangeren von jeder sportlichen Aktivität abgeraten. Nur ein wenig Gymnastik, Schwimmen und Spazierengehen waren laut Experten erlaubt. Das hat sich grundlegend geändert. Heute werden körperliche Aktivität und Sport

Sportliche Aktivität von 18- bis 44-jährigen Frauen in Deutschland

Quelle: GEDA 2012

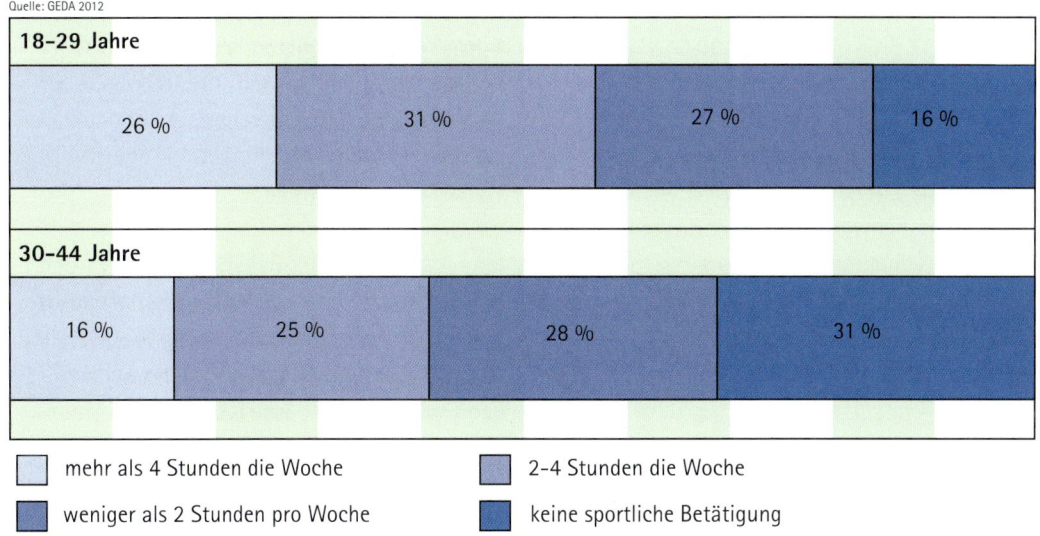

18–29 Jahre

| 26 % | 31 % | 27 % | 16 % |

30–44 Jahre

| 16 % | 25 % | 28 % | 31 % |

- mehr als 4 Stunden die Woche
- 2-4 Stunden die Woche
- weniger als 2 Stunden pro Woche
- keine sportliche Betätigung

Nur etwa die Hälfte der 18- bis 44-jährigen Frauen betreibt mindestens zwei Stunden Sport pro Woche.

Für den Anfang sollte mit drei Trainingseinheiten à 15 Minuten pro Woche begonnen und sich langsam auf viermal wöchentlich eine halbe Stunde gesteigert werden. Schwangere Sporteinsteigerinnen sollten aber Sportarten mit höheren Aufprallkräften, Sprüngen und Gegnerkontakt unbedingt meiden.

Sportlich aktive Frauen dürfen sich in der Schwangerschaft durchaus intensiver betätigen und müssen ihr gewohntes Training nicht aufgeben. Selbst intensives Training schadet dem Fetus nicht. Werden dabei einfache Regeln beachtet, kann man sogar bis kurz vor der Geburt nicht nur den eigenen Körper – sondern auch das Baby fit halten. Weiterführende Informationen zu geeigneten und ungeeigneten Sportarten finden sich im Infokasten auf der nächsten Seite.

Sportliche Aktivität wirkt sich positiv auf die kardiovaskuläre und kardiopulmonale Fitness aus. Durch Sportaktivität können die zelluläre Glukoseaufnahme und die Insulinsensitivität erhöht werden, das Risiko eines Gestationsdiabetes wird reduziert.

Ebenso reduziert sich vermutlich das Risiko einer Präeklampsie. Sportliche Aktivität führt auch zu einer verbesserten Gewichtskontrolle in der Schwangerschaft.

Muskuloskelettale Beschwerden, insbesondere Rückenschmerzen treten seltener oder vermindert auf. Einem regelmäßig durchgeführten spezifischen Training (Beckenbodenübungen) können präventive Effekte hinsichtlich einer Urininkontinenz zugeschrieben werden.

Außerdem wird der Geburtsverlauf positiv beeinflusst – besonders hinsichtlich der Schmerzwahrnehmung beziehungsweise Schmerztoleranz (Kagan, K.O., Kuhn, U. 2004 sowie Hartmann, S. et al. 2005). Regelmäßige körperliche Aktivität vermindert zudem das Risiko für die Entstehung von Varizen und Thrombosen in der Schwangerschaft (Korsten-Reck, U. et al. 2009).

Das Trainingspensum wird mit fortschreitender Schwangerschaft automatisch reduziert. Stört der wachsende Babybauch irgendwann, sind Schwimmen und Aquagymnastik sehr gute Alternativen. Diese Sportarten kompensieren einen Teil des Körpergewichts und können oft sogar bis kurz vor der Geburt praktiziert werden. Dies hilft, Ödembildung zu vermeiden, außerdem kann wegen des niedrigeren Pulses im Wasser intensiver trainiert werden. Bitte vermeiden Sie zu intensive Belastungen, da sie zu einer Sauerstoffunterversorgung der Mutter und somit zu einer Mangelversorgung des Kindes führen können.

Bei moderatem Training ist das Baby aber nicht gefährdet. Es ist sogar geschützt, weil Schwangere die kritische Laktatschwelle später als Nicht-Schwangere erreichen.

Das Laktat wird zwar im Muskel einer Schwangeren genauso produziert wie bei einer Nicht-Schwangeren, aber durch das erhöhte Blutvolumen und die damit verbundene Verdünnung des Blutes treten Übersäuerungseffekte erst wesentlich später auf.

Die ideale Wassertemperatur für Schwimmen und Aquagymnastik liegt bei 20° C bis 33° C. Das Risiko für Infektionen wird durch Schwimmen und Aquafitness nicht erhöht.

Risikoschwangere (zum Beispiel nach einer Frühgeburt, eine Fehlgeburt oder bei frühzeitiger Wehentätigkeit) sollten ihre sportlichen Aktivitäten unbedingt mit ihrer Frauenärztin/ ihrem Frauenarzt absprechen. Es können dann entsprechende Empfehlungen für Sportart und Pensum geben werden.

Eine Auswertung der BabyCare-Daten zu den Sportarten, die in der Schwangerschaft ausgeübt werden, zeigt, dass die übergroße Mehrheit der Schwangeren moderate, für die Schwangerschaft geeignete Sportarten wählt. Mannschaftsspiele oder Sport mit harten Stößen werden nur selten angegeben (siehe Abbildung rechts unten).

! Info

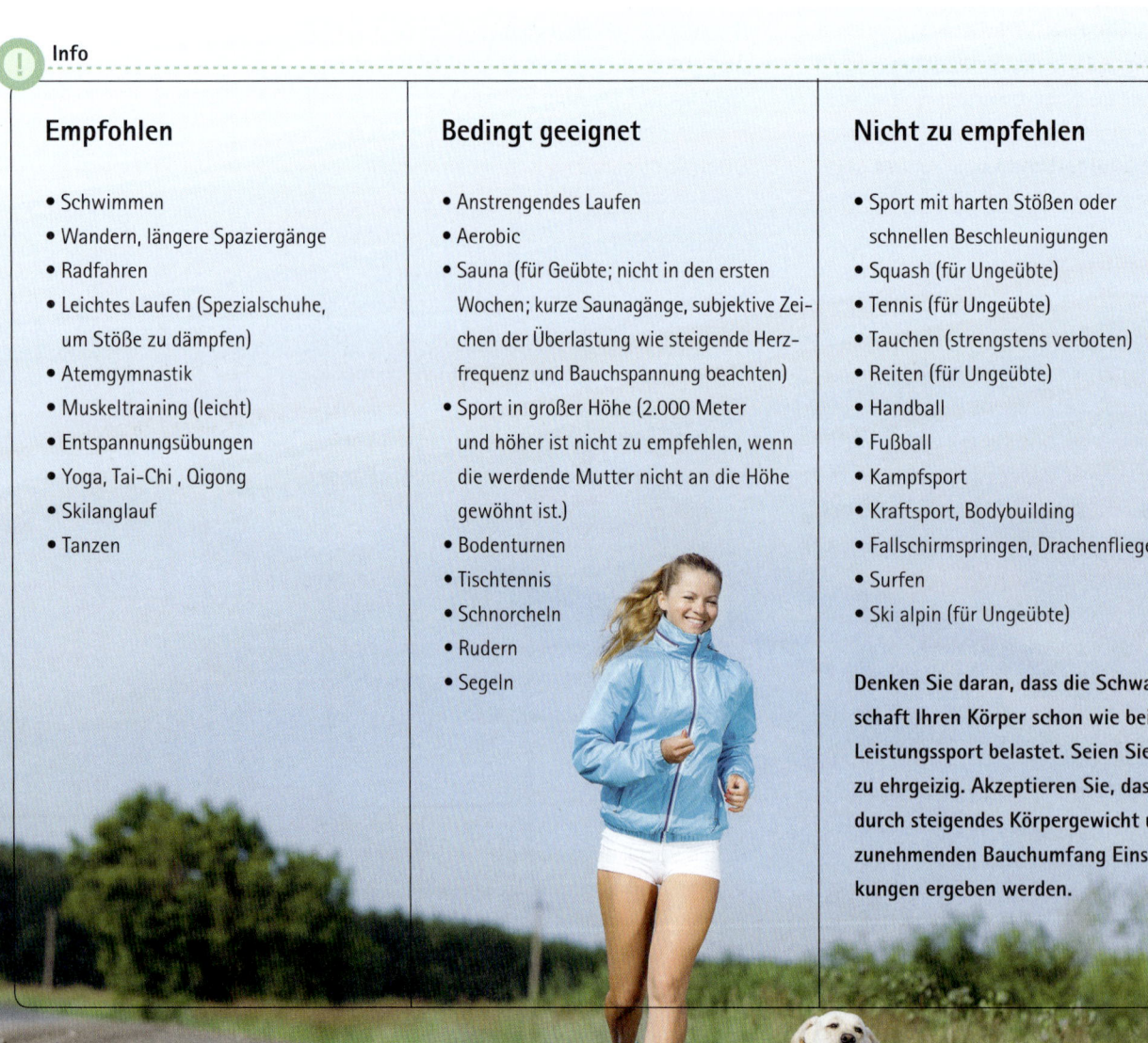

Empfohlen

- Schwimmen
- Wandern, längere Spaziergänge
- Radfahren
- Leichtes Laufen (Spezialschuhe, um Stöße zu dämpfen)
- Atemgymnastik
- Muskeltraining (leicht)
- Entspannungsübungen
- Yoga, Tai-Chi , Qigong
- Skilanglauf
- Tanzen

Bedingt geeignet

- Anstrengendes Laufen
- Aerobic
- Sauna (für Geübte; nicht in den ersten Wochen; kurze Saunagänge, subjektive Zeichen der Überlastung wie steigende Herzfrequenz und Bauchspannung beachten)
- Sport in großer Höhe (2.000 Meter und höher ist nicht zu empfehlen, wenn die werdende Mutter nicht an die Höhe gewöhnt ist.)
- Bodenturnen
- Tischtennis
- Schnorcheln
- Rudern
- Segeln

Nicht zu empfehlen

- Sport mit harten Stößen oder schnellen Beschleunigungen
- Squash (für Ungeübte)
- Tennis (für Ungeübte)
- Tauchen (strengstens verboten)
- Reiten (für Ungeübte)
- Handball
- Fußball
- Kampfsport
- Kraftsport, Bodybuilding
- Fallschirmspringen, Drachenfliegen
- Surfen
- Ski alpin (für Ungeübte)

Denken Sie daran, dass die Schwangerschaft Ihren Körper schon wie beim Leistungssport belastet. Seien Sie nicht zu ehrgeizig. Akzeptieren Sie, dass sich durch steigendes Körpergewicht und zunehmenden Bauchumfang Einschränkungen ergeben werden.

Grundsätzlich gilt auch für **Zwillings- und Mehrlingsschwangerschaften:** Jede sportliche Aktivität, die sich gut anfühlt, schadet den Babys nicht. Auf ihr Bauchgefühl können Schwangere sich normalerweise verlassen. Das Trainingspensum muss jedoch individuell festgelegt und die Wohlbefindensgrenze sollte dabei nicht überschritten werden. Sobald die Aktivität zu anstrengend wird oder etwas schmerzt, sollte die Bewegung reduziert, eine Pause eingelegt oder damit aufgehört werden.

Eine dänische Studie warnt allerdings vor den Risiken von sportlicher Aktivität mit hoher Frequenz und Intensität in der Frühschwangerschaft (mehr als sieben Stunden pro Woche). Vor allem High-Impact-Sportarten werden in Zusammenhang mit Schwangerschaftsrisiken bis zur 18. Schwangerschaftswoche gebracht (Madson, M. et al. 2007). High-Impact (engl.

für »hohe Belastung«) sind Schrittmuster, bei denen für kurze Zeit beide Füße den Bodenkontakt verlieren, also Sport mit Sprüngen wie zum Beispiel Joggen oder Kampfsportarten. Trotzdem spielt auch hier die individuelle körperliche Fitness beziehungsweise der individuelle Trainingszustand der Schwangeren eine große Rolle.

Leistungssportlerinnen sollten zudem auf die Überwärmung des Körpers (Hyperthermie) achten. Sehr anstrengender Sport, der einen richtig ins Schwitzen bringt, kann innerhalb einer Stunde zu einer Körpererwärmung um fast zwei Grad führen. Eine Überwärmung des Körpers und vor allem des Fetus im ersten Schwangerschaftsdrittel wird nach verschiedenen Untersuchungen mit Fehlbildungen und Fehlgeburten in Zusammenhang gebracht und sollte vor allem in der Zeit der Organbildung vermieden werden. Aus diesem Grund sind zumindest am Anfang

Ausgeübte Sportarten in der Schwangerschaft

Quelle: Eigene Berechnungen, BabyCare-Teilnehmerinnen 2013 bis 2018, Befragte mit sportlicher Aktivität (n=12.928), Mehrfachnennungen (205 %)

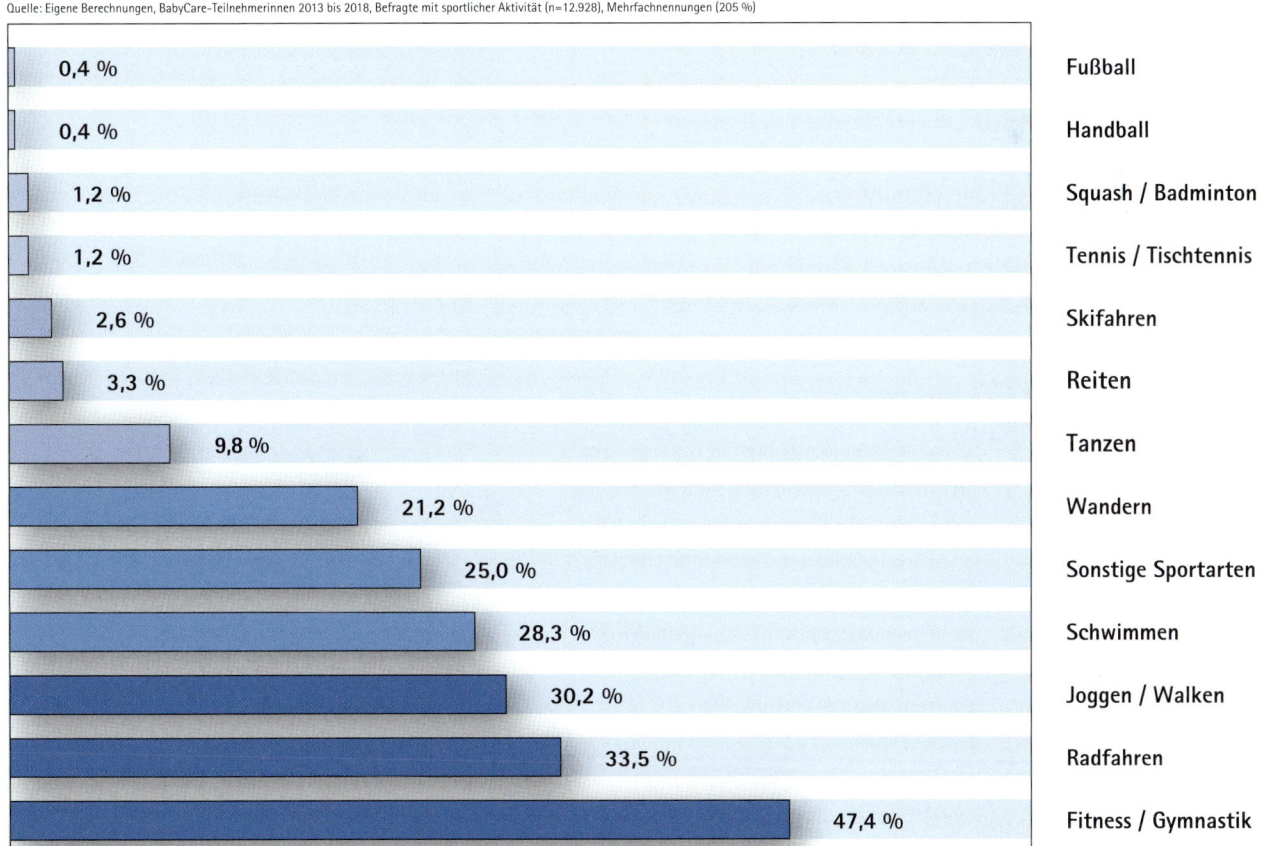

Fußball	0,4 %
Handball	0,4 %
Squash / Badminton	1,2 %
Tennis / Tischtennis	1,2 %
Skifahren	2,6 %
Reiten	3,3 %
Tanzen	9,8 %
Wandern	21,2 %
Sonstige Sportarten	25,0 %
Schwimmen	28,3 %
Joggen / Walken	30,2 %
Radfahren	33,5 %
Fitness / Gymnastik	47,4 %

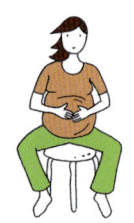

Ein speziell für die Schwangerschaft entwickeltes Gymnastikprogramm finden Sie auf Seite 212 – 215.

der Schwangerschaft auch Besuche in Saunen, Whirlpools, Solarien und heißen Thermen tabu.

Sauna in der Schwangerschaft

Leiden Sie unter Kreislaufproblemen und haben noch keine Saunaerfahrung, ist eine Schwitzkur vor allem in den ersten Monaten der Schwangerschaft nicht ratsam. Auch bei Risikoschwangerschaften, Schwangerschaftskomplikationen oder bei Beschwerden wie Bluthochdruck, Krampfadern und Nierenproblemen muss der Gang in die Sauna ausbleiben. Da die hohen Temperaturen und verschiedene Aromazusätze im Aufguss Wehen auslösen können, sollten Sie Saunagänge kurz vor dem Geburtstermin vermeiden. Nehmen Sie Ihren Körper wahr: Sobald Ihr Bauch hart wird und sich die Herzfrequenz deutlich erhöht, sollten Sie die Sauna verlassen. Legen Sie kürzere Saunagänge ein oder besuchen Sie ein Dampfbad!

Bevor Sie mit Sport in der Schwangerschaft beginnen, sollten Sie mit Ihrer Frauenärztin/ Ihrem Frauenarzt klären, ob folgende Risikofaktoren vorliegen:

- Frühere Fehlgeburten oder andere Schwangerschaftskomplikationen
- Bluthochdruck
- Diabetes mellitus
- Herz-Kreislauf-Krankheiten
- Extremes Über- oder Untergewicht

! Empfehlung

Schwangere sollen täglich in Bewegung sein. Wenn Sie bisher nicht sportlich aktiv waren, gehen Sie viel spazieren oder besuchen Sie einen Gymnastikkurs. Wenn Sie geübter sind, machen Sie Nordic Walking, gehen Sie schwimmen oder zur Aquagymnastik.

Wer regelmäßig sportlich aktiv ist, sollte etwas schonender vorgehen und die nicht empfohlenen Sportarten meiden. Leistungssportlerinnen sollten sich sportmedizinisch beraten lassen.

Reiten in der Schwangerschaft

Schadet Reiten der Schwangeren oder dem Kind? Ist das nicht zu gefährlich? Auf diese Fragen gibt es zwei Neins und ein Ja. Erfahrene und gut trainierte Reiterinnen können aus sportlicher und medizinischer Sicht weiterreiten, so lange sie sich leistungsfähig und völlig gesund fühlen. Wenn Krankheiten oder Komplikationen auftreten oder wenn sich eine Schwangere nicht mehr so fit und belastungsfähig fühlt wie früher, dann sollte sie besser aufhören, denn in diesem Fall besteht die Gefahr, dass die Schwangerschaft in eine Frühgeburt mündet.

Viele Reiterinnen passen im Laufe der Schwangerschaft ihre Reitweise an, verzichten auf anstrengendes Dressur- und Springtraining und reiten lieber im Entlastungssitz, statt wie in der klassischen Dressur jede Pferdebewegung tief im Sattel mitzureiten. Wenn die Schwangere gesund und leistungsfähig ist, ist es für das Baby völlig unschädlich, wenn die werdende Mutter reitet, wie neuere Untersuchungen ergeben haben. Die durchschnittliche Dauer der Schwangerschaft, die Entbindung, Größe und Gesundheit der Babys werden durch das Reiten nicht negativ beeinflusst.

Trotzdem ist das Reiten für Schwangere nicht die ideale Sportart: In einer Untersuchung (Kramarz, S. 2011) mit über 1.800 Frauen, die während ihrer Schwangerschaft geritten sind, hatte fast jede Zehnte in dieser Zeit einen Reitunfall oder einen Unfall im Umgang mit den Pferden. Darunter waren viele Frauen, die von sich selbst sagten, dass sie sich mit ihrem Pferd völlig vertraut und sicher gefühlt haben.

Wenn eine Frau in ihrer Schwangerschaft weiter reiten möchte, so sollte sie immer darauf achten, dass sie fit und konzentriert genug ist, um sich auf unerwartete Situationen einstellen zu können und sie sollte jedes vorhersehbare Risiko meiden. Anfängerinnen haben beim Reiten ein sehr hohes Unfallrisiko. Deshalb sollten Ungeübte und Gelegenheitsreiterinnen in der Schwangerschaft auf gar keinen Fall in den Sattel steigen.

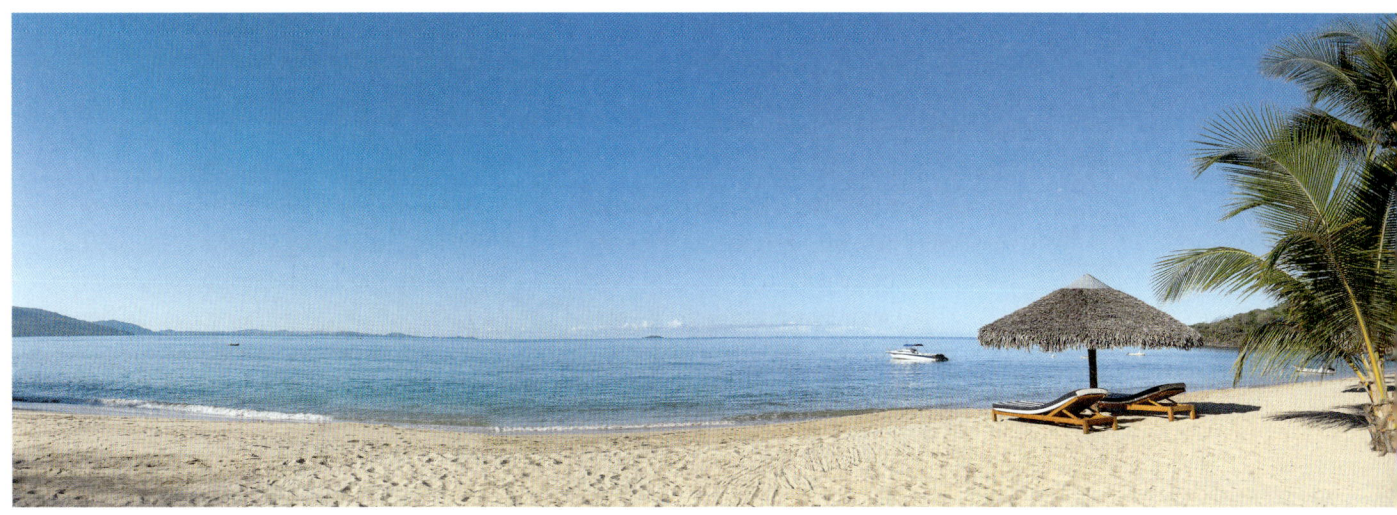

8.6 Reisen

Sie reisen gern und viel? Auch wenn Sie schwanger sind, müssen Sie sich Ihren Traumurlaub nicht verkneifen. Kürzere Flugreisen sind bis auf die letzten vier Wochen vor dem errechneten Geburtstermin unbedenklich. Lange Flugreisen sind zu Beginn der Schwangerschaft oder am Ende der Schwangerschaft nicht zu empfehlen. Im letzteren Fall werden Sie dann von den Fluggesellschaften – außer in dringenden, ärztlich vertretbaren Fällen – nicht mehr befördert. Falls Sie den Zeitpunkt der Reise frei wählen können, ist das zweite Drittel der Schwangerschaft am ehesten geeignet.

Die Frage ist nicht, ob Sie in der Schwangerschaft Urlaub machen, sondern wo. 14 Prozent der Bundesbürger im Alter zwischen 20 und 39 Jahren sind in den letzten drei Jahren mindestens einmal ins außereuropäische Ausland gereist. Zieht es auch Sie in der Schwangerschaft in die Ferne, sollten Sie Folgendes beachten:

- Bei Reisen außerhalb Europas werden oft Impfungen empfohlen oder sogar vorgeschrieben. Diese können für Schwangere Risiken bergen (siehe Kapitel 8.7).

- Bei Reisen in Länder mit unterdurchschnittlichen hygienischen Verhältnissen oder **in die Tropen** besteht generell ein erhöhtes Risiko für Infektionskrankheiten (siehe auch die Kapitel 8.7 und 8.11). Dabei geht es nicht nur um gefürchtete Tropenkrankheiten, die von Parasiten oder von Viren hervorgerufen und vor allem von Insekten durch Stiche übertragen werden – wie die Malaria oder das Zika-Virus. Auch harmlosere Infektionen sollten in der Schwangerschaft vermieden werden. Eine norwegische Studie (Lerdal, A. 2007) unter Touristen, die außerhalb Europas und Nordamerikas unterwegs waren, fand heraus, dass 59 Prozent der Reisenden während des Urlaubs Diarrhoe (Durchfall) hatten, 18 Prozent medizinische Leistungen in Anspruch nehmen mussten, sieben Prozent während des Urlaubs Ärzte oder Krankenhäuser aufsuchen mussten und 25 Prozent noch nach der Rückkehr anhaltende gesundheitliche Probleme hatten.

- Denken Sie bei Fernreisen auch an die langen Flugzeiten und die eingeschränkte Bewegungs- und Beinfreiheit. Dies erhöht die Gefahr einer Thrombosebildung (Blutgerinnselbildung in Venen oder Arterien), vor allem, wenn Sie Ödeme oder Krampfadern haben.

Kennen Sie das Economy-Class-Syndrom?

- Tiefe Beinvenenthrombose
- Risiko einer Lungenembolie
- Dehydration durch geringe Luftfeuchtigkeit und zu geringe Flüssigkeitsaufnahme

Der Traumurlaub setzt oft lange Flugreisen voraus, die jedoch am Beginn und Ende der Schwangerschaft nicht zu empfehlen sind.

Während eines Langstreckenflugs sollte man

- Ausreichend Flüssigkeit (nichtalkoholische Getränke) zu sich nehmen
- Möglichst einen Gangplatz buchen, um während des Fluges häufiger aufstehen zu können, um sich die Beine zu vertreten und sich zu bewegen
- Unbedingt Kompressionsstrümpfe tragen, auch wenn man (unabhängig von der Schwangerschaft) keine Risikofaktoren für Thrombosen aufweist
- Sich vor der Reise ärztlich beraten lassen

Beim Autofahren auch jetzt den Gurt benutzen! Legen Sie den Quergurt unter dem Bauch an.

Auch in der Schwangerschaft sollten Sie beim **Autofahren** den Gurt benutzen, dabei aber seine Stellung verändern und ihn nicht quer über den Bauch spannen. Legen Sie den Quergurt unter dem Bauch an! Und fahren Sie während der Schwangerschaft besonders vorsichtig.

Wenn Sie sehr häufig mit dem Auto unterwegs sein müssen, empfiehlt sich die Anschaffung eines speziellen Sitzgurtes für Schwangere, der im Babyfachhandel etwa 20 bis 35 Euro kostet.

 Empfehlung

Wenn Sie auf die genannten Hinweise achten, dann steht Ihrem Urlaubsgenuss nichts im Wege. Mit Gesundheitsrisiken verbunden sind vor allem Fernreisen in Länder mit schlechten hygienischen Verhältnissen und die dazu erforderlichen Langstreckenflüge. Vor und nach ausgedehnteren Reisen sollten Schwangere sich ärztlich beraten lassen. Frauen mit Frühgeburtsrisiken sollten auf Urlaubsreisen ganz verzichten.

8.7 Impfungen

Bei vielen Infektionskrankheiten, die durch Bakterien oder Viren verursacht werden, gibt es heute die Möglichkeit, sich durch Impfungen zu schützen. Keine Schwangerschaft sollte heute ohne einen vollständigen Impfschutz

geplant werden. Nur so können die Schwangere, ihr Ungeborenes und das Neugeborene vor Infektionsgefahren geschützt werden.

Frauen, die eine Schwangerschaft planen, sollten vorher mit ihrer Frauenärztin/ihrem Frauenarzt rechtzeitig über die Möglichkeiten und Notwendigkeiten von Impfungen oder Auffrischungsimpfungen sprechen. Die durch die Impfungen gebildeten Antikörper gehen auch auf das Ungeborene über und schützen das Neugeborene während der ersten Lebensmonate (sogenannter Nestschutz). Dadurch bewahren Sie sowohl sich als auch Ihr Kind in der Schwangerschaft und danach vor einer ganzen Reihe von Krankheiten.

Das Beste wäre, wenn jede Frau jederzeit über einen vollständigen Impfschutz verfügte. Dann brauchte man sich in einer Schwangerschaft keine Sorgen über fehlende Impfungen zu machen.

Notwendig ist ein sicherer Tetanus-, Diphtherie-, Kinderlähmungs- und Keuchhustenschutz. Notwendig ist darüber hinaus ein sicherer Schutz vor Hepatitis B, vor der echten Grippe und vor Masern, Mumps, Röteln und Windpocken.

Allerdings kann man auch in der Schwangerschaft fehlende notwendige Impfungen nachholen. Keine Impfung ist jemals in der Schwangerschaft gefährlich gewesen. Aber dennoch sollten nur wirklich dringend nötige Impfungen in der Schwangerschaft verabreicht werden.

So ist eine Auffrischungsimpfung bei unzureichendem Tetanusschutz oder eine Grundimmunisierung bei fehlendem Schutz vor Hepatitis B auch in der Schwangerschaft dringend zu empfehlen. Jede Schwangere sollte auch in der Schwangerschaft wegen der erheblich höheren Gefahr durch eine Herz- oder Lungenkomplikation eine Grippeimpfung erhalten.

Nicht erlaubt sind Impfungen mit Lebendimpfstoffen gegen Masern, Mumps, Röteln

Impfmöglichkeit in der Schwangerschaft

In der Schwangerschaft unbedenklich: »So viel wie nötig und so wenig wie möglich!«

Tetanus, Diphterie	Kinderlähmung
Grippe	Frühsommer-Meningoenzephalitis (FSME)
Hepatitis B	Pneumokokken
Keuchhusten	Tollwut

Impfserie in Schwangerschaft unterbrechen – aber als Totimpfstoff unbedenklich

Humane Papillomviren (HPV)

Strenge Indikationsstellung

Gelbfieber	Japan-Enzephalitis
Hepatitis A	Typhus
Meningokokken	Cholera

Verboten – aber bei versehentlicher Impfung unbedenklich

Masern, Mumps, Röteln
Varizellen

Fazit: Gegen welche Krankheiten in der Schwangerschaft geimpft oder nicht geimpft werden darf, finden Sie in nebenstehender Tabelle.

oder Windpocken. Eine versehentlich durchgeführte Impfung mit Lebendimpfstoffen ist jedoch kein Grund zur Sorge oder gar für einen Schwangerschaftsabbruch, denn auch hier besteht nur ein theoretisches Risiko: Es sind keine Fälle bekannt, bei denen eine Lebendimpfung einen Schaden beim Kind bewirkt hat.

Die Tabelle oben zeigt, dass bei Notwendigkeit – außer mit den Lebendimpfstoffen gegen Masern, Mumps, Röteln und Varizellen – alle Impfungen möglich sind. Aufschiebbare Impfungen sollten aber trotzdem während der Schwangerschaft möglichst vermieden werden.

Von Reisen in Gebiete, in denen Impfungen beispielsweise gegen Gelbfieber, Typhus oder Cholera indiziert sind, ist Schwangeren unbedingt abzuraten. Wenn aber eine solche Reise dringend angetreten werden muss, sind notwendige Impfungen immer noch besser, als eine mögliche Erkrankung zu riskieren. Auch eine Malariaprophylaxe ist in der Schwanger-

schaft möglich. Aktuelle reisemedizinische Hinweise für alle Staaten erhalten Sie auf der Homepage des Auswärtigen Amtes: https://www.auswaertiges-amt.de/de/ ReiseUndSicherheit/reise-gesundheit.

Die Impfempfehlungen der Ständigen Impfkommission (STIKO) enthalten die Grippeimpfung explizit für Schwangere. Experten raten besonders Schwangeren zum Grippeschutz, da Herz- und Lungenkomplikationen bei Schwangeren viel häufiger als bei nicht Nicht-Schwangeren auftreten.

2014 veröffentlichte das Paul-Ehrlich-Institut (PEI) in seinem Bulletin zur Arzneimittelsicherheit eine Auswertung einer Literaturrecherche der bis 2013 erschienenen Studien zu Impfungen in der Schwangerschaft. Das Fazit des PEI: Da weltweit keine Risiken bei Impfungen von Schwangeren erkennbar wurden, sollten Schwangere von notwendigen Impfungen nicht ausgeschlossen werden.

Durchschnittsalter der Schwangeren bei der Geburt des ersten Kindes und weiterer Kinder (Westdeutschland)

Quelle: Statistisches Bundesamt 2011/2017

Jahr	1. Kind	2. Kind	3. Kind
1965	24,9 Jahre	27,5 Jahre	29,9 Jahre
1975	24,8 Jahre	27,4 Jahre	30,1 Jahre
1985	26,2 Jahre	28,3 Jahre	30,4 Jahre
1995	28,2 Jahre	29,8 Jahre	31,3 Jahre
2000	29,0 Jahre	30,7 Jahre	32,1 Jahre
2005	29,7 Jahre	31,4 Jahre	32,7 Jahre
2010	30,2 Jahre	31,9 Jahre	33,3 Jahre
2018	30,0 Jahre	32,1 Jahre	33,1 Jahre

Altersverteilung der Schwangeren

Quelle: Aqua-Institut 2018

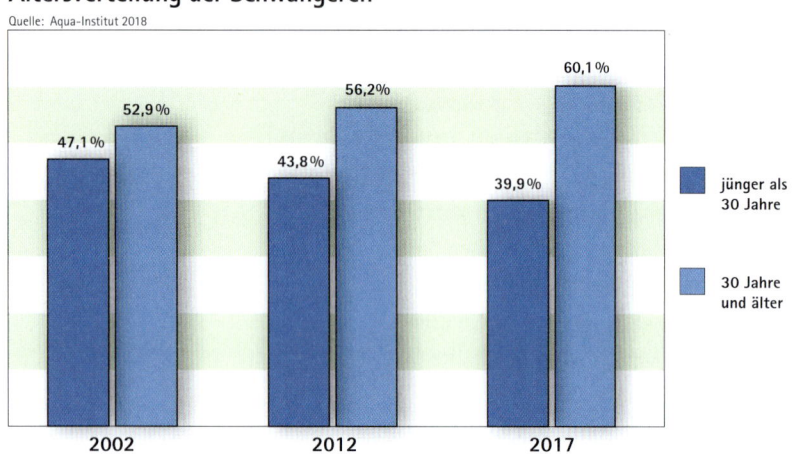

jünger als 30 Jahre

30 Jahre und älter

Wahrscheinlichkeit des Auftretens von Chromosomenanomalien (Down-Syndrom) auf 1.000 Geburten nach Alter der Mutter

Quelle: Cefalo/Moos 1995

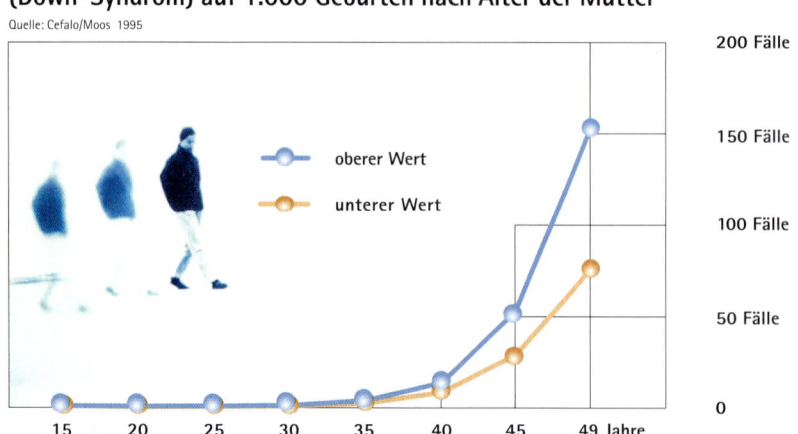

Lebendimpfungen bergen nur ein theoretisches Risiko für das Ungeborene.

Der Einsatz ausgewählter Impfstoffe bei Frauen mit Kinderwunsch und Schwangeren ist ein wichtiger Bestandteil der medizinischen Betreuung für Mutter, Ungeborenes und Neugeborenes.

> Zusammenfassend gilt: Auch in der Schwangerschaft ist Nichtimpfen gefährlicher als Impfen.

(!) Empfehlung

Vor einer Schwangerschaft alle Impfungen auf aktuellem Stand zu haben, ist die beste Versicherung für einen verlässlichen Infektionsschutz in der Schwangerschaft. Jeder Frau sollte deshalb empfohlen werden, beim nächsten Frauenarzttermin den Impfausweis auf Vollständigkeit überprüfen zu lassen. Aber auch wenn Impfungen in der Schwangerschaft fehlen, können notwendige Impfungen in dieser Zeit noch verabreicht werden.

Der Einsatz von Immunglobulinen bei fehlendem Impfschutz sollte nur im Ausnahmefall erwogen werden. Alle Impfungen, die nicht in der Schwangerschaft erfolgen konnten, dürfen im Wochenbett, auch während des Stillens, zeitgleich verabreicht werden.

8.8 Lebensalter

Im Jahr 2017 war über die Hälfte der Schwangeren 30 Jahre und älter. Der Anteil der Schwangeren unter 30 Jahren sinkt seit dem Jahr 2002 von 47 Prozent auf knapp 40 Prozent. Noch deutlicher wird diese Entwicklung, wenn längere Zeiträume betrachtet werden. Im Jahr 1965 waren die Schwangeren bei der Geburt ihres ersten Kindes im Durchschnitt 25 Jahre alt, heute sind sie 30 Jahre alt.

Sowohl bei sehr jungen werdenden Müttern als auch bei vergleichsweise älteren kann es verstärkt zu medizinischen Komplikationen kommen – aber aus unterschiedlichen Gründen.

Mütter ab 35 Jahren

Frauen, die ab dem 35. Lebensjahr zum ersten Mal schwanger werden, bezeichnet man als »Risikoschwangere«. Der Begriff ist falsch und irreführend. Die Altersgrenze von 35 Jahren, nach der alles so viel riskanter sein soll, gibt es nicht. Mit steigendem Alter der Mutter treten aber zunehmend Chromosomenanomalien (»unnormale« Chromosomen) auf. Diese können in der Tat zu schweren Erkrankungen und Behinderungen des Kindes führen. Die »Grenze 35« basiert lediglich darauf, dass ab diesem Zeitpunkt die Kosten für entsprechende diagnostische Maßnahmen von den Kranken-kassen übernommen werden. Aber wie groß ist das Risiko ab 35 Jahren wirklich?

Betrachten wir einmal die Wahrscheinlichkeit des Auftretens von Chromosomenanomalien nach dem Alter der Schwangeren in der Grafik links unten. Zur Erläuterung: Von 1.000 Kindern, die von 20-jährigen Frauen geboren werden, haben rechnerisch 0,6 eine solche Chromosomenanomalie. Das Risiko, ein solches Kind zu bekommen, liegt also für 20-Jährige bei 0,06 Prozent. Bei 35-jährigen Frauen beträgt es rund 0,3 Prozent, also drei von 1.000 Kindern können betroffen sein. So stimmt es,

dass Frauen mit 35 Jahren ein fünfmal höheres Risiko als 20-Jährige haben, doch positiv ausgedrückt, beträgt die Wahrscheinlichkeit für 35-Jährige, ein Kind ohne solche Anomalien zu bekommen, immer noch 99,7 Prozent! Erst ab 40 steigt das Risiko auf 1,4 Prozent, mit 45 auf 5,2 Prozent und mit 49 sogar auf 15,3 Prozent. Erst ab 40, zumindest aber ab 45 Jahren liegen also wirklich erhebliche Risiken vor.

Ausführliche Informationen zu pränataldia-gnostischen Untersuchungen zum Ausschluss bestimmter Chromosomenanomalien finden Sie in Kapitel 8.15. Nach allen vorliegenden Unter-suchungen ist aber über alle Problembereiche hinweg die Häufigkeit von Komplikationen bei älteren Schwangeren, also bei solchen ab 35 Jahren, höher als bei Jüngeren.

Das spontane Auftreten einer Schwangerschaft ist im Alter um 40 Jahre weniger wahrscheinlich. Viele Kinderwunschpaare nehmen reproduktions-medizinische Maßnahmen in Anspruch, um schwanger zu werden. In diesem Zusammen-hang kommen unter anderem folgende Erkran-kungen und Ereignisse häufiger vor:

- Extrauteringravidität (EUG)
- Hypertonie (Bluthochdruck)
- Schwangerschaftshypertonie, Präeklampsie, HELLP-Syndrom
- Diabetes mellitus, Gestationsdiabetes

Frühgeburtenrate nach dem Gebäralter

Quelle: Perinatalstatistik Niedersachsen 2012

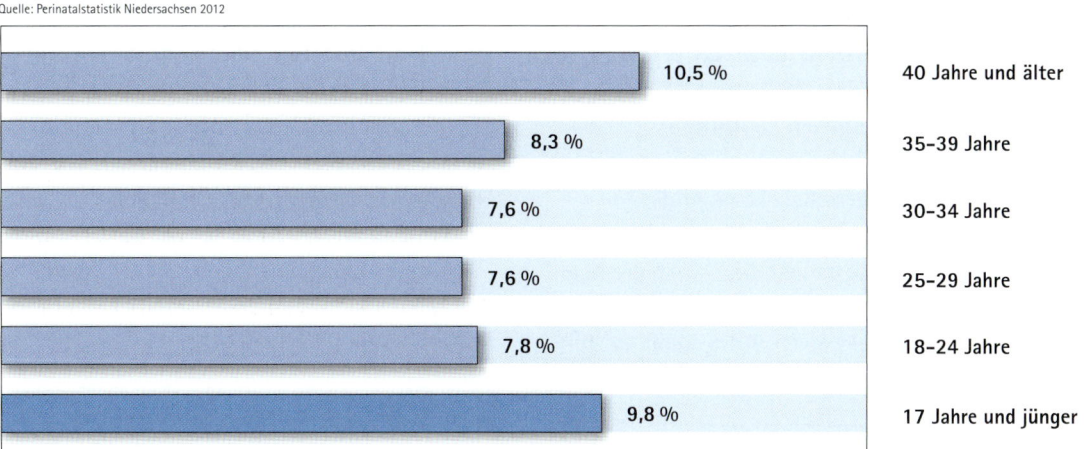

10,5 %	40 Jahre und älter
8,3 %	35–39 Jahre
7,6 %	30–34 Jahre
7,6 %	25–29 Jahre
7,8 %	18–24 Jahre
9,8 %	17 Jahre und jünger

- Herz-Kreislauf-Erkrankungen/Herzinfarkt
- Mütterliche Todesfälle
- Fehl-, Früh-und Totgeburten
- Kindliche Fehlbildungen
- Mehrlingsschwangerschaften
- Plazenta praevia

Das Risiko einer Frühgeburt ist bei Schwangeren ab 40 Jahren gegenüber den 25- bis 29-Jährigen um 40 Prozent erhöht (Abbildung Seite 93).

Andererseits haben auch **ganz junge Schwangere**, das heißt solche, die jünger als 18 Jahre sind, besondere medizinische Probleme. Ihre Kinder haben meist ein niedrigeres Geburtsgewicht. Nicht das Alter spielt hier tatsächlich die entscheidende Rolle, sondern die psychische Belastung der jungen Mädchen.

Häufig fehlt eine ausreichende Unterstützung durch den Partner und das Umfeld. Außerdem mangelt es bei den ganz jungen Schwangeren oft am Problembewusstsein im Hinblick auf die nötige Vorsorge (Rauchen, Alkoholkonsum).

 Empfehlung

Die Schwangerschaftsrisiken für Frauen ab 35 Jahren sind leicht erhöht, ab 40 Jahren etwas stärker. Das Risiko, ein Kind mit Fehlbildungen zu gebären, ist leicht erhöht und kann durch pränataldiagnostische Untersuchungen ermittelt werden. Ausführliche Informationen dazu im Kapitel 8.15.

8.9 Ernährung und Gewicht

Das Wichtigste gleich zu Anfang:

- Eine Schwangerschaft ist nicht die Zeit für Reduktionsdiäten
- Sie ist aber auch nicht die Zeit, in der man plötzlich »für zwei« essen muss
- Achten Sie auf Ihre Gewichtszunahme, Ihre Ernährung und auf regelmäßige Bewegung
- Wichtig ist vor allem die Zusammensetzung Ihrer Ernährung

- Essen Sie abwechslungsreich mit viel Gemüse und Obst

Für die Mehrzahl der normalgewichtigen Schwangeren gilt, dass sie bis zum Ende des dritten Monats täglich 2.100 bis 2.400 kcal beziehungsweise die ihrer Körpergröße entsprechende Kalorienmenge zu sich nehmen sollten. Ihr täglicher Energiebedarf ist vom Alter, von der Körpergröße und vom Umfang und der Intensität der körperlichen Betätigung abhängig.

Auf unserer Website www.baby-care.de und in der BabyCare-App finden Sie einen Energiebedarfsrechner, der das Alter und die körperlichen Aktivitäten berücksichtigt. Er errechnet Ihren individuellen Energiebedarf, der in den letzten Monaten der Schwangerschaft um etwa 10 Prozent erhöht ist.

Ihre Nahrung sollte zu etwa 15 Prozent aus Eiweiß (zum Beispiel Fleisch, Hülsenfrüchte, Eier, Milchprodukte wie Quark, Joghurt, Käse, Milch), zu 30 bis 35 Prozent aus Fett (möglichst pflanzliches) und zu 50 Prozent aus Kohlenhydraten (Getreideprodukte – möglichst Vollkorn – wie Brot, Müsli, Nudeln, Reis) sowie Kartoffeln bestehen (siehe Ernährungspyramide auf Seite 103).

Achten Sie neben der richtigen Zusammensetzung Ihrer Nahrung, was Kohlenhydrate, Eiweiß und Fett anbelangt, auch auf den Gehalt an Mineralstoffen und Vitaminen (Mikronährstoffen). Eine unzureichende Versorgung bei bestimmten Mikronährstoffen erhöht das Risiko, Fehloder Frühgeburten zu erleiden oder Kinder mit geringem Geburtsgewicht, aber auch mit Anomalien und Fehlbildungen oder anderen Gesundheitsstörungen zu gebären.

Alle Mineralstoffe und Vitamine sind bereits ab den ersten Schwangerschaftswochen in der Phase der Organbildung des Embryos sehr wichtig. Besonders bedeutsam sind Eisen, Jod und Folsäure.

Empfohlene Nahrungszusammensetzung

Quelle: Empfehlungen der Deutschen Gesellschaft für Ernährung 2013

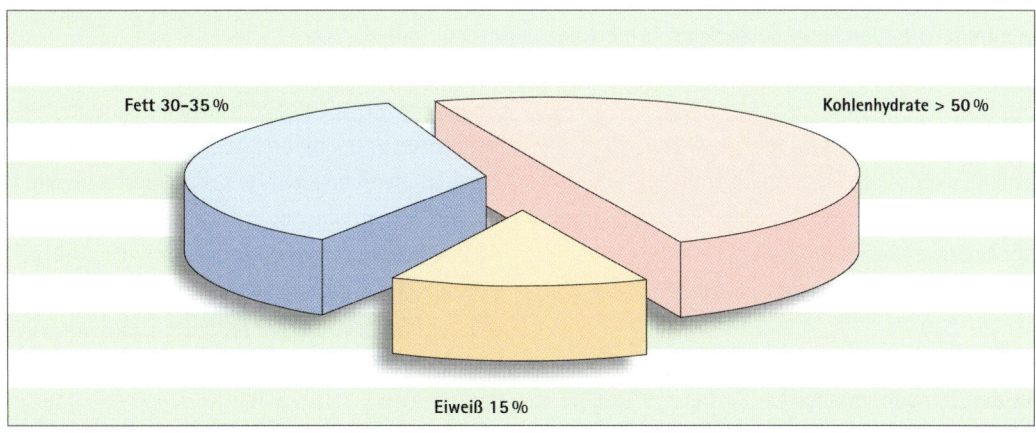

Dennoch müssen Sie keinen Kurs in Ernährungslehre machen, um sich in der Schwangerschaft ausgewogen zu ernähren und mit allen notwendigen Nährstoffen zu versorgen. Aber etwas Aufmerksamkeit und Mühe lohnen sich schon, um sich über seine Ernährung in der Schwangerschaft bewußt zu werden.

Der BabyCare-Fragebogen enthält das Ernährungsprotokoll der Gesellschaft für optimierte Ernährung (GOE). Wenn Sie dort Ihre Ernährung über sieben Tage genau dokumentieren, erhalten Sie mit der übrigen Fragebogenauswertung eine individuelle Analyse Ihres Ernährungsverhaltens, die Ihnen auch Ihre aktuelle Versorgung mit Mikronährstoffen durch die Ernährung anhand einer einfachen Grafik zeigt.

Mit der Ernährunganalyse:

- Erfahren Sie Ihre persönliche Versorgungssituation für alle Vitamine und Mineralstoffe sowie für Eiweiß, Fett und Kohlenhydrate
- Können Sie den Bedarf leicht erkennen
- Können Sie zusammen mit Ihrer Frauenärztin/ Ihrem Frauenarzt entscheiden, ob Sie gegebenenfalls Zusatzpräparate benötigen
- Können Sie in einer Ernährungsberatung Möglichkeiten finden, Ihre Ernährung zu verbessern

Ein Beispiel einer Auswertung des Ernährungsprotokolls zeigt nebenstehende Abbildung.

Anhand der Farbe der Balken können Sie ganz leicht erkennen, ob alles in Ordnung ist. Grün bedeutet, mit dem angegebenen Nährstoff gut versorgt zu sein. Bei gelb wird weniger zu sich genommen als empfohlen. Rote Balken in die linke Richtung bedeuten, dass die Empfehlungen erheblich unterschritten werden. Das Risiko einer Unterversorgung ist groß.

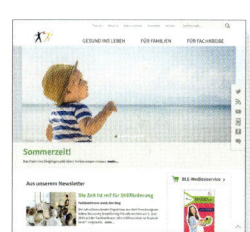

Weitere gute Infomationen zur Ernährung und Lebensstil in der Schwangerschaft und in der Stillzeit erhalten Sie unter: www.gesundinsleben.de

Vitamin K	60 µg	351 µg		1
Vitamin B1 (Thiamin)	1 mg	1,23 mg		1
Vitamin B2 (Riboflavin)	1,2 mg	1,41 mg		1
Niacinäquivalent	13 mg	23,5 mg		0,88
Pantothensäure	6 mg	4,64 mg		0,96
Vitamin B6 (Pyridoxin)	1,2 mg	1,49 mg		1
Biotin	60 µg	40,2 µg		0,97
Gesamte Folsäure	0,55 mg	0,201 mg		0,15
Vitamin B12 (Cobalamin)	3,5 µg	4,9 µg		1
Vitamin C (Ascorbinsäure)	0,1 g	0,146 g		1
Mineralstoffe				
Natrium	> 0,62 g	2,15 g		1
Kalium	> 2 g	2,65 g		0,99
Calcium	1 g	0,97 g		1
Magnesium	0,31 g	0,359 g		1
Phosphor	0,8 g	1,36 g		0,92
Eisen	30 mg	11,8 mg		0,17
Zink	7 mg	11,6 mg		0,79
Kupfer	1 - 1,5 mg	1,69 mg		0,99
Mangan	2 - 5 mg	5,28 mg		0,99
Fluoride	3,1 mg	1,11 mg		0,97
Jod	0,23 mg	0,103 mg		0,24
Spezielle Inhaltsstoffe				
Ballaststoffe	30 g	27,7 g		0,98
Saccharose, Anteil		19 %		
Saccharose (Rübenzucker)		86,5 g		
Cholesterin	< 0,3 g	0,297 g		0,9
Alkohol	< 1,00 g	0 g		1
Fettsäuren und Lipide				
Gesättigte Fettsäuren, Anteil	< 10 %	15 %		0,53

Quelle: Gesellschaft für optimierte Ernährung (GOE)

Wer es noch genauer wissen will, kann auch die angegebenen Ist-Werte mit den Sollempfehlungen vergleichen. Die Auswertung erfolgt für mehr als 40 angegebene Mikronährstoffe.

Am Ende des Buches finden Sie zusätzlich noch einen Rezeptbeihefter mit vielen Rezepten, die Lebensmittel mit jeweils hohem Gehalt an verschiedenen Mikronährstoffen enthalten und die einfach nachzukochen oder zuzubereiten sind.

Bedarf an Mikronährstoffen vor und in der Schwangerschaft

In der Schwangerschaft erhöht sich der tägliche Bedarf an vielen Mikronährstoffen. So steigt beispielsweise die Empfehlung für die Eisenzufuhr um 100 Prozent von 15 Milligramm auf 30 Milligramm. Die Zufuhrempfehlung für Folsäure steigt bereits ab Beginn der Schwangerschaft um fast 85 Prozent, bei Vitamin B_6 ab dem 4. Schwangerschaftsmonat um fast 30 Prozent und bei Jod liegt sie für die gesamte Schwangerschaft um 15 Prozent höher. Diese erhöhten Zufuhrempfehlungen berücksichtigen

damit Ihren eigenen Bedarf und den Mehrbedarf, den Sie zur Versorgung des heranwachsenden Kindes haben.

Glücklicherweise müssen Sie sich nicht über alle möglichen Vitamine und Mineralstoffe Gedanken machen. Denn bei der Mehrzahl dieser ist – wie wir aus den Ernährungsanalysen von mehr als 40.000 Schwangeren wissen – auch der zusätzliche Bedarf in der Schwangerschaft durch die übliche Ernährung in der Regel gedeckt. Anders ist dies bei Eisen, Folsäure und Jod.

Die Tabelle unten zeigt Ihnen die empfohlenen Zufuhrmengen von Mikronährstoffen in der Schwangerschaft und Stillzeit und die absoluten und prozentualen Veränderungen gegenüber nicht schwangeren Frauen. Durch die schwangerschaftsbedingten Mehrbedarfe erreichen fast alle Frauen bei Eisen, Jod und Folsäure nicht mehr die empfohlenen Mengen, wenn man eine unveränderte Ernährungsweise der Frauen in der Frühschwangerschaft im Vergleich zu der Zeit vor der Schwangerschaft zugrunde legt (siehe Abbildungen auf Seite 100).

Empfohlene Zufuhrmengen von Mikronährstoffen in der Schwangerschaft und Stillzeit

Quelle: DGE 2019

Mikronährstoff	Zufuhrbedarf	Frauen 25<=51 J.	Schwangere	Stillende	Für Schwangere	
					Zusatz absolut	Zusatz %
Eisen	mg	15	30	20	15	100
Folsäure	µg	300	550	450	250	83
Vitamin B_6	mg	1,4	1,8*	1,6	0,4	29
Zink	mg	7	9*	11	2	29
Vitamin B_1	mg	1	1,2*	1,3	0,2	20
Vitamin B_2	mg	1,1	1,3*	1,4	0,2	18
Vitamin E	mg	12	13	17	1	8
Vitamin B_{12}**	µg	4	4,5	5,5	0,5	13
Niacin	mg	12	14*	16	2	17
Jod	µg	200	230	260	30	15
Phosphor	mg	700	800	900	100	14
Vitamin C	mg	95	105*	125	10	11
Magnesium	mg	300	310	390	10	3
Calcium	mg	1.000	1.000	1.000	0	0

*= ab dem 4. Schwangerschaftsmonat   **= Schätzwerte für eine angemessene Zufuhr

Die folgende Tabelle gibt Ihnen einen Überblick, in welchen Lebensmitteln besonders viele Mikronährstoffe enthalten sind. Die Rezepte und Ideen fürs Frühstück und Abendbrot im Rezeptbeihefter können Ihnen helfen, durch gesundes Essen diesen Mehrbedarf zu decken.

In der Schwangerschaft verdoppelt sich die empfohlene Zufuhrmenge von **Eisen** aus der Nahrung von 15 auf 30 mg pro Tag, allerdings entfällt der Blutverlust durch die Menstruation und Eisen wird besser aufgenommen. Viele Schwangere nehmen jedoch weniger Eisen als empfohlen zu sich.

Eisenmangel gehört weltweit und auch in den Industrieländern immer noch zu den häufigsten Ernährungsdefiziten. Die Bedeutung eines Eisenmangels wird selbst heute häufig noch verkannt und in vielen Fällen nicht oder nicht richtig oder oft nur als Zufallsbefund zu spät diagnostiziert. Die Folge kann eine Vielzahl von Symptomen wie Blässe, Müdigkeit, Abgeschlagenheit, Konzentrationsstörungen, Haarausfall, Veränderungen an den Fingernägeln, Einrisse an den Mundwinkeln und Herzrasen sein, um nur die wichtigsten Symptome zu nennen.

Für Schwangere bedeutet Eisenmangel ein zusätzliches und vermeidbares Risiko. Er steht in Zusammenhang mit Früh- oder sogar Totgeburten, aber auch mit einem zu geringen Geburtsgewicht des Kindes, was dann für das

Die aufgeführten Lebensmittel enthalten besonders hohe Anteile an Eisen, Jod, Folsäure und Calcium

Jeweils 100 g des Lebensmittels enthalten (in mg oder µg):

Eisen: mg		Jod: µg		Folsäure: µg		Calcium: mg	
Blutwurst	17	Schellfisch	200	Weizenkeime	520	Mohn	1.460
Hirse	9	Garnelen	130	Rinderleber*	160	Parmesan	1.200
Weizenkeime	8	Fischfilet (gebraten)	120	Sonnenblumenkerne	100	Emmentaler	1.100
Rinderleber*	7,9	Kabeljau	120	Mandeln	96	Gouda	800
Leberwurst*	7	Seelachs	100	Tofu	84	Tilsiter	750
Sonnenblumenkerne	6,3	Miesmuscheln	80	Walnüsse	77	Sesam	738
Haferflocken	4,6	Feldsalat	60	Haselnüsse	71	Blauschimmelkäse	550
Schokolade (zartbitter)	4,6	Hering	50	Hühnerei	65	Camembert	500
Miesmuscheln	4,5	Scholle	40	Spargel	65	Schafskäse	450
Haselnüsse	4	Thunfisch (frisch)	40	Erdbeeren	60	Gummibärchen	360
Mandeln	4	Thunfisch in Öl (Dose)	40	Fenchel	60	Ölsardinen	330
Müsli-Frucht	3,3	Makrele	36	Leberwurst*	54	Mandeln	250
Müsli-Schoko	3,2	Sardinen	22	Brokkoli	50	Haselnüsse	230
Getrocknete Feigen	3	Käse (hart, frisch)	20	Erdnussbutter	50	Grünkohl	210
Kichererbsen	3	Champignons/Pilze gesamt	18	Paprika (frisch)	50	Leinsamen	200
Mangold	3	Hühnerei	18	Linsen	48	Tofu	159
Roggenvollkornbrot	3	Brokkoli	15	Toastbrot	46	Milcheis	150
Spinat	3	Rinderleber*	14	Kakaopulver	44	Weiße Bohnen	130
Weiße Bohnen	2,7	Sonnenblumenkerne	14	Weiße dicke Bohnen	44	Garnelen	125
Weizenvollkornbrot	2,67	Grünkohl/Rosenkohl	12	Salat (frisch)	42	Milch	120
Linsen	2,64	Salat (frisch)	12	Artischoke	40	Quark (Magerstufe)	120
Schinken (gekocht)	2,59	Möhren	11	Tomaten	40	Joghurt	120
Tofu	2,5	Schwarzwurzeln	11	Porree	39	Fenchel	110
Walnüsse	2,5	Mangold/Spinat	10	Müsli-Frucht	38	Brokkoli	105
Getrocknete Pflaumen	2,44	Milch	10	Mangold	37	Mangold	103
Fenchel	2,3	Quark (Magerstufe)	10	Spinat	37	Sonnenblumenkerne	100
Kalbfleisch	2,3	Getrocknete Feigen	9	Roggenvollkornbrot	36	Porree	90

*Leber (rot markiert) sollte im ersten Schwangerschaftsdrittel aufgrund ihres hohen Vitamin A-Gehalts nicht gegessen werden (siehe Infokasten auf Seite 104)

Neugeborene eine ziemlich schwierige Eisengabe nötig macht. Eisenmangel im Kleinkindalter gefährdet die geistige Entwicklung. Es besteht offenbar auch ein Zusammenhang zwischen dem Aufmerksamkeitsdefizitsyndrom (ADHS) und Eisenmangel. Bei Kindern sind später oft schnelle Ermüdbarkeit, eingeschränktes Leistungsvermögen und Lern- und Konzentrationsstörungen typische Folgen der Unterversorgung mit Eisen.

Es ist nicht einfach, durch die normale Ernährung auf eine tägliche Eisenzufuhr von 30 mg zu kommen, zumal Sie Leberprodukte wegen des hohen Vitamin A-Gehaltes in der Frühschwangerschaft nicht essen sollten. Die Aufnahme von Eisen vor allem aus pflanzlichen Lebensmitteln wird durch den Konsum von Obst und Gemüse erleichtert, da Vitamin C die Aufnahme von Eisen im Körper begünstigt, während Tee- und Kaffeekonsum die Eisenaufnahme behindern.

Die Rezepte im Beihefter zeigen, wie Sie die Eisenzufuhr optimieren können. Ob die Verwendung eines Eisenpräparats zu befürworten ist, muss immer individuell entschieden werden. Dazu muss der Eisenstatus durch Anamnese und Blutuntersuchungen beobachtet werden.

Denn während bei vielen Mikronährstoffen die Ernährungsanalyse gute Hinweise auf die Versorgung im Körper gibt, ist dies bei Eisen nicht immer der Fall. Dies liegt darin begründet, dass die Eisenversorgung nicht nur von der nahrungsbedingten Eisenaufnahme, sondern auch vom Eisenverlust bestimmt wird. Und dieser kann bei Frauen mit starker Menstruation, bei Blutspenderinnen, Sportlerinnen, Vegetarierinnen oder bei Schwangeren mit kurz zurückliegenden Geburten sehr hoch sein. So gehen diese Frauen bereits mit sehr geringen Eisenspeichern in die Schwangerschaft. Bei Eisen ist daher zusätzlich auch eine Bestimmung der Eisenspeicher durch eine Blutabnahme und Laboranalyse sehr zu empfehlen.

Eine von uns durchgeführte Untersuchung mit Schwangeren (Kirschner, W. et al. 2015) zeigte, dass eine alleinige Bestimmung des Hämoglobin-Wertes (Hb) nicht ausreicht, um einen Eisenmangel zu diagnostizieren. In der Untersuchung wurde ein Eisenmangel bei alleiniger Bestimmung des Hb-Wertes nur bei 15 Prozent der Frauen diagnostiziert. Es hatten jedoch weitere 32 Prozent einen deutlichen Eisenmangel, der nur über die Serum-Ferritin-Bestimmung festgestellt werden konnte.

① Empfehlung

Zur sicheren Bestimmung des individuellen Eisenstatus sind eine Blutprobe und die Analyse verschiedener Werte (Hb-Wert, Serum-Ferritin, Transferrinsättigung und CRP-Wert) optimal. Das Serum-Ferritin ist sehr aussagekräftig, kann jedoch bei bestimmten Krankheiten einen Eisenmangel oder eine Eisenmangelanämie verschleiern.

Eine Eisenpräparateinnahme sollte nur in Absprache mit Ihrer Frauenärztin/Ihrem Frauenarzt erfolgen. Dabei wird zusätzlich unterschieden zwischen hochdosierten Eisenpräparten zur Behebung eines Eisenmangels und Multivitaminpräparaten, die Eisen im physiologischen Bereich enthalten, um den Mehrbedarf zu decken.

Bei **Folsäure** ist es schon vor der Schwangerschaft nicht einfach, die empfohlenen Mengen von 300 Mikrogramm Folsäure durch die Ernährung zu sich zu nehmen. Hier sind bereits 40 Prozent der Frauen unterversorgt. In der Schwangerschaft nehmen fast 90 Prozent der Schwangeren weniger als 70 Prozent, jede Zweite nimmt sogar weniger als die Hälfte der empfohlenen Mengen auf (siehe die unterste Grafik auf der nächsten Seite).

Der Mangel an Folsäure führt nicht nur zu einem erhöhten Risiko für Fehl- und Frühgeburten. Es ist gesichert, dass eine Supplementierung mit 400 Mikrogramm Folsäure pro Tag das Risiko für Fehlbildungen erheblich senkt. Frauen mit Kinderwunsch sollten deshalb mindestens vier Wochen vor Schwangerschaftsbeginn zusätzlich zu einer ausgewogenen

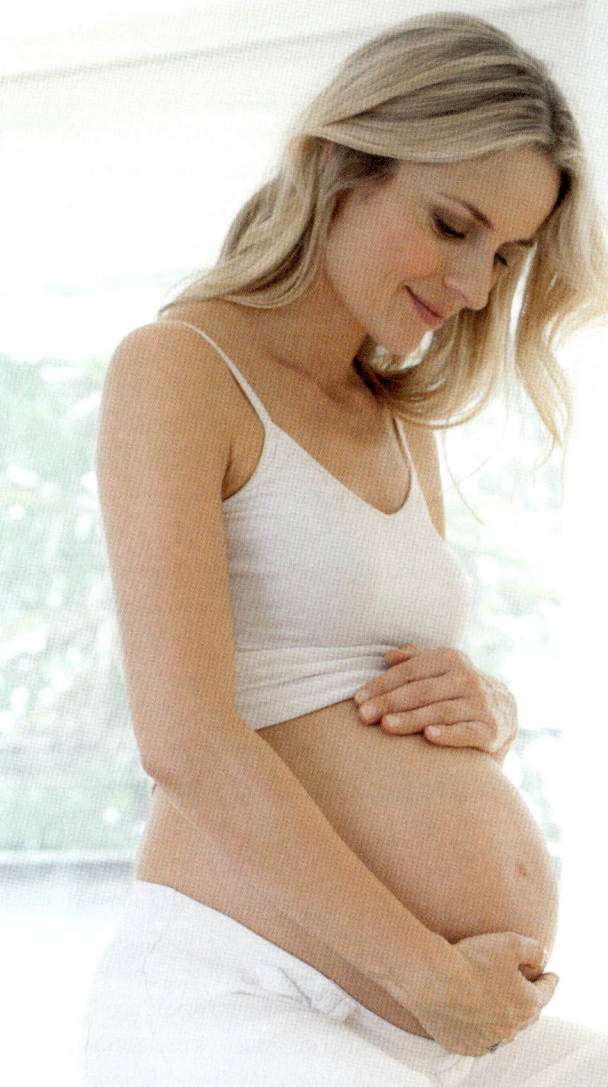

TardyFeron®

Aktiv gegen Eisenmangel

- **gute Wirksamkeit bei**
- **guter Verträglichkeit**
- **kleine gut schluckbare Tablette**

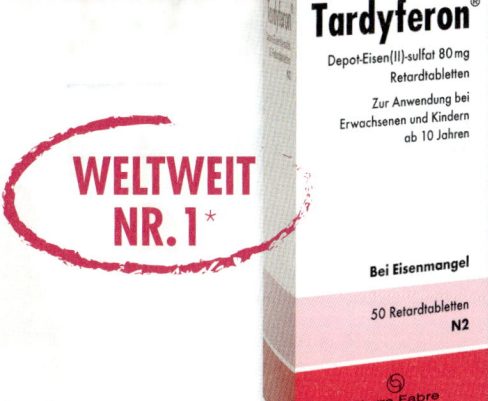

WELTWEIT NR. 1*

Tardyferon® – nicht nur in der Schwangerschaft

Für Informationsmaterial zum Thema Eisenmangel, schreiben Sie uns: tardyferon_de@pierre-fabre.com

Tardyferon® Depot-Eisen(II)-sulfat. Anwendung: Therapie von Eisenmangelzuständen.
Zu Risiken und Nebenwirkungen lesen Sie die Packungsbeilage und fragen Sie Ihren Arzt oder Apotheker.

Pierre Fabre Pharma GmbH • Jechtinger Str. 13 • 79111 Freiburg • www.pierre-fabre.de

Pierre Fabre
Pharma

Eisenzufuhr vor und in der Schwangerschaft
Quelle: BabyCare-Daten 2013 (n=25.229)

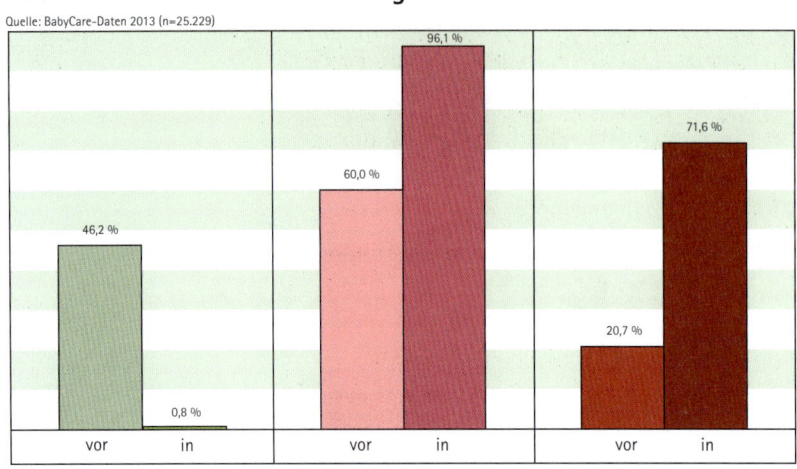

fast Sollwert (mehr als 90 %)   weniger als 70 % vom Soll   weniger als 50 % vom Soll
Sollaufnahme vor der Schwangerschaft 15 mg, in der Schwangerschaft 30 mg

Jodzufuhr vor und in der Schwangerschaft
Quelle: BabyCare-Daten 2013 (n=25.229)

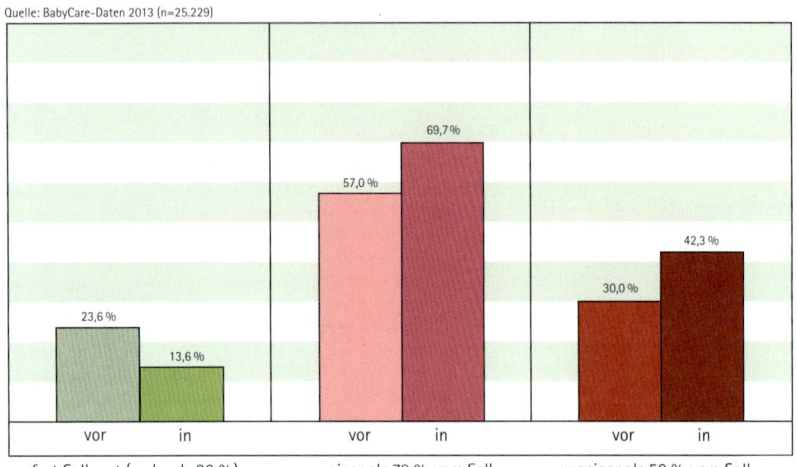

fast Sollwert (mehr als 90 %)   weniger als 70 % vom Soll   weniger als 50 % vom Soll
Sollaufnahme vor der Schwangerschaft 200 Mikrogramm, in der Schwangerschaft 230 Mikrogramm

Folsäurezufuhr vor und in der Schwangerschaft
Quelle: BabyCare-Daten 2013 (n=25.229)

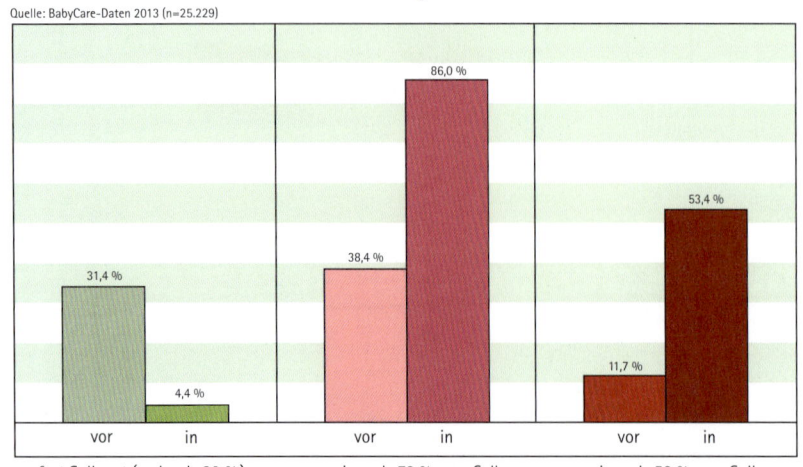

fast Sollwert (mehr als 90 %)   weniger als 70 % vom Soll   weniger als 50 % vom Soll
Sollaufnahme vor der Schwangerschaft 300 Mikrogramm, in der Schwangerschaft 550 Mikrogramm

Ernährung 400 Mikrogramm Folsäure täglich einnehmen und mindestens bis zum Ende des dritten Schwangerschaftsmonats damit fortfahren. Wer ungeplant schwanger wird und keine Folsäure vor der Schwangerschaft eingenommen hat, sollte 800 Mikrogramm pro Tag bis zum Ende des dritten Schwangerschaftsmonats zu sich nehmen.

Den Mehrbedarf in der Schwangerschaft durch die normale tägliche Ernährung vollständig zu decken, ist nur sehr schwer möglich. Folsäure ist ein sehr hitze- und lichtempfindliches Vitamin und der Vitamingehalt verringert sich durch Kochen oder längeres Lagern. Deshalb sollte Folsäure zumindest in der Frühschwangerschaft immer supplementiert werden. Besprechen Sie mit Ihrer Frauenärztin/Ihrem Frauenarzt, ob Sie ein Folsäurepräparat auch nach dem dritten Schwangerschaftsmonat verwenden sollten. Folsäurepräparate sind durchweg sehr gut verträglich.

Auch bei **Jod** ist es schon vor der Schwangerschaft nicht einfach, die empfohlenen Mengen von 200 Mikrogramm Jod pro Tag durch die Nahrung zu sich zu nehmen. Sind schon vor der Schwangerschaft fast 60 Prozent der Frauen unterversorgt (weniger als 70 Prozent vom Soll), so nehmen in der Schwangerschaft nahezu alle Frauen zu wenig zu sich, fast die Hälfte nimmt weniger als 50 Prozent der empfohlenen täglichen Jodmenge von 230 Mikrogramm auf (siehe mittlere Grafik links).

Jodmangel kann neben einem Kropf beim Neugeborenen (und bei der Mutter) zu geistigen Entwicklungsstörungen des Kindes führen. Schilddrüsenhormone spielen bei der fetalen Gehirnentwicklung eine herausragende Rolle. Untersuchungen haben gezeigt, dass auch leichte Formen der Schilddrüsenunterfunktion bei Schwangeren, die häufig unerkannt bleiben, die Intelligenz der Kinder mindern können (Barth, S. et al. 2013). Bis zur 20. Schwangerschaftswoche ist das Ungeborene ausschließlich von der mütterlichen Schilddrüsenfunktion abhängig. In einigen Ländern wird daher erwogen, ein Screening (Reihenuntersuchung) auf Jodmangel und Schilddrüsenunterfunktion in der Schwangerschaft einzuführen. Dies ist bislang allerdings in Deutschland nicht der Fall.

Dem Jodmangel kann selbst durch die regelmäßige Verwendung von jodiertem Speisesalz oder den Verzehr von Seefisch und Produkten, die mit Jodsalz hergestellt werden (beispielsweise Brot), nicht mit Sicherheit vorgebeugt werden.

Für Erwachsene empfiehlt die Deutsche Gesellschaft für Ernährung eine tägliche Jodaufnahme von 200 Mikrogramm. Die mittlere tägliche Jodzufuhr von Frauen im gebärfähigen Alter liegt bei 125 Mikrogramm. Besonders vor dem Hintergrund, dass für Schwangere eine Tagesdosis von 230 Mikrogramm und für Stillende 260 Mikrogramm empfohlen werden, ist dies viel zu gering. Die Tabelle auf Seite 97 listet auch Nahrungsmittel auf, die viel Jod enthalten. Wir können es

Info

Mitteilung des Arbeitskreises Jodmangel, Jod & Schwangerschaft

Jodmangel bei schwangeren Frauen gefährdet die Intelligenz ihrer Kinder. Wenig Jod in der Nahrung bedeutet zu wenig Schilddrüsenhormone. Experten empfehlen werdenden Müttern Jodtabletten und Jodsalz. Ein Mangel an Schilddrüsenhormonen in der Schwangerschaft führt zu einer verzögerten oder auch schlechteren geistigen Entwicklung des Kindes. Dies stellten amerikanische Forscher in einer Untersuchung zum wiederholten Male fest.

Ein Mangel an Schilddrüsenhormonen kann durch eine Schilddrüsenimmunentzündung entstehen, in Deutschland ist jedoch meist ein ernährungsbedingter Jodmangel die Ursache. In beiden Fällen fehlen dem mütterlichen Körper die wichtigen Hormone, die den Stoffwechsel ausreichend »anfeuern«.

Besonders empfindlich reagieren auf diesen Mangel die Nerven- und Gehirnzellen des Kindes im Mutterleib, insbesondere während der frühkindlichen Entwicklung. In Deutschland, einem ausgeprägten Jodmangelgebiet, leidet etwa ein Viertel aller Schwangeren unter dem Schilddrüsenhormonmangel und entsprechend sind genauso viele Kinder als Folge davon in ihrer geistigen Entwicklung gefährdet. Denn in den ersten Monaten der Schwangerschaft ist der kindliche Stoffwechsel von den Hormonen der Mutter abhängig.

Meist ist der Hormonmangel der Schwangeren nicht so stark ausgeprägt, dass man klare Anzeichen hier-

für erkennen kann. Auch beim sogenannten Neugeborenen-Screening fallen diese Kinder nicht auf. Der Hormonmangel reicht aber aus, um den Intelligenzquotienten (IQ) unter den der Kinder gesunder und ausreichend mit Jod versorgter Mütter fallen zu lassen. 19 Prozent der Kinder, deren Mütter in der in den USA durchgeführten Studie einen Schilddrüsenmangel aufwiesen, hatten einen IQ unter 85.

Den Mangel an Schilddrüsenhormonen kann man nur mit einer Blutuntersuchung feststellen. Deswegen fordern der Frauenarzt und Schilddrüsenspezialist Prof. Dr. Heinz G. Bohnet, Hamburg, und die Experten des Arbeitskreises Jodmangel für Schwangere eine Blutreihenuntersuchung über den Schilddrüsenfunktionszustand im zweiten oder dritten Schwangerschaftsmonat.

Gleichzeitig fordern die Wissenschaftler eine Gabe von bis zu 150 Mikrogramm Jod am Tag als Tablette für jede Schwangere in Deutschland, um den in der Schwangerschaft erhöhten Jodbedarf sicher abzudecken. Gleiches gilt auch für die Stillzeit.

Schwangeren und Stillenden empfehlen sie weiterhin, auf jeden Fall regelmäßig Seefisch und Milchprodukte zu essen, im Haushalt nur Jodsalz zu verwenden und bevorzugt Lebensmittel einzukaufen, die mit Jodsalz hergestellt sind. Dies sollte lebenslang erfolgen, denn Jodmangel muss das ganze Leben lang ausgeglichen werden.

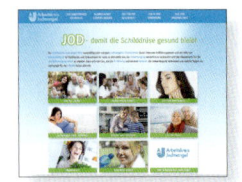

Weitere Informationen unter: www.jodmangel.de

hier ganz kurz machen: Wer keinen Seefisch oder keine Meeresfrüchte mag und keine Milch oder Milchprodukte verzehrt, hat größte Schwierigkeiten, den Tagesbedarf zu decken. Die Rezepte im Beihefter helfen Ihnen, Ihre Jodaufnahme zu optimieren. Oft wird der empfohlene Bedarf dennoch nicht erreicht. Die Verwendung eines Jodpräparates wird daher empfohlen. Frauen mit Schilddrüsenerkrankungen sollten die zusätzliche Jodverwendung aber unbedingt ärztlich klären lassen. Näheres dazu auf Seite 132.

> Allgemein gilt: Von der Verwendung getrockneter Algen- und Tangpräparate ist abzuraten. Große Raubfische wie Thunfisch oder Schwertfisch sollten möglichst selten verzehrt werden.

Eine gute Versorgung mit **Vitamin E** ist nicht immer gegeben. Kritische Aufnahmemengen liegen laut BabyCare-Daten allerdings nur bei knapp 20 Prozent der Schwangeren vor. Studien legen nahe, dass die Unterversorgung mit Vitamin E zu einem erhöhten Risiko für allergische Erkrankungen des Kindes, vor allem zu Asthma führen könnte (Devereux, G. et al. 2006). Pflanzliche Öle wie Sonnenblumen-, Mais-, Soja- und Weizenkeimöl, Nüsse, Leinsamen, Haferflocken und Eier enthalten viel Vitamin E. Auf diese Lebensmittel sollte bei einer Unterversorgung besonders geachtet werden. Eine Supplementierung sollte

nur bei einer Versorgung unter 70 Prozent in der Ernährungsanalyse erwogen werden.

Laut Nationaler Verzehrsstudie (NVS II) erreichen 55 Prozent aller Frauen die Empfehlungen für **Calcium** (1.000 Milligramm) nicht. Auch wenn der Calciumbedarf in der Schwangerschaft nicht steigt, nehmen Schwangere mit ihrer gewohnten Kost häufig nicht ausreichend Calcium auf.

Calcium wird vor allem zur Knochenbildung des Fetus benötigt. Ein **Calciummangel** in der Schwangerschaft erhöht das Risiko für Präeklampsie (siehe Kapitel 8.14). Symptome des Calciummangels können Muskelkrämpfe und eine ganze Reihe weiterer unspezifischer Symptome sein.

Wenn Sie gerne Milch trinken und Milchprodukte wie Käse und Joghurt essen, gelingt die Deckung des Bedarfs aus der Ernährung. Auch calciumreiche Mineralwässer (über 300 mg/l) helfen beim Erreichen des Ziels. Achten Sie auf calciumreiche Nahrungsmittel (siehe Übersichtstabelle auf Seite 97) und die entsprechenden Rezepte im Rezeptbeihefter.

Eine Supplementierung von Calcium sollte bei einer Versorgung unter 70 Prozent in der Ernährungsanalyse unbedingt erwogen werden. Eine generelle Supplementierung ist nicht notwendig, da eine ausgewogene Ernährung den Calciumbedarf decken kann. Wichtig: Um Calcium richtig aufnehmen zu können, ist eine ausreichende Vitamin D-Versorgung notwendig.

Die Deutsche Gesellschaft für Ernährung (DGE) empfiehlt 310 mg **Magnesium** in der Schwangerschaft. Auch wenn mit der Ernährungsanalyse mehr als 80 Prozent der Schwangeren eine ausreichend gute Versorgung mit Magnesium aus der üblichen Ernährung aufweisen, kommen Unterversorgungen durchaus vereinzelt vor. Sechs Prozent der schwangeren Frauen nehmen weniger als 70 Prozent vom Soll auf, ein Prozent erreicht nur die Hälfte der empfohlenen Menge.

Zufuhr von Magnesium vor und in der Schwangerschaft

Quelle: BabyCare-Daten 2013 (n=25.229)

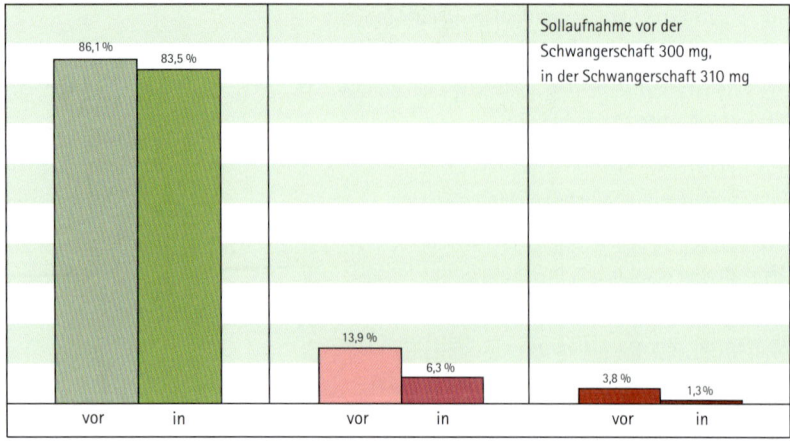

Krankheiten wie Krebs, Herz-Kreislauf-Erkrankungen, aber auch Infektionen schützen. In Untersuchungen (zum Beispiel Yazdy, M. M. et al. 2012) wurde herausgefunden, dass bestimmte Inhaltsstoffe des grünen Tees die Aufnahme von Folsäure im Körper behindern. Daher wird empfohlen, den täglichen Konsum von grünem Tee auf bis zu zwei Tassen zu begrenzen.

Viele Schwangere trinken gerne **Kräutertees**. Hier ist darauf zu achten, dass die Inhaltsstoffe in der Schwangerschaft nicht kontraindiziert sind. Bestimmte Kräuter können Wehen auslösend wirken, wie beispielsweise Frauenmantel, Frauenwurzel, Gelbwurz, Goldenes Kreuzkraut. Dieser Hinweis ist wichtig, denn von den 35 Prozent Kräuterteekonsumentinnen trinken 21 Prozent täglich fünf und mehr Tassen.

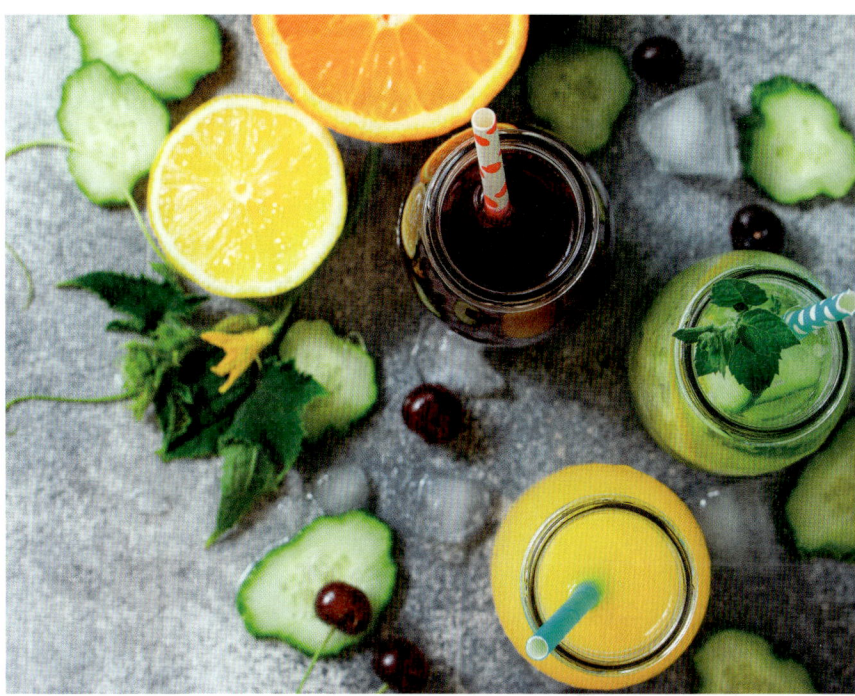

Rohmilchprodukte, roher Fisch, rohes Fleisch

Diese unbehandelten oder unverarbeiteten Lebensmittel sind in der Schwangerschaft bedenklich, weil sie durch Bakterien oder Viren verunreinigt sein können. Diese Verunreinigungen können zu Infektionen des Magen-Darm-Traktes führen (siehe Kap. 8.11). Sind derartige Infektionen auch in der Schwangerschaft meist beherrschbar, so sind sie dennoch möglichst zu vermeiden, weil bereits länger anhaltendes Fieber ein Risiko für den Fetus darstellt. Besonders gefährlich ist in der Schwangerschaft eine Listerien- oder Toxoplasmoseinfektion, weil es zur Infektion des Feten und zu Fehlgeburten, Frühgeburten und zu schweren Infektionen beim Neugeborenen kommen kann. Weitere Informationen im Infokasten auf der nächsten Seite.

Körpergewicht

Die durchschnittliche Gewichtszunahme während der Schwangerschaft beträgt 12 Kilogramm, mit allerdings deutlichen Abweichungen nach oben oder nach unten. Die Abbildung auf Seite 110 zeigt beispielhaft eine durchschnittliche Gewichtszunahme und das

Größenwachstum des Kindes sowie die Gewichtszunahme der Schwangeren im gesamten Schwangerschaftsverlauf.

Sie können sehen, dass die Schwangere in viel stärkerem Maße zunimmt als das Kind schwerer wird. Dies liegt daran, dass nicht nur das Kind wächst, sondern dass auch andere Organe und Körperteile zunehmen, wie folgende Tabelle am Beispiel der durchschnittlichen zwölf Kilogramm Gewichtszunahme zeigt.

Gewicht des Kindes	3.400 Gramm
Plazenta	600 Gramm
Fruchtwasser	1.000 Gramm
Gebärmutter	1.000 Gramm
Brust	500 Gramm
Blut	1.500 Gramm
Fett	1.750 Gramm
Wasser	2.250 Gramm
Summe	**12.000 Gramm**

Irgendwann wird auch das gesündeste Mineralwasser langweilig. Früchtetees oder frische, verdünnte Säfte sind zwischendurch eine leckere Alternative.

Info

Rohmilch, rohes Fleisch und roher Fisch – Listeriose & Co.

Rohmilchprodukte, rohes Fleisch und roher Fisch erhöhen das Risiko für Infektionskrankheiten, die Sie in der Schwangerschaft wegen der Immunlage ohnehin meiden sollten. Dazu gehören Salmonelleninfektionen, aber auch Listeriose und Toxoplasmose. Letztere können zu schweren Schädigungen des Kindes führen. Essen Sie deshalb kein rohes oder nicht ganz durchgebratenes/n Fleisch oder Fisch. Dasselbe gilt für rohes Ei (auch Mayonnaise) und Rohmilchprodukte. Bestellen Sie also beim Italiener kein Tiramisu oder Carpaccio, beim Japaner kein Sushi und im Gasthaus kein Tartar oder Steak, das nicht durchgebraten ist. Auch rosarotes Lamm- oder Wildfleisch ist tabu!

Was sind Rohmilchprodukte?

Rohmilchprodukte sind Milch und Milchprodukte (Butter, Käse, Quark), die nicht wärmebehandelt, also nicht pasteurisiert oder sterilisiert sind (zu erkennen durch den Hinweis »aus Rohmilch hergestellt« auf der Verpackung). Bei unverpackten Käsesorten nachfragen. Verzichten Sie auf Rohmilchprodukte und Rohmilchkäse, mit Ausnahme von lange gereiftem Hartkäse. Meiden Sie auch Weichkäse aus pasteurisierter Milch, Käse mit Oberflächenschmiere, eingelegten Käse aus offenen Gefäßen und vorgefertigten Reibekäse.

Was ist rohes Fleisch oder roher Fisch?

Dies lässt sich weniger gut durch die Auflistung einzelner Lebensmittel beantworten, sondern mit einem Blick auf den Herstellungsprozess. Kochen, Braten, Sterilisieren und Pasteurisieren tötet die Bakterien ab. So besteht also keine Infektionsgefahr, wenn Sie bei-

spielsweise aus Rohmilchkäse eine gekochte Käsesauce zubereiten. Dagegen sollten Teewurst, Mettwurst, Salami und Rohschinken, gar rohes Hackfleisch (Tartar) in der Schwangerschaft nicht konsumiert werden, da hier beim Herstellungsprozess Bakterien unter Umständen nicht hinlänglich abgetötet werden. Auch geräucherte oder gebeizte Fischerzeugnisse wie Räucherlachs, geräucherte Forellenfilets oder Matjes sollten Sie in der Schwangerschaft meiden.

Gefahren durch Verunreinigungen

Bei allen Lebensmitteln besteht prinzipiell die Gefahr von sogenannten Querinfektionen oder Querkontaminationen. Dies gilt sogar für einen grünen Blattsalat. Solche Querkontaminationen können schon beim Herstellungsprozess, beim Verkauf der Waren (Aufschnittmaschine, Messer) oder beim Zubereiten von Speisen in der Restaurantküche oder zu Hause auftreten. Verbreiten können sich die Erreger auch bei reduziertem Sauerstoffangebot (vakuumverpackte Ware) und bei langen Kühllagerzeiten. Vorgefertigte abgepackte Salate, wie sie im Supermarkt angeboten werden, und Salate aus Salattheken sollten zum Schutz vor Listeriose gemieden werden. Tiefkühlobst und -gemüse sowie Sprossen und Keimlinge sollten vor dem Verzehr auf über 70 °C erhitzt werden.

Eine Untersuchung in Niedersachsen ergab, dass von insgesamt 4.123 untersuchten Lebensmitteln bei zwei Prozent Listerien nachweisbar waren und 0,2 Prozent Keimgehalte von mehr als 100 Einheiten aufwiesen, bei denen nach dem Verzehr eine Erkrankung sehr wahrscheinlich ist (siehe Tabelle links).

Einen absoluten Schutz gegen Lebensmittelinfektionen kann es nicht geben. Sie können aber das Risiko dafür deutlich reduzieren, indem Sie auf den Verzehr entsprechender Produkte verzichten. Auch sauberes Arbeiten in der heimischen Küche kann Infektionen vermindern: Ei, Geflügel, Fisch und Fleisch sollten getrennt von den anderen Lebensmitteln verarbeitet werden. Die Arbeitsflächen sollten zwischen den einzelnen Arbeitsschritten gereinigt werden.

Lebensmittelgruppe	Probenzahl	Listerien vorhanden	Über 100 Einheiten
Fisch & Fischerzeugnisse	460	10,7 %	0,7 %
Fleisch- & Wurstwaren	543	4,8 %	0,7 %
Fertiggerichte	171	1,2 %	0,0 %
Milchprodukte	953	0,2 %	0,1 %
Feinkost-, Mischsalate, Antipasti	426	2,3 %	0,0 %
Süßspeisen, Speiseeis, Backwaren	1.480	0,1 %	0,0 %
Proben insgesamt	4.123	2,2 %	0,2 %

Quelle: Landesamt für Verbraucherschutz Niedersachsen 2009

Unter- und Übergewicht

Auch Ihr Körpergewicht hat Auswirkungen auf den Verlauf der Schwangerschaft und die Geburt. Zur Bewertung des Gewichts wird heute mehrheitlich der sogenannte Body-Mass-Index (BMI) verwendet.

Es gibt auch andere Methoden zur Gewichtsbewertung wie die Broca-Formel, die Bestimmung des Körperfetts oder die Messung des Verhältnisses zwischen Taillenumfang und Körpergröße. Letztere berücksichtigt stärker das im Bauch gelagerte Fett, ist aber in der Schwangerschaft wegen der Zunahme des Bauchumfangs ungeeignet.

In der ärztlichen Praxis und in epidemiologischen Studien wird überwiegend der BMI verwendet, weil er recht einfach zu bestimmen und in gewissen Grenzen durchaus zuverlässig und aussagekräftig ist. Aus diesem Grunde wird er auch bei BabyCare verwendet.

Epidemiologische Untersuchungen zeigen, dass Schwangere, deren Gewicht zu Beginn der Schwangerschaft nicht im Bereich des Normalgewichts liegt, deutlich häufiger Komplikationen im Verlauf der Schwangerschaft und bei der Geburt haben (Manzanares, G. S. et al. 2012).

Übergewicht erhöht das Risiko für Bluthochdruck, Schwangerschaftsdiabetes, Thrombosen sowie für eine Früh- oder Kaiserschnittgeburt. Daher sollten übergewichtige Frauen vor der Schwangerschaft möglichst ein Normalgewicht anstreben. Übergewichtige Schwangere sollten besonders auf eine ausgewogene Ernährung und regelmäßige Bewegung achten. Für sie ist eine geringere Gewichtszunahme als bei Frauen mit Normalgewicht wünschenswert. Diäten in der Schwangerschaft sind aber tabu. Deshalb sprechen Sie bitte mit Ihrer Frauenärztin/Ihrem Frauenarzt darüber und erkundigen sich bei Ihrer Krankenkasse, ob diese Ihnen eine Ernährungsberatung anbieten kann.

Untergewichtige Schwangere haben ein erhöhtes Risiko für vorzeitigen Blasensprung, Frühgeburt und Kinder mit Wachstumsstörungen. Untergewichtige Frauen, die während der Schwangerschaft nicht zwölf bis 18 Kilogramm zunehmen, gebären häufiger zu kleine Kinder. Das Risiko für ein untergewichtiges Kind ist um 50 Prozent höher (Han, Z. et al. 2010). Legen Sie also ruhig ein paar Kilogramm zu. Mit Stillen, Sport, Gymnastik und einer angepassten Ernährung sind Sie diese nach der Schwangerschaft schnell wieder los.

> Eine normale Gewichtszunahme in der Schwangerschaft liegt für normalgewichtige Frauen zwischen zehn und 16 Kilogramm. Bei übergewichtigen Frauen ist eine geringere Gewichtszunahme wünschenswert. Untergewichtige Frauen sollen auf eine ausreichende Gewichtszunahme achten. Diese Empfehlungen zur Gewichtszunahme in der Schwangerschaft sind Orientierungswerte. Exakte Gewichtsempfehlungen je nach Gewichtsstatus können derzeit nicht gegeben werden.

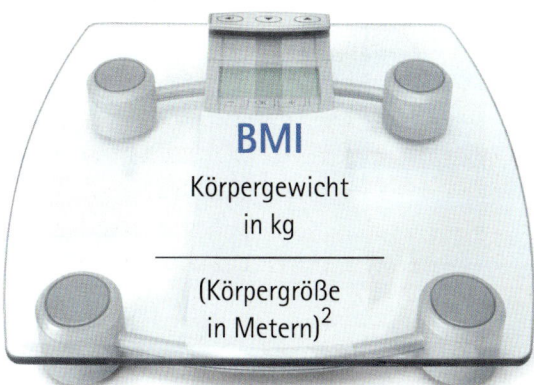

$$\frac{\text{Körpergewicht in kg}}{(\text{Körpergröße in Metern})^2}$$

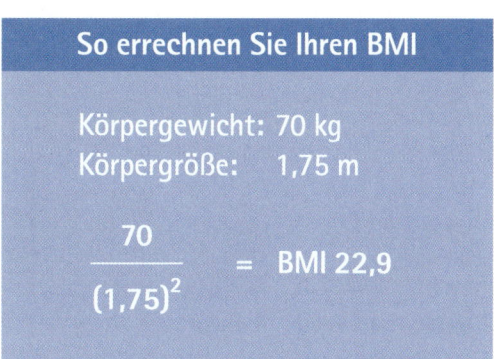

So errechnen Sie Ihren BMI

Körpergewicht: 70 kg
Körpergröße: 1,75 m

$$\frac{70}{(1,75)^2} = \text{BMI } 22,9$$

Auf unserer Website www.babycare.de oder in der BabyCare-App finden sie auch einen Rechner, mit dem Sie Ihren Body-Mass-Index bestimmen können.

! Empfehlung

Achten Sie auf eine gesunde, abwechslungsreiche und ausgewogene Ernährung. Achten Sie auf die richtige Verteilung von Kohlenhydraten, Fetten und Eiweiß. Denken Sie auch an Vitamine, Mineralstoffe und Spurenelemente.

Essen Sie kein rohes oder nicht hinreichend gegartes Fleisch, auch keinen rohen Fisch und verzichten Sie auf Rohmilchprodukte. Achten Sie auf eine optimale Küchenhygiene.

Essen Sie im ersten Schwangerschaftsdrittel keine Produkte aus Leber. Die darin enthaltenen hohen Mengen an Vitamin A können den Embryo schädigen.

Füllen Sie den BabyCare-Fragebogen aus. So erhalten Sie eine individuelle Analyse Ihrer Ernährungsgewohnheiten. Das Ausfüllen des Ernährungsprotokolls ist zwar etwas aufwendig, es gibt aber derzeit für die Erfassung der Ernährung keine wirklich bessere Alternative. Dafür erhalten Sie eine zuverlässige individuelle Analyse Ihrer Ernährung, wie in der Abbildung

auf Seite 95 dargestellt. Sie und auch Ihre Frauenärztin/Ihr Frauenarzt können hier genau erkennen, wo Unterversorgungen bei Vitaminen oder Mineralstoffen bestehen und ob im Einzelfall Zusatzgaben von Vitaminen und Mineralstoffen erforderlich sind.

Folsäure sollte bis zum Ende des dritten Schwangerschaftsmonats und Jod während der gesamten Schwangerschaft als Supplement eingenommen werden. Schwangere mit Schilddrüsenerkrankungen müssen die Jodeinnahme mit den betreuenden Ärzten besprechen.

Mit der Auswertung des BabyCare-Fragebogens geben wir Ihnen auch Informationen, ob sich bei Ihnen möglicherweise Hinweise auf einen Eisenmangel ergeben.

Bei Gewichts- oder Ernährungsproblemen und bei Hinweisen auf eine mögliche Unterversorgung empfehlen wir Ihnen, eine professionelle Ernährungsberatung durchführen zu lassen. Sprechen Sie mit Ihrer Frauenärztin/Ihrem Frauenarzt darüber und fragen Sie auch bei Ihrer Krankenkasse nach, ob dort eine Ernährungsberatung angeboten wird.

Beispielhafte Darstellung der Zunahme von Körpergrösse und Körpergewicht des Kindes sowie der mütterlichen Gewichtszunahme

Quelle: Eigene Darstellung

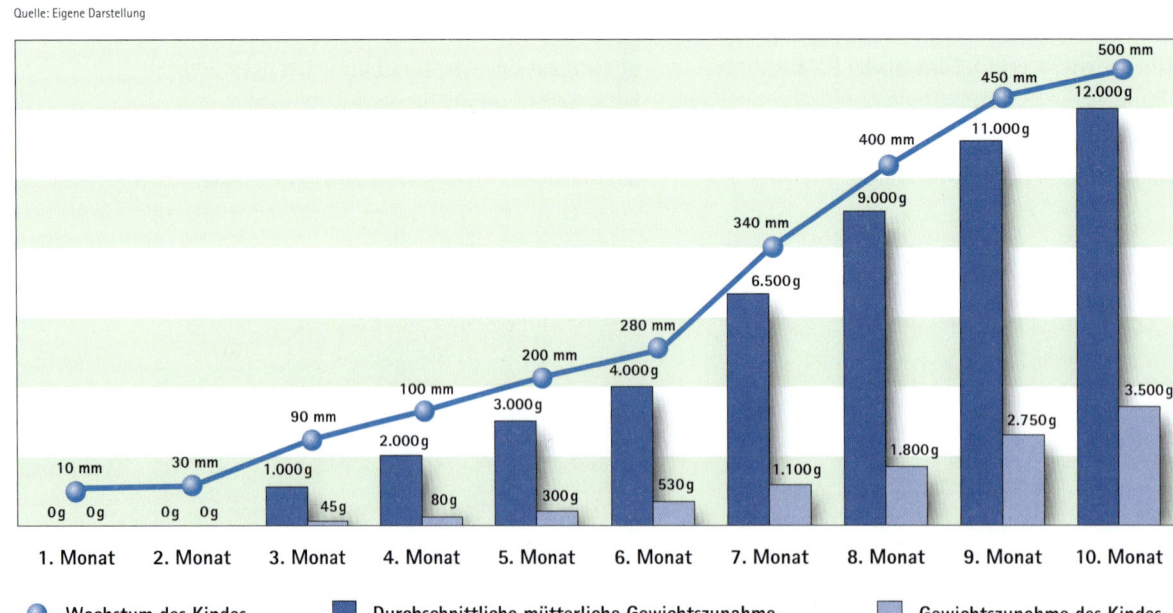

Makrosomie (große und schwere Kinder)

Neben der unverändert hohen Zahl an Frühgeburten macht den Geburtsmedizinern national und international auch die hohe und steigende Zahl an Neugeborenen mit einem sehr hohen Geburtsgewicht Sorge. Auch für dieses Problem gibt es – wenn auch begrenzte – Möglichkeiten der Prävention.

Von Makrosomie spricht man, wenn große und schwere Kinder geboren werden. Die Definition richtet sich nach dem Geburtsgewicht, wobei dabei jeweils unterschiedliche Grenzwerte festgelegt werden. In der Regel wird bei

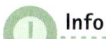 **Info**

Vorsicht bei übermäßigem Konsum von Lakritz

Lakritz wird neben medizinischen Anwendungen – es wirkt entzündungshemmend und krampflösend – nicht selten auch gerne genascht. Gerade Schwangere greifen im Rahmen der hormonell bedingten Heißhungerattacken häufig auch nach Lakritz.

Bei Lakritz-Erzeugnissen, die viel Glycyrrhizin enthalten, kann es bei regelmäßigem oder übermäßigem Verzehr zu gesundheitlichen Problemen wie Kopfschmerzen, Schwindel, Bluthochdruck, Wassereinlagerungen oder Muskelschwäche kommen.

Doch nicht nur diese »Nebenwirkungen« sind in der Schwangerschaft zu vermeiden. Ein übermäßiger Verzehr in der Schwangerschaft ist ein Risikofaktor für Frühgeburten und auch für geistige Entwicklungsstörungen des Kindes, wie norwegische Untersuchungen zeigen (Raikkonen, K. et al. 2009, 2017). Danach stellt der Konsum von mehr als 500 Milligramm Glycyrrhizin pro Woche ein hohes gesundheitliches Risiko dar.

Weitere Informationen über Glycyrrhizingehalte in Lakritzerzeugnissen im Internet unter: www.lgl.bayern.de mit dem Suchbegriff »Lakritz«.

einem Geburtsgewicht über 4.000 Gramm von Makrosomie gesprochen.

Laut einer Studie des AQUA-Instituts aus dem Jahr 2014 kamen in Deutschland 9,9 Prozent aller Neugeborenen mit einem Gewicht über 4.000 Gramm zur Welt.

Die Makrosomie erhöht das Risiko für eine Reihe von kindlichen, aber auch mütterlichen gesundheitlichen Beeinträchtigungen:

- Schulterdystokie (Schulter des Kindes im Geburtskanal eingeklemmt)
- Neurologisch bedingte Störungen durch Schädigung des Plexus brachialis (Armnervengeflecht)
- Asphyxie (Kreislaufschwäche und Atemdepression bis Atemstillstand beim Kind)
- Hypoxie (Sauerstoffmangel)
- Postpartale Blutungen (Blutverlust aus dem Genitaltrakt von mehr als 500 ml innerhalb von 24 Stunden nach der Geburt)
- Verzögerte Geburtsverläufe (Geburtsdauer von mehr als 18 Stunden)

Die beschriebenen Komplikationen versuchen die Geburtsmediziner dadurch zu verhindern, dass die Geburt von sehr großen und schweren Kindern durch einen Kaiserschnitt (Sectio) erfolgt. Dies hat zur Folge, dass die Häufigkeit der Kaiserschnittentbindungen bei makrosomen Kindern deutlich erhöht ist.

Langfristige Folgen der Makrosomie sind erhöhte Risiken für Übergewicht und Diabetes mellitus Typ II im Erwachsenenalter. Auf dieses Thema gehen wir im übernächsten Abschnitt »Peri- und postnatale Programmierung« ausführlicher ein (siehe Seite 115).

Risikofaktoren für Makrosomie

Die Wahrscheinlichkeit, ein übergewichtiges Kind zu gebären, hängt zunächst von der Körpergröße und dem BMI der Mutter ab. Aber auch die Körpergröße des Partners spielt eine

Rolle, wofür allerdings derzeit keine Studiendaten zur Verfügung stehen.

Auswertungen von BabyCare-Daten zeigen, dass untergewichtige und normalgewichtige Schwangere mit einer Körpergröße bis zu 174 Zentimeter mit höchstens acht Prozent ein sehr geringes Risiko haben, ein Kind mit einem hohen Geburtsgewicht über 4.000 g zur Welt zu bringen (siehe Abbildung unten).

Bei mittelgroßen Schwangeren mit Übergewicht oder Adipositas steigt das Risiko auf 13 bis 14 Prozent. In dieser Größenordnung liegt auch das Risiko für große Schwangere mit Unter- oder Normalgewicht, ein Kind mit

einem Geburtsgewicht über 4.000 g zu gebären. Bei großen und übergewichtigen Frauen steigt das Risiko dann allerdings auf 25 Prozent, also jedes vierte Kind in dieser Gruppe kommt mit einem sehr hohen Geburtsgewicht zur Welt.

Weitere Risikofaktoren für ein makrosomes Kind (Geburtsgewicht über 4.000 Gramm) sind:

- Höheres mütterliches Alter ab 40 Jahre
- Mehrere vorausgegangene Geburten
- Bereits makrosomes Kind geboren
- Gestationsdiabetes in vorausgegangenen Schwangerschaften
- Übertragen des Kindes (41.-42. SSW)
- Männlicher Fetus sowie
- Eine hohe Gewichtszunahme in der Schwangerschaft

Von den genannten Risikofaktoren ist lediglich eine zu hohe Gewichtszunahme in der Schwangerschaft noch zu beeinflussen.

Es ist wichtig zu wissen, dass die Mehrzahl der Kinder über 4.000 g Geburtsgewicht (65 Prozent) von schwangeren Frauen mit einem normalen Body-Mass-Index zwischen 18,5 bis unter 25 geboren wird. Nur ein Drittel der übergewichtigen Kinder stammt von Schwangeren mit einem BMI ab 25. Mit Ausnahme der Untergewichtigen sollten also alle Schwangeren auf eine nicht zu starke Gewichtzunahme in der Schwangerschaft achten.

Trotz der Bedeutung einer adäquaten Gewichtszunahme in der Schwangerschaft gibt es laut eines Berichts der Weltgesundheitsorganisation (WHO) aus dem Jahr 2016 in Europa keine konsentierten Empfehlungen der zuständigen Behörden und Fachgesellschaften für eine angemessene Gewichtszunahme in der Schwangerschaft in Abhängigkeit vom Ausgangsgewicht vor der Schwangerschaft und dem BMI.

Empfehlungen zur Gewichtszunahme in Abhängigkeit vom BMI liegen lediglich vom US-amerikanischen Institute of Medicine (IOM) (siehe Abbildung links) aus dem Jahr

Häufigkeit der Makrosomie (Kinder mit einem Geburtsgewicht über 4.000 g) nach BMI-Klassen und Körpergröße der Mütter

Quelle: Friese, K., Kirschner, W., 2012 und BabyCare-Daten 2014 (n=16.560)

BMI-Klassen	Gesamt	unter 18,5	18,5 - 24,9	25 - 29,9	ab 30
Befragte (n=)	16.560	769	11.914	2.654	1.223
Körpergröße in cm					
unter 162	5,2 %	0,0 %	4,9 %	6,7 %	7,2 %
162 bis 173	8,9 %	4,6 %	7,8 %	12,6 %	13,9 %
ab 174	17,6 %	14,9 %	15,4 %	24,8 %	26,6 %
Gesamt	9,9 %	6,2 %	8,8 %	13,8 %	15,0 %

US-amerikanische Empfehlung zur Gewichtszunahme in der Schwangerschaft (IOM)

Quelle: Institut für Qualität und Wirtschaftlichkeit im Gesundheitswesen (IQWiG) 2009

BMI vor der Schwangerschaft	Empfohlene Gewichtszunahme in der Schwangerschaft
Untergewicht (BMI unter 18,5)	12,5 - 18 kg
Normalgewicht (BMI 18,5 - 24,9)	11,5 - 16 kg
Übergewicht (BMI 25 - 29,9)	7 - 11,5 kg
Adipositas (BMI ab 30)	5 - 9 kg

Vergleich des präkonzeptionellen BMI von Schwangeren in Deutschland und den USA

Quelle: Dudenhausen, J. W. et al. 2015

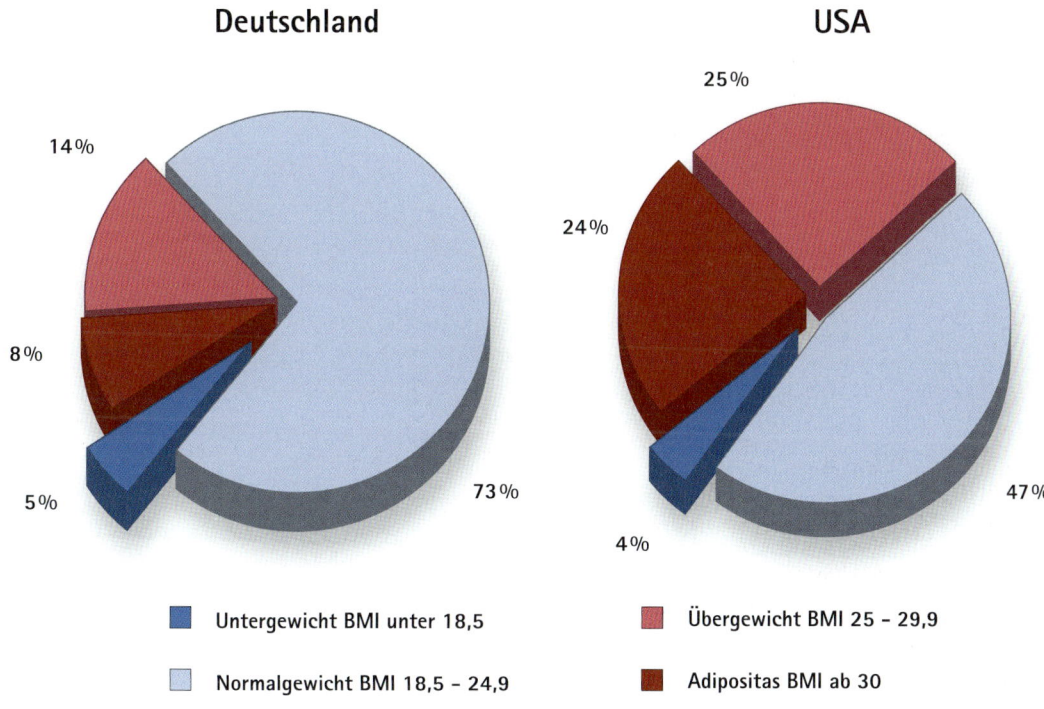

Deutschland

14%

8%

5%

73%

USA

25%

24%

4%

47%

■ Untergewicht BMI unter 18,5

■ Normalgewicht BMI 18,5 - 24,9

■ Übergewicht BMI 25 - 29,9

■ Adipositas BMI ab 30

2009 vor, die vom Institut für Qualität und Wirtschaftlichkeit im Gesundheitswesen (IQWiG) in Deutschland mit dem Hinweis übernommen worden sind, dass das Gewicht einer Schwangeren allein nichts darüber aussagt, wie gut es dem Kind geht – nicht einmal darüber, wie schnell es gerade wächst.

Diese Gewichtsempfehlungen basieren allerdings auf US-amerikanischen Daten von Schwangeren, die kaum auf deutsche Verhältnisse übertragbar sind, da die Häufigkeiten des Übergewichts und der Adipositas in den USA sehr viel höher sind als in Deutschland (siehe Abbildung oben). Gleichzeitig ist auch die überdurchschnittliche Gewichtszunahme in der Schwangerschaft in den USA deutlich höher.

Die tatsächliche Gewichtszunahme von mehr als 30.000 normalgewichtigen BabyCare-Teilnehmerinnen zeigt die Grafik auf Seite 114. Die blaue Linie stellt den Median dar, 50 Prozent, also die Hälfte der BabyCare-

Teilnehmerinnen, nehmen **in den einzelnen Schwangerschaftswochen** genauso viel oder weniger zu, die andere Hälfte nimmt mehr zu.

In der 19. Schwangerschaftswoche beträgt der Median zum Beispiel 4,8 Kilogramm. 10 Prozent der normalgewichtigen BabyCare-Teilnehmerinnen haben bis zur 19. Schwangerschaftswoche nur 2,2 Kilogramm zugenommen (gelbe Linie, 10. Perzentil). Das 90. Perzentil (rote Linie) liegt in der 19. Schwangerschaftswoche bei 7,7 Kilogramm. 10 Prozent der normalgewichtigen Schwangeren haben bis zu diesem Zeitpunkt noch mehr zugenommen.

Bei den Daten zur Gewichtsentwicklung handelt es sich also keinesfalls um Empfehlungs- oder Normwerte. Sie stellen lediglich statistische Werte dar, mit denen Sie Ihre eigene Gewichtsentwicklung in den einzelnen Schwangerschaftswochen vergleichen können. Sprechen Sie mit Ihrer Frauenärztin/Ihrem Frauenarzt darüber, wenn Sie dazu Fragen haben.

Gewichtszunahme in der Schwangerschaft von normalgewichtigen BabyCare-Teilnehmerinnen mit einem präkonzeptionellen BMI zwischen 18,5 und unter 25

Quelle: Quelle: BabyCare Daten 2014 (n=33.179)

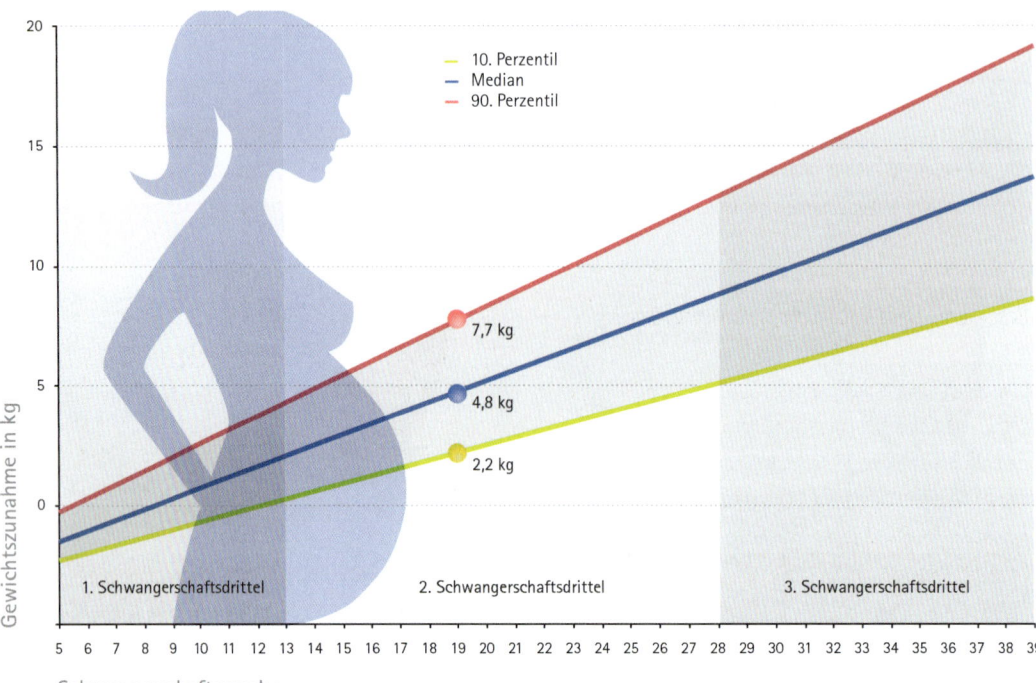

Entsprechende Darstellungen für die anderen BMI-Klassen finden Sie auf unserer Website unter: gewichtszunahme. baby-care.de oder in der BabyCare-App.

ⓘ Info

Screening auf Schwangerschaftsdiabetes im Rahmen der Mutterschaftsvorsorge

Das Screening auf Schwangerschaftsdiabetes ist Bestandteil der Mutterschaftsrichtlinien und wird zwischen der 24+0 und 27+6 Schwangerschaftswoche durchgeführt. Es wird allen Schwangeren im Rahmen der Vorsorgeuntersuchungen angeboten und von den gesetzlichen Krankenkassen bezahlt. Das Screening misst, wie der Körper auf eine größere Menge Traubenzucker (Glukose) reagiert und beinhaltet zunächst einen sogenannten Vortest. Dieser umfasst das Trinken einer 50 g Zuckerlösung (unabhängig vom Zeitpunkt der letzten Mahlzeit, nicht nüchtern) und die Bestimmung des Blutzuckerspiegels durch eine venöse Blutentnahme eine Stunde später. Kann durch diesen Vortest ein Schwangerschaftsdiabetes nicht sicher ausgeschlossen oder bestätigt werden, muss in den nächsten Tagen ein »Diagnosetest« – auch oraler Glukosetoleranztest

(oGTT) genannt – durchgeführt werden. Zur Durchführung des oGTT muss die Schwangere nüchtern sein, also seit acht Stunden nichts mehr gegessen und nur Wasser getrunken haben. Diesmal wird zuerst Blut entnommen, erst dann wird eine 75 g Zuckerlösung getrunken. Es folgen weitere Blutentnahmen nach einer und zwei Stunden. Anhand bestimmter Werte kann dann die Diagnose »Schwangerschaftsdiabetes« gestellt werden.

»Die Therapie des Schwangerschaftsdiabetes gelingt in 80 Prozent zielgerecht mit Blutglukose-Selbstkontrolle, Ernährungsumstellung, körperlicher Bewegung und Gewichtskontrolle. In 20 Prozent ist eine pharmakologische Therapie mit Insulin erforderlich.« (Kleinwechter, H., Diabetes aktuell 2016, S. 168)

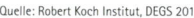

Empfehlung

Achten Sie auf Ihre Gewichtszunahme.
Wenn Sie übergewichtig sind, sollten Sie
nicht zu stark zunehmen. In der BabyCare-App
oder im Internet unter gewichtszunahme.
baby-care.de können Sie Ihren eigenen
Gewichtsverlauf mit der Gewichtszunahme von
BabyCare-Teilnehmerinnen vergleichen.

Peri- und postnatale Programmierung

Ein relativ neues Forschungsgebiet beschäftigt
sich mit dem Einfluss äußerer Faktoren auf die
Entwicklung des Kindes im Mutterleib (fetale
Programmierung). Dabei wird zum Beispiel der
Einfluss mütterlicher Blutzuckerwerte auf den
fetalen Glukosestoffwechsel untersucht.

Entsprechend einer Studie aus dem Jahr 2008
stehen kritische vorgeburtliche und nachge-
burtliche Entwicklungsphasen des Kindes im
Fokus, in denen »durch Einwirkungen von
Faktoren wie Ernährung und Hormonen die
künftige Funktionsweise von Organen und
Organsystemen dauerhaft geprägt wird, so
dass im Fall einer Störung dieser Programmierung daraus im späteren Leben chronische
Erkrankungen wie Übergewicht oder Diabetes
mellitus entstehen können« (Plagemann, A. et
al. 2008, S. 216).

Im Zentrum der Forschung stehen die gesundheitlichen Auswirkungen von vorliegenden Glu-
kosetoleranzstörungen, Diabetes mellitus und
Adipositas von Schwangeren, die Gewichtszunahme der Schwangeren, das Geburtsgewicht
des Kindes und die Folgen der Gewichtszunahme des Neugeborenen für die Erkrankungs-
wahrscheinlichkeiten der Kinder im Kindes-,
Jugend- und späteren Erwachsenenalter.

Hier die Fakten:

• Kinder von Müttern mit Gestationsdiabetes
  (GDM) sowie Typ I oder Typ II Diabetes
  mellitus in der Schwangerschaft weisen ein

Übergewicht und Adipositas bei Frauen in Deutschland nach Alter

Quelle: Robert Koch Institut, DEGS 2013

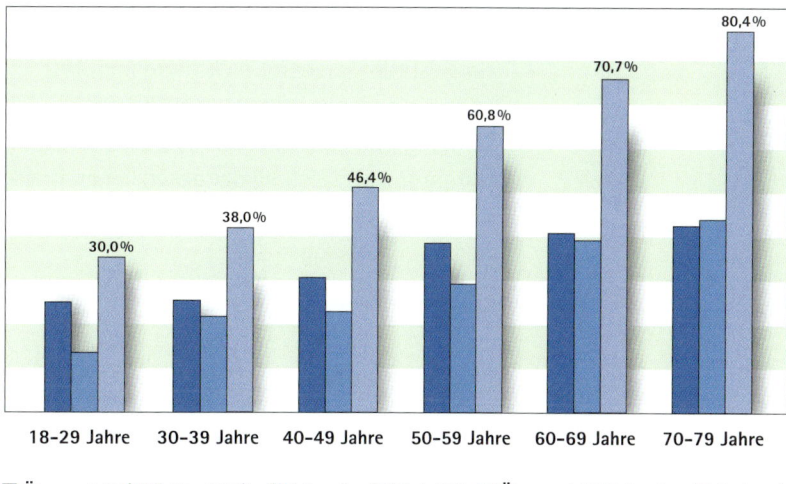

18-29 Jahre 30-39 Jahre 40-49 Jahre 50-59 Jahre 60-69 Jahre 70-79 Jahre

■ Übergewicht (BMI 25 - 29,9) ■ Adipositas (BMI ab 30) ■ Übergewicht / Adipositas (BMI ab 25)

mehr als dreifach erhöhtes Risiko für die
Entwicklung von Übergewicht/Adipositas,
Diabetes mellitus sowie Herz-Kreislauf-
Erkrankungen im späteren Leben auf.

• Kinder von Schwangeren mit Übergewicht
  oder Adipositas haben ein erhöhtes Diabetes-
  sowie Adipositasrisiko im späteren Leben.

• Untergewichtig geborene Kinder haben –
  wahrscheinlich infolge einer häufig frühen
  Überernährung nach der Geburt – im
  späteren Leben ein erhöhtes Risiko für
  Diabetes mellitus und Adipositas.

• Gleiches gilt für Neugeborene mit einem
  Geburtsgewicht über 4.000 Gramm.

Diabetes mellitus, Übergewicht, Adipositas, ein
zu geringes oder zu hohes Geburtsgewicht stellen also nicht nur Risikofaktoren für den Verlauf
der Schwangerschaft und die Geburt dar, die
wir im vorausgegangenen Kapitel beschrieben
haben, sie können den Gesundheitszustand
Ihres Kindes und dessen Krankheitsdisposition
nachhaltig und lebenslang negativ beeinflussen.

Die Häufigkeit von Übergewicht (und Adipositas) in Deutschland steigt mit dem Alter
der Frauen an, von 30 Prozent in der jüngsten
Altersgruppe auf 80 Prozent unter den 70-
bis 79-Jährigen (siehe Abbildung oben). Das
zunehmende Übergewicht von Frauen erhöht

das Risiko für das Auftreten eines Gestationsdiabetes. Bis zum Jahr 2012 wurde in der Schwangerenvorsorge ein generelles Screening auf Gestationsdiabetes nicht durchgeführt, so dass dieser nur bei etwa vier Prozent der Schwangeren auch entdeckt wurde. Seit der Einführung als Leistung der gesetzlichen Krankenversicherung nimmt die Zahl der diagnostizierten Erkrankungen zu.

> ⓘ **Empfehlung**
>
> - Falls Sie übergewichtig und noch nicht schwanger sind, sollten Sie Ihr Körpergewicht vor dem Eintritt der Schwangerschaft durch eine gezielte Ernährungsumstellung, mehr Alltagsbewegung und Sport reduzieren.
> - Falls Sie keinen Diabetes mellitus haben, lassen Sie unbedingt ein Screening auf Schwangerschaftsdiabetes im Rahmen der Vorsorgeuntersuchungen bei Ihrer Frauenärztin/Ihrem Frauenarzt durchführen.
> - Falls Sie bereits einen Diabetes mellitus haben, sollten Sie die ärztlichen Empfehlungen konsequent umsetzen.
> - Kontrollieren Sie regelmäßig (beispielsweise wöchentlich) Ihre Gewichtszunahme in der Schwangerschaft.
> - Betreiben Sie in der Schwangerschaft auch bei Übergewicht und Adipositas nach Rücksprache mit Ihrer Frauenärztin/Ihrem Frauenarzt Sport und bewegen Sie sich im Alltag.
> - Steigern Sie Ihre Energiezufuhr in der Schwangerschaft nicht um mehr als zehn Prozent. Mehr dazu erfahren Sie durch die BabyCare-Ernährungsanalyse.
> - Informieren Sie sich über das Stillen; die wichtigsten Informationen dazu geben wir Ihnen im Kapitel 9.6.
> - Achten Sie nach der Geburt auf eine normale Gewichtszunahme Ihres Kindes. Die entsprechenden Gewichtskurven für Jungen und Mädchen finden Sie im gelben Kinderuntersuchungsheft. Der Kinderarzt wird das Köpergewicht im Rahmen der Kindervorsorgeuntersuchungen genau verfolgen und im Untersuchungsheft dokumentieren.

8.10 Stress

Stress ist ein Faktor, der auch in der Schwangerschaft eine wichtige Rolle spielt und der durchaus negative Auswirkungen haben kann. Ihn in Grenzen zu halten, beziehungsweise Mittel und Wege zu lernen, mit ihm umzugehen, ist eine wichtige Aufgabe, die die Schwangere selbst erfüllen muss und kann.

Doch was ist das, Stress? Was ist damit gemeint? Es gibt eine Fülle von Definitionen, seit der Forscher Hans Selye den Begriff im Jahr 1936 eingeführt hat. Zusammengefasst kann man es in etwa so formulieren:

Der Begriff Stress beschreibt grundsätzlich jede Reaktion einer Person auf eine individuell empfundene – von innen oder außen kommende – Anforderung (Stressor). Besitzt die betroffene Person keine passenden Reserven, um mit dem Stressor zurecht zu kommen, so wird dieser als Bedrohung empfunden – es kommt zu negativem Stress (Distress). Hat die betroffene Person jedoch die »passende Antwort« auf den Stressor, so empfindet sie diesen als Herausforderung, an der sie wachsen kann (positiver Stress/Eustress). Die Schwangerschaft ist in der Regel eine solche Herausforderung, die uns dazu bringt, in die Elternrolle hineinzuwachsen. Da alles Unvorhergesehene, alles Überraschende, alles Unbekannte, was auf einen Menschen zukommt, einen Reiz darstellt, den er zunächst als negativ (Stress) oder positiv (Herausforderung) einstuft und dann entsprechend reagiert, kann auch eine Schwangerschaft oder ein Geschehen während einer Schwangerschaft Stress hervorrufen. Allerdings reagieren die Menschen unterschiedlich empfindlich auf Stressreize. »Stress ist, was man dafür hält«, wie es der Neurowissenschaftler Manfred Spitzer ausgedrückt hat.

Die Stressreaktion bewirkt, dass der betroffene Organismus für die Bewältigung alle seine Systeme auf die Überwindung der Bedrohung ausrichtet. Gelingt die Überwindung, flaut die Stressreaktion ab und der Organismus schaltet wieder auf Normalfunktion. Das ist im Prinzip gesund. Problematisch wird es erst und nur, wenn ein Mensch zu vielen solcher Stress-Situationen ausgesetzt ist oder wenn es zu einer Dauerbelastung kommt. Dann können daraus verschiedene körperliche Beschwerden resultieren, aber auch eine erhöhte Reizbarkeit, Überforderungsgefühle und Verzagtheit bis hin zu Depressionen. Eine Befragung von 18- bis 44-jährigen Frauen ergab, dass 15 Prozent der jüngeren und elf Prozent der älteren Frauen durch seelische Belastungen beeinträchtigt sind (siehe Abbildung auf der nächsten Seite).

Die Abbildung unten zeigt, unter welchen Allgemeinbeschwerden 30- bis 39-jährige Frauen (im Vergleich zu Schwangeren) leiden, die auch mit Stressbelastungen zusammenhängen können.

Stress und Schwangerschaft

Eine Schwangerschaft geht nicht nur mit einer Fülle von körperlichen, sondern auch mit seeli-schen Veränderungen einher, die insbesondere bei Erstschwangeren nicht durch Vorerfahrungen bekannt sind. Das bedeutet, dass viele Situationen und Phasen als stressig erlebt werden. Hinzu kommt, dass auch im Umgang mit der Umgebung und mit dem Partner – insbesondere beim ersten Kind – Neuland betreten wird.

All diese Faktoren können als Stressoren erlebt werden und zu entsprechenden stressbedingten Beschwerden führen. Es liegt auf der Hand, dass Stress in der Schwangerschaft Einfluss auf deren Verlauf hat. Leider ist dieser wahrscheinliche Zusammenhang bisher noch nicht ausreichend untersucht worden.

Sicher weiß man nur, dass Stress zu vermehrten Frühgeburten führt. Unsere Auswertungen aus dem BabyCare-Programm zeigen, dass die Frühgeburtenrate bei Schwangeren mit mehr als zehn psychischen Beschwerden um 1,5 Prozent

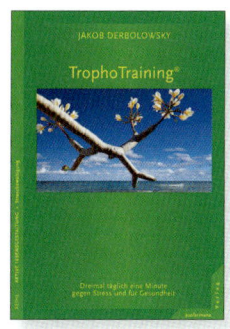

BUCHTIPP
»TrophoTraining® – Dreimal täglich eine Minute gegen Stress und für Gesundheit – das Hintergrundbuch«
Jakob Derbolowsky
Junfermann Verlag 2014

Art und Häufigkeit von Allgemeinbeschwerden bei 30- bis 39-jährigen Frauen im Vergleich zu Schwangeren

Quelle: Bundes-Gesundheitssurvey 1998 sowie eigene Berechnungen: BabyCare-Teilnehmerinnen 2013-2018 (n=17.089)

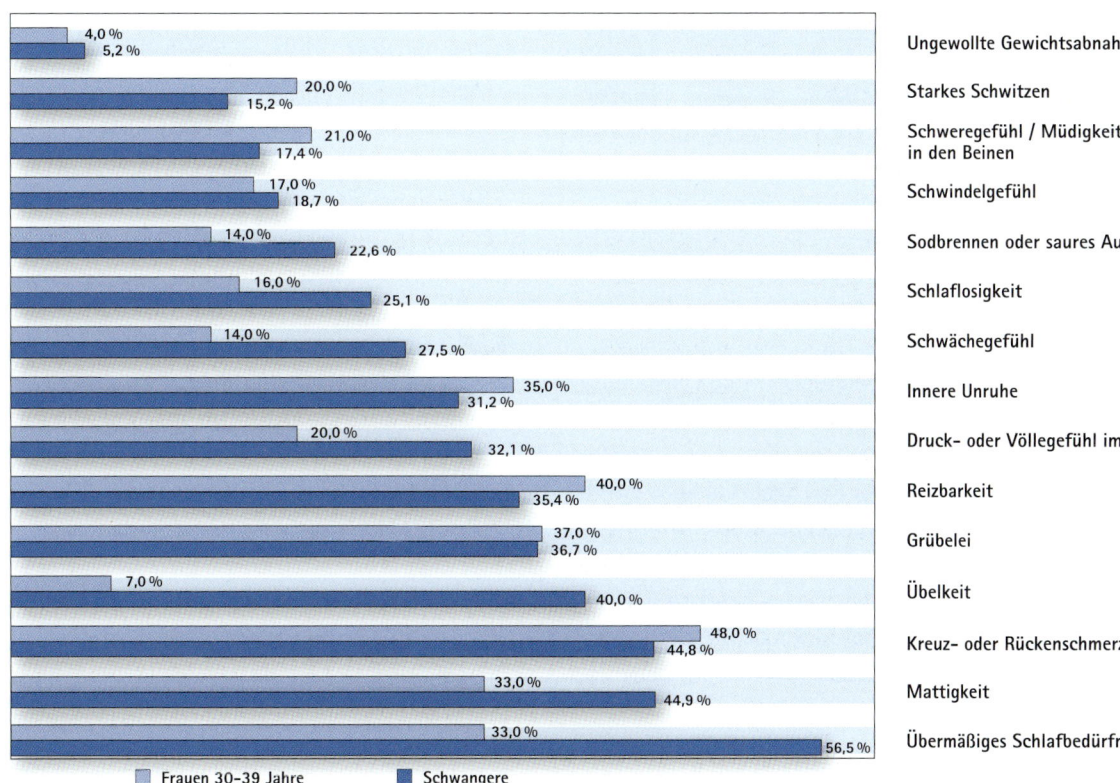

Beschwerde	Frauen 30-39 Jahre	Schwangere
Ungewollte Gewichtsabnahme	4,0 %	5,2 %
Starkes Schwitzen	20,0 %	15,2 %
Schweregefühl / Müdigkeit in den Beinen	21,0 %	17,4 %
Schwindelgefühl	17,0 %	18,7 %
Sodbrennen oder saures Aufstoßen	14,0 %	22,6 %
Schlaflosigkeit	16,0 %	25,1 %
Schwächegefühl	14,0 %	27,5 %
Innere Unruhe	35,0 %	31,2 %
Druck- oder Völlegefühl im Leib	20,0 %	32,1 %
Reizbarkeit	40,0 %	35,4 %
Grübelei	37,0 %	36,7 %
Übelkeit	7,0 %	40,0 %
Kreuz- oder Rückenschmerzen	48,0 %	44,8 %
Mattigkeit	33,0 %	44,9 %
Übermäßiges Schlafbedürfnis	33,0 %	56,5 %

Beeinträchtigung durch seelische Belastung bei Frauen in Deutschland

Quelle: GEDA (2012)

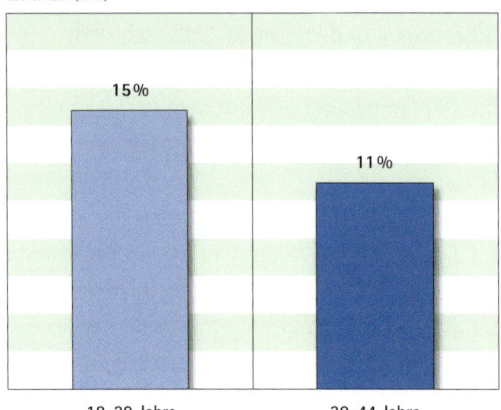

Frühgeburtenrate nach der Anzahl psychischer Beschwerden

Quelle: Eigene Berechnungen – BabyCare-Daten 2018 (n=22.891)

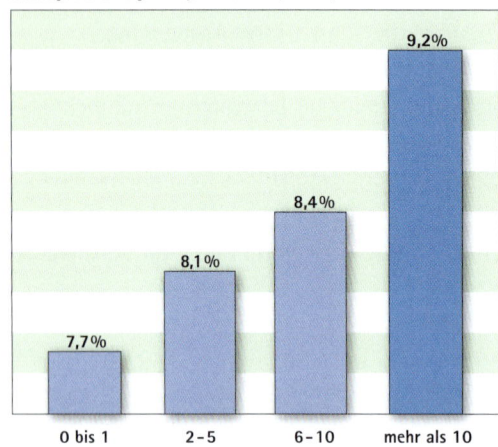

Anzahl psychischer Beschwerden

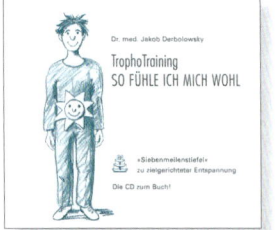

wieder gegen Stressbelastungen vorzugehen und eine gewisse Stressresistenz zu entwickeln. Das hilft im Übrigen dann auch im Geschehen unter der Geburt. Glücklicherweise gibt es einige Vorgehensweisen, die die Schwangere schnell und einfach erlernen und jederzeit und überall anwenden kann, um die Stressbelastungen zu reduzieren. Was können Sie also tun bei akutem Auftreten von Stress?

Als Soforthilfe empfiehlt sich, auf einen Reiz mit einer Abstandsübung zu reagieren, sich sofort ganz bewusst dem eigenen Atem zuzuwenden und auf drei Atemzüge zu achten, bevor man auf ihn reagiert. Das ist so wie das erst einmal »Überschlafen« vor wichtigen Entscheidungen. Sieben Strategien gegen Stress:

1. Üben Sie, anderen und anderem gegenüber, »Nein« zu sagen.
2. Lösen Sie sich von Perfektionismus. Manches darf auch unvollkommen sein.
3. Setzen Sie Prioritäten: Was muss gleich erledigt werden, was kann warten, was kann getrost vergessen werden?
4. Stellen Sie nur realistische Anforderungen, vor allem an sich selbst.
5. Tun Sie jeden Tag etwas, das Ihnen Freude bereitet.
6. Sorgen Sie für Freiräume: Auch kurze Auszeiten schaffen einen nötigen Ausgleich.
7. Delegieren Sie, wann immer es möglich ist.

höher ist als bei Frauen ohne entsprechende Beschwerden (siehe Abbildung oben).

Auch viele andere Studien zeigen einen Zusammenhang zwischen Stress und Frühgeburt. Eine neuere Studie aus Schweden zeigt, dass Stress das Risiko für eine Frühgeburt um das Zweifache erhöht (Lilliecreutz, C. et al. 2016). Warum das so ist, konnte noch nicht geklärt werden. Man vermutet, dass die vermehrte Ausschüttung von Stresshormonen die Gebärmutter zu vorzeitigen Kontraktionen veranlasst.

Damit dies und das Wissen darüber nicht selbst zum Stressor wird, gilt es, frühzeitig und immer

ⓘ **Empfehlung**

**Ganz allgemein helfen Entspannungsmethoden, Stress abzubauen, wie Autogenes Training, Meditation oder auch Progressive Muskelentspannung nach Jacobson.
Ohne viel Zeitaufwand lässt sich schnell und einfach das 3x täglich 1-Minute-Übungsprogramm »TrophoTraining« erlernen. Es wurde von dem Frauenarzt und Psychotherapeuten Dr. Jakob Derbolowsky entwickelt. Verschiedene Krankenkassen und Institutionen der Erwachsenenbildung bieten (teilweise kostenlose oder bezuschusste) Kurse zur Entspannung an.**

8.11 Infektionskrankheiten

Infektionskrankheiten sind weit verbreitet. An erster Stelle stehen die Infektionen der oberen Luftwege, des Mund- und Rachenraumes wie Schnupfen, grippeähnliche Symptome oder gar die echte Grippe.

Stark zunehmend sind in den letzten Jahren Infektionen des Magen- und Darmtraktes durch Bakterien, Viren oder andere Erreger, die sich häufig durch Erbrechen, Durchfälle und Fieber bemerkbar machen. Derartige Infektionen können Ihnen die Schwangerschaft für einige Tage oder gar Wochen schwer machen, auch wenn direkte gesundheitliche Gefahren für die Gesundheit des Kindes nur in seltenen Fällen bestehen.

Auch wenn eine Krankheit an sich harmlos sein mag: Schon wenn Sie nur Fieber bekommen, ist das nicht gut für Ihr Kind. Und Medikamente sollten Sie als Schwangere so selten wie möglich einnehmen.

Nicht nur lästig, sondern in der Schwangerschaft unbedingt zu vermeiden sind aber Vaginalinfektionen beziehungsweise sexuell übertragbare Krankheiten sowie einige Infektionen, die sonst harmlos verlaufen, aber gerade in der Schwangerschaft für die Gesundheit der Mutter oder des Kindes eine Gefahr darstellen. Im ärztlichen Anamnesegespräch beim Ausstellen des Mutterpasses oder anhand weiterer Unterlagen wie beispielsweise Ihres Impfausweises wird genau nachgeforscht, ob

- diese Krankheiten früher schon einmal bei Ihnen aufgetreten sind,
- sie derzeit bei Ihnen vorliegen oder
- auch nur ein erhöhtes Risiko dafür besteht, dass Sie in Zukunft daran erkranken.

Falls etwas davon zutrifft, werden weitere Untersuchungen veranlasst und alles Nötige mit Ihnen besprochen. Dieses Buch will dabei helfen, dass Sie mitreden können und Ansteckungsrisiken vermeiden.

Cytomegalie Virus Infektion (CMV)

Die häufigste virusbedingte Infektionserkrankung in der Schwangerschaft mit möglichen Folgen für das ungeborene Kind ist die Cytomegalie-Virus-Infektion (CMV). In Deutschland besitzen etwa 50 Prozent der Frauen im gebärfähigen Alter keine Antikörper gegen CMV und damit keinen Schutz. Sie sind »CMV-seronegativ«. Infiziert sich eine werdende Mutter erstmals während der Schwangerschaft, bleibt dies häufig unbemerkt, da bei Gesunden gar keine oder nur leichte grippeähnliche Beschwerden auftreten. Wird das Virus auf das Kind übertragen – das geschieht in nahezu jedem zweiten Fall – bleiben die Babys trotzdem häufig gesund.

Die Kinder aber, die erkranken (etwa 1.200 Kinder jährlich in Deutschland), haben oft schwere gesundheitliche Beeinträchtigungen. Neben dem Risiko, zu früh oder mit einem geringen Geburtsgewicht schwächer

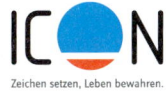
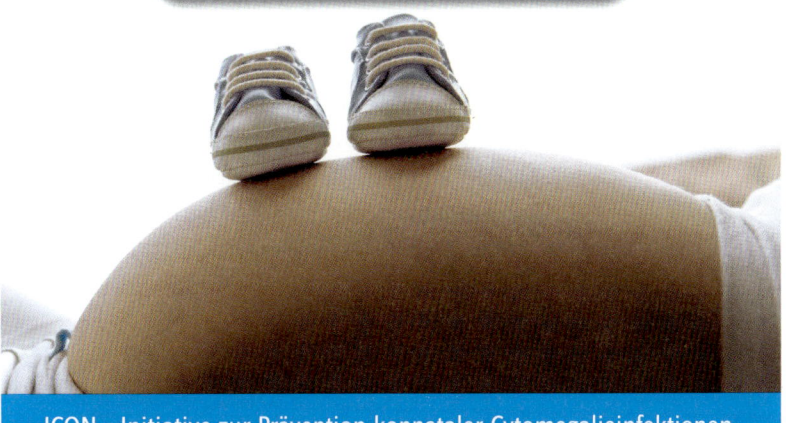

ins Leben zu starten, können insbesondere bei einer Infektion in der Frühschwangerschaft lebenslange geistige und körperliche Entwicklungsstörungen auftreten. Hörstörungen und Beeinträchtigungen des Sehvermögens sind die häufigsten Folgen der angeborenen Cytomegalie-Erkrankung.

Wie kommt es zu einer CMV Infektion?

Das Virus wird von infizierten Menschen mit den Körperflüssigkeiten ausgeschieden und durch engen Kontakt – insbesondere mit Kleinkindern – auf andere übertragen, etwa durch Speichel, Blut, Tränen und Urin. Das Tückische ist, dass die CMV-Infektion in den meisten Fällen beim gesunden Erwachsenen kaum bemerkt wird. Auch ein infiziertes Kind zeigt bei der Geburt häufig keine Symptome, so dass die Folgen (zum Beispiel Hörschäden) oft zu spät oder ohne Zusammenhang zur Infektion festgestellt werden.

Kennen Sie Ihr Risiko?

Mit Hilfe eines Bluttests – möglichst bereits bei Kinderwunsch – können Sie Ihren CMV-Status bestimmen lassen. Diesen Test müssen Sie meist selbst bezahlen. Ist das Ergebnis positiv, brauchen Sie sich weiter keine Sorgen zu machen. Sie besitzen Antikörper gegen das Virus und sind gegen die Infektion immun. Nur in ganz seltenen Fällen kann es hier zu einer Reaktivierung oder Neuinfektion mit dem Virus kommen, dabei ist jedoch die Übertragungswahrscheinlichkeit auf das Kind mit einem Prozent sehr gering.

Sollten Sie zur Risikogruppe der CMV-negativen Schwangeren gehören, ist der beste Schutz für Ihr ungeborenes Kind, sich selbst während der Schwangerschaft vor einer Infektion mit dem Cytomegalie-Virus zu schützen. Dabei ist der enge Kontakt zu Kleinkindern das größte Risiko. Jedes vierte Kind im Kindergarten scheidet aktiv CMV-Viren – zum Teil in einer sehr hohen Konzentration – aus. Bei beruflich engem Kontakt zu Kindern dieser Altersgruppe sollte der betriebsärztliche Dienst die Erteilung eines Beschäftigungsverbots prüfen.

Schwangere mit Kleinkindern können das Ansteckungsrisiko erheblich verringern, wenn folgende Hygieneregeln beachtet werden:

1. Waschen Sie Ihre Hände mehrmals am Tag mit Wasser und Seife, ganz besonders sorgfältig, nachdem Sie Kleinkindern die Nase geputzt, sie gefüttert oder gewickelt haben.
2. Benutzen Sie eigenes Geschirr und Besteck, nehmen Sie den Löffel Ihres Kindes nicht in den Mund. Auch Zahnbürste und Handtuch sollten Sie nicht gemeinsam benutzen.
3. Nehmen Sie den heruntergefallenen Schnuller Ihres Kindes nicht in den Mund. Spülen Sie ihn gründlich ab.
4. Küssen Sie Ihr Kind nicht auf den Mund!

Eine positive Nachricht zum Schluss. Falls es bei Ihnen zu einer Erstinfektion in der Schwangerschaft kommen sollte, besteht bei rechtzeitiger Gabe von CMV-Hyperimmunglobulinen die Möglichkeit, das Risiko einer Infektion des Kindes zu senken. Wir wünschen Ihnen aber, dass es gar nicht dazu kommt.

 Empfehlung

Machen Sie einen CMV-Test. Wenn Sie zur Gruppe der CMV-Seronegativen gehören und keine Immunität haben, sollten Sie den Test im ersten und zweiten Trimenon sowie einmal in der 35. Schwangerschaftswoche wiederholen und die beschriebenen Hygieneregeln im Umgang mit Kleinkindern beachten. Unabhängig vom Nachweis einer CMV-Primärinfektion in der Schwangerschaft bei Ihnen soll bei der Geburt des Kindes eine Untersuchung des Speichels und Urins auf CMV-DNA durchgeführt werden.

Infektionen des Magen-Darm-Traktes

Infektionen in der Schwangerschaft sollten – wenn immer möglich – vermieden werden. Dies gilt auch für Infektionen des Magen-Darm-Traktes, die zu den häufigsten akuten Krankheiten in Deutschland gehören und Symptome wie Verstopfungen, Erbrechen, Durchfälle und Fieber verursachen. In der Schwangerschaft treten die meist infektionsbedingten Erkrankungen in einer Häufigkeit von fünf Prozent auf, womit diese insgesamt recht selten, aber dennoch nicht zu unterschätzen sind.

Über 90 Prozent der Erkrankungen werden hauptsächlich durch vier Erreger verursacht (siehe Tabelle Seite 122). Dabei machen Norovirus- und Rotavirusinfektionen mehr als die Hälfte der Erkrankungen aus und weitere 40 Prozent entfallen auf Salmonelleninfektionen oder Infektionen mit dem Bakterium Campylobacter jejuni.

Für die Schwangerschaft und den Schwangerschaftsverlauf sind derartige Erkrankungen ungefährlich und haben in der Regel auch keine schädlichen Auswirkungen auf die Entwicklung des heranwachsenden Kindes. Trotzdem stellen die damit häufig verbundenen Beschwerden und Symptome wie Erbrechen, Durchfall oder Fieber in der Schwangerschaft eine zusätzliche Belastung für den Körper dar.

Achtung bei hohem und anhaltendem Fieber, das wegen der möglichen Überwärmung des Körpers auch für das Ungeborene gefährlich sein kann. Dies erfordert häufig auch den Einsatz fiebersenkender Medikamente, die auf die Schwangerschaft abgestimmt werden müssen.

Den meist durch Lebensmittel oder Trinkwasser übertragenen Infektionen (Salmonellen, Campylobacter) lässt sich durch strenge Hygienemaßnahmen gut vorbeugen. Dabei gilt für die Küchenhygiene zu Hause:

- Hände waschen vor der Nahrungszubereitung
- Alle Nahrungsmittel zunächst gut waschen, bis auf Fleisch, da das Abspülen zur Keimverbreitung führen kann
- Getrennte Schneidebrettchen für Fleisch und Gemüse beziehungsweise Salat, um Querinfektionen zu vermeiden
- Schneidebrettchen besser nicht aus Holz, sondern aus Plastik, Glas oder Marmor

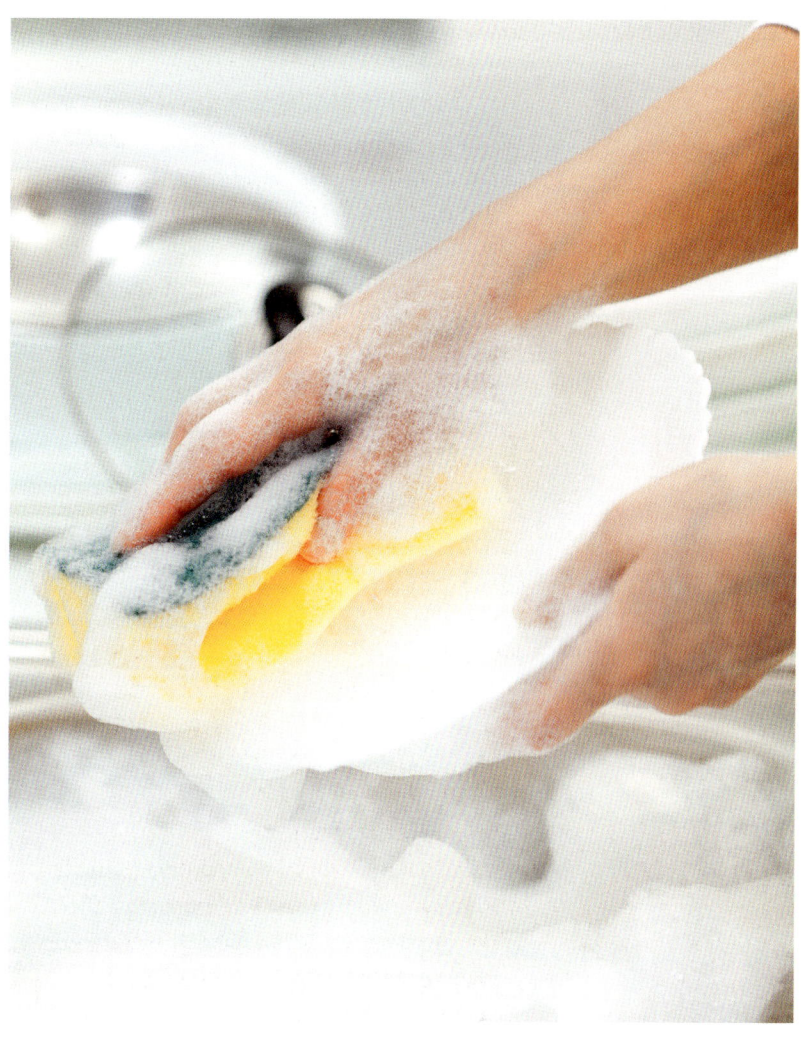

- Regelmäßige Reinigung (Kochen) beziehungsweise Wechsel des Küchenlappens
- Vorsicht bei Speiseeis, Eiern und Fleisch
- Fleisch in der Schwangerschaft immer gut durchgebraten essen (keine rosaroten Stellen)

Besonders wichtig, aber auch schwierig ist es, Nahrungsmittelinfektionen auf Reisen zu vermeiden. Hier gilt es beispielsweise auch darauf zu achten, nur abgepacktes Wasser zu trinken.

Norovirus-Infektion: Noroviren sind hoch infektiös und werden vorwiegend fäkal-oral direkt von Mensch zu Mensch übertragen. Auch kontaminierte Speisen, Getränke und Gegenstände können Überträger sein. Da sich diese Infektionen in den Wintermonaten häufen, ist des Weiteren auch von einer Über-

Achten Sie auf Küchenhygiene: Die regelmäßige Reinigung (Kochen) beziehungsweise der Wechsel des Küchenlappens hilft, Infektionen zu vermeiden.

Häufigkeit von Magen-Darm-Infektionen nach Erreger

Quelle: Infektionsepidemiologisches Jahrbuch meldepflichtiger Krankheiten für 2018, Robert Koch Institut 2019

Infektion	Anzahl	Anteil
Norovirus-Gastroenteritis	77.583	39,4 %
Campylobacter-Enteritis	67.872	34,4 %
Rotavirus-Gastroenteritis	23.603	12,0 %
Salmonellose	13.529	6,9 %
Enterobakterien	3.998	2,0 %
Giardiasis	3.411	1,7 %
Yersiniose	2.384	1,2 %
EHEC-Erkrankung	2.226	1,1 %
Kryptosporidiose	1.810	0,9 %
Shigellose	675	0,3 %
Summe	197.091	100,0 %

tragung durch Tröpfcheninfektionen (Husten, Niesen) auszugehen. Die Erkrankung äußert sich typischerweise durch plötzlich auftretendes Erbrechen und wässrigen Durchfall.

Die Therapie ist in erster Linie symptomatisch und besteht wie bei anderen Durchfallerkrankungen aus der ausreichenden Flüssigkeits- und Elektrolytsubstitution. Das heißt, der Körper muss mit den wichtigen biologischen Elektrolyten wie Natrium, Kalium, Calcium, Magnesium, Chlorid und Phosphat ergänzend versorgt werden. In schweren Fällen ist eine immunsuppressive Therapie in Erwägung zu ziehen.

Rotavirus-Brechdurchfall (Gastroenteritis):

Die Wahrscheinlichkeit, sich mit dem Rotavirus in der Schwangerschaft zu infizieren, ist erhöht, wenn Sie bereits Kleinkinder haben oder beruflich/privat sehr viel mit Kleinkindern zu tun haben. Rotaviren sind die häufigsten Erreger von Brechdurchfall (Gastroenteritis) bei Säuglingen und Kleinkindern. Fast 50 Prozent aller Gastroenteritiden werden dadurch verursacht. Das Virus ist leicht übertragbar und oft

resistent gegenüber Seifen oder sogar Desinfektionsmitteln. Auch Infektionen beispielsweise über Spielzeug sind so möglich.

In Deutschland werden deshalb pro Jahr etwa 20.000 Kinder im Alter von bis zu fünf Jahren im Krankenhaus behandelt. Dies muss nicht sein, da es mittlerweile eine Schluck-Impfung gegen diese Infektion gibt. Die Ständige Impfkommission (STIKO) am Robert Koch-Institut rät, alle Kinder frühzeitig gegen Rotaviren impfen zu lassen, um sie vor der häufigsten Form von infektiösen Magen-Darm-Erkrankungen zu schützen.

Salmonellen sind als Erreger von Magen-Darm-Erkrankungen in der Bevölkerung gut bekannt. Die meisten Infektionen erfolgen durch Nahrungsmittel. Durchfälle, Erbrechen und Fieber sind die charakteristischen Krankheitssymptome.

Campylobacter jejuni wird von Tieren über Nahrungsmittel (Rohmilch, Fleisch) auf den Menschen übertragen. Es treten starke Bauchschmerzen, Durchfälle, Erbrechen und Fieber auf. Gefährlich bei einer Infektion mit dem Erreger ist vor allem, dass er auch zu schweren chronischen Erkrankungen wie Hirnhaut- und Rückenmarksentzündungen führen kann.

 Empfehlung

Eine Magen-Darm-Infektion in der Schwangerschaft mit den beschriebenen Erregern – auch mit dem Rotavirus – ist im Allgemeinen ungefährlich, aber sehr lästig. In der Schwangerschaft gilt jedoch immer: Wenn Magen-Darm-Probleme mit Durchfällen oder Erbrechen auftreten, suchen Sie bitte Ihre Frauenärztin/Ihren Frauenarzt auf, um die Art der Infektion klären zu lassen und geeignete therapeutische Maßnahmen einzuleiten. Bei Durchfallerkrankungen ist auf eine ausreichende Flüssigkeitszufuhr zu achten.

Denken Sie nach der Geburt an die Impfmöglichkeiten Ihres Kindes gegen die Rotavirusinfektion.

Besonders gefährliche Infektionskrankheiten in der Schwangerschaft

Listeriose: Die Listeriose ist eine seltene Krankheit in der Durchschnittsbevölkerung. Bei Schwangeren tritt sie – bedingt durch das geschwächte Immunsystem – häufiger auf. Krankheitserscheinungen sind grippeartige Beschwerden, aber auch Meningitis und Sepsis. Die Listeriose kann zu einer Fehlgeburt, aber auch zu schweren Erkrankungen des Kindes führen. Die Bakterien, die die Krankheit verursachen, können in vielen Lebensmitteln enthalten sein. Kochen, Braten, Pasteurisieren und Sterilisieren tötet die Bakterien ab.

Schwangere sollten deshalb kein rohes Fleisch oder rohen Fisch zu sich nehmen, sondern beides vollständig durchgaren. Sie sollten keine Rohmilch oder Rohmilchkäse verwenden und vor dem Verzehr von Käse prinzipiell die Rinde entfernen. Wichtig ist es auch, generell auf eine optimale Küchenhygiene zu achten.

Toxoplasmose: Infektionen mit Toxoplasmose sind recht häufig, verlaufen jedoch in 90 Prozent der Fälle ohne Symptome. Zeigen sich Auswirkungen, so verläuft die Toxoplasmose trotzdem recht milde – außer in der Schwangerschaft. Sie wird durch Tiere (besonders Katzen) beziehungsweise deren Exkremente und Körperflüssigkeiten übertragen. Der bloße Tierkontakt ist nicht ansteckend. Ein weiterer Ansteckungsweg ist der Genuss von infiziertem rohem Fleisch (vor allem Lamm- und Schweinefleisch).

Wer schon einmal Toxoplasmose hatte, ist gegen Neuinfektionen immun. Schwangere sind also nur gefährdet, wenn sie vor der Schwangerschaft noch nie infiziert waren. Das trifft in Deutschland auf etwa 30 Prozent der Schwangeren zu. Die Zahl der Erstinfektionen in der Schwangerschaft wird auf 0,2 Prozent geschätzt, das sind immerhin jährlich 1.300 Frauen. Und die meisten merken davon nichts.

Nach den Mutterschaftsrichtlinien darf nur beibegründetem Verdacht auf eine Infektion (zum Beispiel Lymphknotenschwellung) ein

Toxoplasmosetest zu Lasten der Krankenkassen durchgeführt werden). Allein ein Hinweis auf Katzenhaltung reicht für eine Kostenübernahme nicht aus. Eine Reihe von Kassen übernimmt aber inzwischen die Kosten des Tests entweder in Zusatzverträgen wie beispielsweise »Hallo Baby« oder über individuelle Kostenerstattungen.

Wenn Sie eine Katze halten, können Sie auch diese auf Toxoplasmose untersuchen lassen. Bei negativem Befund nützt Ihnen das aber nicht viel, da sich die Katze jederzeit durch das Fressen von Mäusen oder rohem Fleisch neu infizieren kann.

Von den jährlich 1.300 werdenden Müttern, die sich erstmalig mit Toxoplasmose infiziert haben, kommt es bei der Hälfte zu einer Ansteckung des Kindes im Mutterleib. Jedes zehnte der infizierten Kinder wird dadurch schwer geschädigt, erkrankt zum Beispiel am Nervensystem.

Röteln: Es handelt sich um eine virusbedingte Infektionskrankheit, die wie eine abgeschwächte Masernerkrankung, das heißt mit ähnlichem, aber blasserem und kleinfleckigerem Ausschlag verläuft. Typisch sind kleine Lymphknotenschwellungen hinter den Ohren.

Die Inkubationszeit (die Zeit, bis die Erkrankung ausbricht) beträgt zwei bis drei Wochen. Röteln sind deshalb bereits ansteckend, bevor der Ausschlag ausbricht. Als Ansteckungszeit sollte sicherheitshalber die Zeit vier Tage vor bis acht Tage nach Auftreten des Ausschlages angenommen werden.

Infiziert sich eine Schwangere in den ersten drei Schwangerschaftsmonaten, kann es zum Absterben der Frucht oder zur Rötelnembryopathie (Fehlbildungen an Augen, Herz und Gehirn) kommen. Wenn Sie schon einmal Röteln hatten oder erfolgreich geimpft sind, brauchen Sie sich keine Sorgen zu machen. Dann sind Sie immun. Häufig ist eine stille Feiung (unbemerkte Immunisierung), die durch einen unerkannten oder kaum bemerkten Verlauf entstanden ist.

Fragen Sie bei Ihrer Krankenkasse nach, ob diese die Kosten für den Toxoplasmosetest trägt.

Geschlechtskrankheiten, sexuell übertragbare Krankheiten

Die Wahrscheinlichkeit, sich mit einer sexuell übertragbaren Krankheit zu infizieren, steigt bei beiden Partnern mit

- der Anzahl der Sexualpartner in einem bestimmten Zeitraum und
- der nicht regelmäßigen Benutzung von Kondomen oder Vaginalschaum beim Geschlechtsverkehr mit wechselnden Partnern.

Partner, die in einer festen Beziehung leben und beide treu sind, haben natürlich keine direkten Infektionsrisiken.

Frauen im gebärfähigen Alter hatten in Ihrem Leben durchschnittlich fünf Sexualpartner. Dabei gibt es aber deutliche Unterschiede. Elf Prozent hatten zehn bis 19 Sexualpartner und zwei Prozent hatten 20 und mehr (siehe Abbildung unten).

Die Ansteckungsgefahr ist von Krankheit zu Krankheit sehr unterschiedlich. Der medizinische Fachausdruck ist Kontagiosität, das heißt Übertragungswahrscheinlichkeit. Diese ist zum Beispiel bei Chlamydien und Gonorrhoe sehr hoch, bei HIV (Aids) relativ gering.

Chlamydia trachomatis: Diese Infektionen sind weit verbreitet. Rund drei Prozent der 20- bis 39-jährigen Frauen in Deutschland sind akut erkrankt. Jährlich kommt es zu rund 500.000 Neuinfektionen. Die Mehrzahl dieser Infektionen bleibt unentdeckt, denn 60 bis 70 Prozent verlaufen ohne Symptome.

Chlamydieninfektionen ziehen manchmal schwere Folgeerkrankungen wie eine Eileiterentzündung nach sich. Aufgestiegene Chlamydieninfektionen führen bei jeder zehnten bis zwanzigsten Frau zu Unfruchtbarkeit.

Bei wiederholten Infektionen verdoppelt sich das Risiko, unfruchtbar zu werden. In der Schwangerschaft kann die Krankheit für vorzeitigen Blasensprung und Frühgeburten verantwortlich sein. Auch Erkrankungen des Kindes – zum Beispiel schwere Lungenentzündungen – können Folge einer Infektion sein.

Im Rahmen der Schwangerenvorsorgeuntersuchungen in Deutschland wird bei jeder Frau in der Frühschwangerschaft auch ein Test auf eine Chlamydieninfektion durchgeführt (solche Reihenuntersuchungen nennt man Screening). Bei einem positiven Befund werden die Schwangere und auch ihr Partner (wichtig!) mit einem Antibiotikum behandelt.

Anzahl der bisherigen Sexualpartner von Frauen im gebärfähigen Alter

Quelle: Eigene Berechnungen planBaby-Teilnehmerinnen (Frauen mit Kinderwunsch) 2018 (n=1.408)

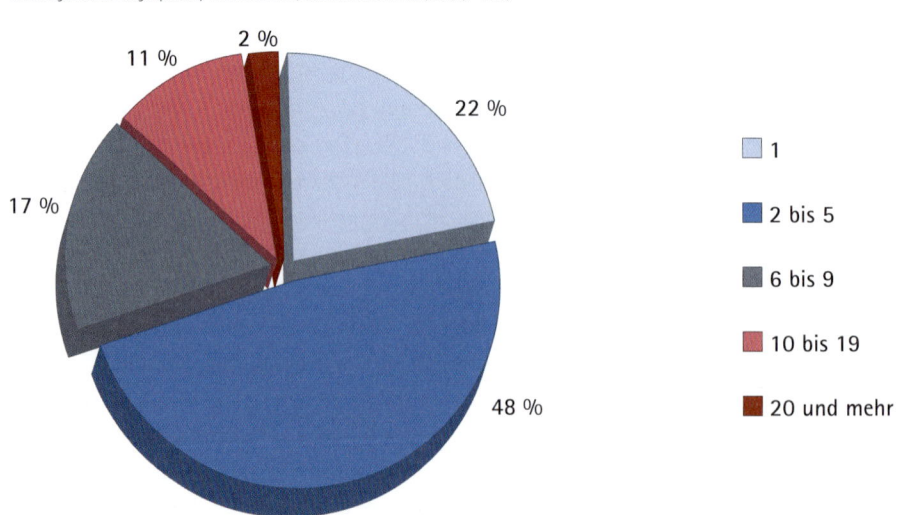

- 1
- 2 bis 5
- 6 bis 9
- 10 bis 19
- 20 und mehr

Humanes Papillomvirus (HPV): Es gibt über 100 verschiedene Typen, von denen etwa 40 Veränderungen der Haut und Schleimhaut verursachen können. Die Infektion erfolgt bei direkter Berührung, meist beim Geschlechtsverkehr, wobei 70 Prozent aller Frauen einmal in ihrem Leben dieses Virus in ihrem Körper hatten.

Die Infektion verläuft zumeist unbemerkt und das Immunsystem heilt die Infektion innerhalb von ein bis zwei Jahren aus. Bei einem Prozent der dauerhaft infizierten Frauen können die HPV-Typen 16 und 18 innerhalb von acht bis 15 Jahren zur Entwicklung eines Gebärmutterhalskrebses führen. Die Virustypen 6 und 11 verursachen im Bereich der Scheide und des äußeren Genitale gutartige Warzen (Kondylome). In der Schwangerschaft kann es schwierig sein, diese erfolgreich zu behandeln.

Selbst bei ausgedehntem Befall mit Feigwarzen ist nur in Ausnahmefällen ein Kaiserschnitt notwendig, nämlich dann, wenn der Scheidenausgang durch die Warzen verengt wird. Das Risiko, dass sich das Kind während der Geburt ansteckt und schwerwiegende Erkrankungen der Atemwege drohen, liegt bei nur 0,1 Prozent (1:1.000).

Herpes (genitalis) / HSV 2: Diese Infektion kommt ebenfalls oft vor, wobei eine Herpes-Erstinfektion in der Schwangerschaft die Ausnahme darstellt. Häufiger werden HSV-Viren, die nach der Erstinfektion im Körper »schlummern«, durch Stress oder die Schwangerschaft selbst – meistens unbemerkt – wieder aktiviert.

Eine schnelle Gabe von Aciclovir bei den ersten Anzeichen der Infektion kann die Virusausscheidung und die Schmerzdauer signifikant verkürzen. Bei einer aktiven Infektion der Mutter kann sich das Baby unter der Geburt anstecken. Die Neugeborenen können lebensbedrohlich erkranken, weshalb dann ein geplanter Kaiserschnitt empfohlen wird. Herpes am Mund (HSV 1) spielt als Infektionsquelle für das Ungeborene kaum eine Rolle, wohl aber nach der Geburt. Bei einem akuten Befall mit Lippenbläschen kann das Kind angesteckt werden. Zur Vorbeugung benutzen Sie dann einen Mundschutz und desinfizieren Sie sich die Hände.

Gonorrhoe: Nach wie vor ist Gonorrhoe (umgangssprachlich Tripper) auch in Deutschland eine verbreitete Infektionskrankheit, die sexuell übertragen wird. Jährlich infizieren sich damit hierzulande 21.000 Frauen im gebärfähigen Alter. Die Ansteckungsgefahr ist bei einem Sexualkontakt mit einem Erkrankten sehr hoch. Die Krankheit ist antibiotisch gut zu behandeln.

Auch Gonorrhoe verläuft häufig unbemerkt, kann aber in der Schwangerschaft Folgen für das Kind haben. Eine Infektion des Kindes während der vaginalen Geburt kann zur Erblindung des Kindes führen. Nur die frühzeitige Gabe von Antibiotika kann das verhindern. Ein vorzeitiger Blasensprung und eine Frühgeburt sind mit einer Gonorrhoe-Infektion ebenfalls möglich.

Syphilis (Lues): Syphilis ist im Vergleich zu Gonorrhoe in Deutschland sehr selten, hat in den letzten Jahren aber wieder zugenommen. Auch Syphilis kann relativ leicht ausgeheilt werden, wenn sie frühzeitig erkannt und mit Antibiotika therapiert wird. In fortgeschrittenen Stadien wird sie jedoch zu einer sehr ernsten Erkrankung. Sie kann dann zu Schwellungen der Lymphknoten, Störungen des Herz-Kreislauf-Systems und zu neurologischen Störungen (»Gehirnerweichung«) führen.

Bei infizierten Schwangeren verursacht eine Syphilis häufig Frühgeburten. Das Ansteckungsrisiko für das Kind ist groß, es erkrankt meist aber nur leicht und kann gut geheilt werden. In Deutschland erfolgt im Rahmen der Schwangerenvorsorge ein Screening auf Syphilis.

Hepatitis B: Diese Viruserkrankung (Gelbsucht) wird über Blut und andere Körperflüssigkeiten übertragen und kann auch das ungeborene Kind anstecken. Auch für diese Erkrankung besteht ein Screening nach den Mutterschaftsrichtlinien. Bei Verdacht auf eine akute oder chronische Hepatitis-B-Infektion wird Ihr Baby in den ersten Stunden seines Lebens aktiv und passiv gegen Hepatitis B geimpft. So kann dem Risiko einer chronischen Hepatitis und anderer Lebererkrankungen Ihres Kindes aktiv vorgebeugt werden.

Human Immunodeficiency Virus (HIV, »Aids«):

Unter dem Namen Aids sind Infektionen mit dem HI-Virus bekannt geworden. Genau genommen bezeichnet Aids die bereits sichtbar ausgebrochene Krankheit. Man kann das HI-Virus jedoch in sich tragen, ohne es zu bemerken. Auch in diesem Stadium ist die Infektion ansteckend.

Die üblichen Ansteckungsrisiken sind bekannt: wechselnde Sexualpartnerschaften, Geschlechtsverkehr ohne Kondome, unsaubere Spritzen bei Drogengebrauch. Generell wird in Deutschland ein HIV-Screening für alle Schwangeren in jeder Schwangerschaft empfohlen, da eine Ansteckung manchmal unbemerkt geschieht.

Mittlerweile ist bei einer HIV-positiven Schwangeren die vaginale Entbindung im Hinblick auf die Ansteckungsgefahr des Babys genauso sicher wie ein Kaiserschnitt, wenn die Mutter in der Schwangerschaft eine antiretrovirale Therapie eingenommen hat, die Viruslast am Ende der Schwangerschaft sehr niedrig ist und keine weiteren geburtshilflichen Risiken vorliegen. Stillen wird in Deutschland nicht empfohlen, da nach der Geburt die Viruslast häufig wieder ansteigt und HIV auch über die Muttermilch übertragen werden kann.

Vorstadien einer Vaginalinfektion und Möglichkeiten der Früherkennung

Vorstadium einer vaginalen Infektion ist häufig eine so genannte »vaginale Milieustörung«. Dabei sind die »guten« Milchsäure bildenden Bakterien (Vaginale Mikrobiota) vermindert. Zumeist kann schon bei einem erhöhten pH-Wert (Maßzahl für den Säuregrad) der Scheidenflüssigkeit eine Milieustörung zumindest vermutet werden. Möglicherweise haben dann die Krankheitserreger schon so

zugenommen, dass bereits eine bakterielle Scheidenentzündung (Bakterielle Vaginose, siehe unten) vorliegt. Eine Studie (Hengst et al. 1992) zeigte, dass Schwangere, die bereits bei ausschließlich erhöhten pH-Werten mit Lactobacillus-Präparaten (und gegebenenfalls zusätzlich mit Milchsäure-Präparaten) behandelt wurden, weniger häufig eine Frühgeburt erlitten als Schwangere ohne eine solche frühzeitige Behandlung. Der pH-Wert der Scheidenflüssigkeit kann recht einfach selbst gemessen werden. Entsprechende Selbsttests gibt es in der Apotheke oder Drogerie.

Bakterielle Vaginose:

Sie entsteht durch ein Ungleichgewicht des Scheidenmillieus. Milchsäurebakterien (Laktobazillen) werden von bakteriellen Vaginose-assoziierten Bakterien mit Biofilmbildung verdrängt. Durch dieses Ungleichgewicht ist die bakterielle Vaginose häufigste Ursache für Infektionskrankheiten im Genitalbereich. Sie macht sich durch Juckreiz und Ausfluss mit fischigem Geruch bemerkbar. Die bakterielle Vaginose ist leicht zu behandeln. Unerkannt verdoppelt sie das Risiko einer Frühgeburt. In einer aktuellen Studie mit Schwangeren (Kirschner, W. et al. 2016) wurde bei zehn Prozent eine bakterielle Vaginose diagnostiziert.

> Sie sollten sich auf eine bakterielle Vaginose hin untersuchen lassen. Dies gilt vor allem dann, wenn bei Ihnen häufiger Vaginalinfektionen auftreten und/oder bereits eine Früh- oder Fehlgeburt aufgetreten ist. Diese Untersuchung erfolgt durch einen Vaginalabstrich durch Ihre Frauenärztin/Ihren Frauenarzt und eine phasenkontrastmikroskopische Untersuchung. Ein erhöhter pH-Wert kann bereits auf eine bakterielle Vaginose hinweisen.

Pilzinfektionen:

Auch vaginale Pilzinfektionen sind weit verbreitet. Sie dauern oft lange an und kehren häufig wieder. Die genitale Pilzinfektion gehört zu den häufigsten Krankheitsbildern in der gynäkologischen Praxis. Mehr als die Hälfte der geschlechtsreifen Frauen erleidet mindestens einmal im Leben eine symptomatische Pilzinfektion. Verursacher dieser Infektion sind in mehr als 90 Prozent der Fälle Candidapilze. Eine Infektion mit Candida albicans macht sich oft durch einen bröckelig-weißen Ausfluss und Juckreiz bemerkbar. Es gibt aber auch Hefepilzarten, die ohne Ausflussbildung, aber mit trockener Rötung und Schwellung der Haut auftreten.

Pilzinfektionen führen eher selten zu Frühgeburten, sie können aber Wegbereiter für weitere Infektionen sein. Auch das Neugeborene kann prinzipiell von einem Pilzbefall betroffen sein. Pilzinfektionen können und sollten in der Regel auch in der Schwangerschaft behandelt werden. Es gibt gut verträgliche Präparate. Sie selbst können auch etwas gegen Pilzinfektionen tun, indem Sie Ihren Zuckerkonsum reduzieren.

Pilzen und anderen Erregern kann teilweise auch durch eine sorgfältige Toilettenhygiene vorgebeugt werden. Beachten Sie, dass die Reinigung immer von der Scheide zum After hin erfolgen sollte, um Analkeime nicht in die Vagina zu verschleppen.

Wer aber glaubt, sich durch besondere Hygiene vor Infektionen schützen zu können, erreicht dadurch oft das Gegenteil. Es gibt zahlreiche Dusch- und Badepräparate, die zur Reinigung des Intimbereichs nicht geeignet sind. Bei häufiger Anwendung zerstören sie den natürlichen Säureschutzmantel der Haut, wodurch oft erst die Voraussetzung für eine Infektion geschaffen wird. Es gibt speziell für den Intimbereich entwickelte Pflegemittel in der Apotheke, die die natürliche Scheidenflora unterstützen.

Manche Frauen tragen auch außerhalb der Monatsblutung Slipeinlagen. Luftundurchlässige Slipeinlagen sind – wenn man sie ständig benutzt – der beste Nährboden für Pilze und andere Erreger und begünstigen Infektionen, anstatt sie zu verhindern.

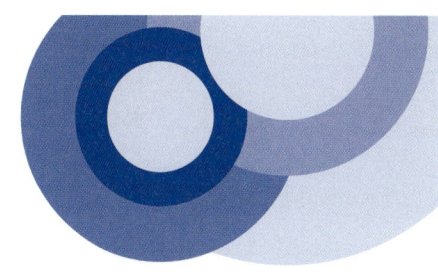
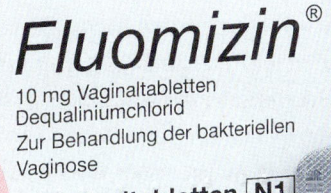
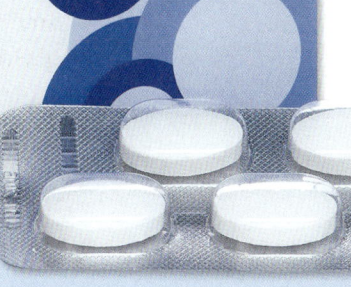
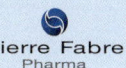

Eine Ansteckung mit Pilzen, Bakterien oder Viren ist auch in Thermalbädern möglich, besonders bei hohen Wassertemperaturen. Hüten Sie sich insbesondere auch vor öffentlichen Whirlpools. Diese sollten Sie in der Schwangerschaft unbedingt meiden!

! Empfehlung

Benutzen Sie für die Intimpflege keine aggressiven Seifen oder Intimsprays. Tragen Sie nur Unterwäsche aus Baumwolle und trocknen Sie den Intimbereich nach dem Baden oder Duschen sorgfältig ab.

Das Risiko, sich mit sexuell übertragbaren Krankheiten zu infizieren, kann reduziert werden, wenn die Zahl der Sexualpartner einschränkt und Kondome benutzt werden. Bei einer Partnerschaft, in der beide wirklich treu sind, ist es natürlich nicht notwendig, Kondome zu verwenden.

Banale Erkrankungen in der Schwangerschaft – manchmal sehr lästig

Schnupfen, Erkältung, Fieber – damit haben die meisten Menschen zwei- oder dreimal im Jahr zu kämpfen. Über 60 Prozent der Deutschen haben mindestens einmal pro Jahr einen grippalen Infekt. Entsprechend hat jeder seine eigenen Methoden, diese Beschwerden zu lindern.

In der Schwangerschaft müssen Sie hier womöglich umlernen, wenn Sie bisher insbesondere medikamentöse Therapien bevorzugt haben. Im Fall einer Erkältungskrankheit sollten Sie – vor allem in den ersten Wochen der Schwangerschaft – auf diese Mittel verzichten und auf natürliche Heilmethoden umsteigen. Hier eine Auswahl von Möglichkeiten:

- Heiße Zitrone mit viel Honig
- Kräutertee
- Salzwassernasenspray anstelle von herkömmlichen Nasentropfen

- Bei Husten: Eukalyptus
- Bei Bronchitis: pflanzliche Arzneimittel
- Bei Kopfschmerzen: Kompressen oder Minzöl; auch Paracetamol ist erlaubt
- Bei Fieber: viel trinken und Wadenwickel

Wenn Beschwerden andauern, empfehlen wir, sich nicht einfach mit rezeptfreien Medikamenten aus der Apotheke zu versorgen, sondern Kontakt zu ihrer Frauenärztin/Ihrem Frauenarzt aufzunehmen. Hier kann Ihnen auch in der Schwangerschaft mit Arzneimitteln geholfen werden. Sie kennen dort alle Präparate und können Nutzen und Risiken der Medikamente genau abwägen. Dort erfahren Sie auch, welche Substanzen das Ungeborene schädigen können und ob Sie zum Beispiel manche Präparate (wie Hustensäfte) wegen ihres hohen Alkoholgehalts meiden sollten.

Sie können aber auch mit altbewährten Hausmitteln einiges tun, um Erkältungskrankheiten erfolgreich vorzubeugen:

- Treiben Sie Sport oder Gymnastik
- Essen Sie immer ausgewogen und vitaminreich
- Schlafen Sie viel und schonen Sie sich
- Halten Sie sich so häufig wie möglich an der frischen Luft auf
- Schlafen Sie im Winter nicht in überheizten Räumen
- Lüften Sie Ihre Wohnung regelmäßig
- Meiden Sie in der kalten Jahreszeit möglichst Menschenansammlungen
- Härten Sie sich mit Kneipp-Bädern ab
- Gehen Sie in die Sauna, wenn Sie bereits daran gewöhnt sind

! Empfehlung

In der Schwangerschaft sind Sie anfälliger für Infektionskrankheiten. Ihre Frauenärztin/ Ihr Frauenarzt wird Ihnen je nach Ihrer Krankengeschichte die Durchführung von Untersuchungen zum Ausschluss von (sexuell) übertragbaren Krankheiten empfehlen.

Vaginale Infektionen in der späten Schwangerschaft erhöhen das Risiko für Frühgeburten. Sie können zwischen den Vorsorgeterminen mithilfe eines pH-Tests (in der Apotheke zu beziehen) selbst feststellen, ob es Hinweise auf eine Infektion gibt. Wenn Sie Vaginalinfektionen haben, denken Sie daran, dass auch Ihr Partner unbedingt untersucht und mitbehandelt werden muss. Um sexuell übertragbaren Krankheiten vorzubeugen, schützen Sie sich, wenn nötig, mit Kondomen.

Meiden Sie den Kontakt zu Haustieren, vor allem zu Katzen. Falls Sie eine Katze halten, achten Sie besonders auf Hygiene und sorgen Sie für eine regelmäßige Desinfektion des Katzenklos. Überlassen Sie diese Arbeiten anderen Personen. Nehmen Sie Ihre Katze nicht mit ins Bett und lassen Sie sie gegebenenfalls auf Toxoplasmose untersuchen.

Verzichten Sie auf rohes Fleisch, rohen Fisch, Rohmilch und Rohmilchkäse. Entfernen Sie beim Verzehr von Käse immer die Rinde. Essen Sie nur gut durchgebratenes Fleisch beziehungsweise Fisch und nur gut gekochte oder durchgebratene Eier (Salmonellengefahr). Waschen Sie Salat und rohes Gemüse immer sorgfältig ab und achten Sie auf eine optimale Küchenhygiene.

Greifen Sie bei den üblichen Erkältungskrankheiten zu bewährten Hausmitteln. Suchen Sie Ihre Frauenärztin/Ihren Frauenarzt auf, wenn die Beschwerden nicht besser werden.

8.12 Chronische Krankheiten

Verbreitung

Unter chronischen Krankheiten versteht man – im Gegensatz zu akuten Krankheiten – solche Erkrankungen, die dauerhaft bestehen. Chronische Krankheiten sind bei Frauen im gebärfähigen Alter relativ selten. Sie steigen erst ab dem 40. Lebensjahr deutlich an. Aus den Angaben im BabyCare-Fragebogen wissen

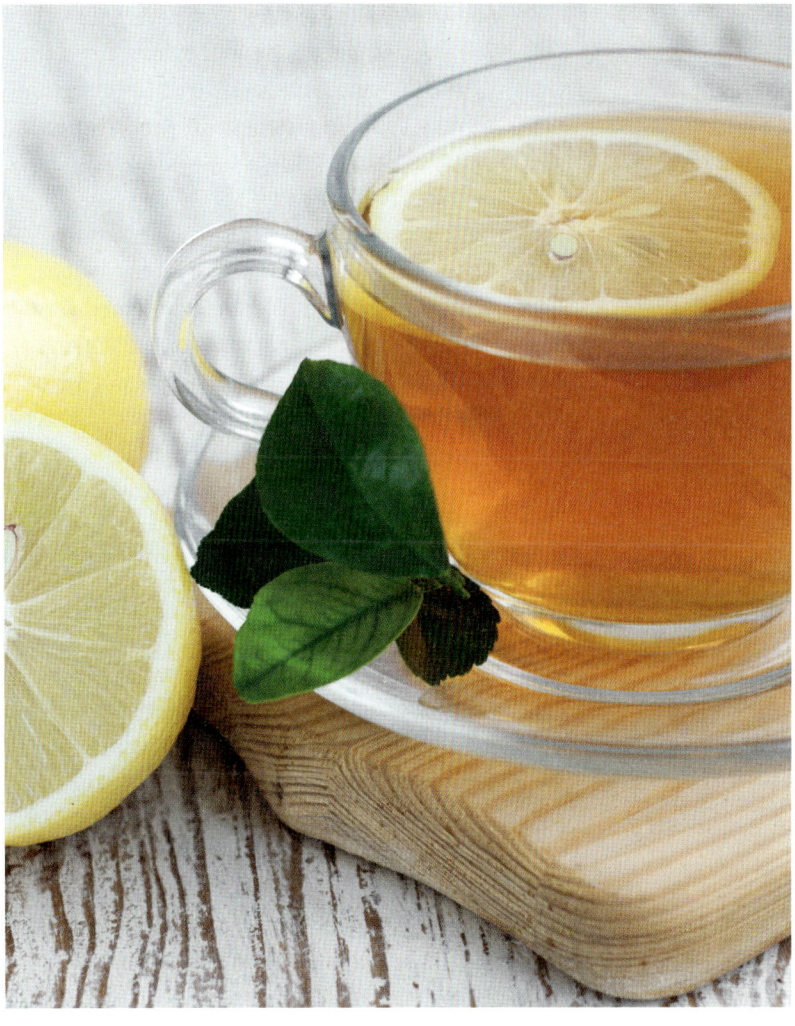

wir, welche Krankheiten den Schwangeren gegebenenfalls zu schaffen machen. Am häufigsten sind Migräne, Allergien, Eisenmangel und Schilddrüsenerkrankungen. Diabetes mellitus ist mit weniger als ein Prozent noch relativ selten.

Wir sagen Ihnen, was Sie in der Schwangerschaft beachten sollten, wenn Sie an einer der genannten Krankheiten oder Beschwerden leiden. Wenn Sie an chronischen Krankheiten leiden, die seltener sind als die im Folgenden aufgeführten, erhalten Sie entsprechende Informationen im Auswertungsschreiben des eingesendeten Fragebogens.

Liegen bei Ihnen chronische Krankheiten vor, so werden Sie von den Sie betreuenden Ärztinnen

Bekämpfen Sie Erkältungskrankheiten in der Schwangerschaft mit bewährten Hausmitteln.

und Ärzten über alle möglichen Risiken für sich und das Kind in der Schwangerschaft aufgeklärt. Oftmals finden auch zusätzliche Untersuchungen statt. Wichtig ist, dass die Krankheit gut »eingestellt« ist.

Liegt bei Ihnen keine der bisher genannten Krankheiten vor, so können Sie dieses Kapitel überspringen. Bei unklaren Symptomen wird Ihre Frauenärztin/Ihr Frauenarzt jedoch immer versuchen abzuklären, ob Sie nicht doch eine bisher unerkannte Erkrankung haben, die sich negativ auf Ihre Schwangerschaft auswirken könnte. Wenn es zum Beispiel bei der letzten Schwangerschaft zu einer Früh- oder gar Totgeburt kam oder das Kind deutlich übergewichtig war, so kann dies auf Diabetes mellitus hindeuten.

Einige Krankheiten werden vererbt oder treten in Familien gehäuft auf. Mit drei Ausnahmen sind sogenannte erblich bedingte Krankheiten recht selten. Diese Ausnahmen sind Schilddrüsenerkrankungen, Diabetes mellitus und Thrombosen. Im BabyCare-Fragebogen wird erfragt, ob diese Krankheiten in Ihrer Familie bereits aufgetreten sind. Außerdem wird nach Faktoren gefragt, die mögliche Hinweise auf Erkrankungen bei Ihnen geben.

Informationen zu den häufigsten chronischen Krankheiten

Wer unter **Migräne** leidet, hat neben starken Kopfschmerzen meist noch weitere Symptome. Dazu gehören Übelkeit, Erbrechen und Durchfall sowie Licht- und Lärmempfindlichkeit, seltener Gleichgewichts- und Sprachstörungen, Lähmungen und Appetitlosigkeit. Migräneattacken können bis zu drei Tage lang dauern. Migräne ist nicht heilbar, kann aber durchaus erfolgreich behandelt werden.

Die medikamentöse Therapie richtet sich nach der Häufigkeit und dem Schweregrad der Krankheit. Bei Menschen, die an leichter Migräne leiden, kann es ausreichen, wenn sie sich in dunkle und ruhige Räume zurückziehen und sich Stirn und Schläfen kühlen. Durch regelmäßige sportliche Aktivität und Entspannungsübungen lässt sich die Schwere der Migräneattacken in einigen Fällen deutlich mindern. Außerdem empfiehlt es sich, Situationen zu vermeiden, die Attacken auslösen können. Weiterhin kann eine regelmäßige Magnesiumeinnahme – bei Vorbotensymptomen auch höher dosiert – die Migränehäufigkeit deutlich reduzieren.

Schwerere Migräne muss medikamentös behandelt werden. Dabei sollten Sie nur ärztlich verordnete Medikamente einnehmen. Eingesetzt werden im Akutfall meist Triptane. Zur Vorbeugung werden auch Betarezeptorenblocker und Calciumantagonisten eingesetzt sowie Mittel gegen Erbrechen (Antiemetika). Ergotamintartrat und Dihydroergotamintartrat sind in der Schwangerschaft kontraindiziert. Ergotamintartrat wirkt embryotoxisch, das Risiko für Fehlbildungen ist erhöht.

Aus der Gruppe der Schmerzmedikamente sollten Schwangere lediglich Paracetamol einnehmen. Ab dem zweiten Schwangerschaftsdrittel darf in der Regel - allerdings nur bis zur 28. Schwangerschaftswoche - auch Acetylsalicylsäure (ASS) eingenommen werden. Andere Schmerzmittel (beziehungsweise Antirheumatika) sollten nur im Ausnahmefall genommen werden. Magnesium darf, auch in höherer Dosierung, immer verwendet werden. Häufig kommt es ab dem dritten Schwangerschaftsmonat zu einer Besserung des Krankheitsbildes.

Zur Vorbeugung dürfen bis auf Magnesium nur Betarezeptorenblocker wie Metoprolol in der Schwangerschaft angewendet werden. Bei schweren Migräneformen muss und wird bei der medikamentösen Therapie der Nutzen für die Gesundheit der Mutter gegenüber den möglichen Risiken für das Kind abgewogen.

Die Auswertung der BabyCare-Daten zeigt, dass die Babys von Schwangeren mit Migräne leider häufiger als Frühgeborene zur Welt kommen. Die Migräne birgt aber sonst keine größeren Gefahren für die Gesundheit des Kindes und den Geburtsverlauf.

Die häufigsten chronischen Krankheiten von Frauen im gebärfähigen Alter
(in den letzten zwölf Monaten vor Eintritt der Schwangerschaft)

Quelle: Eigene Berechnungen, BabyCare-Teilnehmerinnen 2013 bis 2018 (n=17.089)

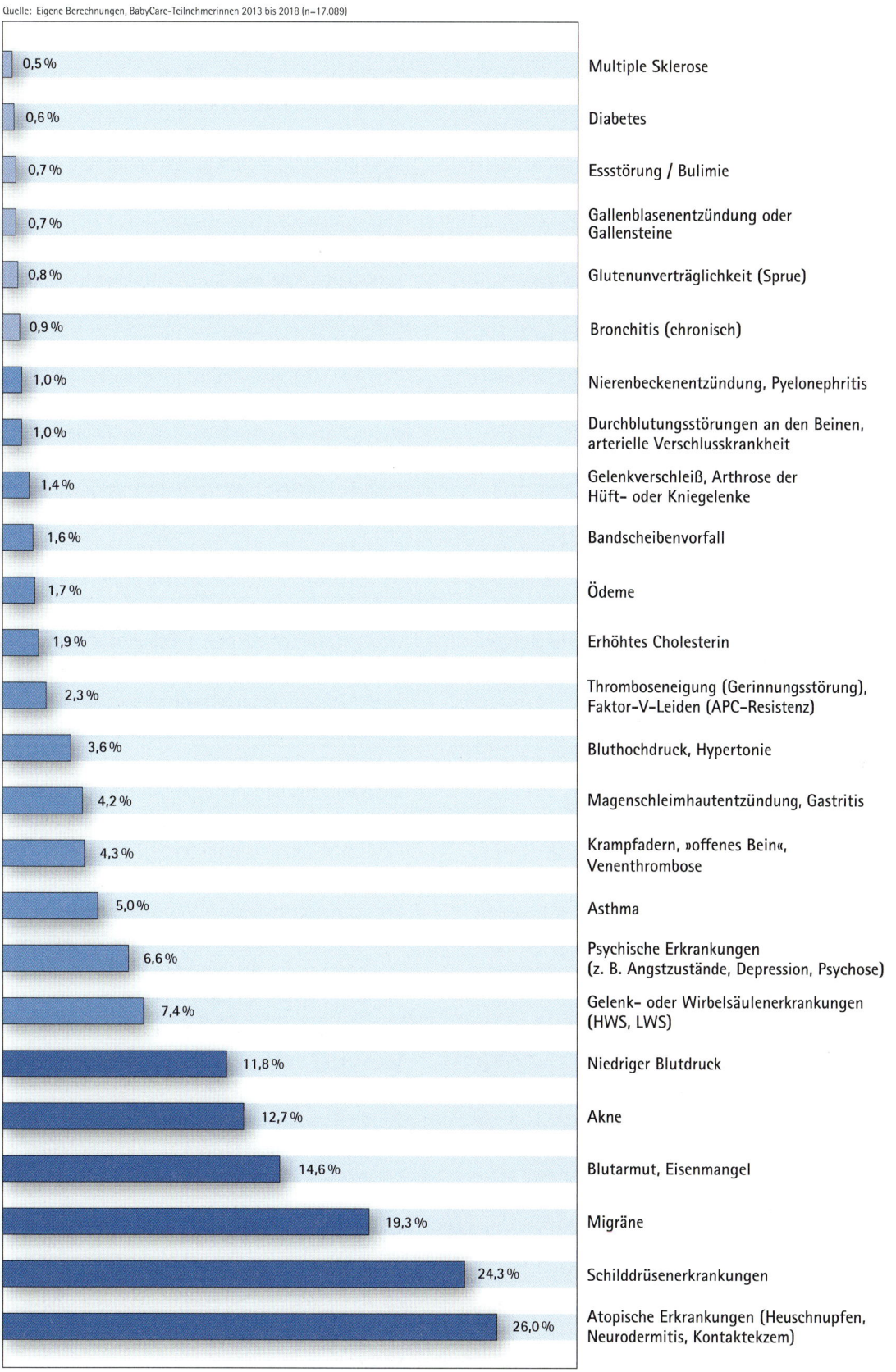

0,5 %	Multiple Sklerose
0,6 %	Diabetes
0,7 %	Essstörung / Bulimie
0,7 %	Gallenblasenentzündung oder Gallensteine
0,8 %	Glutenunverträglichkeit (Sprue)
0,9 %	Bronchitis (chronisch)
1,0 %	Nierenbeckenentzündung, Pyelonephritis
1,0 %	Durchblutungsstörungen an den Beinen, arterielle Verschlusskrankheit
1,4 %	Gelenkverschleiß, Arthrose der Hüft- oder Kniegelenke
1,6 %	Bandscheibenvorfall
1,7 %	Ödeme
1,9 %	Erhöhtes Cholesterin
2,3 %	Thromboseneigung (Gerinnungsstörung), Faktor-V-Leiden (APC-Resistenz)
3,6 %	Bluthochdruck, Hypertonie
4,2 %	Magenschleimhautentzündung, Gastritis
4,3 %	Krampfadern, »offenes Bein«, Venenthrombose
5,0 %	Asthma
6,6 %	Psychische Erkrankungen (z. B. Angstzustände, Depression, Psychose)
7,4 %	Gelenk- oder Wirbelsäulenerkrankungen (HWS, LWS)
11,8 %	Niedriger Blutdruck
12,7 %	Akne
14,6 %	Blutarmut, Eisenmangel
19,3 %	Migräne
24,3 %	Schilddrüsenerkrankungen
26,0 %	Atopische Erkrankungen (Heuschnupfen, Neurodermitis, Kontaktekzem)

Eisenmangel und Anämie

Bei einer Anämie (Blutarmut) handelt es sich um einen Mangel an roten Blutkörperchen. Eine Anämie resultiert häufig aus einem Eisenmangel, da dieser eine verminderte Bildung von Blutfarbstoff und roten Blutkörperchen zur Folge hat. So treten beide häufig ab der zweiten Schwangerschaftshälfte wegen des erhöhten Bedarfes an Eisen auf.

Symptome sind Müdigkeit, blasse Haut, eingeschränkte Leistungsfähigkeit, Kopfschmerzen, Schwindel und seltener auch Herz-Kreislauf-Beschwerden. Die Diagnose erfolgt labordiagnostisch durch eine Blutuntersuchung.

Zur Bildung der roten Blutkörperchen reicht die zusätzliche Einnahme von Eisen jedoch häufig nicht aus, weil gleichzeitig der Bedarf an Vitamin B_{12} und an Folsäure sichergestellt sein muss. Beim Vorliegen einer Anämie ist also immer auch an einen Folsäuremangel zu denken. Wenn Sie den Fragebogen eingesandt haben, vergleichen Sie dazu auch die Ergebnisse der Ernährungsanalyse im Auswertungsschreiben. Der Mangel an Eisen und Folsäure kann zu Fehlgeburten und Frühgeburten führen.

Erkrankungen der Schilddrüse

Das körpereigene Immunsystem hat die Aufgabe, Antikörper zum Schutz vor Krankheitserregern zu bilden. Manchmal bildet es aber auch Antikörper gegen Bestandteile des eigenen Körpers. Bei Schilddrüsenerkrankungen liegen Schilddrüsenantikörper vor (häufig TPO-Antikörper), die zu Über- und Unterfunktion oder zur Vergrößerung oder Verkleinerung der Schilddrüse führen können. Eine erhöhte Anzahl dieser Antikörper im Blut führt bei Frauen zu Fruchtbarkeitsstörungen. Auch die Wahrscheinlichkeit einer Fehlgeburt ist deutlich erhöht.

Schilddrüsenunterfunktion (Hypothyreose)

In diesem Fall produziert die Schilddrüse zu wenig Hormone (Thyroxin (T4) und Trijodthyronin (T3)). Mitunter kann eine Schilddrüsenunterfunktion dadurch bedingt sein, dass zu wenig Jod mit der Nahrung zugeführt wird. Die Schilddrüsenunterfunktion zeigt sich durch unterschiedliche Symptome wie zum Beispiel Leistungsschwäche, Appetitlosigkeit, ungeklärte Gewichtszunahme, Abgeschlagenheit, Haut- und Haarprobleme, Erkrankungen des Herz-Kreislauf-Systems sowie Zyklusstörungen.

Eine einfach durchzuführende Hormonbestimmung aus einer Blutprobe kann auch leichte Formen einer Unterfunktion feststellen. Zu beachten ist allerdings, dass sich die Schilddrüsennormwerte in der Schwangerschaft deutlich verändern. Was außerhalb der Schwangerschaft als normal gilt, kann in der Schwangerschaft bereits pathologisch sein.

Bei einer Hypothyreose besteht ein erhöhtes Risiko für Fehl- und Frühgeburten und ein zu geringes Geburtsgewicht. Beim Kind kann diese schwerwiegende Störungen der Gehirnleistung verursachen.

Achtung! Glutenunverträglichkeit / Sprue / Zöliakie

Es handelt sich um eine Unverträglichkeitsreaktion gegen Gluten, das in zahlreichen Getreidesorten enthalten ist und zu einer Entzündung des Darms führt. Charakteristisch sind Durchfälle und ein aufgetriebener Bauch, aber auch Übelkeit, Erbrechen, Bauchschmerzen, Durchfall. Diese Krankheit verlangt – unabhängig von der Schwangerschaft – die lebenslange Einhaltung einer konsequent glutenfreien Ernährung. Schwangere mit dieser Erkrankung haben ein mehr als zweifach erhöhtes Risiko für Früh- oder Fehlgeburten, wenn sie die Diät nicht strikt einhalten.

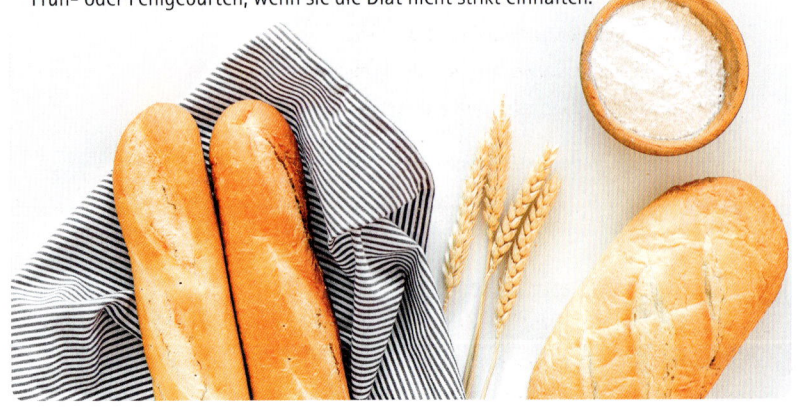

Glücklicherweise kann eine Unterfunktion mit einem individuell abgestimmten Schilddrüsenhormon (Thyroxin) behandelt werden. Bei richtiger Dosierung treten keine Nebenwirkungen auf.

Bei Frauen mit ausgeprägter Schilddrüsenunterfunktion liegen vor der Schwangerschaft häufig Zyklusstörungen vor. Tritt bei einer Frau, die bereits wegen einer Unterfunktion behandelt wird, eine Schwangerschaft ein, so kann eine deutliche Dosissteigerung um etwa ein Drittel erforderlich sein. Werden zusätzlich eisenhaltige Präparate eingenommen, sollte man wegen der Wechselwirkung von Eisen und Thyroxin auf einen zeitlichen Abstand der Einnahme achten. L-Thyroxin sollte immer morgens eingenommen werden, das Eisen dann abends.

Schilddrüsenüberfunktion (Hyperthyreose)

Eine überaktive Schilddrüse kann zu Symptomen wie Schwitzen, Pulsveränderungen, Schlafproblemen, Nervosität, Abgeschlagenheit und Müdigkeit führen. Die Wahrscheinlichkeit, dass bei Frauen mit einem solchen Krankheitsbild eine Schwangerschaft eintritt, ist um ein Drittel verringert. Allerdings verbessert sich der Gesundheitszustand der Frauen mit einer Schilddrüsenüberfunktion häufig im Verlauf der Schwangerschaft.

Bei etwa einer von 1.000 Frauen kommt es während der Schwangerschaft zu einer Schilddrüsenüberfunktion, die mit einem Thyreostatikum (eine die Hormonproduktion der Schilddrüse hemmende Substanz) behandelt werden muss.

Eine unbehandelte Schilddrüsenüberfunktion kann in der Schwangerschaft zu Fehlgeburten und einer Präeklampsie (Schwangerschaftshypertonie) und anderen Komplikationen führen. Mit Fortschritt der Schwangerschaft nimmt der Schweregrad der Hyperthyreose oft ab, so dass TSH und Schilddrüsenhormone (freies T3 und T4) mindestens einmal pro Monat kontrolliert werden sollten, um die Dosis der Medikation anzupassen.

In der Schwangerschaft wird die tägliche Einnahme von Jod empfohlen, da die meisten Frauen einen ausgeprägten Jodmangel haben, besonders, wenn jahrelang die Pille verwendet wurde. Jedoch sollten Sie bei einem Verdacht auf eine Schilddrüsenerkrankung mit Ihrer Frauenärztin/Ihrem Frauenarzt besprechen, ob eine Jodeinnahme bei Ihnen angezeigt ist oder nicht. Die Einnahme von Jodtabletten sollte dann individuell dosiert werden und, falls erforderlich, eine zusätzliche Therapie mit Schilddrüsenhormonen eingeleitet werden. Diese Hormone dürfen auch in der Schwangerschaft eingenommen werden, sind also nicht kontraindiziert. Auch bei einer Schilddrüsenüberfunktion ist eine Jodsubstitution bis 250 μg unbedenklich.

Bei etwa zehn Prozent der Frauen kommt es nach der Geburt im Laufe von vier bis 24 Wochen zu einer Postpartum-Thyreoiditis, oft auch Wochenbett-Schilddrüsenentzündung genannt. Oft kommt es zunächst zu einer Schilddrüsenüberfunktion mit den nebenstehend genannten üblichen Symptomen. Daran schließt sich häufig eine Phase der Schilddrüsenunterfunktion an.

 Empfehlung

Vor einer geplanten Schwangerschaft sollte die Schilddrüsenfunktion möglichst lange stabil sein. Eine medikamentöse Therapie oder eine Schilddrüsenoperation sollten also frühzeitig erfolgen. Schilddrüsenüberfunktion wird mit Thyreostatika in der niedrigsten Dosis behandelt, eine Unterfunktion mit Thyroxin. Eine Jodeinnahme sollte unbedingt mit der Frauenärztin/dem Frauenarzt abgestimmt werden.

Magenschleimhautentzündung (Gastritis)

Man unterscheidet zwischen akuten und chronischen Formen. Eine akute Magenschleimhautentzündung kann durch Medikamente oder Lebensmittelvergiftungen hervorgerufen werden.

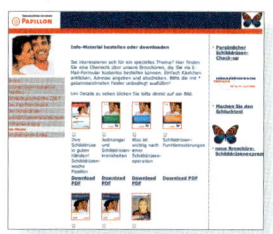

Eine sehr gute Internetseite zu Schilddrüsenerkrankungen ist www.forum-schilddruese.de/

Chronische Entzündungen sind häufig auf Rauchen, Alkoholkonsum und Stress zurückzuführen.

Es gibt im wesentlichen drei Arten:

- die recht seltene Autoimmungastritis (A-Gastritis), die die Aufnahme von Vitamin B_{12} und Eisen beeinträchtigt
- die bakterielle Gastritis (B-Gastritis), verursacht durch das Bakterium Helicobacter pylori
- die chemische Gastritis (C-Gastritis), die häufig durch Medikamente (wie Diclofenac, Acetylsalicylsäure) oder Giftstoffe verursacht wird, aber auch durch die oben genannten Gründe bedingt sein kann

Die Gastritis äußert sich in Unwohlsein, Bauchschmerzen, Krämpfen, auch in Übelkeit und Erbrechen. Sie kann aber auch wie im Fall der Autoimmungastritis symptomfrei verlaufen.

Akute Magenschleimhautentzündungen werden mit Antazida, zum Beispiel Sucralfat oder Magaldrat (säurehemmende Mittel zur Neutralisation der Magensäure) behandelt. Wenn diese nicht ausreichend wirken, kann ein H2-Blocker (zum Beispiel Ranitidin oder Cimetidin), der die Produktion der Magensäure blockiert, verordnet werden. Bei der A-Gastritis wird Vitamin B_{12} verordnet. Die B-Gastritis wird mit einer Dreifachtherapie aus Omeprazol, Clarithromycin, Metronidazol oder Amoxicillin behandelt.

Psychische Erkrankungen / Depressionen

Hierbei handelt es sich um Erkrankungen, die durch ein gestörtes Umgangsverhalten Betroffener mit sich und ihrer Umgebung gekennzeichnet sind. Unter den vielfältigen Krankheitsbildern sind Depressionen am häufigsten. Etwa zwei Prozent der Bevölkerung erkranken jedes Jahr neu an einer solchen Störung. In der Schwangerschaft treten sie jedoch eher seltener auf.

Das Wochenbett – also der Zeitraum von der Geburt bis sechs Wochen danach – gilt als »Wetterwinkel« für psychische Erkrankungen, insbesondere für depressive Störungen. Mehr dazu in Kapitel 10.2.

Risikofaktoren für depressive oder andere psychische Problematiken sind:

- Gleichartige Erkrankungen in der eigenen oder familiären Vorgeschichte
- Vorausgegangene Früh- und/oder Fehlgeburten
- Traumatische Geburtserfahrungen
- Schicksalhafte Lebensereignisse

Häufige Symptome sind:

- Schlafstörungen
- Müdigkeit
- Reizbarkeit und innere Unruhe
- Appetitveränderungen und Verdauungsprobleme
- Schuldgefühle und Ängste

Liegt eine psychische/depressive Störung vor, sollte die Behandlung auf jeden Fall unter fachkundiger Leitung erfolgen. Zur Anwendung können verschiedene psychotherapeutische Methoden und auch Selbsthilfegruppen kommen. In anderen Fällen kann eine medikamentöse Therapie mit speziell für die Schwangerschaft geeigneten Psychopharmaka unbedingt erforderlich sein.

Gelenk-, Muskel- und Wirbelsäulenerkrankungen

Hierbei sind entzündliche und nichtentzündliche chronisch-degenerative Krankheiten zu unterscheiden. Am häufigsten und bekanntesten sind die Rückenschmerzen. Gemeinsam ist allen Erkrankungen das Auftreten von starken Schmerzen.

Rückenschmerzen treten auch in der Schwangerschaft neu oder wiederholt auf. Dies kann viele Ursachen haben. Aufgrund der hormonellen Umstellung ist das Bindegewebe sehr viel dehnbarer. Zusätzlich belastet das Gewicht des Kindes die Gelenke und der

wachsende Bauch führt zu einer Haltungs-
veränderung der werdenden Mutter. Sorgen
Sie daher für eine Entlastung des Rückens,
indem Sie den Oberkörper immer gerade halten
und beim Bücken immer in die Hocke gehen.
Stärken können Sie Ihren Rücken mit spezieller
Gymnastik und Schwimmen. Schwimmen ist
eine Wohltat für werdende Mütter, da das
Wasser die Gelenke vom Gewicht befreit.
Am Ende des Buches finden Sie ein Gymnastik-
programm für Schwangere, das auch spezielle
Übungen zur Stärkung des Rückens beinhaltet.

Aufgrund der oft starken Schmerzsymptomatik
muss manchmal auch eine medikamentöse
Therapie erwogen werden. Infrage kommen
in der Schwangerschaft und Stillzeit Paracetamol oder Acetylsalicylsäure (ASS), letzteres
allerdings nur von der 13. bis zur 28. Schwangerschaftswoche. Auch nichtsteroidale Antirheumatika (NSAR) wie Diclofenac, Ibuprofen,
Indometacin sind einsetzbar und können bis
zur 30. SSW gegeben werden. Später besteht
die Gefahr von Kreislauf- und Nierenfunktionsstörungen des Kindes. Andere starke
Analgetika sollten in der Schwangerschaft
so kurz wie möglich eingesetzt werden.

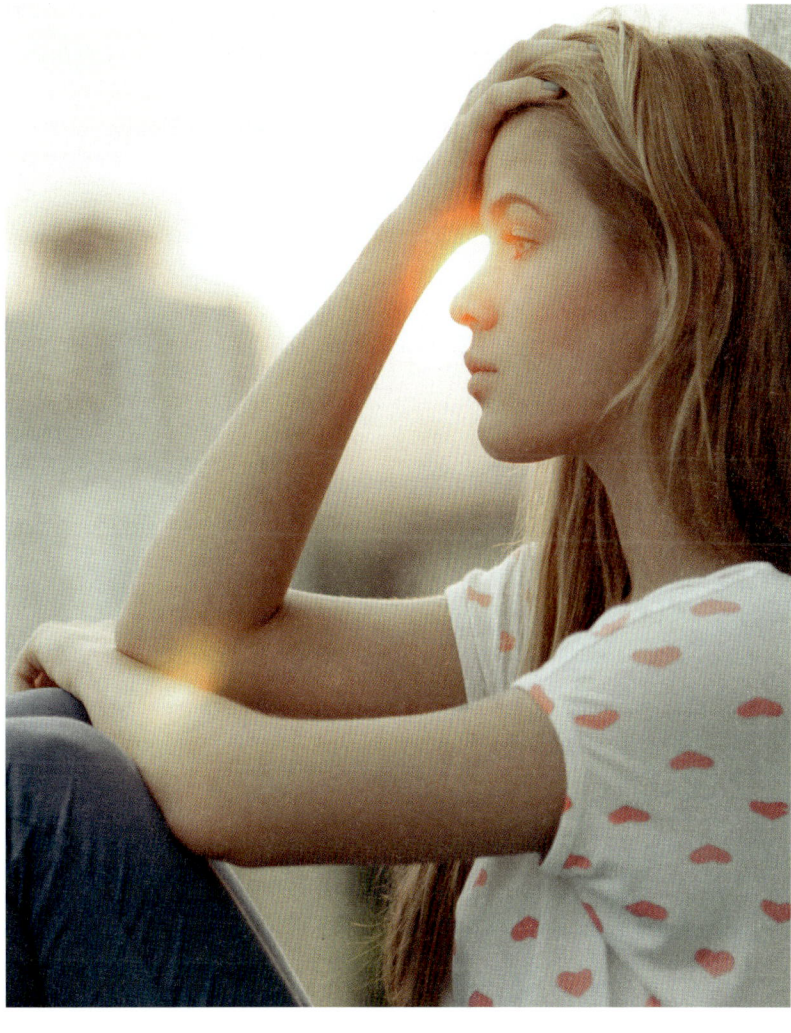

Krampfadern (Varizen)

Es handelt sich bei Krampfadern um erweiterte
oder verlängerte Venen. Häufig führt chronischer Bewegungsmangel zu einem Blutstau,
der zu einer Ausbuchtung der Venen in Form
von Krampfadern führt. Symptome sind Müdig-
keits- und Spannungsgefühle in den Beinen
und Wasseransammlungen, sogenannte Ödeme.
Krampfadern entstehen durch schwache
Venenklappen und sind oft genetisch bedingt.
Vorbeugend ist jede Form von Bewegung und
Hochlagern der Beine im Sitzen zu empfehlen.
Übermäßige Wärme sollte vermieden werden.

Folgende Maßnahmen können je nach Schwere
des Krankheitsbildes die Beschwerden lindern:

• Kompressionsstrümpfe oder Schwanger-
  schaftskompressionsstrumpfhosen tragen,

die von der Frauenärztin/dem Frauenarzt
verschrieben werden können
• Kalt-warme Wechselduschen der Beine
• Fußreflexzonenmassage

Eine medikamentöse oder chemische Therapie
wie auch operative Maßnahmen kommen in der
Schwangerschaft meist nicht in Frage.

Viele werdende Mütter klagen über Beinbe-
schwerden und über 30 Prozent auch über
Krampfadern. Der Körper ist in der Schwangerschaft besonders belastet, die Blutmenge
erhöht. Die vergrößerte Gebärmutter drückt
auf die Beckengefäße und behindert den Blutrückfluss aus den Beinen. Alles Bindegewebe
(auch die Beinvenen) sind dagegen hormonell
bedingt besonders nachgiebig, was für die

*Über das eigene Befinden
zu sprechen, ist der erste
wichtige Schritt. Suchen
Sie sich Hilfe!*

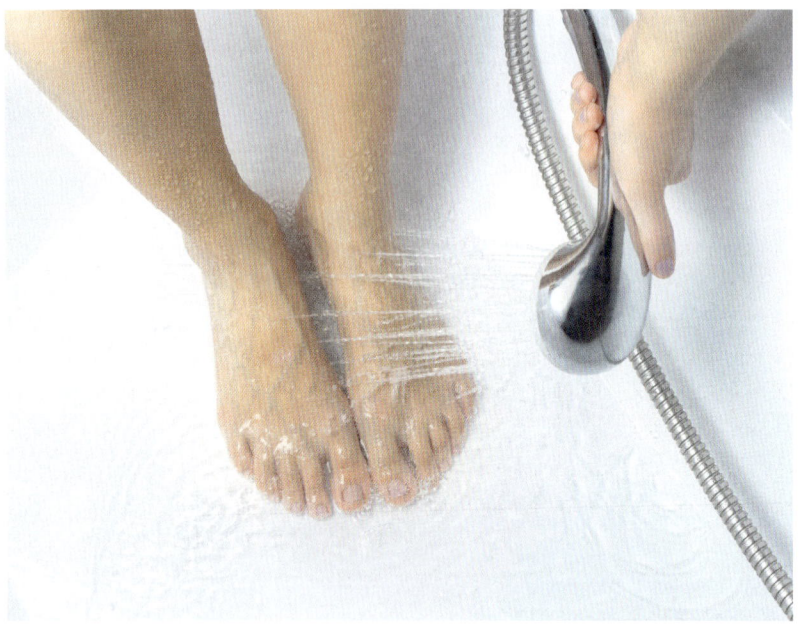

Venenthrombose

Thrombosen sind Blutgerinnsel in den Venen, sie treten vor allem im Bereich des Beckens, der Wade und des Oberschenkels auf. Durch die Hormonumstellung gerinnt das Blut leichter und die Gefässe erweitern sich. In der Schwangerschaft müssen die Beinvenen doppelt so viel arbeiten und es kommt somit schneller zu einem Blutgerinnsel. Vor allem zum Ende der Schwangerschaft ist die Thrombosegefahr höher, da das Ungeborene auf die Gebärmutter drückt und es somit zu einer Veränderung des Druckverhältnisses in den Venen kommt.

Die ersten Anzeichen einer Thrombose sind Schwellungen in den Beinen, Veränderung der Hautfarbe und Schmerzen beim Gehen oder Belasten des betroffenen Beines. Die Diagnose wird mittels Dopplersonografie gestellt. Risikofaktoren für eine Thrombose sind eine Diabetes mellitus-Erkrankung und auch eine frühere Thrombose. Auch Raucherinnen und Frauen, die früher stark geraucht haben, und Übergewichtige gehören zur Risikogruppe.

Um einem Blutgerinnsel vorzubeugen, ist viel Bewegung wichtig. Spazieren gehen, Rad fahren und Schwimmen sind dafür ideal. Auch das Hochlegen der Beine zwischendurch ist wichtig. Liegen und Gehen wirkt sich positiver aus als Sitzen und Stehen. Sauna und Wärmebäder sollten vermieden werden, besser sind Kneippsche Wasserwanderungen. Auch eine verordnete Bettruhe in der Schwangerschaft oder lange Reisen im Auto, Flugzeug oder Bus sind Risikofaktoren.

Gut sitzende Kompressionsstrümpfe eignen sich zur Thromboseprophylaxe. Die Strümpfe sollten eng anliegen, sodass sie die Venen verengen. Das Blut fließt dadurch leichter zum Herzen zurück. Ihre Frauenärztin/Ihr Frauenarzt oder Ihre Hebamme kann Ihnen Kompressionsstrümpfe verschreiben. Es ist wichtig, dass sie sehr gut sitzen. Von Ihrer Hebamme oder im Fachgeschäft können Sie sich auch direkt zeigen lassen, wie diese anzulegen sind.

Wechselduschen können Beschwerden bei Krampfadern und Schwellungen lindern. Schließen Sie die warme Dusche am Morgen mit einem kühlen Beinguss vom Knöchel bis hoch zum Knie ab.

Geburt notwendig ist. Die möglichen Folgen sind schwere und müde Beine, geschwollene Knöchel und Unruhegefühl in den Beinen. Glücklicherweise bilden sich die meisten Beschwerden nach der Geburt wieder zurück.

Zur Vorbeugung und um bestehende Krampfadern nicht zu verschlimmern, kann man verschiedene Maßnahmen ergreifen:

* Viel Bewegung, wie Gehen, Radfahren, Wassertreten und Schwimmen.
  Sie können auch regelmäßige Gymnastikübungen für die Beine in den Tagesablauf einbauen.
* Legen Sie tagsüber die Beine in den Ruhepausen hoch. Schlafen Sie nachts mit hochgestelltem Fußende des Bettes. Der venöse Rückfluss wird auch noch durch trockene Bürstenmassagen von den Zehen nach oben in Richtung des Herzens unterstützt.
* Achten Sie auch auf Ihr Gewicht.
* Kühlende Cremes oder Gele mit pflanzlichen Inhaltsstoffen bringen bei Krampfadern Linderung. Beliebt sind auch Quarkumschläge.

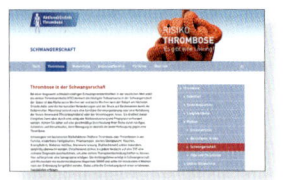

Informationen zu Venenthrombose und Schwangerschaft im Internet: www.risiko-thrombose.de/schwangerschaft.html

> Auch präventiv sollten Schwangere mit Neigung zu Krampfaderbildung Stützstrümpfe oder -strumpfhosen tragen.

Eine Thromboseneigung kann in bestimmten Fällen auch mit blutverdünnenden Medikamenten (zum Beispiel Heparin) behandelt werden. Sprechen Sie mit Ihrer Frauenärztin/ Ihrem Frauenarzt darüber.

Hoher und niedriger Blutdruck

Von erhöhtem Blutdruck **(Hypertonie)** spricht man, wenn die Blutdruckwerte wiederholt oder dauerhaft über 140/90 mmHg liegen. Ein dauerhaft erhöhter Blutdruck muss in der Regel medikamentös behandelt werden, denn er ist ein zentraler Risikofaktor für das Auftreten von Herz-Kreislauf-Erkrankungen.

Bestimmte Antihypertonika, Medikamente, die gegen hohen Blutdruck eingesetzt werden, können zu Fertilitätsstörungen führen, bei einigen kann es außerdem bei der Einnahme in der Schwangerschaft zu Fehlbildungen des Kindes kommen. Dies gilt nach neueren Studien vor allem bei der Einnahme von ACE-Hemmern in der Frühschwangerschaft.

In der Schwangerschaft ist Alpha-Methyldopa das Mittel der ersten Wahl. In Frage kommen auch kommen auch Beta-Rezeptorblocker(Metoprolol), inzwischen seltener Dihydralazin. Nifedipin sollte im ersten Drittel der Schwangerschaft nicht angewendet werden.

Etwa fünf Prozent aller Schwangeren entwickeln in der Schwangerschaft eine Hypertonie. Schwangere mit hohem Blutdruck haben ein höheres Risiko für das Auftreten von Komplikationen in der Schwangerschaft. Auch das Frügeburtsrisiko ist erhöht.

Bei dauerhaften Blutdruckwerten von weniger als 100-110/60 mmHg mit ausgeprägten Symptomen spricht man von niedrigem Blutdruck **(Hypotonie)**. Besonders bei längerem Stehen oder bei Hitze wird Schwangeren oft schwindelig, da der Blutrückfluss zum Herzen vermindert ist. Dies kann auch beim schnellen Aufstehen passieren. Oft treten auch Herzrhythmusstörungen und Übelkeit auf.

Hypotonie kann eine Gefahr für Mutter und Kind darstellen. Eine ausgeprägte Hypotonie kann eine verminderte Durchblutung der Gebärmutter zur Folge haben.

Außerdem werden Entwicklungsstörungen des Ungeborenen und vermehrte Komplikationen während der Schwangerschaft und Geburt beobachtet. Nicht zuletzt besteht auch eine Gefahr für das Kind durch schwindelbedingte Stürze der Mutter. Sportliche Aktivität hilft gegen niedrigen Blutdruck. Ebenfalls sollte viel Flüssigkeit zugeführt werden. Auch Kneipp-Anwendungen helfen oft.

Die Hypotonie sollte in der Schwangerschaft nur im Ausnahmefall medikamentös behandelt werden. Zu empfehlen ist eine vermehrte Flüssigkeitszufuhr und eine salzreiche Kost. Midodrin, Norfenefrin und Oxilofrin sollten in der Schwangerschaft nicht verwendet werden. Bei Dihydroergotamin und Etilefrin (nicht in den ersten drei Monaten) bestehen zum Teil erhebliche Risiken für den Schwangerschaftsverlauf. Alle genannten Mittel sollten auch während der Stillzeit gemieden werden.

Atopische Erkrankungen (Asthma, Heuschnupfen, Neurodermitis)

Allergische Erkrankungen nehmen in den Industrieländern weltweit zu. Man nennt sie auch atopische Erkrankungen, was auf griechisch (atopos) »unpassend, seltsam, am falschen Platz« bedeutet. Als Ursache wird unter anderem die zunehmende Belastung mit Chemikalien und Schadstoffen diskutiert. Allerdings gibt es vermutlich auch eine erbliche Komponente, da die Krankheiten in vielen Familien gehäuft auftreten.

Bei allergischen Erkrankungen reagiert das Immunsystem auf den Kontakt mit bestimmten Stoffen mit der Bildung von Antikörpern. Bei erneuter Exposition zeigen sich dann »Überempfindlichkeitsreaktionen«. Allergien können sich in einer Vielzahl von Krankheitsbildern äußern, unter anderem:

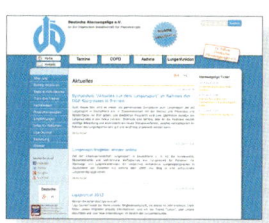

Informationen zur Asthmatherapie in der Schwangerschaft erhalten Sie unter: www.atemwegsliga.de

- Asthma
- Hauterkrankungen, Ekzeme, Neurodermitis, Nesselausschlag (Urticaria)
- Saisonaler Heuschnupfen
- Bindehautentzündung
- Ganzjähriger Schnupfen, verstopfte Nase
- Magen- und Darmbeschwerden

Häufig treten die genannten Krankheiten gleichzeitig auf. Nicht selten entwickelt sich aus Schnupfen oder Heuschnupfen über die Jahre ein Asthma.

Beim allergischen Schnupfen – im Volksmund auch **Heuschnupfen** genannt – muss zunächst geklärt werden, welche Allergene die Beschwerden hervorrufen. Therapiert wird in der Regel mit sogenannten Antihistaminika, bei verstopfter Nase kommen vor allem kortisonhaltige Präparate in Form von Nasensprays zum Einsatz. Wichtig ist es, den Kontakt mit den allergieauslösenden Stoffen zu vermeiden. Allerdings ist das bei einigen Stoffen kaum möglich.

In Frage kommt auch eine sogenannte Hyposensibilisierung, die sich über mehrere Jahre erstrecken kann. Dabei werden den Patienten anfangs geringe und im Verlauf der Behandlung stärker dosierte Allergene, die sie beeinträchtigen, verabreicht.

Asthma ist eine chronisch-entzündliche Erkrankung, die anfallsartig zu einer Verengung der Atemwege und zu Atemnot führt. Ein Asthmaanfall ist meist gekennzeichnet durch Atemnot, Kurzatmigkeit, Giemen, Reizhusten, Brustkorbverspannungen und Husten mit Schleimabsonderung. Die Anfälle unterscheiden sich in Dauer und Schweregrad. In schlimmen Fällen kann ein Anfall lebensbedrohlich sein.

Die Ursachen des Asthmaanfalls liegen in einer Überempfindlichkeit des Bronchialsystems gegen bestimmte Stoffe. Bei der großen Mehrzahl der Asthmakranken handelt es sich um allergische Reaktionen gegen Pollen, Milben oder Tierhaare. Neben dem allergischen Asthma gibt es aber auch ein nichtallergisches Asthma. Um welche Art Asthma es sich handelt, wird durch Hauttests und eine Blutuntersuchung sowie durch Provokationstests (zum Beispiel bei einer Pollenallergie) festgestellt.

Bei Asthma kommen verschiedene Medikamente zur Anwendung, wobei man Medikamente gegen einen akuten Anfall sowie Basis- und Langzeitmedikamente unterscheidet. Basismedikamente sind sogenannte Betasympathomimetika, Langzeitmedikamente sind Kortison, Antileukotriene, Theophyllin und Cromone.

In schweren Fällen wird eine neuartige Therapie angewandt, bei der bestimmte Antikörper regelmäßig gespritzt werden müssen. Auch bei Asthma ist eine Hyposensibilisierung prinzipiell möglich.

Bei **Neurodermitis** werden neben einer konsequenten Hautpflege vor allem kortisonhaltige Präparate verschrieben, die aber nicht langfristig angewendet werden sollten.

Atopische Erkrankungen und Schwangerschaft

Die Wahrscheinlichkeit für eine allergische Erkrankung des Kindes steigt mit der Zahl der Betroffenen in der Familie von etwa zwei Prozent (wenn Paare keine Allergie haben) auf zehn Prozent (wenn beide unter derselben Krankheit leiden).

In der Schwangerschaft kann sich das Krankheitsbild hormonell bedingt verändern: Bei Asthma wird sowohl von Verbesserungen (bei einem Drittel der Patientinnen), vom Gleichbleiben, aber auch von Verschlechterungen des Krankheitsbildes berichtet. Frauen mit Asthma haben ein erhöhtes Risiko für eine Frühgeburt sowie für eine Präeklampsie (Schwangerschaftshypertonie), wenn die Erkrankung nicht gut »eingestellt« ist. Fast alle Medikamente, die gegen allergische Erkrankungen (inklusive Asthma) eingesetzt werden, dürfen auch in der Schwangerschaft verwendet werden.

Chronische Bronchitis

Häufig wird eine chronische Bronchitis durch Infekte der Atemwege ausgelöst, vor allem aber auch durch Rauchen oder Schadstoffe. Typisch ist das morgendliche Abhusten von Bronchialschleim. Durch anhaltende Entzündungen kommt es zu einer Schwellung und Verengung der Atemwege. Im weiteren Verlauf der Krankheit können auch Lunge und Herz betroffen sein.

Wer an chronischer Bronchitis leidet, sollte dringend das Rauchen einstellen. Ist die chronische Bronchitis nicht obstruktiv – also nicht mit dem Abhusten von Bronchialschleim verbunden – so ist eine medikamentöse Therapie meist nicht erforderlich. Es werden häufig schleimlösende Medikamente verschrieben. Bei schwerer Bronchitis werden Beta-2-Sympathomimetika, Anticholinergika, Theophyllin oder Kortison verordnet. Eine Einnahme von Kortison über einen längeren Zeitraum ist immer abzuwägen. Es werden auch Antibiotika eingesetzt, wenn etwa gleichzeitig eine bakterielle Infektion vorliegt. In sehr schweren Fällen wird auch eine Sauerstoff-Langzeittherapie durchgeführt. Eine medikamentöse Therapie bedarf in der Schwangerschaft einer strengen Indikationsstellung.

Diabetes mellitus

Diabetes mellitus wird umgangssprachlich auch Diabetes oder Zuckerkrankheit genannt und bezeichnet eine Gruppe von Stoffwechselstörungen unterschiedlicher Ursachen. Übersetzt heißt das »honigsüßer Durchfluss« und beschreibt das Hauptsymptom dieser Störung, das Ausscheiden von Zucker durch den Urin. Die Folge dieser Erkrankungen sind erhöhte Blutzuckerwerte (Hyperglykämie), die unbehandelt zu schweren Erkrankungen des Auges, der Nieren, des Herzens und der Arterien sowie der Beine führen können.

Die häufigsten Diabetesformen sind:

Diabetes mellitus Typ I, hier liegt eine Störung / Zerstörung der insulinproduzierenden

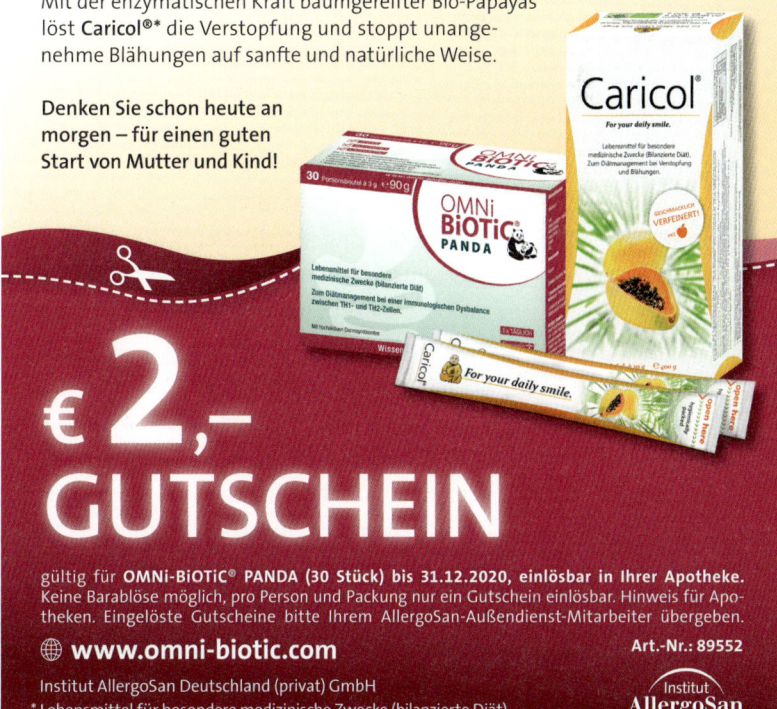

Zellen in der Bauchspeicheldrüse vor. Ohne Insulin kann der Blutzucker nicht verwertet werden, als Folge ist der Blutzuckerspiegel erhöht. Man nimmt an, dass es durch das Zusammenwirken genetischer Faktoren und Infektionen zu dieser Störung des Immunsystems kommt. Der Typ I Diabetes mellitus wird »vererbt«. Bei einem betroffenen Elternteil liegt die Wahrscheinlichkeit, dass ein Kind ebenfalls an Diabetes mellitus erkrankt, bei etwa fünf Prozent, sind beide Eltern betroffen, beträgt die Wahrscheinlichkeit etwa 20 Prozent.

Ein gut eingestellter Blutzuckerspiegel in der Schwangerschaft und das Stillen sind Voraussetzungen für eine normale Entwicklung des Kindes und kann das Risiko für spätere Gewichtsstörungen des Kindes wie Adipositas verringern.

Diabetes mellitus Typ I wird mit Insulin-Injektionen behandelt. Der Insulinbedarf muss dabei jeweils individuell bestimmt und den Lebensgewohnheiten angepasst werden.

Beim **Diabetes mellitus Typ II** kommt es zu Störungen der Insulinproduktion beziehungsweise zur gestörten Insulinwirksamkeit (gestörte Insulinsekretion oder Insulinresistenz). Beim Typ-II-Diabetes wirken erbliche und Umweltfaktoren (Lebensstil) zusammen. Eine genetisch festgelegte Veranlagung, Übergewicht, Fehlernährung und Bewegungsmangel begünstigen eine Zunahme der Insulinresistenz. Es handelt sich um die häufigste Diabetesform, die vor allem im mittleren und höheren Erwachsenenalter, inzwischen aber vermehrt auch im jüngeren Alter auftritt. Die frühere Bezeichnung »Altersdiabetes« stimmt heute so nicht mehr.

Beim Diabetes mellitus Typ II sollten zunächst beeinflussbare Risikofaktoren ausgeschaltet oder verringert werden (zum Beispiel Übergewicht, Rauchen). Auf eine ausgewogene Ernährung sowie regelmäßige Bewegung muss geachtet werden. Der Gesundheitszustand muss kontinuierlich überwacht werden, um das Auftreten diabetesbedingter Erkrankungen schnell zu erkennen.

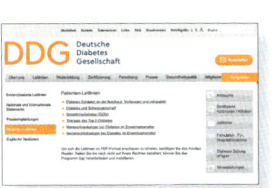

Leitlinie zu Diabetes mellitus und Schwangerschaft im Internet unter: www.deutsche-diabetes-gesellschaft.de/leitlinien/patienten-leitlinien.html

Diabetiker müssen für den Umgang mit ihrer chronischen Erkrankung gut geschult werden. Viele Krankenkassen bieten entsprechende Schulungen und Programme an.

Therapie: Sport, Gewichtsreduktion und fettarme Ernährung vermindern die Insulinresistenz. Zusätzlich werden meist Antidiabetika eingesetzt. In der Schwangerschaft müssen diese Therapien teilweise angepasst werden, da nicht alle Medikamente in der Schwangerschaft zulässig sind.

Neben Typ I und II Diabetes gibt es noch weitere Diabetesarten, zum Beispiel den Schwangerschaftsdiabetes (Gestationsdiabetes), von dem fünf bis zehn Prozent aller Schwangeren in Deutschland betroffen sind. Nach der Schwangerschaft normalisieren sich die Blutzuckerwerte zumeist wieder, allerdings haben die betroffenen Frauen ein Risiko von 30 Prozent, im weiteren Leben an einem Typ II Diabetes zu erkranken. Die Therapiesäulen sind regelmäßige Blutzuckerselbstmessung, Diät und sportliche Aktivität. Es empfiehlt sich, eine Ernährungsberatung in Anspruch zu nehmen.

Risikofaktoren für den Schwangerschaftsdiabetes sind:

- Alter ab 40 Jahre
- Diabetes mellitus in der Familie
- Übergewicht der Schwangeren
- Hohes Geburtsgewicht von mehr als 4.000 g bei vorangegangenen Schwangerschaften
- Vorangegangene Frühgeburten
- Fehl- und Totgeburten bei vorangegangenen Schwangerschaften

Im Rahmen der Schwangerschaftsvorsorge wird Ihnen ein Screening auf Schwangerschaftsdiabetes angeboten. In einem Vortest trinken Sie eine 50 g Zuckerlösung (unabhängig vom Zeitpunkt der letzten Mahlzeit, nicht nüchtern) und es erfolgt anschließend eine Blutentnahme. Kann durch diesen Test ein Schwangerschaftsdiabetes nicht sicher bestätigt oder ausgeschlossen werden, erfolgt in den nächsten Tagen der orale Glukosetoleranztest (oGTT), der nüchtern durchgeführt werden muss. Sie sollten dieses Screening unbedingt durchführen lassen, da jeder zweite Schwangerschaftsdiabetes ohne die oben genannten Risikofaktoren auftritt.

> Vor Entdeckung des Stoffes Insulin konnten Diabetikerinnen nur selten ein Kind austragen. Heute können Diabetikerinnen mit sehr hoher Wahrscheinlichkeit gesunde Kinder gebären, wenn sie möglichst schon vor Eintritt der Schwangerschaft und auch während der gesamten Schwangerschaft von Fachärztinnen und Fachärzten aus den Bereichen Diabetologie und Geburtshilfe betreut werden. Der Stoffwechsel sollte optimal eingestellt werden. Bei Diabetikerinnen ist jedoch das Risiko von verschiedenen Komplikationen im Verlauf der Schwangerschaft erhöht. So ist die Frühgeburtenrate deutlich höher als bei Schwangeren ohne Diabetes mellitus.

① Empfehlung

Diabetikerinnen, die schwanger werden wollen, sollten schon vor Eintritt einer Schwangerschaft sowie in der frühen Schwangerschaft:

- **Eine diabetologische Schwerpunktpraxis aufsuchen und sich dort beraten lassen**
- **Medikamentös gut eingestellt sein, um das Risiko von kindlichen Fehlbildungen und Fehlgeburten zu verringern**
- **Sich sehr ausgewogen ernähren**
- **Bei starkem Übergewicht vor der Schwangerschaft eine Gewichtsreduktion anstreben**
- **Eine regelmäßige, tägliche Kontrolle des Blutzuckerspiegels durchführen**
- **Sport treiben**
- **Wenn Glukosewerte von >90 mg/dl nüchtern und >120 mg/dl zwei Stunden nach dem Essen auftreten, eine Insulintherapie erhalten. Bei eingetretener Schwangerschaft ist der Insulinbedarf individuell anzupassen**
- **Sich augenärztlich untersuchen lassen**

Antidiabetika in Form von Tabletten oder Tropfen dürfen in der Schwangerschaft grundsätzlich nicht eingenommen werden. In Frage kommt gegebenenfalls eine intensivierte Insulintherapie.

Das Vorliegen eines Schwangerschaftsdiabetes kann durch ein Screening ermittelt werden. Lassen Sie sich unbedingt testen.

Restless Leg Syndrom (RLS)

Das Syndrom tritt in der Allgemeinbevölkerung bei bis zu zehn Prozent auf, unter Schwangeren ist die Häufigkeit deutlich höher. Im letzten Schwangerschaftsdrittel leiden etwa bis zu 30 Prozent der Schwangeren darunter.

Die Deutsche Gesellschaft für Neurologie hat im Jahr 2012 Leitlinien für Diagnostik und Therapie des Restless-Leg-Syndroms (RLS) erarbeitet, die folgende Definition des Krankheitsbildes festschreibt:

- Missempfinden, Taubheit, Schmerzen und andere vielfältige Symptome (beispielsweise Ziehen, Spannen, Kribbeln, Wärmegefühl) vorwiegend an den Beinen (Unterschenkeln) oder anderen Extremitäten, gepaart mit einem ausgeprägten Bewegungsdrang der Beine
- Welcher ausschließlich in Ruhe und Entspannung auftritt
- Durch Bewegung gebessert wird
- Einem tageszeitlichen Rhythmus überwiegend abends und nachts unterliegt
- Womit häufig Ein- und Durchschlafstörungen verbunden sind
- Wodurch häufig Tagesmüdigkeit bis zur Erschöpfung besteht

RLS-Patienten leiden häufig unter verschiedenen Symptomen, die in der Abbildung auf der nächsten Seite aufgeführt sind. Die Ursachen des Syndroms sind bis heute nicht geklärt. Es wird nicht ausgeschlossen, dass ein Teil der Erkrankungen auch erblich bedingt ist, wofür das familiär gehäufte Auftreten spricht.

Kurzfragebogen zum Restless Leg Syndrom (RLS) im Internet:

Häufigkeit der Symptome bei RLS-Patients

Quelle: Bergmann et al. 2005

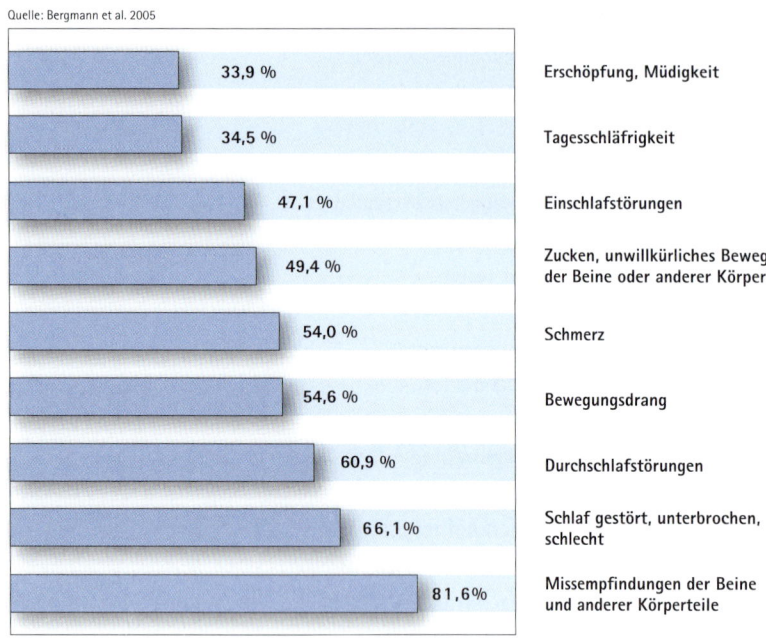

33,9 %	Erschöpfung, Müdigkeit
34,5 %	Tagesschläfrigkeit
47,1 %	Einschlafstörungen
49,4 %	Zucken, unwillkürliches Bewegen der Beine oder anderer Körperteile
54,0 %	Schmerz
54,6 %	Bewegungsdrang
60,9 %	Durchschlafstörungen
66,1%	Schlaf gestört, unterbrochen, schlecht
81,6%	Missempfindungen der Beine und anderer Körperteile

Das RLS tritt gehäuft bei folgenden Krankheiten beziehungsweise Zuständen auf:

- Erkrankungen des Nervensystems, Depressionen und Angsterkrankungen
- Spinale Erkrankungen, Multiple Sklerose
- Parkinson-Syndrome, Zöliakie, rheumatische Arthritis, Diabetes mellitus
- Entzündliche Darmerkrankungen, Nierenfunktionsstörungen, Hypertonie
- Erkrankungen der Schilddrüse
- Periodische Beinbewegungen im Schlaf
- Eisenmangel mit oder ohne Anämie
- Folsäuremangel
- Schwangerschaft

Auch einige Medikamente – insbesondere Neuroleptika und Antidepressiva – können RLS-Symptome hervorrufen oder verstärken.

Als Therapie kommen folgende nichtmedikamentöse Therapiemaßnahmen infrage:

- Massagen
- Kühlung
- Gymnastik, Dehnübungen, Bewegung vor dem Schlafengehen

- Fußbäder
- Verzicht auf Nikotin und Kaffee
- Kein Alkoholkonsum

Als medikamentöse Therapie können Medikamente wie Dopaminantagonisten, Levodopa, Opiode und Antikonvulsiva (Gabapentin, Pregabalin) eingesetzt werden, die allerdings allesamt in der Schwangerschaft kontraindiziert sind, also in der Schwangerschaft nicht verwendet werden dürfen.

Es gibt kaum Studien, die die Risiken des RLS für den Verlauf der Schwangerschaft oder die Geburt untersuchen. Zwei kleinere Studien zeigen ein erhöhtes Risiko für Präeklampsie (Ramirez, J. O. et al. 2013, Dostal, M. et al. 2013) sowie für Kaiserschnittentbindungen (Vahdat, M. et al. 2013). Derzeit ist allerdings nicht davon auszugehen, dass RLS das Risiko für schwere Komplikationen erhöht.

 Empfehlung

Sprechen Sie mit Ihrer Frauenärztin/Ihrem Frauenarzt über die Beschwerden. Wir empfehlen Ihnen, in jedem Fall Ihre Eisenwerte (Serum-Ferritin) untersuchen zu lassen und bei Werten unter 30 ng/ml ein ausreichend dosiertes Eisenpräparat (mindestens 50 mg) zu verwenden. Einen Kurzfragebogen zur Ermittlung des Schweregrades des RLS finden Sie im Internet.

8.13 Medikamente

Verwendungshäufigkeit

Knapp 70 Prozent der Frauen im Alter zwischen 25 und 39 Jahren verwenden Arzneimittel. Dabei werden im Durchschnitt zwei Präparate verwendet. Diese Zahlen klingen hoch, allerdings wird dabei auch die Pille zur Schwangerschaftsverhütung mitgezählt. Mit Ausnahme der Pille gehören Schmerzmittel, Medikamente gegen Erkältungskrankheiten und Vitaminpräparate zu den Arzneimitteln, die am häufigsten eingenommen werden. Von BabyCare-Teilnehmerinnen werden beispielsweise in den letzten vier Wochen vor einer Schwangerschaft besonders häufig Schmerzmittel, Mittel gegen Hautkrankheiten, Hormone und Schilddrüsenpräparate sowie Erkältungsmittel angegeben.

Medikamente und Schwangerschaft

Unter Schwangeren herrscht die Meinung vor, dass Medikamente in der Schwangerschaft unbedingt zu meiden sind. Dies trifft natürlich zu, wenn Sie gesund sind oder nur an eher banalen Krankheiten wie einer Erkältung leiden. Besteht im ersten Fall gar kein Bedarf für eine Medikation, so helfen im zweiten Fall meist einfache Hausmittel.

Sollten Krankheiten oder Beschwerden aber mit einfachen Mitteln nicht besser werden oder sollte gar eine chronische Krankheit bestehen, muss gegebenenfalls auch in der Schwangerschaft medikamentös therapiert werden. Hier herrschen bei vielen Schwangeren Unsicherheiten und Ängste vor. Diese sind jedoch in den meisten Fällen unbegründet.

Die Arzneimittelbehörde stellt höchste Ansprüche an die Qualität und Wirksamkeit der in Deutschland zugelassenen Arzneimittel. Das Risiko für Neben- und Wechselwirkungen muss bei allen Medikamenten so gering wie möglich sein. Jedes Präparat wird vor der Zulassung daraufhin geprüft, ob es Neben-

wirkungen oder mögliche schädliche Wechselwirkungen mit anderen Arzneimitteln hat oder Stoffe enthält (beispielsweise Alkohol), die in der Schwangerschaft nicht verwendet werden sollen. Auf der sogenannten Gebrauchsinformation – auch Beipackzettel genannt – werden alle bekannten Nebenwirkungen und Wechselwirkungen aufgelistet. Lesen Sie diese immer aufmerksam durch.

Bei einer Medikation in der Schwangerschaft müssen vor allem die möglichen schädlichen Wirkungen eines Arzneimittels auf die Gesundheit des Kindes berücksichtigt werden. Und dies ist für die Arzneimittelbehörde nicht einfach, da selbstverständlich keine Arzneimittelstudien an Schwangeren durchgeführt werden können, um eventuelle Risiken zu entdecken. Gleichwohl gibt es eine Vielzahl von Erkenntnissen aus der langjährigen nationalen und internationalen Beobachtung von Frauen, die bestimmte Präparate in der Schwangerschaft eingenommen oder angewendet haben.

Vor dem Hintergrund des Conterganskandals Anfang der 60er Jahre des letzten Jahrhunderts, als ein Schlaf- und Beruhigungsmittel, das auch unter Schwangeren damals sehr beliebt war, zu schweren Fehlbildungen der Kinder führte, sind die Arzneimittelbehörden und auch die Herstellerfirmen sehr vorsichtig geworden.

In den Beipackzetteln finden sich deshalb immer Informationen zur Verwendung in der Schwangerschaft, wie beispielsweise »kontraindiziert in der Schwangerschaft«.

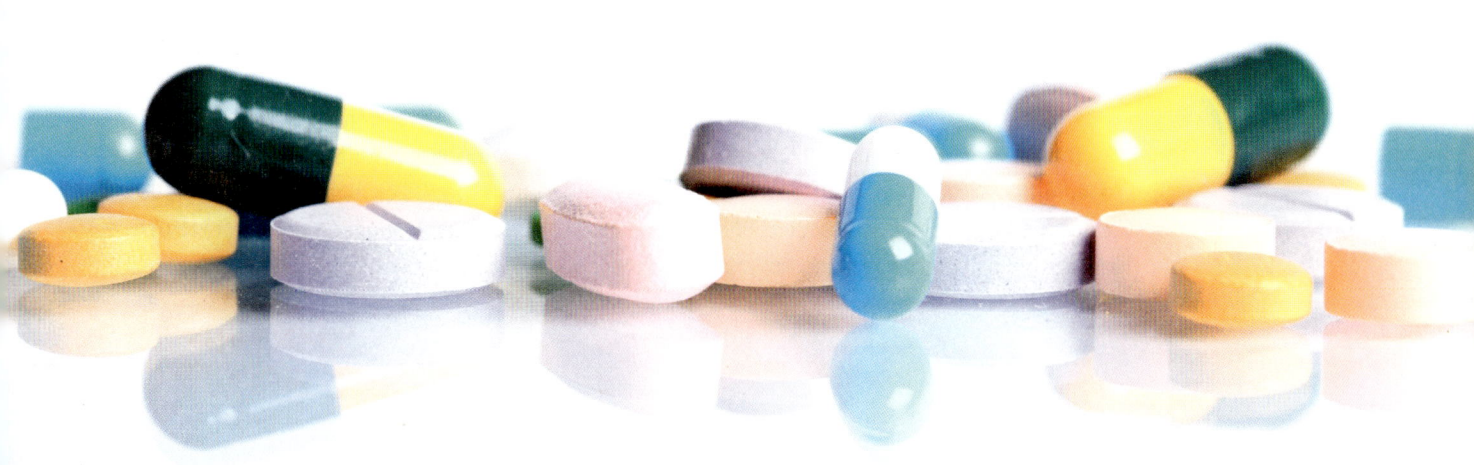

Es obliegt den behandelnden Ärztinnen und Ärzten, auf der Grundlage der bekannten Risikoinformationen die möglichen Risiken für die Gesundheit des Kindes mit der Notwendigkeit einer Medikation für die Schwangere abzuwägen. Denn ohne Zweifel müssen schwere Erkrankungen der Mutter oft auch medikamentös behandelt werden, da sie unbehandelt eventuell die Gesundheit der Mutter und auch des Kindes beeinträchtigen können.

Ist in der Schwangerschaft eine Medikation erforderlich, ist folgendes zu berücksichtigen:

- Der Schweregrad der Krankheit und die Notwendigkeit einer medikamentösen Therapie
- Die Schwangerschaftswoche, in der Sie sich befinden, denn die gesundheitlichen Gefahren von Medikamenten sind in den einzelnen Phasen der Schwangerschaft unterschiedlich. Eine Gefahr für eine Schädigung des Kindes besteht vor allem in den ersten zwölf Schwangerschaftswochen, wenn die Organe des Emryos ausgebildet werden. Gegen Ende der Schwangerschaft muss besonders genau geprüft werden, ob das Medikament zum Beispiel speziell Wehen auslöst.
- Die benannten »vorgeburtlichen Risiken« des Medikaments und die oft langjährigen ärztlichen Erfahrungen in der Behandlung von Schwangeren mit einem Medikament

Bei einer notwendigen Medikation sollte in der Regel immer auf Medikamente zurückgegriffen werden, die schon lange in der Anwendung sind und sich in der Schwangerschaft bewährt haben.

Dies sollte Sie beruhigen, denn gemessen an der Häufigkeit der Verwendung von Medikamenten in der Schwangerschaft sind die Risiken insgesamt doch relativ gering, auch wenn diese zweifelsohne bestehen.

Während der Schwangerschaft sollten Sie Medikamente also nur auf ärztliche Verordnung oder mit ärztlicher Rücksprache einnehmen. Lesen Sie außerdem die Gebrauchsinformation, die der Medikamentenpackung beiliegt, auf-

merksam durch. Falls Sie in den Wochen, bevor die Schwangerschaft bei Ihnen festgestellt wurde, viele oder Ihnen bisher unbekannte Medikamente eingenommen oder verwendet haben, sprechen Sie auch darüber mit Ihrer Frauenärztin/Ihrem Frauenarzt.

Wundern Sie sich allerdings nicht, wenn bei Medikamenten, die Sie schon lange einnehmen müssen, mitunter sogar die Dosis erhöht wird. Dies kann in bestimmten Fällen erforderlich sein, um sicherzustellen, dass das Medikament unter den geänderten körperlichen Verhältnissen in der Schwangerschaft wirksam bleibt.

Ob Sie gegen die Beschwerden der ersten Wochen – jede vierte Schwangere leidet in dieser Zeit unter Erbrechen – Medikamente brauchen, entscheiden Sie zusammen mit Ihrer Ärztin/Ihrem Arzt. Gleiches gilt für die Verwendung von Mineralstoff- und Vitaminpräparaten.

Etwa jede zehnte Schwangere entwickelt einen zu hohen Blutdruck. Wenn sich der Blutdruck in ambulanter Therapie nicht weit genug senken lässt, kann im Einzelfall auch ein stationärer Krankenhausaufenthalt notwendig sein, um die Schwangere auf entsprechende Medikamente einzustellen. Mit Methyldopa bestehen weltweit die längsten Erfahrungen. Nach der Schwangerschaft geht der erhöhte Blutdruck bei 90 Prozent der betroffenen Frauen von selbst wieder zurück.

Schwere Infektionskrankheiten müssen natürlich behandelt werden. Hier werden in der Regel Penicilline oder Erythromycin verwendet.

Verwendung von Schmerzmitteln in der Schwangerschaft

Schmerzmittel gehören zu den am häufigsten verwendeten Präparaten überhaupt. Auch in der Schwangerschaft kommt man manchmal nicht umhin, auch wenn man diese nur sehr überlegt einsetzen sollte. Die bekannte Acetylsalicylsäure (ASS, Aspirin®) kann bis zur 28. Schwangerschaftswoche verwendet werden, ist aber nicht das Mittel der ersten Wahl für

Schwangere und sollte danach gar nicht mehr als Schmerzmittel eingesetzt werden.

Als Alternativen stehen Paracetamol und Ibuprofen zur Verfügung. Paracetamol ist das Mittel der ersten Wahl in der gesamten Schwangerschaft. Unlängst wurden Studien veröffentlicht (Stergiakouli, E. et al. 2016, Liew, Z. et al. 2016), die einen Zusammenhang zwischen der Einnahme von Paracetamol in der Schwangerschaft und Verhaltensstörungen sowie weiterer Krankheiten wie Hochhodenstand und Asthma beim Kind diskutieren.

Das Pharmakovigilanz- und Beratungszentrum für Embryonaltoxikologie hält diese Befunde allerdings für methodisch fragwürdig. Die Ergebnisse reichten keineswegs aus, um die Empfehlung für Paracetamol als Analgetikum der Wahl in der Schwangerschaft einzuschränken, zumal Alternativen fehlen. Das Zentrum weist aber darauf hin, dass das Präparat nur bei entsprechender Indikation (Schmerzen, Fieber) nach ärztlicher Rücksprache verwendet werden sollte.

Neben Paracetamol ist Ibuprofen ein geeignetes Schmerzmittel in der Schwangerschaft, das allerdings nur im ersten und zweiten Schwangerschaftsdrittel (bis zur 28. Woche) verwendet werden sollte.

(!) Empfehlung

Verwenden Sie nur Medikamente, die Ihnen ausdrücklich ärztlich verordnet wurden. Wenn beim Ausfüllen des Mutterpasses die sogenannte Arzneimittelanamnese durchgeführt wird, Sie also nach der Art und Häufigkeit der Medikamentenverwendung gefragt werden, denken Sie bitte auch an:

- Medikamente aus Ihrer Hausapotheke, die Sie verwenden
- Salben, Einreibungen
- Homöopathische Mittel
- Medizinische Tees / Kräutertees
- Vitamin- und Mineralstoffpräparate

Medikamente mit Schädigungspotential in den ersten Schwangerschaftswochen

Bei bestimmten Arzneimittelanwendungen kann es vor allem in den ersten acht Wochen nach Befruchtung zu Schäden des Embryos kommen. Dies gilt für einige Medikamente auch, wenn sie vor der Schwangerschaft verwendet worden sind.

Zum Teil muss eine sogenannte Karenzzeit zwischen der letzten Verwendung des Präparats und der Befruchtung liegen. Die Tabelle unten listet die wichtigsten »embryotoxischen« Arzneimittel auf. Eine Therapie führt aber keineswegs

ACHTUNG!
Medikamente, die in der folgenden Liste nicht genannt werden, dürfen nicht automatisch als harmlos angesehen werden.

Die wichtigsten embryotoxischen Arzneimittel

Quelle: Schaefer, C., Spielmann, H., Vetter, K., Weber-Schöndorfer, C., Arzneimittel in Schwangerschaft und Stillzeit, 8. Auflage. Urban & Fischer, München 2012

Substanz	Mögliche Schädigungen beziehungsweise vorwiegend betroffene Organe
Androgene	Maskulinisierung
Antimetabolite	multiple Fehlbildungen
Carbamazepin	Spina bifida, Herz, Gaumen, urogenitales System, Extremitäten, Dysmorphien des Gesichts
Cumarinderivate	Nase, Extremitäten
Diethylstilbestrol	Scheidenkarzinom
Lithium	Herz (Ebstein-Anomalie, sehr selten)
Misoprostol (zur versuchten Aborteinleitung)	Möbius-Sequenz, Extremitäten
Penicillamin	Cutis laxa (selten)
Phenobarbital/Primidon (antiepileptische Therapie)	Herz, Gaumen, urogenitales System, Extremitäten, Dysmorphien des Gesichts
Phenytoin	Herz, Gaumen, urogenitales System, Extremitäten, Dysmorphien des Gesichts
Retinoide	Ohr-, ZNS-, Herz-, Skelettfehlbildungen
Thalidomid	Extremitätenfehlbildungen
Trimethadion	Herz, Gaumen, urogenitales System, Extremitäten, Dysmorphien des Gesichts
Valproinsäure	Spina bifida, Herz, Gaumen, urogenitales System, Extremitäten, Dysmorphien des Gesichts
Vitamin A (>25.000 IE/Tag)	wie Retinoide

zwangsläufig zu einer Schädigung. Bei einer Behandlung im ersten Schwangerschaftsdrittel liegt das Fehlbildungsrisiko – mit Ausnahme des Thalidomid und der Retinoide – unter zehn Prozent.

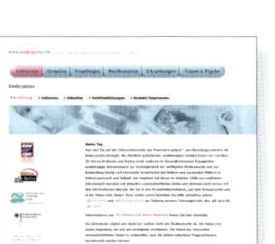

Beratung zu Arzneimitteln
in der Schwangerschaft:
www.embryotox.de

Für einige Arzneimittel ist das Schädigungspotential in der frühen Schwangerschaft gut dokumentiert. Dies betrifft zum Beispiel die Retinoide (Vitamin-A-Abkömmlinge). Sie werden häufig zur Aknetherapie eingesetzt, daher ist die Einnahme dieser Medikamente bei Frauen im gebärfähigen Alter nicht selten. Retinoide – wie übrigens auch Vitamin A selbst – haben eine hohe fruchtschädigende Wirkung und bleiben auch nach der Einnahme noch eine Zeit lang im menschlichen Körper.

So muss beispielsweise aufgrund des hohen Schädigungspotentials nach Einnahme des Retinoids Acitretin eine Schwangerschaft für drei Jahre sicher verhütet werden. Gefährlich ist nicht nur die Einnahme von Retinoiden. Auch bei der Verwendung von Cremes und Salben mit den Inhaltsstoffen ist eine mögliche Schädigung nicht ganz auszuschließen.

Bei Schuppenflechtemitteln, die Acitritin mit dem Stoffwechselprodukt Etretinat enthalten, muss die Therapie unbedingt zwei Jahre vor einer Schwangerschaft beendet werden. Werden diese Fristen nicht eingehalten, insbesondere bei einer Behandlung bis in die Frühschwangerschaft hinein, ist mit einer Schädigung des Embryos durch Fehlbildungen in 30 bis 50 Prozent aller Fälle zu rechnen. Darüber hinaus wurden Intelligenzdefizite auch bei Kindern ohne erkennbare Fehlbildungen beobachtet.

Wenn Sie zu den Frauen gehören, die häufiger an Muskelkrämpfen leiden und diese bisher mit Medikamenten behandelt haben: Viele dieser Medikamente enthalten Chinin. Dieser Wirkstoff darf jedoch in der Schwangerschaft nicht verwendet werden, da er das Baby schädigen kann. Achten Sie also auf die Inhaltsstoffe Ihres verwendeten Präparates.

 Empfehlung

Wenn Sie eines der genannten Medikamente vor oder in der Schwangerschaft eingenommen oder angewendet haben oder derzeit einnehmen oder anwenden, suchen Sie Ihre Frauenärztin/Ihren Frauenarzt auf, aber setzen Sie das Präparat nicht ohne ärztliche Rücksprache ab.

Auch das embryotoxische Beratungszentrum in Berlin bietet für Ärztinnen und Ärzte eine fachliche Telefonberatung zu Arzneimittelsicherheit in der Schwangerschaft an, so dass Ihre Ärztin/Ihr Arzt Sie dann sicher und gut beraten kann.

Wenn Sie im BabyCare-Fragebogen alle von Ihnen benötigten Medikamente angeben, erhalten Sie im Auswertungsschreiben Informationen, ob möglicherweise Risiken bestehen. Geben Sie bitte die Medikamente und die Dosierung so genau wie möglich an. Dieser Service erfolgt in Kooperation mit dem Pharmakovigilanz- und Beratungszentrum für Embryonaltoxikologie der Charité Berlin.

8.14 Präeklampsie (PE)

Die Präeklampsie (PE) ist eine Komplikation im Verlauf der Schwangerschaft, die ab der 20. Woche auftreten kann und durch hohen Blutdruck (RR ≥ 140/90 mmHg) sowie Proteinurie (dem Auftreten größerer Proteinmengen im Urin ≥ 300 mg/d) gekennzeichnet ist. Präeklampsie kann auch in Abwesenheit von Proteinurie diagnostiziert werden, wenn zu einer Hypertonie (egal ob vorbestehend oder neu aufgetreten) Organsymptome oder Funktionseinschränkungen hinzukommen, die keiner anderen Ursache zuzuordnen sind. Diese können typischerweise die Niere, Leber, Lunge, das zentrale Nervensystem, das hämatologische System oder die Plazenta betreffen. Auch Änderungen präeklampsiespezifischer Markersysteme – wie der angiogenen Faktoren – sind in Kombination mit der Hypertonie als Präeklampsie zu werten. Der Begriff »Schwangerschaftsvergiftung« ist veraltet. Die Präeklampsie tritt bei etwa drei Prozent aller Schwangerschaften auf, wobei frühe und späte Formen (vor / ab der 34. SSW) unterschieden werden.

Abgrenzungen zu anderen hypertensiven (bluthochdruckbedingten) Schwangerschaftserkrankungen

Von der PE abzugrenzen ist die **Gestationshypertonie** (schwangerschaftsinduzierte Hypertonie), also das Neuauftreten von Bluthochdruck in der Schwangerschaft ohne Proteinurie. Weiter kann ein hoher Blutdruck bereits vor der Schwangerschaft bestanden haben, wobei man von einer präexistenten oder chronischen Hypertonie spricht. Ein Sonderfall ist schließlich noch die **Pfropfpräeklampsie**, wenn es bei vorbestehender chronischer Hypertonie im Verlauf der Schwangerschaft noch zu einer Proteinurie kommt.

Die gefürchtete Hauptkomplikation bei der PE ist die Weiterentwicklung zu einer Eklampsie, die durch das Auftreten von Krampfanfällen gekennzeichnet ist. Eine weitere schwerwiegende Komplikation der PE ist das **HELLP-Syndrom**: (H) Hemolysis = Hämolyse, (EL) Elevated Liver enzymes = pathologisch erhöhte Leberenzyme und (LP) Low Platelets = erniedrigte Thrombozytenzahl (< 100.000/µl). Beide Komplikationen können für die Mutter und/ oder das Kind lebensbedrohlich sein.

Ursachen und Risikofaktoren der Präeklampsie

Die Ursachen der Präeklampsie sind bislang noch nicht vollständig gesichert. Es wird eine Funktionsstörung der Plazenta (Mutterkuchen) angenommen, wobei die Plazenta nicht ausreichend mit Blut versorgt wird. Der dadurch verursachten Mangelversorgung des Embryos wird vom Körper mit der Ausschüttung bestimmter Moleküle entgegengewirkt. Diese erhöhen den Blutdruck im mütterlichen Kreislauf und

steigern so die Blutzufuhr für den Fötus. Dadurch entsteht aber gerade die Gefahr einer Präeklampsie.

Auch wenn in der Zwischenzeit eine ganze Reihe von Faktoren bekannt sind, die das Risiko einer Präeklampsie erhöhen, kann diese auch bei Schwangeren ohne das Vorliegen der in der untenstehenden Abbildung genannten Risiken auftreten. Besonders gefährdet sind Frauen mit einer vorausgegangenen Präeklampsie. Hier ist das Risiko um das siebenfache erhöht. Hohe Risiken haben aber auch adipöse Schwangere und Frauen mit Diabetes, Nierenerkrankungen oder vorbestehendem Bluthochdruck. Gleiches gilt für Mehrlingsschwangerschaften sowie für Schwangere afrikanischer oder südasiatischer Herkunft.

Risikofaktoren der Präeklampsie

Quelle: Verlohren, S. 2012

Antiphospholipid-Syndrom	9,0
Zustand nach Präeklampsie	7,0
Body Mass Index > 35	4,0
Vorbestehender Diabetes mellitus	3,5
Präeklampsie in der Familie (z. B. Mutter, Schwester)	3,0
Vorbestehende Nierenerkrankung	3,0
Erste Schwangerschaft	2,5
Alter > 40	2,0
Chronische Hypertonie	keine Angabe
Autoimmunerkrankungen	keine Angabe
Thrombophilie	keine Angabe
Mehrlingsschwangerschaft	keine Angabe
Schwangere afrikanischer oder südasiatischer Herkunft	keine Angabe

Symptome

Folgende Beschwerden und Symptome können auf eine Präeklampsie hindeuten:

- Starke Gewichtszunahme
- Anschwellen von Körperteilen (Ödeme)
- Kopfschmerzen
- Schwindel
- Sehstörungen
- Verwirrtheit
- Übelkeit und Erbrechen
- Oberbauchschmerzen

Diagnostik und Therapie

Die Diagnose der Präeklampsie wird mit der Messung des Blutdrucks und der Bestimmung des Proteingehalts im Urin gestellt. Bisher gab es keinen zuverlässigen Vorhersageparameter für das Risiko einer PE. Neben der Prüfung des Vorliegens der genannten Risikofaktoren in der Anamnese wurde häufig auch die Dopplersonographie der Arteriae uterinae durchgeführt, mit der der Widerstand des Blutflusses in den Gebärmutterarterien gemessen wird. Heute gibt es zusätzlich spezielle Labortests (siehe unten).

Nach der Diagnose der Präeklampsie wird die Schwangerschaft engmaschig überwacht. Bei hohen Blutdruckwerten erfolgt in der Regel eine stationäre Aufnahme.

Bei einer leichten Präeklampsie besteht die Therapie aus Blutdrucksenkung. Gegebenenfalls ist bei drohender Frühgeburt die Induktion der antenatalen Steroidprophylaxe (ANS – früher fetale Lungenreifung) für den Fetus erforderlich. Bei schwerer Präeklampsie geht es vor allem darum, das Fortschreiten zur Eklampsie oder zum HELLP-Syndrom zu verhindern.

Die einzige kausale Therapie der PE ist die (oft vorzeitige) Entbindung durch eine Geburtseinleitung oder Kaiserschnitt. Deshalb ist die PE auch für etwa 20 Prozent der Frühgeburten ursächlich. Bei einer PE in weniger schweren Fällen ist auch eine normale Geburt möglich.

Die PE ist jedoch nicht nur eine schwerwiegende Komplikation in der Schwangerschaft, bei der Mutter erhöht sie das Risiko für Schlaganfälle und auch für das Versagen verschiedener Organe wie Leber oder Nieren.

Die rechtzeitige Erkennung und Behandlung einer Präeklampsie ist nicht nur zur Vermeidung von Komplikationen während der Schwangerschaft besonders wichtig. Nur so können auch Langzeitschäden vermieden werden: Über 90 Prozent der Frauen mit schwerer Präeklampsie entwickeln 20 Jahre nach der Schwangerschaft chronischen Bluthochdruck und leiden häufiger an Herz-Kreislauf-Erkrankungen. Auch die Kinder leiden im späteren Leben ebenfalls deutlich öfter an Herz-Kreislauf-Erkrankungen.

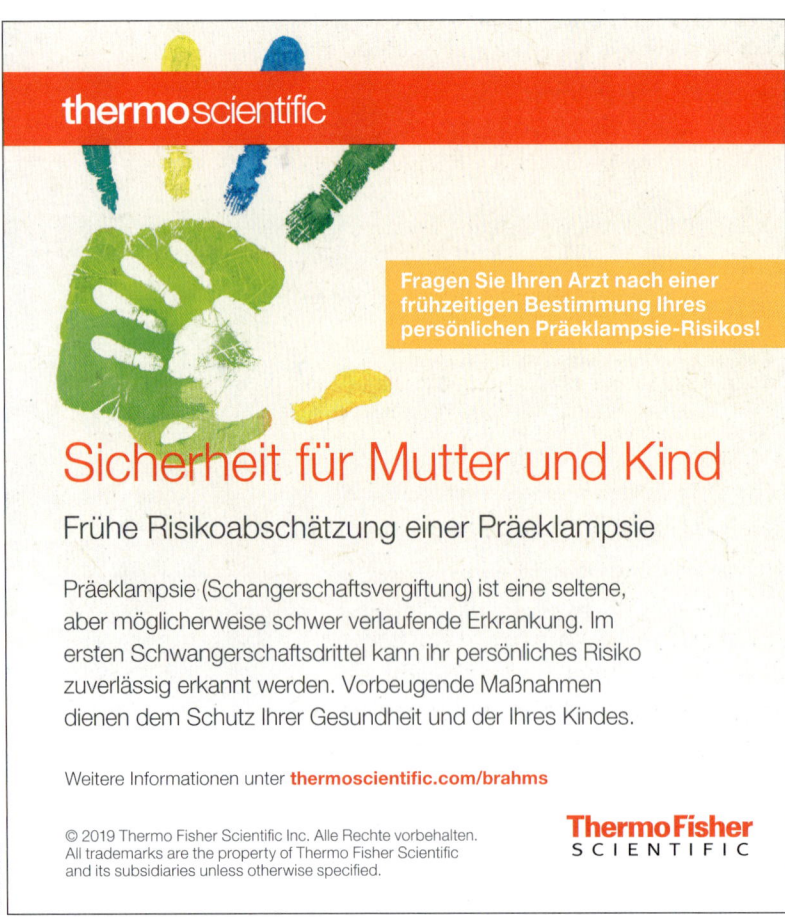

Früherkennung durch Tests und Prävention

In den vergangenen Jahren wurde immer wieder erfolglos versucht, die PE durch bestimmte Parameter zuverlässig vorauszusagen. Heute gibt es zwei Testverfahren, mit denen das Risiko einer PE recht zuverlässig ermittelt werden kann.

Schon zwischen der 11. und 14. Schwangerschaftswoche ist ein Früherkennungstest möglich. Hierbei wird die medizinische Vorgeschichte genau erfasst, Blutdruck und Blutfluss durch die Gebärmutterarterien werden gemessen. Durch die Kombination mit der Bestimmung bestimmter Eiweiße (PAPP-A, PlGF) im mütterlichen Blut kann eine individuelle Risikoabschätzung erfolgen. Damit kann der Test in Zusammenhang mit dem Ersttrimesterscreening (vgl. Seite 152) durchgeführt werden.

Auch nach der 20. Schwangerschaftswoche kann das Risiko ermittelt werden. Dabei wird das Verhältnis zweier Eiweißstoffe (sFlt-1/PlGF) im Blut der Mutter bestimmt. Dieser Test eignet sich für Schwangere mit dem Verdacht auf eine Präeklampsie. Mit dem Test kann das Auftreten der PE für einen bestimmten Zeitraum sicher ausgeschlossen oder vorhergesehen, beziehungsweise eingeschätzt werden.

Es gilt als gesichert, dass das Risiko einer PE bei Schwangeren mit erhöhtem Erkrankungsrisiko durch die tägliche Einnahme von niedrigdosierter Acetylsalicylsäure (ASS) – begonnen vor der 16. Schwangerschaftswoche – um 62 Prozent gesenkt werden kann (Rolnik, D.L. et al. 2017).

Ein Präeklampsie-Test im ersten Schwangerschaftsdrittel ist bei positivem Befund damit also eine rationale Grundlage für die hochwirksame medikamentöse ASS-Prophylaxe, die allerdings nach ärztlicher Indikation durchgeführt werden muss.

Die Kosten des genannten Früherkennungstests werden derzeit von den Krankenkassen nicht getragen und müssen als IGeL-Leistungen deshalb selbst bezahlt werden.

8.15 Genetische Erkrankungen und Pränataldiagnostik

In jeder Zelle unseres Körpers befinden sich Milliarden von Erbinformationen, verschlüsselt in der sogenannten »DNA«. Diese DNA liegt – zusammengepackt in 46 Chromosomen – im Zellkern einer jeden Zelle. Durch die unendlich vielen Kombinationsmöglichkeiten der Gene ist jeder Mensch ein Individuum, das sich von anderen unterscheidet. Eine Ausnahme stellen lediglich eineiige Zwillinge dar. Sie sind genetisch nahezu identisch.

Heute sind einige tausend Krankheiten bekannt, denen eine definierte Veränderung der Gene zugrunde liegt. Diese genetischen Erkrankungen sind jedoch zum Glück selten. Lediglich etwa 1,8 Prozent der lebend geborenen Kinder sind von solchen Veränderungen betroffen. Sie können einerseits durch die Störung in einem einzelnen Gen bedingt sein (Beispiel: Mukoviszidose), aber auch durch das Fehlen oder eine Überzahl von ganzen Chromosomen. Ein Beispiel für eine genetische Erkrankung, die durch ein überzähliges Chromosom hervorgerufen wird, ist das Down-Syndrom, bei dem das Chromosom 21 dreifach – anstatt normalerweise zweifach – auftritt. Die Erkrankung wird daher auch als »Trisomie 21« bezeichnet. Sie ist die häufigste Chromosomenstörung des Menschen.

In der Tabelle auf der nächsten Seite sind häufige genetischen Erkrankungen aufgeführt. Mittlerweile können für die in der Liste aufgeführten **Trisomien** beim ungeborenen Kind bereits während des ersten Schwangerschaftsdrittels spezielle Tests durchgeführt werden, mit denen es möglich ist, ein Risiko einzuschätzen, ohne dass hierzu eine Fruchtwasserpunktion (Amniozentese) oder Gewebeentnahme aus dem Mutterkuchen (Chorionzottenbiopsie oder auch CVS) erforderlich ist. Möglich wurde dies durch enorme Fortschritte bei der nicht-invasiven pränatalen Testung (NIPT), bei der aus dem mütterlichen Blut DNA-Fragmente aus der Plazenta untersucht werden.

An dieser Stelle muss jedoch auch erwähnt werden, dass durch pränatale Diagnoseverfahren zwar viele, aber nicht alle möglichen Erkrankungen erkannt werden können.

Seit Mitte der 1990er Jahre ist bekannt, dass Feten mit Trisomien in der 12. bis 14. SSW eine vermehrte Flüssigkeitsansammlung im Bereich des Nackens aufweisen. Man kann diese Flüssigkeitsansammlung als »verdickte Nackentransparenz« (NT) im Ultraschall darstellen. Zusammen mit der Messung von zwei Eiweißstoffen aus dem Blut der Mutter (PAPP-A und freies ß-hCG) kann ein Risiko im Vergleich zur Altersgruppe eingeschätzt werden, die etwa 90 Prozent der Feten insbesondere mit Trisomie 21 (oder Trisomie 18 / 13) erkennt. Diese Untersuchung wird auch »Ersttrimester- Screening (ETS)« genannt. Ergibt sich ein auffälliges Ergebnis, sind weitere Untersuchungen mit Chromosomenanalyse zum Nachweis erforderlich. Viel wichtiger erscheint jedoch die Möglichkeit, mit einem unauffälligen

Häufigkeit vererbbarer Krankheiten

aus Basiswissen Humangenetik (Schaaf & Zschocke, 2013), soweit nicht anders angegeben

Erkrankung	Häufigkeit
APC-Resistenz / Faktor-V-Leiden	5 %
Prothrombin-Mutation	Heterozygotie 1 - 2 % (Europa)
Neuralrohrdefekte gesamt (Spina bifida, Anenzephalie etc.)	Inzidenz 0,2 -1 % (bei Geburt)
Eisenspeicherkrankheit (Hämochromatose)	1:200 (hom und compound-het) Heterozygoten-Frequenz 1:10
Hypercholesterinämie, Familiäre	Heterozygozen-Frequenz 1:500, homozygoter LDLR-Mangel 1:1.000.000
Trisomie 21 (Down-Syndrom)	Inzidenz 1:650 (bei Lebendgeborenen); u. a. abh. vom Alter der Mutter
Fischschuppenkrankheit (Ichthyose)	X-chromosomale Form: 1:6.000 (bei Männern) Ichthyosis vulgaris (autosomal): 1:300 [www.onmeda.de]
Autismus-Spektrum-Störungen	1:100
Mukoviszidose	1:2.000 - 1:3.000; Heterozygoten-Frequenz 1:22 - 1:29
Monosomie X (Ulrich-Turner-Syndrom)	Inzidenz 1:2.500 - 1:3.000 (bei weiblichen Lebendgeborenen)
Neurofibromatose (Typ I)	1:3.000
Muskeldystrophie	Duchenne-MD:1:3.500 (bei Männern), Becker-MD:1:18.000 (bei Männern)
Hyperlipidämie Typ III	1:5.000 [Thomas, Labor und Diagnose. 8. Auflage]
Trisomie 18 (Edwards-Syndrom)	Inzidenz 1:6.000 (bei Lebendgeborenen); u. a. abh. vom Alter der Mutter
Fragiles X-Syndrom = Martin-Bell-Syndrom	1:4.000 (bei Männern), 1:8.000 (bei Frauen)
Alpha-1-Antitrypsin-Mangel	1 – 2 % aller Patienten mit Lungenemphysem homozygote Form: 0,1 - 0,2 ‰ [Herold, 2013] heterozygote Form: 7 % [Herold, 2013]
Adrenogenitales Syndrom AGS (21-Hydroxylase-Mangel)	Heterozygoten-Frequenz 1:60, homozygoter Mangel 1:15.000
Trisomie 13 (Patau-Syndrom)	Inzidenz 1:10.000 - 1:20.000 (bei Lebendgeb.); u. a. abh. vom Alter der Mutter
Chorea Huntington	1:20.000 (Westeuropa)
Phenylketonurie (PKU)	1:10.000 (Deutschland)
Bluterkrankheit	Hämophilie A: 1:10.000 (bei Männern), Hämophilie B: 1:30.000 (bei Männern)
Angelman-Syndrom	1:15.000

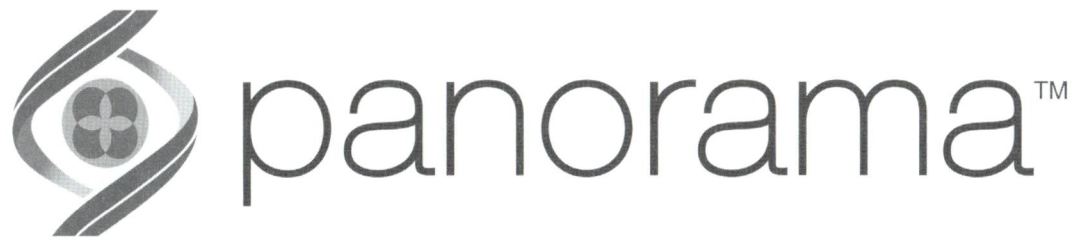

EIN SICHERER PRÄNATALTEST OHNE RISIKO FÜR IHR BABY

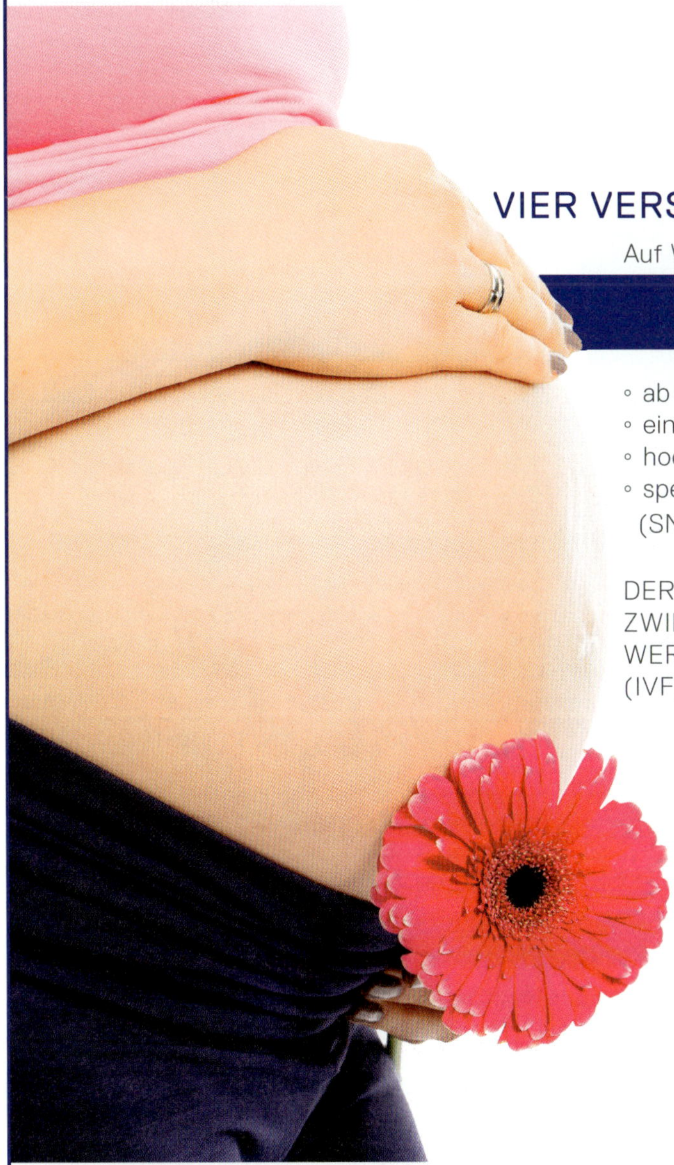

VIER VERSCHIEDENE TESTMÖGLICHKEITEN!

Auf Wunsch erfahren Sie das Geschlecht Ihres Babys.

ab 269 €

- ab der Schwangerschaftswoche 9+0
- einfache Blutabnahme aus dem Arm der Mutter
- hochpräzise und sichere Ergebnisse
- spezielle und patentierte Analysemethode (SNP-Technologie)

DER PANORAMA™-TEST KANN BEI EINLINGS- UND ZWILLINGSSCHWANGERSCHAFTEN DURCHGEFÜHRT WERDEN – AUCH NACH IN-VITRO-BEFRUCHTUNG (IVF) UND EIZELLSPENDE!

SPRECHEN SIE IHREN FRAUENARZT AN!

TRISOMIE 21 (DOWN-SYNDROM) - TRISOMIE 18 - TRISOMIE 13 - MONOSOMIE X

KLINEFELTER-SYNDROM - TRIPLE-X-SYNDROM - XYY-SYNDROM - TRIPLOIDIEN

MIKRODELETIONSSYNDROME

DiGEORGE-SYNDROM 22q11.1 - PRADER-WILLI - 1p36 - ANGELMAN - KATZENSCHREI-SYNDROM

WWW.PANORAMA-TEST.DE
Tel. 0211 – 60 00 70   Email info@panorama-test.de

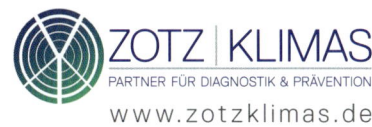

ZOTZ | KLIMAS
PARTNER FÜR DIAGNOSTIK & PRÄVENTION
www.zotzklimas.de

Derzeit werden die Kosten für den Panorama™-Test noch nicht regulär von den Krankenkassen übernommen. Für Risikopatientinnen kann der Arzt jedoch einen Krankenkassenantrag zur Kostenübernahme stellen.

Verfahren zum Screening auf oder zum Nachweis/Ausschluss von genetischen Erkrankungen

Methode	Zielsetzung	Bemerkungen
Nicht-invasive Verfahren		
Ersttrimester-Screening (ETS) (Messung der NT und ggf. weiterer Marker mittels Ultraschall + PAPP-A und freies ß-hCG aus dem mütterlichen Blut)	Ermittlung der Wahrscheinlichkeit für einige fetale Chromosomenstörungen. Häufig kombiniert mit frühem Organ-Screening des ungeborenen Kindes	Screening-Verfahren in SSW 12 – 14, Detektionsrate für Trisomie 21 ca. 90-95 %, Falsch-Positivrate ca. 3-5 %
Zweittrimester-Screening Triple-Test: AFP, freies ß-hCG und uE3 (unkonjugiertes Estriol) aus dem mütterlichen Blut Quadruple-Test: AFP, freies ß-hCG, uE3 und Inhibin A aus dem mütterlichen Blut	Ermittlung der Wahrscheinlichkeit für eine fetale Trisomie 21	SSW: 14+0 bis 19+6. Detektionsrate nur ca. 65 % (Triple-Test) bis 80 % (Quadruple-Test). Falsch-Positivrate ca. 5 %
Integriertes Screening	Kombination aus Ersttrimester- und Zweittrimester-Screening zur Ermittlung der Wahrscheinlichkeit für eine fetale Trisomie 21.	Erkennungsrate für Trisomie 21 ca. 95 %, Falsch-Positivrate: ca. 5 %. Durchführung in zwei Schritten: SSW 12-13 + SSW 15-18
Analyse zellfreier DNA-Fragmente aus der Plazenta (Mutterkuchen) im mütterlichen Blut (NIPT)	Weitgehender Ausschluss bestimmter fetaler Chromosomenstörungen	Erkennungsrate für Trisomie 21 ca. 99 %. Je nach Testverfahren können auch weitere Chromosomenstörungen mit unterschiedlicher Zuverlässigkeit nachgewiesen/ausgeschlossen werden. Falsch-Positivrate: 0,04 - 0,14 %
Ultraschall	Ausschluss bzw. Nachweis fetaler Anomalien, Hinweise auf Chromosomenstörungen	
Kontingentes Screening	Erweitertes Screening mittels zellfreiem DNA-Test nach vorheriger Risikoklassifikation mittels ETS	Weitere Erhöhung der Detektionsrate für Trisomie bei gleichzeitiger Reduzierung unnötiger invasiver Eingriffe. Bei Anwendung des Kontingenten Screening-Modells auf Trisomie 21 benötigen weniger als 0,5 % der Schwangeren eine diagnostische Punktion.
Invasive Verfahren (Diagnostische Punktionen)		
Amniozentese (Fruchtwasserpunktion)	Methode zur Gewinnung von fetalen Zellen aus dem Fruchtwasser	Möglich ab SSW 16, Abortrisiko ca. 0,1 %
Chorionzottenbiopsie (CVS)	Methode zur Gewinnung von fetalen Zellen aus der Plazenta (Mutterkuchen)	Möglich ab SSW 11 Abortrisiko ca. 0,2 %
Chordozentese (Nabelschnurpunktion)	Methode zur Gewinnung von fetalem Blut aus der Nabelschnur	Möglich ab SSW 18
Chromosomenanalyse (Karyotypisierung) nach diagnostischer Punktion	Ausschluss struktureller und numerischer Chromosomenanomalien (z. B. Trisomien, Monosomien)	Definitives, diagnostisches Verfahren. Heute zumeist als Bestätigungstest bei auffälligem Screening oder bei familiär bekannten Chromosomenstörungen eingesetzt

Ergebnis vorhersagen zu können, dass mit sehr hoher Wahrscheinlichkeit kein Chromosomenanstieg vorliegt.

Durch Untersuchung weiterer spezieller Ultraschallbefunde des ungeborenen Kindes können mit dem kombinierten ETS heute sogar über 95 Prozent der Kinder mit Trisomie 21 erkannt werden. Diese speziellen Ultraschalluntersuchungen werden aufgrund des hohen Schwierigkeitsgrades der Messung nur von speziell ausgebildeten Frauenärztinnen/Frauenärzten angeboten. Auch für die Trisomien 18 und 13 ermöglicht das Ersttrimester-Screening Erkennungsraten von über 90 Prozent. Zudem kann die Untersuchung auch Hinweise auf eine Vielzahl anderer, nicht-genetischer Erkrankungen des ungeborenen Kindes wie zum Beispiel Herzfehler geben.

Beim ETS handelt es sich jedoch keineswegs um eine definitive diagnostische Prozedur. Wie der Name bereits verdeutlicht, handelt es sich um ein Screeningverfahren, bei dem ein individuelles Risiko, also die Wahrscheinlichkeit für das Vorliegen einer kindlichen Chromosomenstörung ermittelt wird. Eine Chromosomenstörung kann dabei nicht diagnostiziert werden.

Wie alle Screeningverfahren weist auch das ETS falsch positive Befunde auf, also Fälle mit einem erhöhten Risiko, ohne dass eine Chromosomenstörung zugrunde liegt. Die Rate an auffälligen Befunden beträgt beim ETS etwa fünf Prozent, also jede 20. Schwangere erhält ein Ergebnis mit einem erhöhten (auffälligen) Risiko für eine Trisomie 21. Jedoch bestätigt sich der Verdacht bei den meisten dieser Schwangeren durch die anschließende Chromosomenanalyse nicht.

Im Fall eines positiven (auffälligen) Ergebnisses wird nämlich in der Regel durch eine Analyse des kindlichen Erbguts (Chromosomenanalyse) geklärt, ob die vermutete Chromosomenstörung tatsächlich vorliegt. Dies kann nur dann unterbleiben, wenn Sie Ihr Kind in jedem Fall austragen wollen.

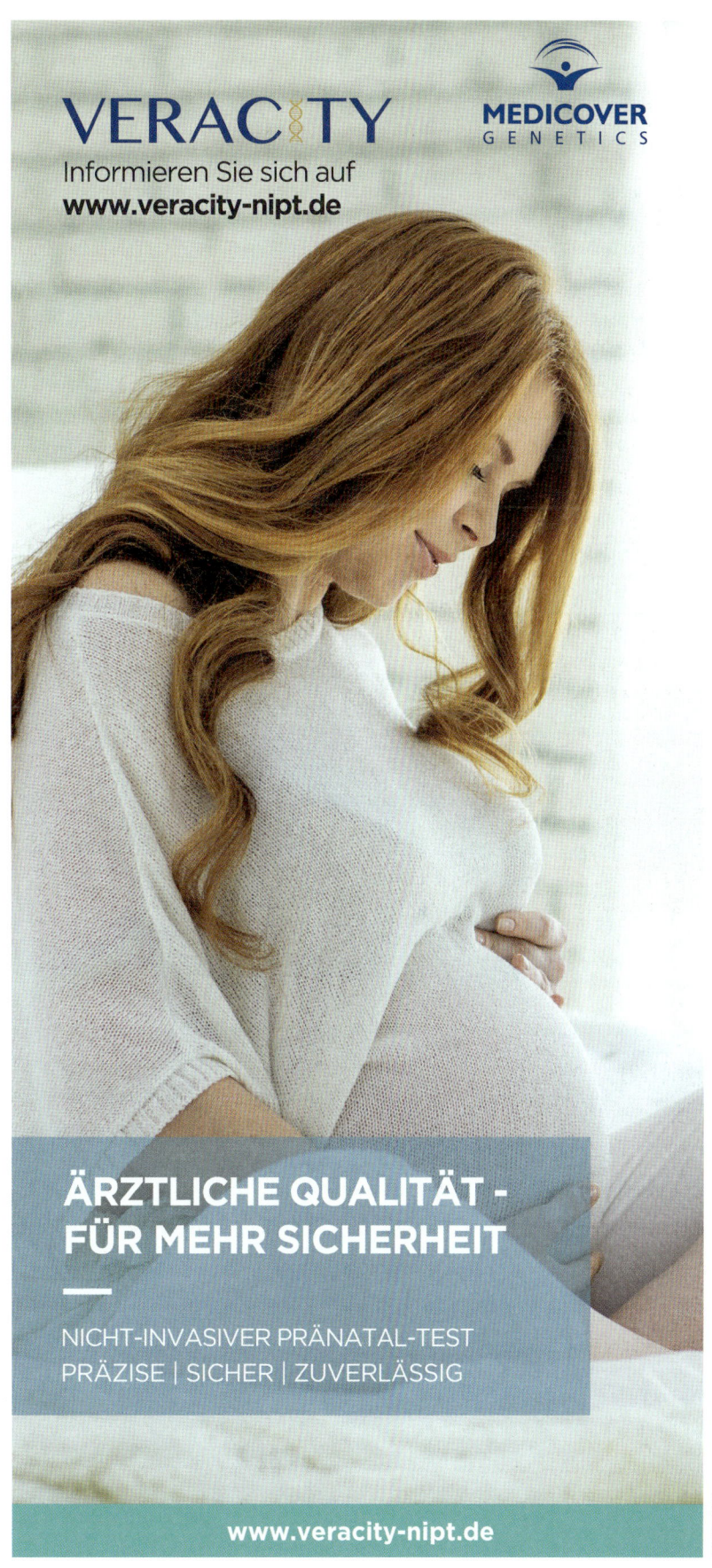

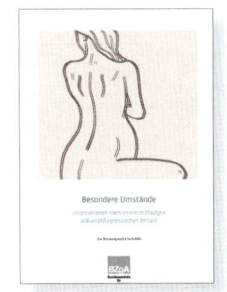

Weitere Informationen
nach einem auffälligen
Befund erhalten Sie unter:
www.bzga.de mit dem
Suchbegriff: Besondere
Umstände

Für die Chromosomenanalyse ist es derzeit noch notwendig, über eine Fruchtwasserpunktion oder eine Gewebeentnahme aus dem Mutterkuchen kindliche Zellen zu gewinnen. Bei dieser Prozedur beträgt das Risiko, dass durch die Punktion die Schwangerschaft unterbrochen wird, etwa 0,1 beziehungsweise 0,2 Prozent.

Die Ende 2011 eingeführten zellfreien DNA-Tests auf kindliche Chromosomenstörungen aus dem mütterlichen Blut, sogenannte nicht invasive Pränataltests (NIPT), ermöglichen eine erhebliche Verbesserung der Aussagekraft der pränatalen Risikoabschätzung für genetische Störungen. So konnte durch diese Tests einerseits die Erkennungsrate für die Trisomie 21 auf mehr als 99 Prozent gesteigert werden und gleichzeitig die Treffsicherheit stark verbessert werden. Denn für diese Testverfahren liegt die Falsch-Positivrate teilweise unter 0,1 Prozent, also nicht einmal jede 1.000. Schwangere erhält mit einem NIPT ein falsch-positives Testergebnis für Trisomie 21.

Bei diesen Tests werden Bruchstücke zellfreier DNA aus dem Mutterkuchen, welche im Blut der Mutter zirkulieren, vervielfältigt und anschließend bezüglich der Menge des infrage kommenden Chromosoms untersucht. Trotz der hervorragenden Aussagekraft der neuen Verfahren handelt es sich immer noch um eine Risikoabschätzung. Ein positives Ergebnis muss somit weiterhin durch eine diagnostische Punktion und anschließende Chromosomenanalyse abgeklärt werden. Der Anteil der Testversager auch nach wiederholter Untersuchung wird in Studien mit 0,5 – 6,4 Prozent angegeben. Bei hohem Körpergewicht bis zu zehn Prozent.

Weiter ist zu beachten, dass jeweils nur Aussagen über die untersuchten Chromosomen getroffen werden können. Weitere Aussagen über die körperliche Entwicklung oder den Zustand des Kindes sind dadurch nicht möglich. Deshalb empfehlen die wissenschaftlichen Fachgesellschaften, dieser Untersuchung immer eine Ultraschalluntersuchung voran-

zustellen, um so gegebenenfalls auch die Notwendigkeit eines NIPT zu bestimmen.

Bisher werden die Kosten für die NIPT in der Regel nicht von den gesetzlichen Krankenkassen übernommen. Da es jedoch einerseits Krankenkassen gibt, die diese Leistungen auf Antrag des Mitgliedes ganz oder teilweise erstatten, andererseits eine Änderung der Mutterschaftsrichtlinien im Herbst/Winter 2019 erwartet wird, lohnt es in dieser Hinsicht, bei Unklarheiten jeweils bei Ihrer Frauenärztin/Ihrem Frauenarzt oder Ihrer Krankenkasse nachzufragen.

Bitte beachten Sie, dass trotz deutlicher Fortschritte in der Ultraschall- und genetischen Diagnostik nicht alle organischen und genetischen Störungen des Kindes vor der Geburt erkannt werden können, das heißt, die Geburt eines gesunden Kindes können all diese Verfahren nicht garantieren. Wichtig ist für Sie und Ihren Partner zu wissen, dass alle oben genannten Untersuchungen – wie alle anderen medizinischen Untersuchungen auch – freiwillig sind. Bei einem auffälligen Testergebnis haben Sie jedoch die Möglichkeit, sich frühzeitig zum weiteren Schwangerschaftsverlauf beraten zu lassen.

Frühe Diagnose von genetischen Erkrankungen

Während Menschen mit einigen der oben beschriebenen Chromosomenstörungen (beispielsweise Trisomie 21 (Männer), aber auch Monosomie X) in aller Regel unfruchtbar sind, also keine Kinder bekommen können, werden andere genetische Erkrankungen mit einer bestimmten Wahrscheinlichkeit an die Nachkommen weitergegeben.

Ist in einer Familie eine bestimmte genetische Erkrankung bekannt, kann heute vorgeburtlich abgeklärt werden, mit welcher Wahrscheinlichkeit das ungeborene Kind die Erkrankung geerbt hat. Dafür kann ein genetischer Test zur Untersuchung von Erbkrankheiten bei den Eltern durchgeführt werden. Dieser zeigt, ob die Eltern Träger einer Erbkrankheit sind, und ermittelt die Wahrscheinlichkeit, diese Krankheiten zu vererben. Um eine zuverlässige Aussage zu machen, ob das Kind die Krankheit wirklich geerbt hat, ist derzeit weiterhin eine Fruchtwasseranalyse oder eine Gewebeentnahme aus dem Mutterkuchen notwendig. Falls in Ihrer Familie eine vererbbare Erkrankung (wie zum Beispiel Mukoviszidose) vorliegt, sollten Sie einen Facharzt für Humangenetik oder einen Arzt mit der Zusatzbezeichnung »Medizinische Genetik« zu Rate ziehen.

Schwangere und ihre Partner, die die genannten Untersuchungen in Erwägung ziehen, sollten sich bei Schwangerschaftsberatungsstellen und Fachärztinnen/Fachärzten für Humangenetik eingehend über Nutzen und Risiko der Untersuchungen informieren. Sie müssen sich dabei auch mit den möglichen Folgen auseinandersetzen, falls das Risiko bestätigt wird.

Um es noch klarer zu sagen: Sie und Ihr Partner müssen zusammen mit Ihrer Frauenärztin/Ihrem Frauenarzt eine Entscheidung treffen. Entweder Sie verzichten auf diese Untersuchungen und nehmen die Geburt eines möglicherweise kranken oder behinderten Kindes in Kauf. Oder Sie lassen derartige Untersuchungen vornehmen und müssen sich bei einem auffälligen (positiven) Befund mit der Frage auseinandersetzen, ob Sie das Kind austragen wollen.

Im Übrigen haben Sie keine Garantie, ein Kind ohne Behinderungen zu gebären, wenn Sie diese Untersuchungen durchführen lassen. Alles in Allem: keine einfache Entscheidung.

Das seit dem Jahr 2010 in Kraft getretene Gendiagnostikgesetz (GenDG) legt fest, dass eine humangenetische Analyse zu medizinischen Zwecken nur vorgenommen werden darf, wenn die betroffene Person in die Untersuchung schriftlich eingewilligt hat. Das bedeutet, dass Sie vor jeder genetischen Untersuchung alle Sie betreffenden Fragen klären sollten, um zu entscheiden, ob Sie die Untersuchung durchführen lassen oder nicht. Die behandelnde, verantwortliche Stelle (Ärztin/Arzt) wird über Wesen,

---

Info

Überblick: Wie werden Krankheiten vererbt?

Der menschliche Zellkern besteht aus 23 Chromosomenpaaren, die Tausende von genetischen Informationen enthalten. Bei der Fortpflanzung trennen sich die Chromosomenpaare und das Kind bekommt je einen Chromosomenstrang des Vaters und der Mutter. Wir bezeichnen diese hier mit A und B. Eine der genetischen Informationen ist jedoch immer stärker als die andere. Liegt zum Beispiel bei A eine Genmutation vor, die zu einer vererbbaren Krankheit führt und ist A stärker als B, so tritt die Erkrankung auf. Ist B stärker, ist der Betroffene zwar ein Erbträger, erkrankt selbst jedoch nicht an der Krankheit. Ob eine Genmutation also überhaupt vererbt wird und ob das Kind im Falle einer Vererbung erkrankt oder nur Erbträger ist, hängt von unterschiedlichen Faktoren ab, dessen Kombinationen und möglichen Ausgänge im Folgenden beschrieben werden.

Kombination 1: Eine erkrankte Person oder ein Erbträger (AB) bekommt mit einer gesunden Partnerin/einem gesunden Partner (BB) ein Kind (Eltern AB + BB). Daraus ergeben sich rechnerisch vier mögliche Konstellationen:

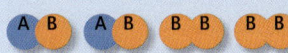

Bei A stärker als B (Elternteil AB ist krank) spricht man von einem autosomal dominanten Erbgang. Bei den Konstellationen AB (50 Prozent der Kinder) bricht die Erkrankung aus, 50 Prozent (BB) sind völlig gesund.
Bei B stärker als A (Elternteil AB ist Träger), spricht man von einer autosomal rezessiven Vererbung. Alle Kinder wären gesund, jedes zweite Kind dennoch ein Erbträger.

Kombination 2: Eine erkrankte Person oder ein Erbträger (AB) bekommt mit einer Partnerin/einem Partner mit dem gleichen Gendefekt (AB) ein Kind (Eltern AB + AB):

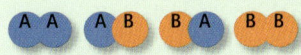

Bei A stärker als B bricht die Erkrankung bei 75 Prozent der Kinder (AA, AB, BA) aus, 25 Prozent (BB) sind völlig gesund.
Bei B stärker als A bricht nur bei AA (25 Prozent der Kinder) die Erkrankung aus, 50 Prozent sind Erbträger (AB) und 25 Prozent der Kinder sind völlig gesund (BB).

Kombination 3: Eine erkrankte Person (AA) bekommt mit einer gesunden Partnerin/ einem gesunden Partner (BB) ein Kind (Eltern AA + BB):

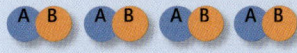

Bei A stärker als B: Alle Kinder sind krank.
Bei B stärker als A: Alle Kinder sind gesund, aber alle sind Erbträger.

Kombination 4: Eine erkrankte Person (AA) bekommt mit einer Partnerin/einem Partner, die/der ebenfalls erkrankt oder Träger (AB) ist, ein Kind (Eltern AA + AB):

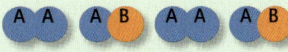

Bei A stärker als B: Alle Kinder sind krank.
Bei B stärker als A: 50 Prozent der Kinder erkranken und 50 Prozent sind Erbträger.

Bedeutung und Tragweite der jeweiligen Untersuchung aufklären und dies schriftlich dokumentieren. Es gibt auch ein Recht auf Nichtwissen!

8.16 Parodontitis

Früher hieß es im Volksmund, dass jede Schwangerschaft die Frau einen Zahn kostet. Dies dürfte heute bei regelmäßigem Zähneputzen, guter Mundhygiene, ausgewogener Ernährung und zweimal jährlichen Zahnarztbesuchen nicht mehr so sein.

Verschiedene epidemiologische Untersuchungen vorwiegend aus den USA zeigen allerdings einen Zusammenhang zwischen der Parodontitis und einer erhöhten Frühgeburtenrate. Auch die BabyCare-Daten zeigen eine leicht erhöhte Frühgeburtenrate unter Schwangeren, die wegen einer Parodontitis in Behandlung waren. Auf der Grundlage einer Metaanalyse, also einer zusammenfassenden Bewertung verschiedener Studien, die untersuchten, ob eine Behandlung der Parodontitis die Rate der Frühgeburten tatsächlich verringert, ergab sich ein positiver Effekt, der allerdings noch statistisch zufällig war (Rosa, M. I. et al. 2012).

In welchem genauen Zusammenhang die schädlichen Bakterien im Mund (vor allem Mutans-Streptokokken) mit der Frühgeburt stehen, ist allerdings noch weitgehend ungeklärt. Gesichert ist aber, dass Infektionen in der Schwangerschaft und allgemein Entzündungsherde das Risiko von Fehl- und Frühgeburten erhöhen. Dies gilt auch für Vaginalinfektionen.

> Angesichts dieser Befunde können wir Ihnen nur empfehlen, insbesondere vor, aber auch in der Schwangerschaft, Ihre Zähne und Ihr Zahnfleisch überprüfen und wenn nötig behandeln zu lassen. Eine gute und zahnärztlich begleitete Mundhygiene – wie die professionelle Zahnreinigung durch eine zahnmedizinische Prophylaxehelferin – kann gesundheitliche Probleme für Mutter und Kind sicher verringern.

8.17 Krankheit des Partners

Natürlich kann es auch riskant für Ihre Schwangerschaft werden, wenn nicht Sie krank werden, sondern jemand in Ihrer unmittelbaren Umgebung. Sprechen Sie mit Ihrer Frauenärztin/Ihrem Frauenarzt darüber, wenn Ihr Partner oder jemand in der Familie ernsthaft erkrankt. Auch durch das Verhalten Ihres Partners können Risiken entstehen oder vermindert werden. Offensichtlich ist dies, wenn es um das Rauchen und die sexuelle Treue geht.

 Empfehlung

Die Schwangerschaft ist eine gute Zeit, gesundheitliche Risiken, die beide betreffen (zum Beispiel das Rauchen), gemeinsam zu vermindern. Sprechen Sie mit Ihrem Partner darüber.

8.18 Zwillinge

Mehrlingsschwangerschaften sind selten: Auf ungefähr 85 Geburten kommt unter natürlichen Bedingungen eine Zwillingsschwangerschaft, auf 85x85 Geburten kommt eine Drillingsschwangerschaft und auf 85x85x85 Geburten eine Vierlingsschwangerschaft (HELLINsche Regel). Diese Regel gilt jedoch durch gezielte Hormonbehandlungen und assistierte Reproduktion (IVF) nicht mehr.

Nach Kinderwunschbehandlung kommt es viel häufiger zu Mehrlingsschwangerschaften. Fast jede fünfte Schwangerschaft nach Kinderwunschbehandlung ist heute in Deutschland eine Mehrlingsschwangerschaft.

Die Wahrscheinlichkeit, Mehrlinge zu bekommen, liegt bei natürlich eingetretenen Schwangerschaften knapp unter zwei Prozent. So gab es unter den etwa 760.000 Geburten im Jahr 2017 etwa 15.000 Mehrlingsschwangerschaften. Es werden pro Jahr etwa 28.000 Zwillinge und etwa 900 höhergradige Mehrlinge geboren.

Von den etwa 28.000 Zwillingen sind ungefähr 33 Prozent eineiig und 66 Prozent sind zweieiige Zwillinge.

Zwilling ist nicht gleich Zwilling

Eineiige Zwillinge entstehen aus einer Eizelle, die durch ein Spermium befruchtet wird und sich bei der ersten Zellteilung im Verlauf der Embryonalentwicklung in zwei Embryonalanlagen teilt. Die Kinder haben also identische Erbanlagen, haben das gleiche Geschlecht und sie sehen sich sehr ähnlich.

Zweieiige Zwillinge entstehen aus zwei separaten Eizellen, die durch zwei verschiedene Spermien befruchtet werden. Sie sind genetisch unterschiedlich. Die Kinder können gleich- oder verschiedengeschlechtlich (im Verhältnis 1:1) sein und ähneln sich wie normale Geschwister. Infolge der mechanischen und der funktionellen Mehrbelastung kommt es bei Zwillings- und in noch stärkerem Maße bei höhergradigen Mehrlingsmüttern häufiger zu Schwangerschaftsbeschwerden. Des Weiteren ist das Risiko für bestimmte schwangerschaftsbedingte Erkrankungen wie die PE erhöht. Diese kann sich durch Bluthochdruck, Übelkeit, starke Ödeme (Wassereinlagerungen) oder Eiweißausscheidung im Urin äußern (siehe Kapitel 8.14).

Schwangerschaftsverlauf und –betreuung

Bei Zwillingsschwangerschaften kommt es häufiger zu vorzeitigen Wehen und zur vorzeitigen Öffnung des Gebärmuttermundes. Es besteht dann die Gefahr einer Frühgeburt. Fast jede zweite Mehrlingsschwangerschaft endet vor Ablauf von 37 Schwangerschaftswochen als Frühgeburt.

Mehrlingsschwangerschaften werden deshalb besonders aufmerksam ärztlich begleitet. Bis zur 28. Schwangerschaftswoche sind 14-tägige Vorsorgetermine wichtig, danach wöchentliche. Nur so kann zum Beispiel eine vorzeitige Muttermundsreifung rechtzeitig

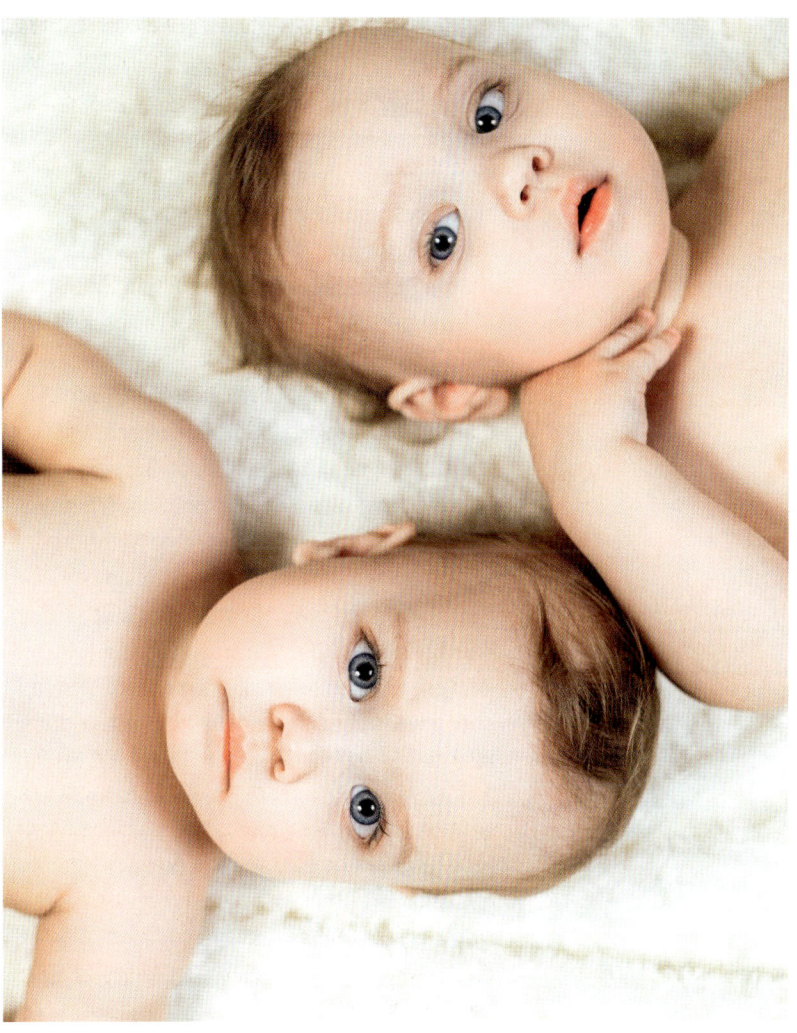

erkannt werden. Da Zwillinge gelegentlich unterschiedlich wachsen, sollten regelmäßige Ultraschalluntersuchungen durchgeführt werden, in der Regel alle zwei Wochen, in besonderen Fällen auch häufiger.

Da auch eine Mehrlingsgeburt etwas Besonderes ist, sollten Sie sich eine große Geburtsklinik für die Entbindung aussuchen, die Erfahrung mit Mehrlingsgeburten hat (siehe Kap. 9.3).

Da Zwillinge und besonders Drillinge häufig früher zur Welt kommen, ist es auch wichtig, dass an die Geburtsklinik eine spezialisierte Kinderklinik angeschlossen ist. Nur so ist eine optimale Versorgung von Mutter und Kindern möglich. Stellen Sie sich rechtzeitig in einer solchen Klinik (Perinatalzentrum) vor.

Zwillingsschwangerschaft durch Kinderwunschbehandlung immer häufiger.

Besondere Probleme

Klinisch kann bei einer Zwillingsschwangerschaft die Frage, ob es sich um eineiige
oder zweieiige Zwillinge handelt, nicht
sicher bestimmt werden. Zunächst muss
die Zwillingsdiagnose gestellt werden. Dies
geschieht etwa in der sechsten bis achten
Schwangerschaftswoche durch Ultraschall.

Für den Verlauf der Schwangerschaft und
die Schwangerschaftsbetreuung macht es
zunächst keinen Unterschied, ob Sie eineiige
oder zweieiige Zwillinge bekommen. Allerdings
unterscheiden sich Zwillings- und Mehrlingsschwangerschaften in Bezug auf mögliche
Komplikationen beim Heranwachsen der Kinder
dahingehend, ob sie sich eine Plazenta (Mutterkuchen) teilen müssen, also monochorial sind,
oder jeweils über eine eigene Plazenta verfügen,
also dichorial sind. Dies kann bis zur 12. bis
14. Schwangerschaftswoche recht sicher festgestellt werden, danach wird es viel schwieriger
oder ist überhaupt nicht mehr möglich.

Wenn Sie wissen, dass Sie zweieiige Zwillinge
bekommen, brauchen Sie sich über zusätzliche
Risiken keine Sorgen zu machen, da alle zwei-
eiigen Zwillinge einen eigenen Mutterkuchen
haben, also dichorial sind. Bei eineiigen Zwil-

lingen tritt es jedoch zu zwei Dritteln auf, dass
die Kinder monochorial sind, sich also einen
Mutterkuchen teilen müssen. Nur bei 33 Prozent wird ein eigener Mutterkuchen gebildet.

Insgesamt sind somit etwa 20 Prozent aller
Zwillingsschwangerschaften monochorial.
Bei diesen treten dadurch leider häufiger
Komplikationen auf als bei den anderen Zwil-
lingsschwangerschaften.

Die genannten erhöhten Komplikationen bei
monochorialen Zwillingsschwangerschaften
haben ihre Ursache darin, dass sich die Kinder
einen Mutterkuchen teilen müssen. So kann:

• Der Anteil des Mutterkuchens ungleich
  aufgeteilt sein
• Eine Gefäßverbindung zwischen beiden
  Plazentateilen bestehen, die ungleich groß
  ist, so dass Blut vom Kreislauf des einen
  Kindes in den Kreislauf des anderen Kindes
  gepumpt wird
• Die Blutverteilung und damit die Versorgung
  mit Sauerstoff und Nährstoffen ungleich
  sein, so dass es zu einer Blutarmut (Anämie)
  eines Kindes führen kann, das andere Kind
  leidet unter zu viel Blut (Polyglobulie)
• Die Fruchtwassermenge ungleich verteilt
  sein, was häufig vorkommt

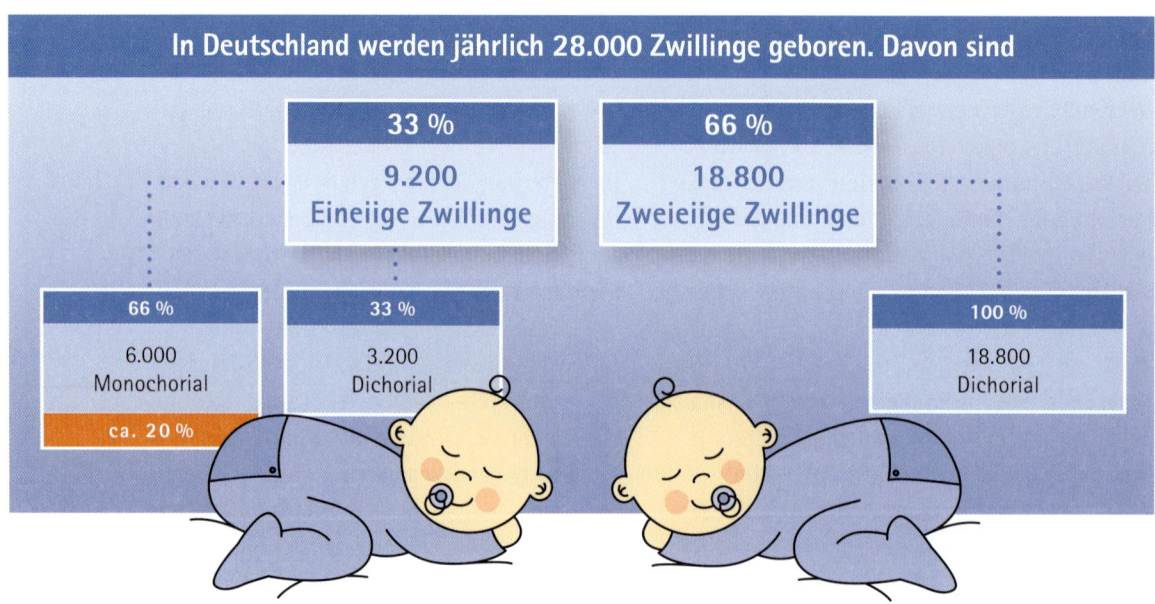

In Deutschland werden jährlich 28.000 Zwillinge geboren. Davon sind

| 33 %
9.200
Eineiige Zwillinge | 66 %
18.800
Zweieiige Zwillinge |

| 66 %
6.000
Monochorial
ca. 20 % | 33 %
3.200
Dichorial | 100 %
18.800
Dichorial |

Kommt es durch die unterschiedliche Blutverteilung zu Problemen, wird dies als Zwillingstransfusionssyndrom bezeichnet, was bei etwa zehn Prozent der monochorialen Zwillingsschwangerschaften auftritt.

Diese Komplikationen können durch eine engmaschige Überwachung der Schwangerschaft durch Ultraschall rechtzeitig erkannt und in vielen Fällen gut behandelt werden. Werden solche Veränderungen nicht erkannt, kommt es gehäuft zum Verlust der Kinder.

Moderne Behandlungsverfahren in Perinatalzentren wie die wiederholten Fruchtwasserentlastungen oder auch die Durchtrennung der Gefäßverbindungen im Mutterkuchen zwischen den beiden Kindern mit Laser haben die Chancen für ein gesundes Überleben beider Kinder deutlich verbessert.

Geburtsmodus

Die Entscheidung zum Geburtsmodus hängt vom Einzelfall ab und wird vorher genau mit Ihnen besprochen. Bei Drillingen oder Vierlingen wird man Ihnen fast immer zu einem Kaiserschnitt raten. Liegt bei Zwillingen das erste Kind in Schädellage (also mit dem Kopf nach unten), so können die Kinder ganz normal geboren werden. Die Schwangerschaft sollte mindestens 34 Wochen alt sein und die Kinder sollten mindestens auf je zwei Kilo geschätzt sein. Außerdem sollte das zweite Kind nicht wesentlich größer als das erste Kind sein. Liegt das erste Kind in Beckenendlage oder sind die Kinder noch sehr klein, so wird meistens ein Kaiserschnitt empfohlen.

Stillen

Prinzipiell können Mehrlinge sehr gut gestillt werden. Die Mehrzahl der Mehrlingsmütter kann die Mehrlinge voll stillen, auch wenn es anfangs nicht immer einfach ist. Bei Mehrlingen gelten beim Stillen im Grunde genommen die gleichen Regeln und Tricks wie bei Einlingen.

Durch zwei oder drei Babys wird ein doppelter oder dreifacher Saugreiz auf die Brustwarzen ausgeübt und dementsprechend auch mehr Milch produziert: Die Nachfrage regelt hier das Angebot. Legen Sie die Kinder häufig an. Nach der Geburt steht Ihnen zu Hause die Betreuung durch eine Hebamme zu.

Bei Zwillingsgeburten ist es auf jeden Fall sinnvoll, über die gesetzlichen zehn Tage hinaus die Betreuung durch eine Hebamme in Anspruch zu nehmen. Sprechen Sie darüber mit Ihrer Hebamme und auch mit Ihrer Frauenärztin/Ihrem Frauenarzt. Die Krankenkasse übernimmt in aller Regel die Kosten. Suchen Sie sich rechtzeitig eine Hebamme, die möglichst auch in Ihrer Nähe wohnt!

8.19 Vorausgegangene Schwangerschaften mit Problemen

Frauen, die schon einmal schwanger waren und dabei medizinische Probleme hatten, leben natürlich in der großen Angst, es könnte auch beim nächsten Mal »wieder schief gehen«. Diese Angst ist verständlich, aber meist überschätzt.

Wenn Sie schon einmal ein Kind zu früh zur Welt gebracht haben, steigt die Wahrscheinlichkeit einer Frühgeburt von den statistischen neun Prozent auf 15 Prozent. Aber Sie können die Zahlen auch von der anderen Seite betrachten: Zu 85 Prozent wird es bei der anstehenden Geburt zu keiner Frühgeburt kommen. Ein optimistischer Blickwinkel unterstützt eine gesunde Reaktion des Körpers. Versuchen Sie sich das selbst dann vor Augen zu halten, wenn Sie schon zwei Frühgeburten erleiden mussten und damit die Wahrscheinlichkeit einer dritten Frühgeburt auf 32 Prozent steigt. Auch dann haben Sie noch eine 68-prozentige Chance, dass es diesmal gut geht.

Je nach Ursache der vorangegangenen Frühgeburten könnten zur Vorbeugung weitere medizinische Maßnahmen, zum Beispiel zusätzliche diagnostische Maßnahmen (bei Infektionen) oder ein Früher Totaler Muttermundverschluss (FTMV) nötig sein. Genauere Informationen hierüber finden Sie auf: www.saling-institut.de. Auch bei Frauen, die bereits ein Kind durch eine Fehlgeburt verloren haben, steigt die Frühgeburtenrate auf etwa 15 Prozent an. Somit besteht aber auch hier eine 85-prozentige Chance, dass es diesmal gut geht. Seien Sie also guter Hoffnung!

8.20 Die Frühgeburt – Risiken und Möglichkeiten der Prävention

Die diagnostischen und therapeutischen Möglichkeiten haben sich auch in der Geburtshilfe in den letzten Jahren und Jahrzehnten rasant weiterentwickelt. Davon profitieren die werdenden Mütter und deren Neugeborene. Dies zeigt sich in den letzten Jahren auch am Rückgang der Frühgeburtenrate (siehe Abbildung unten rechts). Die Frühgeburtenrate in Niedersachsen repräsentiert ungefähr das Frühgeburtsgeschehen in ganz Deutschland. Im Jahr 2017 hatten 7,5 Prozent der Schwangeren eine Frühgeburt und knapp neun Prozent der Neugeborenen waren Frühgeborene.

Insgesamt kommen in Deutschland damit jährlich ungefähr 65.000 Kinder als Frühgeborene zur Welt. Eine Frühgeburt liegt vor, wenn die Geburt des Kindes vor dem Abschluss von 37 Schwangerschaftswochen erfolgt. 80 Prozent der Frühgeborenen kommen in den Schwangerschaftswochen 32 bis 36 zur Welt, 20 Prozent werden bereits zwischen 24 und 31 Schwangerschaftswochen geboren. Aber auch Kinder, die zwischen 32 bis 36 Schwangerschaftswochen geboren werden, sind Frühgeborene, denn für die richtige und gesunde Entwicklung des Kindes zählt jede Woche, ja jeder Tag. Deshalb tut das medizinische Personal in den Kliniken alles, was möglich ist, um eine vorzeitige Geburt zu verhindern. Dies gelingt leider nicht immer.

Bei schwerwiegenden Komplikationen vor oder unter der Geburt, die eine Gefahr für die Gesundheit von Mutter und/oder Kind darstellen, entscheiden sich die Ärztinnen/ Ärzte nicht selten zur vorzeitigen Geburt durch Kaiserschnitt. Auch liegt die Frühgeburtenrate bei Mehrlingsschwangerschaften deutlich über 50 Prozent.

Frühgeborene kommen häufig mit gesundheitlichen Beeinträchtigungen zur Welt, die bei sehr früh Geborenen oft stark ausgeprägt sind. Dazu zählen geistige und körperliche Behinderungen, eine reduzierte Entwicklung und Sprachentwicklungsstörungen.

Manche Symptome entwickeln sich erst später, so Konzentrationsstörungen und Hyperaktivität. Viele Frühgeborene weisen ihr Leben lang eine deutlich höhere Krankheitshäufigkeit auf.

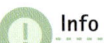

Info

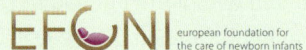

European Foundation for the Care of Newborn Infants (EFCNI) für Ihr Baby

European Foundation for the Care of Newborn Infants (EFCNI) ist die erste europaweite Organisation zur Vertretung der Interessen von Früh- und Neugeborenen und deren Familien. Sie vereint Eltern und medizinische Fachleute, die gemeinsam die gesundheitlichen Bedingungen von Früh- und Neugeborenen verbessern wollen, indem sie sich für Präventions-, Behandlungs- und Unterstützungsmaßnahmen einsetzen. Nähere Informationen finden Sie unter: www.efcni.org.

EFCNI entwickelt und veröffentlicht für alle Betroffenen leicht verständliche Broschüren und Informationsmaterialien zu den Themen gesunde Schwangerschaft, sowie Früh- und Neugeborenengesundheit in verschiedenen Sprachen.

Es gibt Krankheiten und Gesundheitsstörungen, bei denen die Medizin aufgrund noch zu geringen Wissens über die Ursachen oder Behandlungsmöglichkeiten nicht viel unternehmen kann. In der Schwangerschaft gilt dies beispielsweise für die Fehlgeburten. Für Frühgeburten gilt dies aber gerade nicht.

Die Medizin verfügt über verschiedene Möglichkeiten, bei Komplikationen in der Schwangerschaft eine drohende Frühgeburt zu verhindern oder wenigstens aufzuschieben (sogenannte sekundäre Prävention). Da viele Risikofaktoren der Frühgeburt bekannt sind, gibt es die Möglichkeiten zur primären Prävention und Vorsorge. Sie nutzen mit BabyCare diese Möglichkeit der persönlichen Vorsorge. In den vorausgegangenen Kapiteln haben wir alle wissenschaftlich belegten Risikofaktoren der Frühgeburt beschrieben und Möglichkeiten aufgezeigt, diese zu verringern oder ganz zu vermeiden.

Anzeichen einer drohenden Frühgeburt

Eine Frühgeburt kündigt sich meist durch Warnsignale an. Sollten Sie eine der folgenden Warnsignale bemerken, dann suchen Sie bitte umgehend Ihre Frauenärztin/Ihren Frauenarzt auf, damit versucht werden kann, eine Frühge-

burt zu verhindern. Wenn Sie dort niemanden erreichen, gehen Sie bitte direkt in eine Klinik mit geburtshilflicher Abteilung.

Warnsignale einer drohenden Frühgeburt sind:

- Das wiederholte Sichverhärten des Unterbauches in kurzen Abständen
- Plötzliche Schmierblutungen
- Verstärkter, unangenehm riechender Ausfluss
- Ungewohnt häufiges Wasserlassen
- Starker Juckreiz oder Brennen in der Scheide
- Fieber
- Häufiger und starker Durchfall
- Vorzeitiger Blasensprung
- Vorzeitige Wehen

Vorzeitige Wehen können sich bemerkbar machen durch:

- Starke, menstruationsähnliche Bauchschmerzen
- Ein Ziehen in den Leistenbeugen oder im Rücken
- Das wiederholte Sichverhärten des Unterbauches in kurzen Abständen

Sofern eine drohende Frühgeburt bei Ihnen diagnostiziert wurde, werden Sie nach

Frühgeburtenrate in Niedersachsen von 1990 bis 2017

Quelle: Ärztekammer Niedersachsen

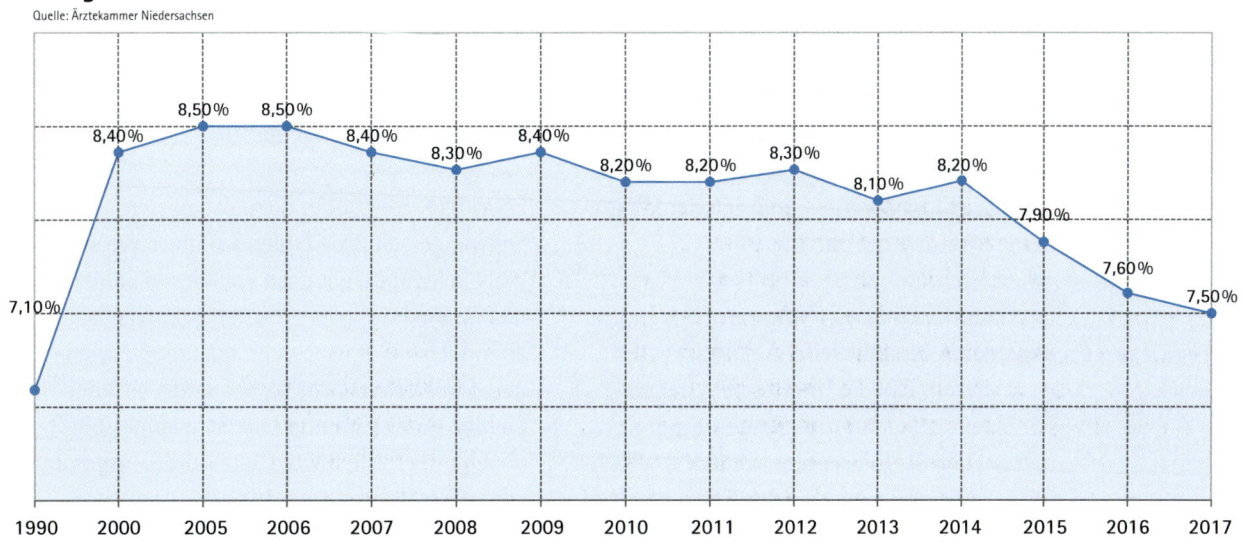

- Frühgeburtenrate

Möglichkeit in ein Perinatalzentrum oder eine Frauenklinik mit Frühgeborenenstation eingewiesen. Dort kommt es darauf an, wie weit Ihre Schwangerschaft fortgeschritten ist.

Frauen, die vorzeitige Wehen nach 34 Schwangerschaftswochen erleiden, werden meist nicht mehr medikamentös behandelt, da der Reifezustand des ungeborenen Kindes fast dem eines reifen Kindes entspricht und keine größeren Risiken für Ihr Kind bestehen.

Befinden Sie sich noch (weit) unterhalb von 34 Schwangerschaftswochen und es bestehen keine akuten Risiken für Ihr Kind oder Sie, dann wird man versuchen, die Geburt so lange wie möglich mit nicht-medikamentösen oder medikamentösen Behandlungen hinauszuzögern.

Die erste Maßnahme zur Wehenhemmung ist körperliche Schonung, aber nicht unbedingt strenge Bettruhe. Die behandelnden Ärztinnen/ Ärzte müssen entscheiden, ob Sie nach Hause entlassen werden können. Halten Sie dann aber die Empfehlungen zur Schonung unbedingt ein. In ausgewählten Notfallsituationen kann eine drohende Frühgeburt, die mit einer Muttermunderöffnung einhergeht, durch eine Cerclage (operative Gebärmutterhalsumschlingung) verhindert werden.

Können die vorzeitigen Wehen nicht gestoppt werden, müssen wehenhemmende Medikamente (Tokolytika) zum Einsatz kommen. Dies sind Medikamente, die zu einer Relaxation (Entspannung) der Uterusmuskulatur (Gebärmuttermuskulatur) führen, so dass die Wehen gestoppt werden und sich der Muttermund nicht weiter öffnet.

Ein Hauptrisiko eines Frühgeborenen ist die allgemeine Organunreife. Am kritischsten ist in diesem Fall die Unreife der Lungen. Für eine medikamentöse Lungenreifung (antenatale Steroidprophylaxe (ANS) – früher fetale Lungenreifung) für den Fetus benötigt man eine Verzögerung der Geburt um etwa 48 Stunden. Deshalb wird versucht, die Frühgeburt mittels Wehenhemmung so lange hinauszuzögern.

Als eine weitere erfolgreiche Maßnahme zur Verhinderung der Frühgeburt kommt zunehmend die Therapie mit Progesteron in Frage, wenn bei der Schwangeren eine vorausgegangene Frühgeburt, ein Spätabort oder eine sonografisch gemessene Verkürzung des Gebärmutterhalses zwischen der SSW 20 und 34 vorliegt. Bei einer Zervixlänge unter 20 mm ist in jedem Fall eine Progesteron-Therapie indiziert. Bei einer Zervixlänge zwischen 20 und 30 mm kann eine Therapie eingeleitet werden.

Bei vorausgegangener Frühgeburt oder einem vorausgegangenen Spätabort wird empfohlen, bereits ab Schwangerschaftswoche zwölf mit der Therapie zu beginnen und diese bis Schwangerschaftswoche 37 weiterzuführen. Bei einer Zervixverkürzung wird mit der Therapie bei Diagnosestellung begonnen und diese ebenfalls bis Schwangerschaftswoche 37 weitergeführt.

8.21 Die Fehlgeburt – das traurige Ende einer Schwangerschaft

Unter einer Fehlgeburt versteht man den Verlust eines Ungeborenen vor 22 bis 24 Schwangerschaftswochen mit einem Gewicht von unter 500 Gramm.

Häufigkeit von Fehlgeburten

Etwa 20 Prozent aller diagnostizierten Schwangerschaften enden auf diese Weise. Viele Schwangere wissen von diesen Zahlen nichts. Die Häufigkeit von Fehlgeburten ist aber noch viel höher, wenn man die Schwangeren mit berücksichtigt, bei denen sich der Embryo nicht bildet und die Schwangerschaft abgeht, bevor sie festgestellt wurde. Insgesamt wird die Häufigkeit von Fehlgeburten sogar auf bis zu 30-50 Prozent aller befruchteten Eizellen geschätzt.

Fehlgeburten treten meist in einem ganz frühen Stadium der Schwangerschaft auf. Im Zeitraum bis zur achten Schwangerschaftswoche ereignen sich 29 Prozent der Fehlgeburten, weitere 39 Prozent in der neunten und zehnten SSW. Ab SSW 13 treten Fehlgeburten dann glücklicherweise nur noch selten auf (siehe Abbildung rechts).

Ursachen

Über die Ursachen, durch die es zu einer Fehlgeburt kommen kann, weiß man leider noch immer recht wenig. Mögliche medizinische Gründe können sein:

- Fehlbildung der Fruchtanlage, der Eihäute oder des Mutterkuchens
- Schwere Störungen der kindlichen Erbanlagen (Chromosomenanomalien)
- Blutgruppenunverträglichkeiten durch vorausgegangene Schwangerschaften
- Vorzeitige Öffnung des Muttermundes
- Angeborene oder erworbene Fehlbildungen der Gebärmutter oder ihre Lage
- Ernsthafte Erkrankung der Mutter
- Blutgerinnungsstörungen und Thromboseneigung (Faktor-V-Leiden)

Häufig bleibt die Ursache für eine Fehlgeburt leider unklar. Man nimmt aber an, dass es sich hierbei um eine »Selbsthilfemaßnahme der Natur« handelt. Sie verhindert, dass ein schwer krankes oder nicht lebensfähiges Kind heranreift. Dies kann dann auch ein letzter Trost sein, wenn es zu einer Fehlgeburt kommt.

Risikofaktoren der Fehlgeburt

Anders als bei Frühgeburten sind nur wenige Risikofaktoren der Fehlgeburt wissenschaftlich geklärt und gesichert, so dass vorbeugende Maßnahmen nur eingeschränkt bestehen. In einer britischen Studie (Maconochie, N. et al. 2007) unter immerhin 6.600 Schwangeren (darunter 600 Schwangere mit Fehlgeburten) wurden folgende Verhaltensweisen ermittelt, die das Risiko einer Fehlgeburt deutlich verringern:

Eintritt einer Fehlgeburt nach Schwangerschaftswochen

Quelle: Landesinstitut für Statistik Bozen, astainfo 2013

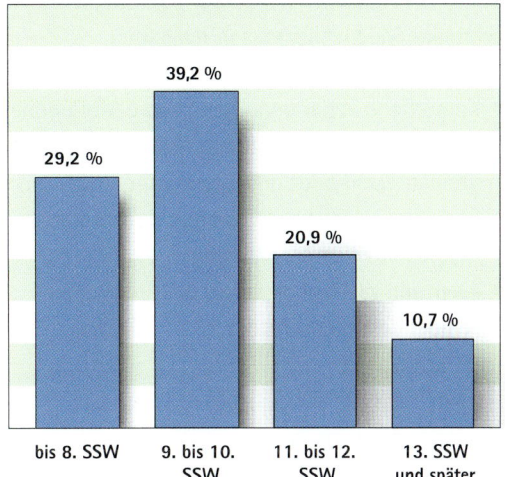

| bis 8. SSW | 9. bis 10. SSW | 11. bis 12. SSW | 13. SSW und später |
| 29,2 % | 39,2 % | 20,9 % | 10,7 % |

- Der tägliche Konsum von Obst und Gemüse vor der Schwangerschaft
- Der Konsum von zwei bis drei Stückchen Schokolade täglich

Dagegen war das Risiko für eine Fehlgeburt um bis zu 72 Prozent erhöht, wenn die Schwangere untergewichtig war und um 50 Prozent erhöht, wenn es bis zum Eintritt einer Schwangerschaft bei regelmäßigem Geschlechtsverkehr ohne Verhütung über ein Jahr und länger dauerte.

> Auch eine gute Vitaminversorgung ist zur Vermeidung von Fehlgeburten wichtig, ebenso wie möglichst wenig Stress. Achten Sie vor allem auch auf eine gute Versorgung mit Folsäure, Calcium und Magnesium.

Anzeichen einer Fehlgeburt

Folgende Befunde sind ein Alarmzeichen für eine mögliche Fehlgeburt:

- Leichte bis mäßige, schmerzlose Blutung
- Bräunlicher Ausfluss
- Wehenartige Krämpfe
- Austritt von Fruchtwasser

Suchen Sie bei diesen Symptomen sofort Ihre Frauenärztin/Ihren Frauenarzt auf.

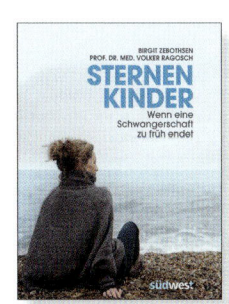

BUCHTIPP
»Sternenkinder«
Birgit Zebothsen,
Prof. Dr. med.
Volker Ragosch
Südwest Verlag

Behandlungsmöglichkeiten

Bei einer Fehlgeburt stehen nur sehr eingeschränkte Möglichkeiten zur Verfügung:

- Körperliche Schonung. Die oft vorgenommene
  strenge Bettruhe ist wissenschaftlich nicht
  gesichert und birgt gegebenenfalls zusätzliche gesundheitliche Risiken wie Thrombosen
- Möglichst keine Medikamente
- Eventuell Wehenhemmung bei drohenden
  Fehlgeburten jenseits der 16.-18. Schwangerschaftswoche

Wiederholungsrisiko

Frauen, die eine Fehlgeburt erlitten haben,
haben zu etwa 25 Prozent eine weitere Fehlgeburt. Umgekehrt betrachtet, geht es aber
bei 75 Prozent der neu eintretenden Schwangerschaften dann gut. Frauen, die zwei und
mehr Fehlgeburten erlitten haben, haben ein
Wiederholungsrisiko von bis zu 30 Prozent.
Dies ist aber stark von den möglichen Ursachen
der Fehlgeburt abhängig.

Bei etwa zwei Prozent der Frauen treten
Fehlgeburten gehäuft auf. Man spricht hier
von **»habituellen Aborten«**. Frauen, die zwei
oder mehr Fehlgeburten erleiden mussten,
wird dringend der Besuch einer sogenannten
Abortsprechstunde empfohlen. Diese finden
Sie an jeder größeren Frauenklinik in Ihrer
Umgebung. Dies sollten Sie nutzen, wenn Sie
betroffen sind.

Bewältigung der Fehlgeburt

Viele Frauen machen sich nach einer Fehlgeburt
Vorwürfe, fühlen sich schuldig am Geschehenen.
Dies ist unbegründet. Die Gründe für eine Fehlgeburt sind vielfältig und meistens kann man sie
auch nicht verhindern, zumal oft nicht einmal
bekannt ist, was zu der Fehlgeburt geführt hat.

Viele wissen zudem nicht, dass Sie auch nach
einer Fehl- oder Totgeburt Anspruch auf Hebam-
menbetreuung und Hausbesuche haben.

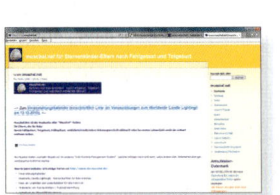

Auf den Internetseiten
www.leben-ohne-dich.de
und
www.dein-sternenkind.eu
finden Betroffene hilf-
reiche Unterstützung und
auch Grabfelder/Grab-
stätten für Sternenkinder
in der Nähe.

Die Hebammen leisten dabei in erster Linie
seelische Unterstützung, helfen Ihnen aber
auch gegebenenfalls beim Abstillen und
vermitteln wie auch Frauenärztinnen/Frau-
enärzte Kontakte zu Trauer- und Selbsthilfegruppen. Auch für diese Betreuung übernimmt
die Krankenkasse die Kosten.

Wichtig ist, dass Sie das Geschehene verar-
beiten und sich damit auseinandersetzen, vor
allem, bevor Sie eine erneute Schwangerschaft
planen. In speziellen Online-Foren treffen sich
Tag für Tag Betroffene, die sich austauschen,
trösten und Mut machen. Zudem gibt es Orga-
nisationen, die den Eltern anbieten, Fotos des
Sternenkindes nach der Geburt zu machen.
Auch wenn dies im ersten Moment vielleicht
merkwürdig klingt, hilft es vielen Betroffenen,
eine bleibende Erinnerung zu schaffen.
Außerdem gibt es viele errichtete Grabfelder
und Gedenkstätten für Sternenkinder – Orte,
zum Gedenken an die Kinder, die gestorben
sind, bevor sie lebten.

 Empfehlung

Bereits vor der Schwangerschaft kann das
Risiko einer Fehlgeburt deutlich verringert
werden, indem man täglich Obst und Gemüse
zu sich nimmt, Vitamine und Mineralstoffe
(vor allem Eisen und Folsäure) einnimmt und
täglich zwei bis drei Stückchen Schokolade isst.

Das Risiko für eine Fehlgeburt ist um bis zu
72 Prozent erhöht, wenn Schwangere untergewichtig sind. Daher sollten Sie, wenn Sie
einen BMI von unter 18,5 haben, versuchen,
annähernd Normalgewicht zu erreichen.

Aus physiologischer Sicht ist eine erneute
Schwangerschaft bereits im ersten Zyklus
nach der Fehlgeburt möglich. Wichtig ist,
dass Sie und Ihr Partner die Fehlgeburt
seelisch verarbeitet haben. Scheuen Sie sich
nicht, in diesem Fall eine psychologische
Betreuung in Anspruch zu nehmen. Hören
Sie nicht täglich ängstlich in sich hinein.

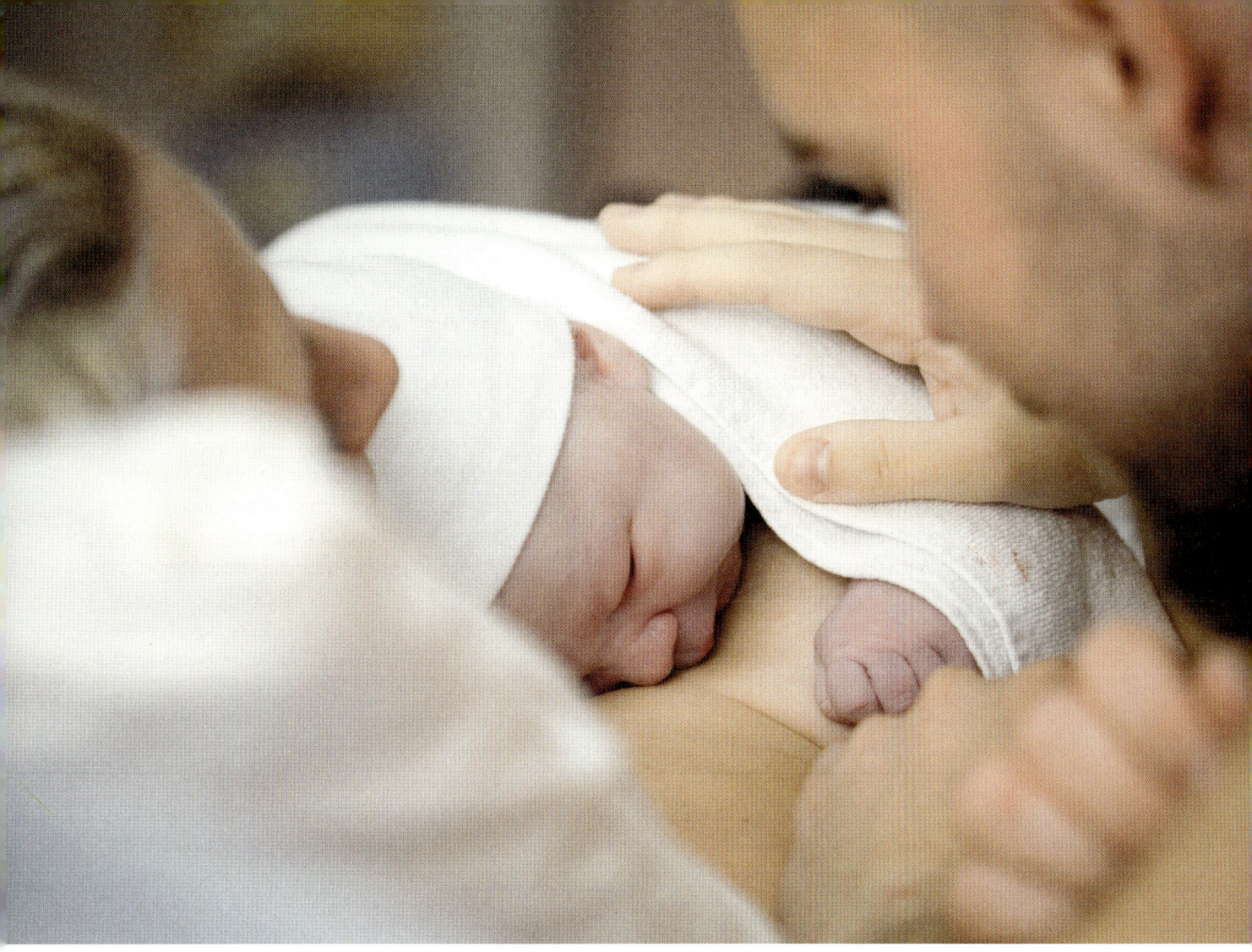

9 Die Geburt – was gibt es zu bedenken?

In wenigen Wochen wird Ihr Kind ans Licht der Welt drängen. Sicher machen Sie sich schon frühzeitig viele Gedanken um die Geburt, in welcher Klinik Sie Ihr Kind bekommen wollen und die Zeit danach. Die meisten Frauen genießen diese Zeit der Überlegungen und Planungen, denn es macht Spaß, die »natürlichste Sache der Welt« gründlich vorzubereiten. Dazu gehören:

- Die persönliche und seelische Vorbereitung auf die Geburt
- Die Wahl des Geburtsorts (Klinik, Geburtshaus, zu Hause, ambulante Geburt)
- Die Wahl der Entbindungsklinik
- Die Vorbereitungen für das Baby, wenn es daheim ist
- Die Auswahl von Kinderärztin/Kinderarzt

9.1 Der Geburtsvorbereitungskurs

Natürlich sollten Sie Ihre Freundinnen und näheren Bekannten danach fragen, wie sie die Geburt erlebt haben. Wir empfehlen Ihnen den Besuch eines Geburtsvorbereitungskurses. In den meisten Kursen ist auch Ihr Partner willkommen. Sicher gibt es an Ihrem Wohnort viele solcher Angebote ganz unterschiedlicher Veranstalter, zum Beispiel in Frauenarztpraxen, bei Hebammen oder in Entbindungskliniken.

Schwerpunkte und Ziele der Kurse sind:

- Entspannungsübungen (gezielte Entspannung während der Wehenpausen)

- Atemtechniken (»Veratmen der Wehen während der Eröffnungsphase«)
- Gymnastik (Lockerung des Körpers für die Geburt und Steigerung seiner Leistungsfähigkeit)
- Information (Aufklärung über Abläufe in der Schwangerschaft und bei der Geburt)
- Kontakt zum Baby (Kontaktaufnahme zum ungeborenen Kind; Mütter und Väter sollen ganz bewusst das Baby im Bauch ertasten)
- Geburtsvorbereitung mit dem Partner (Ihr Partner lernt, Sie zu massieren und Sie beim Atmen zu unterstützen)

- Vorbereitung auf das Leben mit dem Baby (was ein Baby braucht)

Es gibt verschiedene Arten von Geburtsvorbereitungskursen: für Paare, Kompaktkurse am Wochenende, für Frauen mit oder ohne Partner (Partner ist hier die Person, die Sie während der Geburt begleitet; das kann auch eine Freundin sein) und manchmal auch spezielle Kurse für Eltern, die bereits Kinder haben. In diesen wird auch die Situation der zukünftigen großen Brüder und Schwestern mit einbezogen.

 Info

In einem Geburtsvorbereitungskurs steht Ihnen die gesamte Erfahrung einer Hebamme zur Verfügung. Sie erfahren etwas über:

... **die letzten Schwangerschaftswochen:** wie Sie sich auf die Geburt und das Wochenbett vorbereiten können – dazu gehört auch die Dammvorbereitung und die Vorbereitung der Brust aufs Stillen; woran Sie erkennen können, wenn die Vor- und Senkwehen in die Geburtswehen übergehen, wann Sie auf jeden Fall in die Klinik fahren müssen.

... **das ungeborene Kind:** wie es in Ihrem Bauch liegt, wie Sie es bewusst ertasten und damit schon früh direkten Kontakt zu Ihrem Baby aufbauen können, was es wahrnehmen kann und worauf es reagiert.

... **den normalen Verlauf einer Geburt:** wie eine Geburt beginnen kann und womit Sie im Einzelnen rechnen müssen: zum Beispiel mit einem durchfallartigen Stuhlgang zu Wehenbeginn, mit der »Zeichnungsblutung«, dem Blasensprung, mit Übelkeit (dem sogenannten »Sechs-Zentimeter-Kotzen«); mit dem Motivationstief bei (fast) vollständig geöffnetem Muttermund; mit dem plötzlich folgenden Druck auf den Darm, wenn das Kind tiefer rutscht; und natürlich erfahren Sie, wie man auch während der Geburt erkennen kann, wie es dem Kind geht; was bei einer vaginalen Untersuchung festgestellt wird und vieles andere mehr.

... **die Phasen einer Geburt:** die Eröffnungsphase, der Übergang, die Austreibungsphase, der Austritt des Kindes, die Nachgeburt; viele wissenswerte und spannende Detailinformationen werden mit Abbildungen sowie mit einer Babypuppe und dem Beckenmodell anschaulich gemacht.

... **das, was bei den Schmerzen hilft:** Massagen, Atemtechniken (zum Wehen veratmen), Entspannungsmethoden (zum Kraft schöpfen in den Wehenpausen), Körperhaltung; in Partnerkursen lernen Sie, wie der Partner Sie dabei unterstützen kann; genauso geht es um krampflösende Medikamente, Anästhesiemethoden und alternative Behandlungsmöglichkeiten wie Homöopathie, Akupunktur und Ähnliches.

... **das, was anders sein kann:** Frühgeburt oder Übertragung; sehr schnelle, überraschende oder sehr langsame, verzögerte Geburt, wenn das Kind die Wehen nicht (mehr) gut verkraftet, Steißlage des Kindes, Mehrlinge.

... **das, was dann gegebenenfalls getan wird:** Einleitung, Wehentropf, Dammschnitt, Saugglocke, Zange, primärer oder sekundärer Kaiserschnitt.

... **die ersten beiden Stunden nach der Geburt:** das Abnabeln und wie unterschiedlich Kinder reagieren;

Die Krankenkasse übernimmt 14 Stunden Geburtsvorbereitungskurs. Meist dauert ein Kurs sieben Wochen (à zwei Stunden). Sie sollten ihn etwa in der 30. Schwangerschaftswoche beginnen, dann ist dieser drei Wochen vor dem errechneten Termin abgeschlossen. Sie sollten sich aber bereits wesentlich früher anmelden.

Vielleicht steht die Hebamme des Geburtsvorbereitungskurses auch für die Schwangerschafts- und Wochenbettbetreuung zur Verfügung,

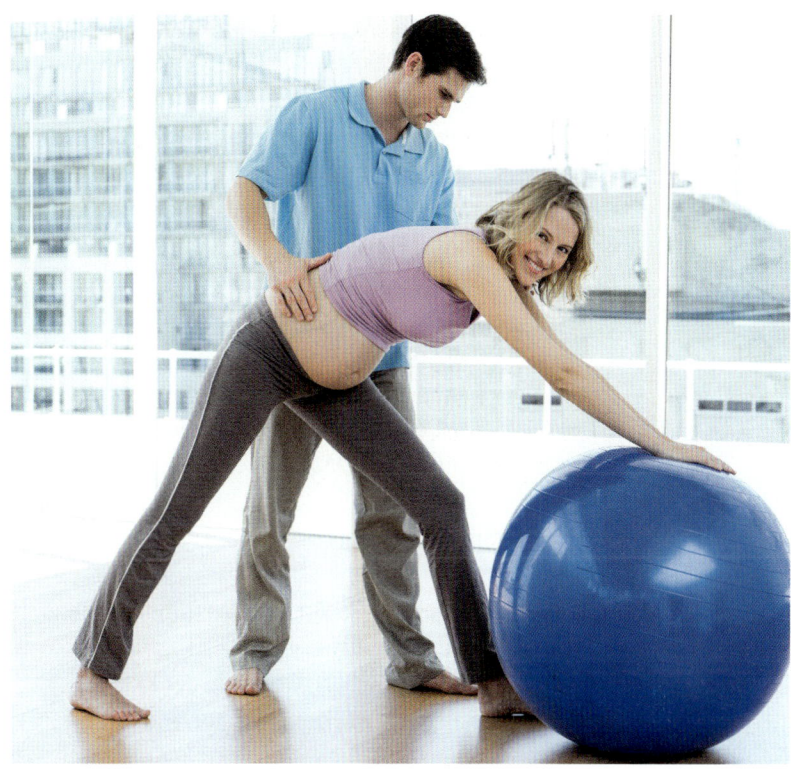

was mit dem neugeborenen Kind geschieht und warum (abtrocknen, mit warmen Tüchern zudecken, an die Brust legen, Erstuntersuchung, messen, wiegen, Vitamin-K-Prophylaxe, eventuell baden, anziehen).

... das Wochenbett: damit Sie nicht zu denen gehören, die hinterher sagen: »Auf die Geburt waren wir ja gut vorbereitet, aber was danach kommt, hat uns keiner gesagt« , erfahren Sie im Kurs Wichtiges über die ersten Wochen mit dem Kind.

... das, was das Baby braucht: wie unterschiedlich Babys sein können, was normal ist: wie viel sie schreien, wie viel sie schlafen, wie oft stillen, wie oft wickeln, womit pflegen, wann baden, was anschaffen.

... das Stillen: es ist zwar ganz natürlich, aber dennoch eine Kunst, über die sich einiges zu wissen lohnt: darüber, wie sich die Büste drei bis vier Tage nach der Geburt plötzlich stark vergrößern, weil sie sich mit Milch füllen, was tun bei zu viel oder zu wenig Milch, natürliche Schwankungen und sogenannte »Stillkrisen«.

... und darüber, dass alle Vorbereitung ihre Grenzen hat und Sie sich trotz allem nur auf eins verlassen können: dass es garantiert anders wird, als Sie es sich vorgestellt haben.

dann haben Sie dies alles aus einer Hand. Eine Einzelgeburtsvorbereitung ist nach ärztlicher Verordnung grundsätzlich auch möglich.

Schwangere, die einen Geburtsvorbereitungskurs besucht haben, erleben die Geburt in der Regel sehr viel gelassener als Frauen ohne Kursbesuch. Und auch ihre Partner haben es während der Geburt leichter. Sie wissen, wie sie unterstützen können und fühlen sich darum nicht so hilflos.

Wenn Sie Ihr erstes Kind erwarten, empfiehlt es sich sehr, zusammen mit dem Partner rechtzeitig auch einen Säuglingspflegekurs zu besuchen.

Lassen Sie sich von Ihrem Partner zur Geburtsvorbereitung und zur Schwangerschaftsgymnastik begleiten.

9.2 Geburt in der Klinik, im Geburtshaus oder zu Hause?

Ihr Kind soll den bestmöglichen Start ins Leben haben. Nehmen Sie sich die Zeit, Ihre eigene Antwort auf die Frage nach dem Geburtsort zu finden. Nutzen Sie die Möglichkeit, sich aufgrund der Erfahrungsberichte anderer Frauen ein Bild zu machen. Sie können

Informationsveranstaltungen der Geburtsorte besuchen, die Räumlichkeiten besichtigen und Ihre Fragen stellen. Vereinbaren Sie einen Termin mit einer Hebamme und wägen Sie die verschiedenen Möglichkeiten ab. Im Rahmen der Vorsorgeuntersuchungen berät Ihre Frauenärztin/Ihr Frauenarzt Sie zur Wahl Ihrer Entbindungsklinik und stellt Ihnen eine Überweisung zur Vorstellung, ärztlichen Untersuchung und Geburtsplanung aus.

Sie haben prinzipiell die im Folgenden beschriebenen Möglichkeiten:

Klinische Geburt

Klinikgeburt: Geburt und das frühe Wochenbett im Krankenhaus
Ambulante Geburt: Geburt in der Klinik, Wochenbett zu Hause

Außerklinische Geburt

Geburtshaus: Geburt im Geburtshaus, Wochenbett zu Hause
Hausgeburt: Geburt und Wochenbett zu Hause

Etwa 98 Prozent der Frauen in Deutschland bringen ihre Kinder in einer Klinik zur Welt, einige wählen dabei die »ambulante Geburt« mit zügiger Entlassung aus der Klinik. Nur wenige gebären zu Hause. Wir besprechen kurz die Vor- und Nachteile der verschiedenen Möglichkeiten.

Geburt in einer Entbindungsklinik

In einer Entbindungsklinik werden Sie mit allen medizinisch-diagnostischen und therapeutischen Möglichkeiten versorgt. Bei großen Kliniken ist der Weg vom Entbindungsbereich zum Operationsbereich und zur neonatologischen Intensivstation kurz, der im Fall von Komplikationen oft von besonderer Bedeutung ist. Neben diesen Voraussetzungen bietet die Klinikentbindung folgende Vorteile:

- Durch die Expertise der Ärzte und Hebammen können die Anpassung vom intra- (im Mutterleib) zum extrauterinen (außerhalb des Mutterleibs) Leben des Kindes jederzeit sicher überprüft und Notsituationen für Mutter und Kind rechtzeitig erkannt und behandelt werden
- Bei Stillproblemen erfolgt die Beratung durch erfahrene Stillschwestern
- Falls weitere Untersuchungen bei der Mutter und beim Kind nötig sind, können diese meist vor Ort und zeitnah erfolgen
- Umfassende Versorgung nach oft langen Tagen der Anspannung und nach der Anstrengung der Geburt

Als Nachteil empfinden viele Frauen die »kalte Klinikatmosphäre«. In dieser Hinsicht haben aber viele Häuser dazugelernt und die Ausstattung und Lichtverhältnisse im Kreißsaal möglichst wenig technisch gestaltet, sodass eine Wohlfühlatmosphäre entsteht. Denken Sie an die Vorbereitung einer Tasche für den Klinikaufenthalt, die Sie bereits längere Zeit vor dem Geburtstermin zusammenstellen sollten. Eine Checkliste, was alles in den Klinikkoffer gehört, finden Sie auf Seite 43. Auch der Partner oder die Begleitperson sollte eine kleine Kliniktasche packen, bevor es losgeht. Hier einige Tipps, was hierfür wichtig ist:

- Nicht zu warme, bequeme Kleidung
- Etwas zu Essen, Getränke und Kleingeld
- Bücher, Zeitschriften und Musik zur Entspannung
- Handy in den Flugmodus schalten
- Kamera – wenn das Kind da ist

In einigen Kliniken gibt es mittlerweile sogenannte Hebammenkreißsäle. Dort werden die Geburten – solange alles regelrecht verläuft – von einer Hebamme geleitet und die Ärztinnen/ Ärzte werden nur hinzugezogen, wenn dies medizinisch notwendig wird.

Ambulante Geburt

Eine ambulante Geburt ist eine Geburt im Kreißsaal mit dem Ziel einer Entlassung aus der Klinik nach frühestens zwei und möglichst innerhalb von vier Stunden nach der Geburt. Voraussetzungen dafür sind, dass:

- Es dem Kind und der Mutter nach der Geburt gut geht und es keine medizinischen Vorbehalte gibt (wie beispielsweise großer Blutverlust oder Fieber während der Geburt, Kind nicht gesund)
- Eine Hebamme die täglichen Wochenbettbesuche durchführt (siehe Kapitel 10.1)
- Eine Kinderärztin/ein Kinderarzt für die Vorsorgeuntersuchung U2 zwischen dem dritten und zehnten Lebenstag eingeplant ist
- Die Durchführung der notwendigen Blut- und Urintests beim Neugeborenen am fünften Lebenstag sichergestellt ist
- Familiäre Unterstützung durch Haushaltsmitglieder oder eine Haushaltshilfe (rechtzeitig bei der Krankenkasse beantragen) gewährleistet ist

Die Risiken einer ambulanten Geburt bestehen darin, dass die medizinisch-ärztliche Versorgung zu Hause nicht rund um die Uhr vorhanden ist. Dadurch könnten eventuell auftretende medizinische Probleme möglicherweise verspätet erkannt werden. Allerdings werden Sie täglich von einer Hebamme besucht, die sich um Sie und Ihr Kind kümmert. Seien Sie zu Hause besonders aufmerksam und vergewissern Sie sich, dass folgende Punkte beachtet werden:

- Vitamin-K-Gabe zur Blutungsprophylaxe
- Durchführung der zweiten Screening-Untersuchung (Früherkennung von Stoffwechselerkrankungen und Schilddrüsenunterfunktion)
- Prüfung des Stillverhaltens und der Gewichtsentwicklung durch Hebamme oder Kinderärztin/Kinderarzt
- Sofort ärztlichen Rat suchen bei einer zunehmenden Gelb- oder Blaufärbung der Haut Ihres Kindes, bei Störungen des Wasserlassens (trockene Windeln!) oder des Stuhlgangs, bei zunehmendem Spucken, bei Erbrechen und bei Fieber sowie bei starker Schläfrigkeit des Kindes

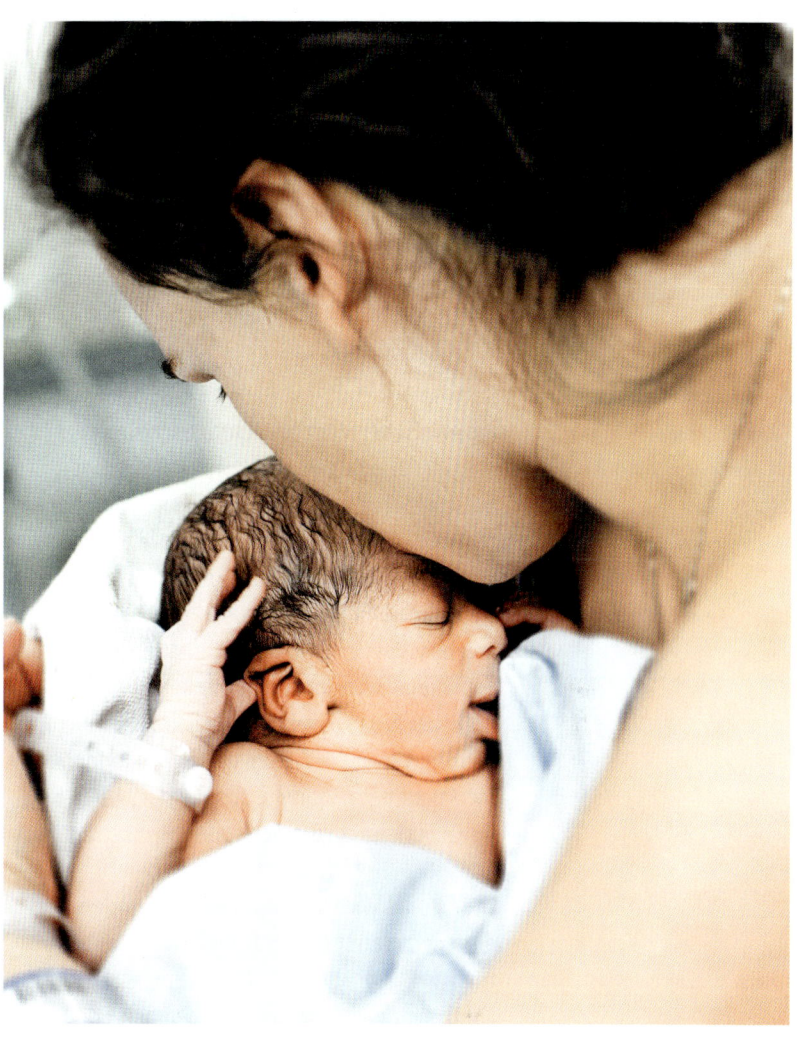

- Mutterschaftsnachsorgeuntersuchung innerhalb der ersten Woche nach der Entbindung bei der Frauenärztin/dem Frauenarzt

Hautkontakt direkt nach der Geburt ist wichtig für Mutter und Kind.

Außerklinische Geburt

Der Anteil der in Deutschland stattfindenden außerklinischen Geburten (meist in Geburtshäusern, manchmal auch zu Hause) hält sich seit Jahren konstant bei etwa zwei Prozent. Gegen eine Geburt außerhalb der Klinik spricht für eine gesunde Schwangere ohne Vorerkrankungen prinzipiell nichts, wenn alle spezifischen Risikofaktoren, die eine besondere medizinische Betreuung von Mutter und/oder Neugeborenem notwendig machen würden, sicher von Ihrer Frauenärztin/Ihrem Frauenarzt ausgeschlossen werden können.

Geburtshäuser sind selbstständige außerklinische Einrichtungen der Primärversorgung von Schwangeren und Gebärenden und bieten auch Geburtsvorbereitungskurse und die Schwangerenvorsorgeuntersuchungen an. Welches Geburtshaus sich in Ihrer Nähe befindet, können Sie im Internet unter www.hebammenverband.de/familie/geburtshaeuser nachschauen.

Ziehen Sie eine außerklinische Geburt in Betracht? Dann nehmen Sie so früh wie möglich Kontakt zu einer Hebamme auf: www.hebammensuche.de

Wenn bei Ihnen mögliche Risiken während der Schwangerschaft und für die Entbindung aus medizinischer Sicht ausgeschlossen sind und Sie sich für eine Geburt in einem Geburtshaus entscheiden, können Sie sich schon während der Schwangerschaft – beispielsweise in einem Vorbereitungskurs – mit den Räumlichkeiten und den Hebammen im Geburtshaus Ihrer Wahl vertraut machen. Vor der Entbindung erhalten Sie dann von Ihrem Geburtshaus eine Telefonnummer, unter der Sie jederzeit eine Hebamme erreichen können. Wenn die Wehen einsetzen, können Sie sofort mit der Hebamme absprechen, wann Sie ins Geburtshaus kommen sollen.

Die Geburt wird von der diensthabenden Hebamme begleitet. Einen Schichtwechsel während der Geburt gibt es (meist) nicht. Oftmals kommt eine zweite Hebamme gegen Ende der Geburt hinzu.

Einige Stunden nach der Entbindung können Sie das Geburtshaus verlassen und werden von einer Hebamme im Wochenbett betreut. Bei einer Geburt im Geburtshaus können eventuell Kosten für den Bereitschaftsdienst der Hebammen anfallen. Sollte dies im Geburtshaus Ihrer Wahl der Fall sein, wird dies im Vorfeld mit Ihnen besprochen.

Hausgeburt: Es ist kein Geheimnis, dass die Mehrzahl der Frauenärztinnen/Frauenärzte der Hausgeburt kritisch gegenüberstehen oder sie sogar völlig ablehnen. Wenn Sie eine Hausgeburt ernsthaft ins Auge fassen, zum Beispiel weil Sie glauben, dass die vertraute Atmosphäre zu Hause das einzig Richtige für Sie und Ihr Kind ist, dann müssen Sie sich darauf sorgfältig vorbereiten.

Besprechen Sie Ihr Vorhaben mit Ihrem Partner und Ihrer Frauenärztin/Ihrem Frauenarzt. Erkundigen Sie sich, wo immer Sie können, nach einer freiberuflichen Hebamme, die Hausgeburten überhaupt durchführt. Aufgrund der in den letzten Jahren extrem gestiegenen Versicherungskosten für freiberufliche Hebammen, die Hausgeburten durchführen, bieten viele Hebammen Hausgeburten gar nicht mehr an.

Wenn Sie eine Hebamme für die Hausgeburt gefunden haben, sollten Sie ebenfalls ausführliche Vorgespräche führen. Die bei der ambulanten Geburt genannten Bedingungen müssen ebenfalls beachtet werden. Außerdem sind eine Reihe Vorkehrungen in Ihrem Zuhause zu treffen, die Sie mit der Hebamme im Einzelnen besprechen. Bevor Sie jedoch Ihre endgültige Entscheidung treffen, sollten Sie sich auch mit einigen Argumenten, die gegen eine Hausgeburt sprechen, auseinandersetzen. Eine Hausgeburt kann folgende Nachteile haben:

- Begrenzte Möglichkeiten einer medikamentösen Schmerzlinderung
- Zeitverlust bei akuten Komplikationen durch lange Transportwege (zum Beispiel bei vorzeitiger Lösung des Mutterkuchens, Abfall der Herzfrequenz des Kindes)
- Begrenzte technisch-diagnostische Maßnahmen zur Geburtsüberwachung und zur Untersuchung des Kindes
- Probleme nach der Geburt, wenn etwas »schiefgegangen« ist

Tatsächlich zeigen wissenschaftliche Studien widersprüchliche Ergebnisse auf die Frage, ob Hausgeburten höhere Risiken bergen als Klinikgeburten (siehe hierzu die Ausführungen auf Seite 56).

9.3 Wie soll ich die Klinik auswählen?

Nach einer großen Studie der Bertelsmann-Stiftung stellen junge Mütter »den Geburtskliniken in Deutschland insgesamt ein gutes Zeugnis aus. Die Weiterempfehlungsrate liegt im Schnitt bei 83 Prozent. Aber: Es zeigt sich eine große Spannweite bei der Zufriedenheit.« Es lohnt sich also, über die Wahl der Geburtsklinik nachzudenken. Allerdings gibt es in vielen ländlichen Regionen Deutschlands nur wenige Geburtskliniken, sodass die Auswahlmöglichkeiten begrenzt sind. Anders sieht es in Groß- und Mittelstädten aus. Für welches Haus soll man sich entscheiden? Bei der Auswahl der Geburtsklinik spielen verschiedene Kriterien eine Rolle. Vielfach ist es die räumliche Nähe des Krankenhauses, der persönliche Eindruck oder positive Erfahrungen, aber auch die medizinisch-technische Ausstattung der geburtshilflichen Abteilung. Befragungen von BabyCare-Teilnehmerinnen zur Klinikwahl zeigten, dass die Nähe zum Wohnort für die meisten am wichtigsten ist (siehe Abbildung unten).

Kriterien bei der Wahl der Entbindungsklinik

Persönliche Kriterien
- Räumliche Nähe zur Wohnung
- Erreichbarkeit durch öffentlichen Personennahverkehr oder auch das Vorhandensein von ausreichend Parkplätzen (Storchenparkplätze)
- Medizinische Leistungsfähigkeit (guter Ruf, gutes Image, medizinische Ausstattung, Behandlungsspektrum)

- Servicefunktionen, Serviceleistungen (sogenannte Hotelleistungen)

Statistik der Klinik
- Anzahl der Geburten pro Jahr
- Anteil der ambulanten Geburten pro Jahr
- Dammschnittrate in Prozent
- Kaiserschnittrate in Prozent
- Aufenthaltsdauer nach der Geburt

Von zentraler Bedeutung sind natürlich die konkreten Angebote des Krankenhauses hinsichtlich der Einrichtung der Geburtszimmer und des Kreißsaals sowie der Wochenbettstation und natürlich gerade die verschiedenen Behandlungs- und Entbindungsmethoden. Alle Kliniken stellen sich auch im Internet vor und informieren Sie über ihre Angebote und Leistungen. So können Sie eine Vorauswahl treffen. Häufig werden dort auch Statistiken zur Zahl der stationären und ambulanten Geburten, über die Anzahl der Dammschnitte, der Kaiserschnitte und der Frühgeborenen genannt.

Beim Vergleich der Kliniken in Bezug auf die Kaiserschnitt-, Dammschnitt- oder Frühgeburtenraten sollte aber beachtet werden, dass hohe Raten nicht zwangsläufig ein Zeichen für unzureichende Qualität darstellen, sondern vielmehr dadurch bedingt sind, dass

Achtung:
Je nach Region sollte mit der Kliniksuche frühzeitig begonnen werden.

Kriterien für die Wahl der Geburtsklinik

BabyCare Wiederholungsbefragung zuletzt 2017 (2.123 Befragte) Mehrfachnennungen möglich (6.723 Nennungen)

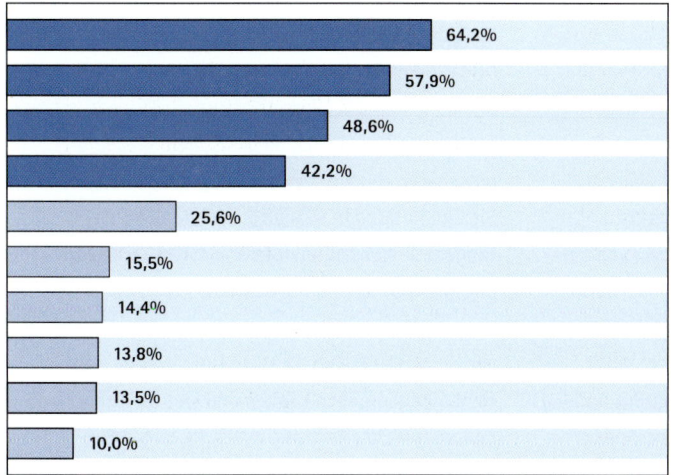

64,2%	Nähe zum eigenen Wohnort
57,9%	Persönlicher Eindruck
48,6%	Neonatologie (Kinderklinik) angeschlossen
42,2%	Medizinisch-technische Ausstattung der Geburtshilfe
25,6%	Positive Erfahrung durch vorangegangene Aufenthalte von Familienmitgliedern
15,5%	Empfehlung der Hebamme
14,4%	Empfehlung der Frauenärztin/des Frauenarztes
13,8%	Positive Erfahrung durch vorangegangene Geburten
13,5%	Nur wenige Geburtskliniken in Region
10,0%	Positive Erfahrung durch vorangegangene Aufenthalte

Schwangere mit erhöhten Schwangerschafts- und Geburtsrisiken dort überdurchschnittlich häufig entbunden werden, womit es sich in der Regel um größere Kliniken gemessen an der jährlichen Zahl der Geburten handelt.

Einrichtung der Geburtszimmer, des Kreißsaals:

- Bettenzahl
- Breite Betten
- Gebärstuhl
- Seil oder Geburtsrad
- Rundes Entbindungsbett
- Entspannungsbad
- Gebärwanne

Wochenbettstation

- Essenszeiten
- Stillberatung/Stillzimmer
- Eltern-Kind-Station
- Besuchsmöglichkeiten und -zeiten
- Besucherräume
- Familienzimmer

Behandlungsmethoden
(Erläuterungen dazu im folgenden Kapitel)

- Schmerzmittelgabe
- Beruhigungsmittelgabe
- Spasmolytika
- Pudendusblock
- Periduralanästhesie

 Info

»Babyfreundlich« – das Qualitätssiegel für Geburts- und Kinderkliniken

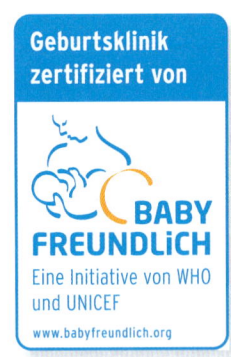

Die nächste »Babyfreundliche Einrichtung« in Ihrer Nähe – und vieles mehr – finden Sie unter:
www.babyfreundlich.org

Die weltweite Initiative »Babyfreundlich« wurde von der WHO und UNICEF ins Leben gerufen, um Neugeborenen in den ersten Lebenstagen besonderen Schutz und Aufmerksamkeit zukommen zu lassen. Dieser besondere Schutz wurde in den sogenannten B.E.St. ®-Kriterien festgehalten, die Kliniken in ihrer täglichen Arbeit beachten, umsetzen und nachweisen müssen, um das Qualitätssiegel »Babyfreundlich« zu erhalten. Die B.E.St. ®-Kriterien stehen für »Bindung«, »Entwicklung« und »Stillen«. In »Babyfreundlichen Einrichtungen« wird die Förderung der Eltern-Kind-Bindung und die Unterstützung des Stillens groß geschrieben.

Die ganzheitliche Betreuung nach B.E.St. ® stellt Sie und die Bedürfnisse Ihres Kindes in den Vordergrund. So ist »Babyfreundlich« ein Garant für viel Nähe und Zuneigung, da Ihnen ermöglicht wird – wann immer es geht – Hautkontakt zu Ihrem Baby aufzunehmen. Egal ob direkt nach der Geburt und auch nach einem Kaiserschnitt, der »Schmusefaktor« spielt immer die tragende Rolle. Für kranke oder zu früh geborene Kinder sind die unmittelbare Körpernähe zu ihren Eltern und die Versorgung mit Muttermilch ganz besonders

bedeutend. Das »Babyfreundliche« Personal wird Ihnen in diesen speziellen Situationen stets alle Hilfestellung geben, die Sie brauchen und Ihnen alles zeigen, was Sie für Ihr Baby tun können. In den ersten Tagen nach der Geburt brauchen Sie viel Ruhe, um sich in die neue Familiensituation einzufinden. Dabei kommen sicher auch Fragen oder Unsicherheiten auf, bei denen speziell geschulte Fachkräfte Ihnen kompetent zur Seite stehen. Auch wenn Sie wieder zu Hause sind, bleiben »Babyfreundliche Einrichtungen« Ansprechpartner für Sie. Viele Häuser haben eine 24h-Stillhotline oder ein Stillcafé eingerichtet. Bei Bedarf halten »Babyfreundliche Einrichtungen« Adressen von Stillberaterinnen oder Stillgruppen in Ihrer Nähe für Sie bereit.

Auch wenn Sie sich gegen das Stillen Ihres Kindes entschieden haben, können Sie sicher sein, dass Sie und Ihr Kind in »Babyfreundlichen Einrichtungen« bestens aufgehoben sind. Das Kuscheln mit Ihrem Baby ist dann besonders wichtig. Von erfahrenem Personal wird Ihnen gezeigt, wie Sie auch bei Flaschenfütterung Wärme und Geborgenheit geben können und was Sie bei der Zubereitung der Nahrung beachten müssen.

- Akupressur, Akupunktur
- Homöopathische Mittel
- Bachblüten-Therapie
- Aromatherapie
- Reflexzonentherapie

Versorgung
- Anzahl der Hebammen im Kreißsaal pro Schicht
- Anzahl der Geburtsmediziner (Ärztinnen/ Ärzte im Kreißsaal pro Schicht)
- Anästhesie 24 Stunden im Hause
- Kinderärztliche Betreuung 24 Stunden im Hause, falls nicht: gute Erreichbarkeit
- Herztondauerüberwachung bei Risikogeburten
- Ambulante Geburt möglich
- Intensivstation für Neugeborene (Neonatologie)
- Nähe zum Operationsbereich für eiligen Kaiserschnitt

All diese aufgelisteten Kriterien bieten Anhaltspunkte für Ihre Auswahl, sind aber nicht das Wichtigste. Vertrauen Sie bei der Entscheidung, wo Ihr Kind zur Welt kommen soll, auch Ihrem Bauchgefühl.

Wichtig ist auch, dass Sie sich mit Ihrem Partner einig sind. Sie werden während der Wehen und dem Geburtsprozess nur »loslassen« können, wenn Sie Vertrauen haben, am richtigen Ort und in den richtigen Händen zu sein. Die Geburt Ihres Kindes verläuft umso leichter und ungestörter, je sicherer Sie sich fühlen. Umso entspannter und nachgiebiger ist auch Ihre Muskulatur.

Noch ein paar Worte zum Dammschnitt

Durch einen Dammschnitt (Episiotomie) wird der Beckenboden beim Durchtritt des Kindes entlastet. Der Dammschnitt wird aus zwei möglichen Gründen durchgeführt:

1. Verschlechtert sich der Zustand des Kindes, wird so die Geburtszeit verkürzt und dem Kind werden einige Wehen erspart

2. Um zu verhindern, dass das Dammgewebe einreißt, vor allem wenn eine Saugglocke oder eine Zange verwendet werden muss, um die Geburt schnell zu beenden

Früher wurden Dammschnitte äußerst großzügig durchgeführt, heute wird jedoch sehr zurückhaltend mit diesem Eingriff umgegangen. Außer in Notsituationen darf ohne Einverständnis der Gebärenden kein Dammschnitt durchgeführt werden.

Sie können selbst viel dafür tun, die Möglichkeit eines Dammschnitts oder -risses zu verringern.

1. Beginnen Sie etwa vier Wochen vor der Geburt mit der Dammvorbereitung (siehe unten)
2. Wiederholen Sie täglich die in den Geburtsvorbereitungskursen gelernten Übungen zum Training und der Entspannung des Beckenbodens. Der Damm ist ein Teil der Beckenbodenmuskulatur
3. Entscheiden Sie sich für den Geburtsort, wo Sie sich am sichersten fühlen, je sicherer Sie sich fühlen, umso entspannter kann auch Ihr Damm sein

Dammvorbereitung (etwa ab der 36. SSW)

- Massieren Sie täglich den Damm mit einem Öl, das die Haut nicht austrocknet, beispielsweise Mandelöl oder einer Vitamin-E-haltigen Creme, indem Sie das Dammgewebe zwischen die Finger nehmen und massieren.
- Weiter besteht die Möglichkeit, das Gewebe mit einem medizinischen Ballon zu dehnen.
- Ein- bis zweimal täglich einen Esslöffel geschroteten Leinsamen mit viel Flüssigkeit zu sich nehmen, zum Beispiel in Joghurt.
- Trinken Sie Himbeerblättertee (zwei bis drei Tassen täglich)
- Dampfsitzbad mit Lindenblüten oder Heublumen einmal pro Woche: Blüten in einen Topf mit kochendem Wasser geben, ins Bidet oder die Toilette stellen, abkühlen lassen und sich darübersetzen

Eine genaue Anleitung zur Dammmassage finden Sie unter: blog.baby-care.de mit dem Suchbergiff »Damm«

Auswahl der Klinik

Sie sollten rechtzeitig eine Vorauswahl der in Frage kommenden Entbindungskliniken treffen. Schreiben Sie dafür auf, was Ihnen besonders wichtig ist oder welche Fragen Sie vorab geklärt haben möchten. Beziehen Sie dabei auch die Erfahrungen von Freundinnen und Bekannten, aber auch die Kenntnisse und Empfehlungen Ihrer Frauenärztin/Ihres Frauenarztes mit ein.

Machen Sie sich abschließend selbst ein Bild und besuchen Sie möglichst mit Ihrem Partner die Informationsabende von ausgewählten Kliniken. Dabei werden Sie viel über die jeweiligen Angebote der Klinik erfahren und sollten sich – wenn möglich – auch das Vorwehenzimmer und den Kreißsaal zeigen lassen. Nehmen Sie ruhig auch Ihre eigene Liste von Fragen und Wünschen mit, damit nichts unbeantwortet bleibt.

Die bisher genannten Überlegungen und Kriterien zur Wahl der Geburtsklinik gelten für alle Schwangeren mit unkomplizierten Schwangerschaftsverläufen. Sollten Sie jedoch zu den 20 Prozent der Schwangeren gehören, bei denen im Verlauf der Schwangerschaft bereits ernsthafte Komplikationen aufgetreten sind oder diese für den weiteren Verlauf der Schwangerschaft und bei der Geburt nicht ausgeschlossen werden können, wird Ihnen die Frauenärztin/der Frauenarzt eine Entbindung in einem Perinatalzentrum (perinatal = »um die Geburt herum«) empfehlen.

Dieses zeichnet sich dadurch aus, dass alle an der Geburt beteiligten Fachdisziplinen – von der Geburtshilfe über die Anästhesie (Narkosemedizin) bis zur Neonatologie (Neugeborenenheilkunde) – in einem Haus oder in miteinander verbundenen Häusern zusammenarbeiten.

Im Internet gibt es eine Suchmaschine, die – durch die Angabe Ihres Wohnortes – eine

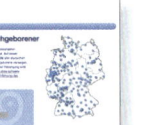

Hier finden Sie ein Perinatalzentrum in Ihrer Nähe:
www.perinatalzentren.org

ℹ️ **Info**

Bessere Überlebenschancen für Frühgeborene in Perinatalzentren

Quelle: www.innovations-report.de (2006), Stichwort Perinatalzentren

»Das Sterberisiko für zu früh geborene Kinder ist auf kleinen Frühgeborenenintensivstationen um 80 Prozent höher als in großen Perinatalzentren. Diese Zahl belegt eine Studie der Wissenschaftlerin Dr. Dorothee B. Bartels, Abteilung Epidemiologie, Sozialmedizin und Gesundheitssystemforschung der Medizinischen Hochschule Hannover (MHH). Gemeinsam mit Professor Dr. Christian F. Poets, Chefarzt der Neonatologie im Universitätsklinikum Tübingen, wertete Dr. Bartels die Zahlen der Kinderkliniken in ganz Niedersachsen für den Zeitraum von 1991 bis 1999 aus. Zugrunde lagen die Daten von 4.379 Kindern, die zehn bis 16 Wochen zu früh auf die Welt gekommen waren. ›Diese Studie belegt erstmals auch für Deutschland, dass Frühgeborene bessere Überlebenschancen haben, wenn sie vor der Geburt in ein Perinatalzentrum mit viel Erfahrung in der Versorgung der kleinen Patienten verlegt werden‹, betont Dr. Bartels. (–)

Die Untersuchung beruht auf einer einfachen These: Je mehr Frühgeborene in einer Klinik behandelt werden und je größer die Erfahrung des Personals im Umgang mit den Kindern und die Interdisziplinarität des gesamten Krankenhauses ist, desto geringer ist das Sterberisiko für die Kinder. Als große Frühgeborenenintensivstationen wurden in dieser Studie Kliniken bezeichnet, die im Jahr mindestens 36 Kinder mit einem Geburtsgewicht von unter 1.500 Gramm behandeln, große Entbindungskliniken sind solche mit mehr als 1.000 Geburten pro Jahr. Die Studie belegt, dass Frühgeborene in großen Perinatalzentren bessere Überlebenschancen haben. Die geburtshilfliche Abteilung und die Neonatologie sollten ›Wand an Wand‹ liegen und eng verzahnt sein, um eine optimale Versorgung der Frühgeborenen zu gewährleisten und auch die Langzeitprognosen der Kinder zu verbessern.«

Klinikliste der in Frage kommenden Perinatalzentren erstellt. Zu jedem Zentrum gibt es Informationen zur Beurteilung der klinischen Erfahrung des Behandlungsteams bei der Versorgung von sehr kleinen Frühgeborenen. Es wird dort die Anzahl der behandelten Kinder (Fallzahl) angegeben. Lassen Sie sich durch solche Angaben nicht verunsichern. Wichtig ist für Sie die Liste der Perinatalzentren in Ihrer Nähe.

Richtige oder unpassende Versorgung?

Die richtige beziehungsweise angemessene Wahl der Geburtsklinik mit Blick auf möglicherweise aufgetretene Risiken im Verlauf der Schwangerschaft ist ein schwieriges Thema. Aus Untersuchungen (Dudenhausen, J. W. et al. 2007) ist bekannt, dass die große Mehrzahl der Schwangeren mit ihren Partnern und den sie betreuenden Frauenärztinnen/ Frauenärzten letztlich die richtige Entscheidung getroffen haben.

Bei 20 bis 30 Prozent aller Geburten erweist sich die gewählte Geburtsklinik allerdings als nicht adäquat. In diesen Fällen werden zu kleine Kliniken oder Kliniken ohne zusätzliche pädiatrische (kinderärztliche) Versorgung ausgewählt. Meist sind hiervon Frauen mit Komplikationen im Verlauf der Schwangerschaft sowie Frauen mit bestehenden eigenen Erkrankungen oder Erkrankungen des Kindes betroffen.

! Empfehlung

Bei einem völlig normalen Verlauf der Schwangerschaft sollten Sie sich über die richtige Wahl der Geburtsklinik keine großen Gedanken machen. Das Gleiche gilt, wenn Sie schon ein oder mehrere Kind(er) problemlos zur Welt gebracht haben. Anders sieht es allerdings aus, wenn:

- Im Verlauf der Schwangerschaft bereits mehrere oder schwere Komplikationen aufgetreten sind

! Info

Wo soll mein Kind zur Welt kommen?

Bei etwa 20 Prozent aller Schwangeren kommt es ab 24 Schwangerschaftswochen zu ernsthaften Komplikationen, die nicht selten zu einer Frühgeburt führen können. Etwa neun Prozent aller Neugeborenen kommen vor dem Abschluss von 37 Schwangerschaftswochen als Frühgeborene zur Welt. Auf Anzeichen einer möglichen Frühgeburt wie beispielsweise starke Bauch- oder Rückenschmerzen, abgehendes Fruchtwasser, Blutungen oder Fieber muss rechtzeitig reagiert werden. In diesem Fall sollten Sie umgehend Ihre gynäkologische Praxis oder eine entsprechend spezialisierte Klinik aufsuchen.

Die Broschüre des Bundesverbandes »Das frühgeborene Kind« e. V. informiert über beachtenswerte Kriterien bei der Wahl der potenziellen Entbindungsklinik im Fall einer drohenden Frühgeburt und kann auf der Homepage des Verbandes unter www.fruehgeborene.de kostenfrei heruntergeladen werden oder gegen eine Versandkostenpauschale von 3 Euro im Webshop des Verbandes bestellt werden. Neben der Auswahl der »richtigen« Klinik für die Geburt beinhaltet die Broschüre auch Informationen für die anschließende Behandlung des Kindes.

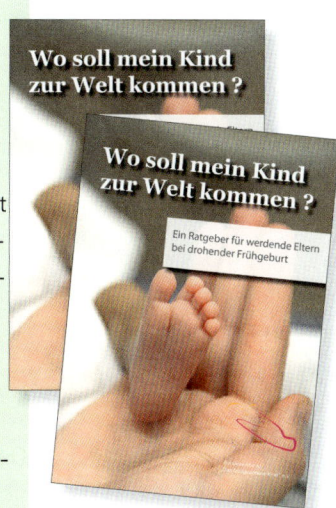

- Bei Ihnen chronische Krankheiten bestehen oder in der Schwangerschaft schwere Erkrankungen aufgetreten sind
- Gesundheitliche Probleme bei Ihrem Kind bestehen oder vor und bei der Geburt nicht ausgeschlossen werden können
- Sie Zwillinge oder Mehrlinge erwarten

Wann immer aus diesen Gründen Probleme bei der Geburt nicht ausgeschlossen werden können, sollten Sie eine große Geburtsklinik mit angeschlossener Kinderklinik (Perinatalzentrum) auswählen. Diese Kliniken verfügen über große Erfahrungen im Umgang mit Problem- und Notfällen bei der Gesundheit von Mutter und Kind. Darum wollen wir Ihnen die

Geburt in einer dieser Kliniken sehr empfehlen, wenn die genannten Risiken bestehen. Sie und Ihr Kind sind dort einfach besser versorgt.

Besprechen Sie die für Sie in Frage kommenden Kliniken auch mit Ihrer Frauenärztin/Ihrem Frauenarzt. Diese werden Sie sicher auch mit persönlichen Erfahrungen dazu beraten können.

9.4 Geburtsschmerzen und was man dagegen unternehmen kann

Gerade Schwangere, die noch kein Kind geboren haben, haben häufig große Angst vor den Geburtsschmerzen. Untersuchungen zeigen, dass vor allem drei Dinge die Schwere von Geburtsschmerzen von vornherein verringern können:

- Die regelmäßige Teilnahme an Geburtsvorbereitungskursen
- Die regelmäßige Teilnahme an einer Schwangerschaftsgymnastik
- Die Anwesenheit eines vertrauten Menschen bei der Geburt und seine körperliche und emotionale Zuwendung

Dann gibt es einige Rahmenbedingungen, die dazu beitragen, dass eine Geburt komplikationslos verläuft und die Wehen weniger schmerzhaft sind: Eine Geburt, die »spontan« beginnt, ist nicht nur schmerzärmer, sondern auch kürzer als eine Geburt, die medikamentös eingeleitet wurde. Es lohnt sich also, Geduld zu zeigen, wenn medizinisch nichts dagegen spricht. Der Körper einer Frau hat die besten Voraussetzungen, mehr körpereigene Schmerzmittel zu produzieren und auch weniger Stresshormone (welche die Wehen ineffizienter und schmerzhafter werden lassen), wenn die Frau sich sicher und gut aufgehoben und außerdem ungestört und unbeobachtet fühlt. Dazu kommt noch, dass sie sich frei – den Impulsen ihres Körpers folgend – bewegen können sollte. Dies alles unterstützt einen glatten Geburtsverlauf und trägt dazu bei,

Tipp: Essen Sie ab der 36. SSW täglich sechs Datteln, dies verkürzt die Geburtsdauer.

dass eine Frau auch ohne Schmerzmittel gut zurecht kommen kann.

Die Klinikentbindung bietet eine Reihe von Möglichkeiten, die werdende Mutter mit Medikamenten von den Schmerzen zu befreien oder sie erträglicher zu machen. Es besteht die Möglichkeit, allgemeine Schmerzmittel (Analgetika), Beruhigungsmittel (Sedativa), krampflösende Mittel (Spasmolytika) und narkotisierende Mittel (etwa Lachgas) zu verabreichen.

Es gibt aber auch Möglichkeiten, den Unterleib oder Teile davon vorübergehend durch Lokalanästhesie zu betäuben und damit die Schmerzwahrnehmung zu blockieren.

Nun bleibt allerdings auch die Medikamentengabe während der Geburt nicht ohne Nebenwirkungen für die Mutter und das Kind. Bestimmte opiathaltige Schmerzmittel können zum Beispiel bei der Mutter Übelkeit auslösen und beim Kind nach der Geburt zu Atemproblemen führen. Sedativa lassen die kindlichen Herztöne abfallen. Lokalbetäubungen können einen Blutdruckabfall bei der Gebärenden verursachen, was wiederum negative Folgen für das Kind im Mutterleib haben kann, da die Blutzufuhr durch die Plazenta verringert wird und somit das Kind weniger Sauerstoff bekommt.

Es gibt folgende Arten von Lokalbetäubungen:

- Pudendusblock, durch den die äußeren Genitalien und der Damm betäubt werden. Er wird oft für den Dammschnitt, die Dammnaht und bei Saugglocken- und Zangenentbindungen angewendet
- Spinalanästhesie, die während der Entbindung angewandt wird und die gesamte Geburtsregion betäubt
- Periduralanästhesie (PDA): Das Betäubungsmittel wird über einen dünnen Katheter und eine Hohlnadel in den Periduralraum der Wirbelsäule eingeführt und bleibt dort bis nach der Entbindung. Durch die PDA werden die Schmerznerven »ausgeschaltet«.

Die PDA kann auch bei einem notwendigen Kaiserschnitt durchgeführt werden. Der Vorteil der PDA besteht in der gezielten örtlichen Wirkung, die die Schwangere und ihr Kind am wenigsten belastet. Langfristige Nebenwirkungen bei der PDA sind äußerst selten. Jedoch können unter der Geburt Blutdruckabfälle, Fieber und Probleme beim Wasserlassen auftreten. Weiter kann eine PDA die Geburtszeit verlängern und erhöht das Risiko für eine vaginal-operative Entbindung und – damit einhergehend – Dammverletzungen. Nach der Geburt kommt es bei einigen Frauen zudem zu starken Kopfschmerzen, die aber auch andere Ursachen haben können.

Bei starken Schmerzen kann die Mutter in der Eröffnungsperiode Spasmolytika erhalten. Sie entspannen die Muskulatur und sind nicht belastend für das Kind. In vielen Fällen kann, besonders bei schnellen Geburten, auf jegliche Hilfsmittel verzichtet werden.

Möglich ist auch eine Verringerung der Geburtsschmerzen durch Akupunktur oder Hypnobirthing. Während der Geburt wird die Frau nach Art und Stärke der Schmerzen gefragt. Sie kann sich dann entscheiden, ob sie eine der beschriebenen Methoden der Schmerzerleichterung bekommen und wenn ja, welche sie wählen möchte.

9.5 Wie die Geburt abläuft – Spontane Geburt oder Kaiserschnitt

Viele Frauen wünschen sich eine möglichst natürliche Geburt ohne technische Unterstützung. Zur Sicherheit werden jedoch regelmäßig die Herztöne des Babys überwacht, um im Zweifelsfall schnell reagieren zu können. Bei normaler Wehentätigkeit kann meist auf wehenunterstützende Mittel verzichtet werden.

Die gesamte Geburt lässt sich in vier unterschiedliche Phasen aufteilen:

- Eröffnungsphase, in der der Muttermund durch die Eröffnungswehen (auf neun bis zehn Zentimeter) eröffnet wird
- Übergangsphase, in der die letzten Eröffnungswehen den Muttermund vollständig aufdehnen, die Frau aber noch nicht mitschieben soll. Diese Phase wird meist am schmerzhaftesten empfunden und viele Frauen müssen sich jetzt nochmals übergeben
- Austreibungsphase, beginnend mit der vollständigen Öffnung des Muttermundes. Durch die Presswehen und die Mitarbeit der Mutter wird das Kind dann nach draußen »geschoben«. Es wird meist als Erleichterung empfunden, jetzt aktiv mitarbeiten zu können
- Nachgeburtsphase, in der sich die Plazenta und die Eihäute lösen und mittels Nachgeburtswehen geboren werden

Nach der Entbindung wird das Kind auf den Bauch der Mutter gelegt oder kann von der Mutter selbst aufgenommen werden. Der direkte Hautkontakt entspannt Mutter und Kind, hilft dem Neugeborenen, sich an die veränderten Bedingungen anzupassen (Atmung, Herzfrequenz, Temperatur), fördert die Übertragung von mütterlicher Hautflora und wirkt sich positiv auf das Stillen aus. Da der Saugreflex des Kindes kurz nach der Geburt am stärksten ausgeprägt ist, wird das Kind noch im Kreißbett angelegt, sofern die Frau stillen möchte.

In den meisten Fällen erfolgt noch auf dem Bauch der Mutter die APGAR-Beurteilung (siehe Infokasten auf der nächsten Seite). Das APGAR-Schema ist ein Punktesystem zur Beurteilung des Zustands des Neugeborenen. Überprüft werden die Vitalfunktion, die Beatmung der Lungen, die Hüftgelenke, die Wirbelsäule und die Füße und Hände. Die Bewertung wird eine Minute nach der Geburt vorgenommen und nach fünf und zehn Minuten wiederholt. Optimal sind dabei jeweils acht bis zehn Punkte.

In den ersten Lebensstunden des Kindes erfolgt die körperliche Untersuchung des Neugeborenen, die sogenannte U1. Hier wird das Kind von

APGAR-Untersuchung im Kreißsaal

benannt nach der Ärztin Virginia Apgar

Untersuchung	Was wird untersucht?	Wie sollte es sein? 1-2 Punkte für
APGAR=	Atmung	regelmäßig, schreiend
	Puls	über 100
	Grundtonus (Muskeln)	aktive Bewegungen
	Hautfarbe	rosig
	Reflexerregbarkeit	kräftiger Schrei, Saugen

Kopf bis Fuß untersucht. Dabei werden das Herz und die Lunge abgehört, die Körpertemperatur gemessen und die Durchblutung anhand der Hautfarbe begutachtet. Weiter wird jedes Körperteil auf Verletzungen sowie bestimmte Merkmale hin überprüft und Anomalien ausgeschlossen. Auch die Muskelspannung und die Reflexe des Neugeborenen werden begutachtet.

Zur U1 gehören weiter die Abnahme und Untersuchung von Blut aus der Nabelschnur, die Aussagen darüber zulassen, wie die Sauerstoffversorgung des Kindes unter der Geburt gewesen ist, sowie die Gabe von Vitamin-K-Tropfen zur Vorbeugung von Blutgerinnungsstörungen.

Im Anschluss wird das Neugeborene gewogen und es werden die Körperlänge und der Kopfumgang gemessen.

Ein **Kaiserschnitt** kann notwendig werden, wenn es aus medizinischen Gründen notwendig erscheint, der Muttermund nicht weit genug geöffnet ist und dem Kind auch vaginal-operativ, also mit Saugglocke und Geburtszange nicht auf die Welt geholfen werden kann.

Manchmal müssen Kaiserschnittentbindungen geplant werden. Beispiele sind geburtsunmögliche Lagen der Kinder (Querlage) oder Vorerkrankungen der Mutter, durch die eine vaginale Geburt zu risikoreich erscheint. Weitere Indikationen für einen geplanten Kaiserschnitt können aber auch Mehrlingsschwangerschaften, ein

früherer Kaiserschnitt sowie eine Placenta praevia (Mutterkuchen liegt vor dem Geburtskanal) oder eine extreme Frühgeburt sein.

Immer öfter fragen Schwangere nach einem Kaiserschnitt auf Wunsch. Die Entscheidung für einen solchen sogenannten Wunschkaiserschnitt liegt allein bei der Schwangeren. Viele Schwangere, die über eine Kaiserschnittentbindung nachdenken, tun dies, weil sie Angst vor der natürlichen Geburt haben. Dabei ist die Angst vor Geburtsschmerzen heute nicht mehr begründet, weil fast alle Kliniken über sehr gute Erfahrungen mit Methoden zur regionalen Schmerzausschaltung verfügen.

Vor der Entscheidung für einen Wunschkaiserschnitt sollten verschiedene Aspekte überdacht werden. Es kommt zu häufigeren Atem- und Anpassungsstörungen der Kinder, die dann oft eine Verlegung in eine Kinderklinik notwendig machen. Bei der Mutter kommt es zu einem verlängerten Krankenhausaufenthalt, Wundschmerzen und einer verlängerten Erholungszeit. Außerdem treten in einer Folgeschwangerschaft häufiger Komplikationen auf. Gespräche mit dem Partner, einer Hebamme, der Frauenärztin/dem Frauenarzt oder auch der Geburtsklinik können zur Entscheidungsfindung beitragen.

Noch einige Informationen zum Kaiserschnitt

Zwischen 1995 und 2015 hat sich der Anteil der Geburten durch einen Kaiserschnitt in Deutschland von 15 auf 32 Prozent mehr als verdoppelt. Die Gründe dafür sind vielfältig:

- Zunehmende Komplikationen vor und unter der Geburt, die auch durch Vorerkrankungen der Schwangeren begründet sind
- Haftungsrechtliche Gesichtspunkte und
- Schließlich eine Zunahme eines Kaiserschnitts ohne eine medizinische Indikation (Wunschkaiserschnitt)

In einer Befragung von BabyCare-Teilnehmerinnen nach der Geburt gaben insgesamt 31 Prozent der Mütter eine Geburt durch einen Kaiserschnitt an, elf Prozent waren geplante Kaiserschnitte, die nicht durch Komplikationen erforderlich waren.

Ein Kaiserschnitt – ob geplant oder ungeplant – wirft eine Vielzahl medizinischer und rechtlicher Fragen auf. Ein sogenannter Wunschkaiserschnitt sollte daher immer gut überlegt werden, denn der Kaiserschnitt birgt erhebliche Risiken für die Gesundheit der Mutter und auch des Kindes. Zunächst stellt er einen operativen Eingriff mit allen dadurch bestehenden Risiken dar. Die Säuglingssterblichkeit ist deutlich erhöht. Für die gesundheitliche Zukunft des Kindes besteht eine höhere Wahrscheinlichkeit für Infektionskrankheiten, Asthma und andere Allergien. Auch die neurologische Entwicklung kann eingeschränkt sein.

Einmal Kaiserschnitt, immer Kaiserschnitt?

Es geht hier oft um die Entscheidung, ob nach einem Kaiserschnitt eine Geburt auf natürlichem Weg angestrebt werden soll oder primär ein erneuter Kaiserschnitt als Geburtsform gewünscht ist. Bitte sprechen Sie grundsätzlich mit Ihrer Ärztin/Ihrem Arzt aus der von Ihnen gewünschten Geburtsklinik darüber.

Die Möglichkeit einer vaginalen Geburt nach vorausgegangenem Kaiserschnitt hängt zunächst von der Schnittführung bei der Operation ab. Frauen, die einen Kaiserschnitt mit normaler tiefer querer Schnittführung hatten, können – zum Beispiel im Gegensatz zu einem T-Schnitt – prinzipiell eine vaginale Geburt anstreben, solange keine medizinischen Gründe dagegensprechen. Ein großer Teil der Schwangeren kann in dieser Situation problemlos eine normale Geburt erleben. Eine aktuelle Auswertung der Charité hat gezeigt, dass 50 Prozent eine natürliche Geburt, 25 Prozent eine vaginal-operative Geburt (Saugglocke oder selten Zange) und 25 Prozent einen erneuten Kaiserschnitt bekommen, wenn sie den vaginalen Geburtsversuch unternehmen. Bei der Planung und Aufklärung zur vaginalen Geburt müssen aber auch seltene Probleme erwähnt werden. Die gefährlichste Komplikation beim Versuch einer vaginalen Geburt nach Sectio besteht im Aufreißen der Gebärmutterwand, einer so genannten Uterusruptur. Sie kann in etwa einem Prozent der vaginalen Geburten nach einer Sectio auftreten. Zu den möglichen Folgen dieser seltenen Uterusruptur gehören:

- Starke Blutungen, die weitere Therapien wie Bluttransfusionen nötig machen können
- Schwere Gerinnungsstörungen
- Verletzungen anderer Organe, wie der Harnblase
- Bleibende Schäden bei der Mutter, wie der Verlust der Gebärmutter
- Sauerstoffmangel des Kindes bis hin zur Schädigung oder dem Tod des Kindes

Zu bedenken ist insbesondere, dass bei eingetretener Uterusruptur während einer vaginalen Geburt in einigen Fällen nicht genügend Zeit sein kann, um mit einem Not-Kaiserschnitt einen dauerhaften Hirnschaden durch Sauerstoffmangel oder den Tod des Kindes zu verhindern.

Um die Chancen auf eine vaginale Geburt und das individuelle Risikoprofil der Schwangeren nach einem Kaiserschnitt einzuschätzen, sind eine Vorstellung in der Klinik mit ausführlicher Anamneseerhebung und Klärung der Gründe für den vorausgegangenen Kaiserschnitt, eine CTG-Kontrolle, eine Ultraschalluntersuchung mit Gewichtsschätzung des Ungeborenen und die Uterusnarbenbeurteilung für eine abwägende Beratung zwingend vorauszusetzen.

Bis auf wenige Ausnahmen sind alle Medikamente zur Geburtseinleitung streng kontraindiziert. Die größten Chancen für eine unkomplizierte Geburt nach Sectio bestehen bei einem Abstand von mindestens 24 Monaten zur vorausgegangenen Sectio, bei eigenem Wehenbeginn und zügigem Geburtsfortschritt. Eine PDA zur Schmerzlinderung unter der Geburt ist möglich. Wegen des erhöhten Risikos erfolgt eine kontinuierliche fetale Überwachung mittels CTG und die

Ein Kaiserschnitt – ob geplant oder ungeplant – wirft eine Vielzahl medizinischer und rechtlicher Fragen auf.

Geburt erfolgt in Anwesenheit einer Hebamme und einer Fachärztin/eines Facharztes. Bei einem Geburtsstillstand muss abhängig vom Höhenstand des kindlichen Köpfchens im Geburtskanal zwischen einem Kaiserschnitt und einer vaginal-operativen Entbindung entschieden werden. Nach der Geburt wird der Uterus vom Bauch aus mittels Ultraschall untersucht, um eine Narbeneröffnung auszuschließen. Der Versuch einer vaginalen Geburt nach mehr als einem Kaiserschnitt ist prinzipiell auch möglich, wird aber nicht empfohlen.

Geplanter wiederholter Kaiserschnitt (Elektive Sectio caesarea)

Ein geplanter wiederholter Kaiserschnitt (Re-Sectio caesarea) stellt eine Alternative zum Versuch einer vaginalen Geburt dar. Seine Risiken sind dieselben wie bei einer anderen Operation im Bauchraum. Dazu gehören Infektionen, Blutungen und Verletzungen von Organen wie der Harnblase (0,6 Prozent) und sehr selten des Darmes oder Harnleiters. Bei einer Re-Sectio sind (durch den ersten Kaiserschnitt) auch häufig Verwachsungen im Bauch zu erwarten, die ebenfalls das Risiko für Komplikationen erhöhen.

Durch in den Atemwegen des Neugeborenen zurückgebliebenes Fruchtwasser kann es vorübergehend zu Anpassungsstörungen der Atmung kommen. Das Risiko für Komplikationen bei einem geplant durchgeführten Kaiserschnitt bei der Mutter ist nach aktuellen Schätzungen aber nur wenig größer als bei einer vaginalen Erstgeburt.

9.6 Stillen

Das Neugeborene zu stillen ist eine der natürlichsten Angelegenheiten der Welt. Bereits während der Schwangerschaft wird das wertvolle Kolostrum gebildet, das dem Baby ab dem ersten Anlegen zur Verfügung steht. Legen Sie Ihr Kind unmittelbar nach der Geburt noch im Kreißsaal an. Das Neugeborene sucht reflexartig nach der Mutterbrust und beginnt zu saugen.

Stillen ist gut für das Kind:

- Die Muttermilch steht in der richtigen Menge, Temperatur, frisch und sofort zur Verfügung.
- Die Vormilch wirkt leicht abführend. Gestillte Neugeborene werden das Mekonium (Kindspech/erster Stuhl) leichter und schneller los und leiden seltener unter Neugeborenengelbsucht. Um die Milchproduktion in Gang zu bringen, ist eine gewisse Stillhäufigkeit notwendig. Die Mehrzahl der Kinder wird zehn- bis zwölfmal in 24 Stunden angelegt.
- Muttermilch enthält alles, was das Neugeborene in den ersten Lebensmonaten braucht, da sich die Muttermilch dem Eiweiß- und Nährstoffbedarf der ersten Lebensphasen anpasst. Sie brauchen nichts hinzuzufüttern. Denken Sie aber an die Gabe von Fluor und Vitamin D zur Rachitis-Prophylaxe, letzteres vor allem, wenn Ihr Kind in der Winterperiode zur Welt kommt.
- Muttermilch enthält Abwehrstoffe, die das Kind vor Infektionen schützt.
- Muttermilch ist leicht verdaulich, womit Magen-Darm-Störungen seltener auftreten.
- Muttermilch stärkt das Immunsystem.
- Stillen fördert die emotionale Bindung zwischen Mutter und Kind.
- Stillen verringert das Risiko für Übergewicht im Kindesalter.

Stillen ist auch gut für die Mutter:

- Stillen fördert die Rückbildungsvorgänge.
- Stillen erleichtert die Gewichtsregulierung nach der Schwangerschaft.
- Durch eine längere Stillzeit verringert sich das Risiko, an Brustkrebs zu erkranken.
- Muttermilch erspart Einkauf und Zubereitung von Babynahrung und letztlich bares Geld.

Es gibt nur wenige medizinische Gründe, die gegen das Stillen sprechen, wie zum Beispiel eine HIV-Infektion der Mutter. Dies wird Ihre

Ärztin/ Ihr Arzt oder Ihre Hebamme dann genauer mit Ihnen besprechen.

Stillen ist zwar die natürlichste Sache der Welt, dennoch erscheint es wie eine Kunst. Und wie bei jeder Kunst, braucht man etwas Übung, Zeit und eine fördernde Umgebung.

Die Wochenbettbetreuung in den ersten Tagen nach der Geburt hilft Ihnen über die ersten Unsicherheiten und Anlaufschwierigkeiten hinweg. Bis zu zwölf Wochen – auf ärztliche Anordnung auch länger – stehen Ihnen Hausbesuche einer Hebamme zu. Stillberatung ist ein wesentlicher Bestandteil dieser Wochenbettbetreuung. Der Kontakt zu anderen Frauen, die auch stillen oder gestillt haben, kann sehr wertvoll und bereichernd sein. Suchen Sie sich dafür eine Stillgruppe, ein Stillcafé oder sprechen Sie mit Freundinnen darüber.

Im Austausch werden dann vermutlich auch Erfahrungen bezüglich Stillproblemen thematisiert. Lassen Sie sich davon nicht entmutigen

oder verunsichern. Fragen Sie am besten gezielt nach. Der Grund liegt meist an schlechten Startbedingungen in den ersten Stunden und Tagen nach der Geburt. Hinzu kommt oft mangelnde Information. Aus diesem Grund möchten wir Ihnen noch einige wichtige Informationen zum Thema »Stillprobleme« und Tipps zum Entgegenwirken vermitteln.

Wunde Brustwarzen

Besonders in der Anfangszeit haben einige Frauen Probleme mit wunden und/oder schmerzhaften Brustwarzen. Diese entstehen meist durch »falsches« Anlegen des Kindes an die Brust. Deswegen sollte die Hebamme das Stillmanagement genau anschauen, um etwaige »Fehler« zu beheben und ein erneutes Auftreten zu verhindern. Damit die Schmerzen nicht zu einem vorzeitigen Abstillen führen, gibt es zudem die Möglichkeit, eine Stillpause mit gleichzeitigem Abpumpen oder Entleeren von Hand einzulegen. So haben die Brustwarzen »Ruhe«, um heilen zu können. Um die Wundheilung zu fördern, gibt es

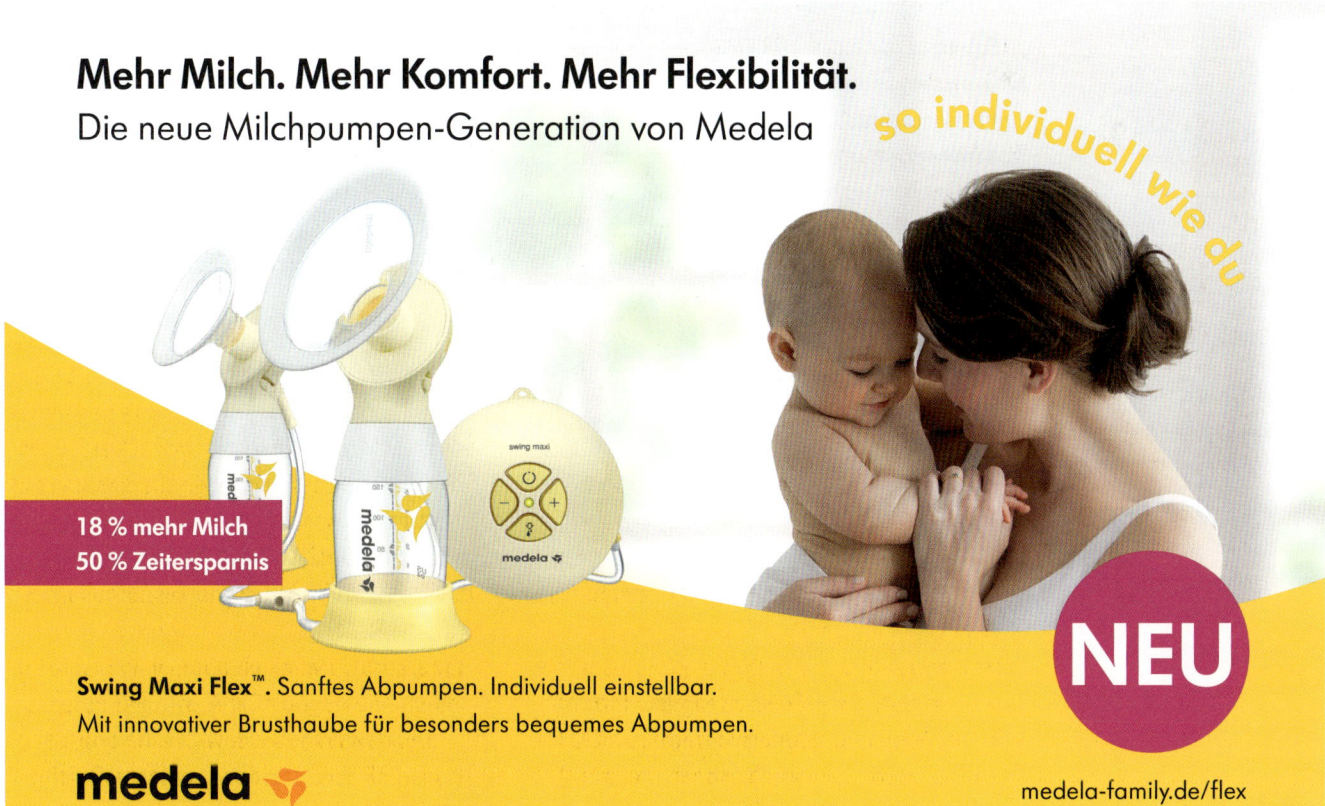

in der Apotheke zudem verschiedene Produkte, aber auch das Lasern der Brustwarzen durch die Hebamme ist diesbezüglich zu empfehlen.

Vermeintlich zu wenig Milch

Die meisten Frauen, die nicht lange gestillt haben, sagen oft: »nach zwei, sechs oder zwölf Wochen hat die Milch einfach nicht mehr gereicht«. Dies ist meist ein Irrglaube. Denn die Milchproduktion passt sich dem Bedarf des Kindes an. Lassen Sie sich also auf keinen Fall einreden, Sie hätten nicht genug Milch! Die Brust produziert die Milchmengen, die gebraucht werden. Allerdings ist ein Kind keine Maschine mit planbarem Bedarf. Das

 Info

Tipps rund ums Stillen

Ihre Hebamme ist Ihre erste Ansprechpartnerin rund um das Thema Stillen. Weitere Unterstützungsmöglichkeiten bieten Stillberaterinnen sowie Stillgruppen oder Stillcafés, die unter anderem von vielen Geburtskliniken und Geburtshäusern angeboten werden. Nachfolgend haben wir Ihnen mögliche Angebote zusammengestellt.

Arbeitsgemeinschaft freier Stillgruppen: (http://afs-stillen.de)
- Postleitzahlensuche für Stillberaterinnen, die teilweise auch Stilltreffen anbieten
- Telefonische Stillberatungs-Hotline: Tel.: 0228 - 92 95 99 99 (täglich zum Ortstarif)

Babyfreundliche Geburtskliniken: (www.babyfreundlich.org)
- Besondere Hilfe für einen erfolgreichen Stillstart
- Stillvorbereitungskurse in der Schwangerschaft
- Teilweise 24-Stunden-Stillhotline sowie Stillcafés oder Stillgruppen

Berufsverband Deutscher Laktationsberaterinnen IBCLC e. V.: (www.bdl-stillen.de)
- Postleitzahlensuche für Stillberaterinnen, die teilweise auch Stillgruppen anbieten
- Stillvorbereitungskurse schon in der Schwangerschaft

La Leche Liga: (www.lalecheliga.de)
- Postleitzahlensuche für Stillgruppen und Stillberaterinnen
- Email-Stillberatung (Antwort erfolgt innerhalb einer Woche)

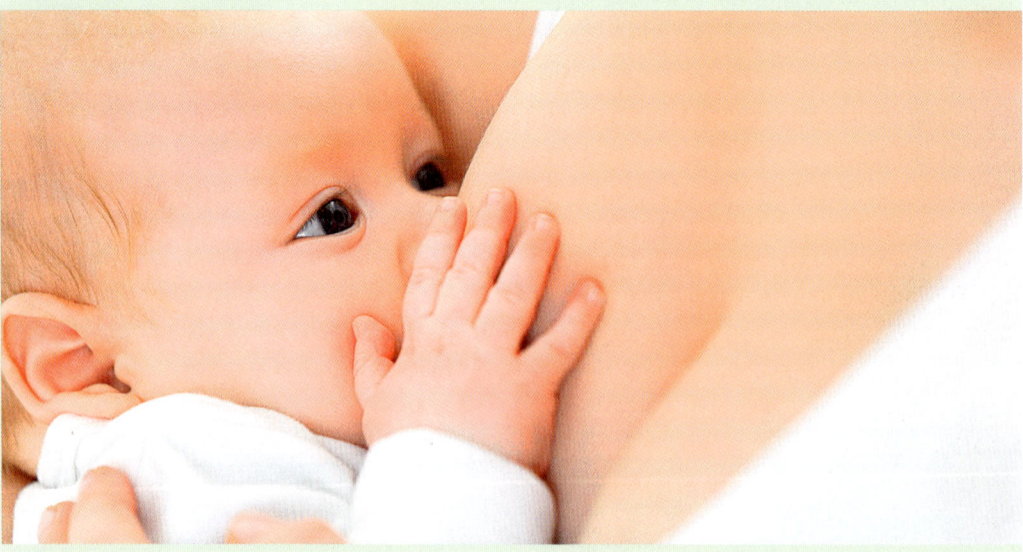

Wachstum vollzieht sich in Schüben. Der erste Wachstumsschub tritt zwischen dem siebten und 14. Lebenstag auf und mit ihm unter Umständen die ersten »Probleme«. Entsprechend ist der Appetit des Kindes wechselnd. Weitere Wachstumsschübe treten meist nach sechs Wochen und nach drei Monaten auf. Gut zu wissen ist, dass sich Ihr Körper innerhalb von 24 Stunden auf ein höheres Niveau einpendeln kann – wenn die äußeren Bedingungen stimmen. Sie sollten ausreichend schlafen, Stress vermeiden und ausreichend trinken. Förderlich für die Milchbildung sind unter anderem die Förderung des Hautkontaktes, das häufigere Anlegen des Kindes (mindestens alle drei Stunden, etwa acht- bis zwölfmal pro Tag), sanfte Brustmassagen besonders der Brustwarzen oder auch ein vorübergehendes Abpumpen nach der Stillmahlzeit. Sollten Sie das Gefühl haben, dass die Milchmenge »nicht ausreicht«, kann Ihnen die Hebamme oder Stillberaterin diesbezüglich weitere wertvolle Tipps geben.

Milchstau und Brustentzündungen

Ein Milchstau kann durch eine unzureichende Entleerung einzelner Bereiche der Brust oder zu enge Kleidung entstehen. Wird die Brust hart, schmerzhaft und gerötet, kann zunächst eine sanfte Brustmassage besonders an der betroffenen Stelle hilfreich sein. Legen Sie Ihr Baby häufiger an – am besten in einer Position, in der das Kinn des Babys auf dem betroffenen Brustteil anliegt.

Vor dem Stillen sollten Sie die Brüste zudem wärmen und nach dem Stillen kühlen (Quarkwickel). Tritt innerhalb von 24 Stunden keine Besserung ein, wenden Sie sich an Ihre Hebamme oder Ihre Frauenärztin/Ihren Frauenarzt. Der Milchstau sollte behandelt werden, bevor eine Brustentzündung entsteht.

Bei »Stillproblemen« jeglicher Art ist die Hebamme die richtige Ansprechperson. Wichtig ist, dass Sie sich von etwaigen Rückschlägen nicht entmutigcn lassen. Versuchen Sie, jeden Tag positiv anzugehen. Nur weil heute ein »Problem« auftritt, muss das morgen nicht auch noch so sein.

Abpumpen von Muttermilch

Nach den ersten Wochen oder Monaten in Vollzeit mit dem Baby und der Familie erhalten Freizeitaktivitäten und je nachdem vielleicht auch die Rückkehr in den Beruf wieder einen größeren Stellenwert.

Wertvollen Freiraum kann nun das gelegentliche Abpumpen von Muttermilch schaffen. So kann Ihr Partner oder ein Babysitter in Ihrer Abwesenheit das Baby mit der abgepumpten Muttermilch füttern. Abpumpen von Muttermilch macht Sie flexibel und geht praktisch überall: zu Hause, unterwegs oder am Arbeitsplatz. Milchpumpen können in Apotheken oder Kliniken kostenpflichtig ausgeliehen werden.

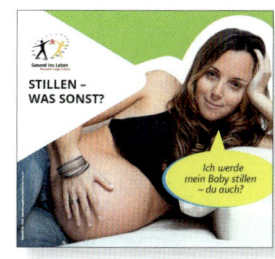

Weitere Informationen zu den Themen Stillen, Ernährung und Allergievorbeugung finden Sie in der Infobroschüre »Stillen – was sonst« und im Internet unter: www.gesund-ins-leben.de

 Empfehlung

Lassen Sie sich zusammen mit Ihrem Partner bereits in der Schwangerschaft zum Stillen beraten, denn ein frühes Anlegen und ein zeitiger Stillbeginn sind für einen erfolgreichen Start bedeutend.

9.7 Screenings bei Neugeborenen

Diese Screenings bieten die Möglichkeit der frühzeitigen Erkennung vorliegender Hörschäden und bestimmter Stoffwechselkrankungen. Auf Grundlage dieser Screeningergebnisse können rechtzeitig wichtige und geeignete Behandlungen eingeleitet und so möglichen Spätfolgen vorgebeugt werden. Unter »Screening« versteht man eine bevölkerungsmedizinische Untersuchung, aus der die Wahrscheinlichkeit für das Vorliegen/Nichtvorliegen einer oder mehrerer Krankheiten bestimmt werden kann.

Das Neugeborenenscreening auf Stoffwechselerkrankungen ist nicht verpflichtend, jedoch empfehlen wir Ihnen eindringlich, diese Untersuchungsmöglichkeiten wahrzunehmen, denn je früher Krankheiten oder Funktionsstörungen erkannt werden, desto schneller können geeignete Versorgungs- und Betreuungsmaßnahmen getroffen und schwerwiegenden körperlichen Schäden sowie dauerhaften Behinderungen vorgebeugt werden.

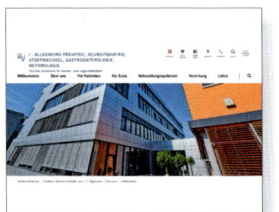

Weiterführende Informationen unter: www. klinikum.uni-heidelberg.de unter dem Suchwort »Neugeborenenscreening«

Beim **Universellen Neugeborenen-Hörscreening** (UNHS) sollen hörbedingte Entwicklungsstörungen bei Ihrem Kind so früh wie möglich erkannt und behandelt werden. Die sehr einfachen und schmerzfreien Testverfahren (OAE: Otoakustische Emissionen sowie A-ABR: Hirnstammaudiometrie) werden in den ersten Lebenstagen an Ihrem schlafenden Säugling durchgeführt. Auf diese Weise werden mögliche Hörschäden erfasst.

Das Ergebnis eines auffälligen Befundes wird an eine Hörscreeningszentrale weitergeleitet. Hier wird sichergestellt, dass sich die im Hörscreening auffälligen Kinder zu einer weiteren Hörkontrolle vorstellen und bei einem Nachweis einer Hörstörung so schnell wie möglich geeignete Hörgeräteversorgungs- und Frühfördermaßnahmen getroffen werden können.

> Seit 2009 gehört das Neugeborenen-Hörscreening zu einer verpflichtenden Vorsorgeleistung der gesetzlichen Krankenversicherung, was heißt, dass die Kosten von Ihrer gesetzlichen Krankenkasse übernommen werden.

 Info

Nicht vergessen:
Nach der Geburt die Postkarte am Ende des Handbuchs absenden oder die Angaben zur Geburt in der App oder im Onlineportal eingeben. Die Angaben zum Geburtstag und zum Geburtsgewicht des Kindes werden gebraucht, um die Wirksamkeit von Baby-Care zu messen.

Rechtzeitige Behandlungen können die Folgen einer Hörschädigung in ihrer Auswirkung auf die Sprachentwicklung, die Schulbildung und das seelische Gleichgewicht minimieren. Die ersten 180 Tage entscheiden dabei über die Zukunft Ihres Kindes.

Ein weiteres **Neugeborenenscreening** bietet auf der Grundlage einer **Blutuntersuchung** die Möglichkeit der frühzeitigen Erkennung bestimmter Stoffwechselkrankheiten. Nicht alle sind so häufig wie die Schilddrüsenunterfunktion (1:4.000) oder die Phenylketonurie (1:10.000), doch sie kommen vor. Wichtig für Sie ist, dass alle Erkrankungen bei rechtzeitiger Diagnose in der Regel gut zu behandeln sind.

Wenn Sie sich dafür entscheiden, wird bei Ihrem Baby in den ersten Lebenstagen eine Blutuntersuchung durchgeführt. Dabei werden einige Blutstropfen durch einen kleinen Stich in die Ferse entnommen und auf ein Filterpapier aufgetragen, welches in einem Speziallabor untersucht wird. Das Untersuchungsergebnis erhalten Sie schon nach wenigen Tagen.

Was Sie unbedingt wissen müssen: Ein Screeningtest liefert durch diese erste Untersuchung keine Diagnose, sondern nur den Hinweis auf eine erhöhte Wahrscheinlichkeit für das Vorliegen oder den Ausschluss einer Erkrankung. Sollte es zu einem auffälligen Befund kommen, was bei weniger als zwei Prozent der untersuchten Kinder der Fall ist, muss in jedem Fall eine zweite Untersuchung durchgeführt werden. Die Wahrscheinlichkeit, dass Ihr Kind tatsächlich erkrankt ist, liegt bei elf Prozent, sprich: Von 100 auffälligen Befunden sind schließlich 89 beim zweiten Test unauffällig.

Ein Screeningtest kann – selten – aber auch falsch-negative Resultate liefern. Untersuchte werden als gesund eingestuft, obwohl sie in Wirklichkeit krank sind. Dann wird eine vorliegende Erkrankung erst zu einem späteren Zeitpunkt festgestellt.

Einlagerung von Nabelschnurblut

Viele werdende Eltern stellen sich die Frage, ob bei der Geburt Stammzellen aus der Nabelschnur des Kindes gewonnen und eingelagert werden sollen. Nabelschnurblut (Plazentarestblut) ist das Blut, das sich nach der Abnabelung des Kindes von der Mutter in Nabelschnur und Plazenta befindet. Vor allem aber sind es die Zellen aus dem Nabelschnurgewebe, die für die *regenerative Medizin* so wichtig sind.

Regenerative Medizin

Der Begriff umschreibt die Entwicklung und Anwendung innovativer medizinischer Therapien mit dem Ziel, erkranktes Gewebe zu heilen beziehungsweise zu »rekonstruieren«. Auch die Regeneration von kranken oder verletzten Organen gehört dazu. Ein wesentliches Ziel ist es, die vielfältigen Probleme der Transplantationsmedizin (Mangel an Spenderorganen, Abstoßungsreaktionen) zu umgehen und neue Perspektiven bei der Regeneration von Gewebe zu eröffnen, die für die Transplantation bisher nicht zugänglich waren. Im Mittelpunkt steht der Einsatz mesenchymaler Stammzellen. Ob eigene oder fremde Stammzellen für eine Therapie besser geeignet sind, hängt von der Art der Erkrankung ab. Für die regenerative Medizin werden körpereigene Stammzellen bevorzugt beziehungsweise ausschließlich verwendet, da hier Abstoßungsreaktionen vermieden werden sollen. Für andere Erkrankungen wie beispielsweise bestimmte Arten der Leukämie bevorzugt man dagegen körperfremde Stammzellen und sieht dabei mögliche Abstoßungsreaktionen als hilfreich an.

Das regenerative Potenzial der Stammzellen

Derzeit werden mesenchymale Stammzellen weltweit in über 200 klinischen Studien eingesetzt, zum Beispiel bei Erkrankungen des Gefäßsystems, bei Autoimmunerkrankungen oder bei Gelenkarthrose. Im Rahmen der regenerativen Medizin sind zahlreiche weitere Anwendungsmöglichkeiten für Stammzellen aus der Nabelschnur zu erwarten.

Warum ist die Einlagerung von Stammzellen aus dem Nabelschnurgewebe so wertvoll?

Die Nabelschnur ist reich an vitalen mesenchymalen Stammzellen, die in der Lage sind, Bindegewebe, Knorpel und Knochen zu bilden und ist deshalb für den Einsatz in der regenerativen Medizin so interessant. Die Kombination der gängigen Praxis der Einlagerung des Nabelschnurblutes mit der Option der zusätzlichen Konservierung des wertvollen Nabelschnurgewebes ermöglicht eine erweiterte Vorsorge für die Neugeborenen.

Was können Sie tun?

Eine Nabelschnurblutspende ist für Mutter und Kind ungefährlich und bei **öffentlichen Nabelschnurbanken** kostenlos. Die im Nabelschnurblut enthaltenen Stammzellen werden eingelagert und die Daten darüber anonym in ein öffentliches Register gestellt. Transplantationsmediziner können hier für ihre Patienten einen passenden Spender suchen. Sie als Familie haben kein Anrecht mehr auf das Nabelschnurblut, sondern dies steht der Allgemeinheit zur Verfügung. Mit der Einlagerung bei einer **privaten Bank** sichern Eltern ihrem Kind ein Leben lang Zugriff auf seine eigenen, jungen Stammzellen. Die Kosten von etwa 2.000 Euro (inklusive der ersten zwanzig Lagerjahre) müssen selbst getragen werden. Es gibt allerdings auch die Möglichkeit der Einlagerung bei einer **privaten Bank mit Spendeoption**. Hier kombinieren Sie die Eigenvorsorge für Ihr Kind mit einer Spende. Das Blut wird anonym in ein Spenderregister eingestellt, bleibt jedoch bis zur endgültigen Freigabe als Spende Eigentum Ihres Kindes. Die Kosten teilen sich die Bank und die Eltern.

Fazit

Wie nicht selten in der Medizin ist diese Maßnahme unter Fachleuten und Ärzten umstritten. Wir können Ihnen dazu keine abschließende Empfehlung geben. Dies müssen Sie selbst entscheiden. Letztlich geht es um die sehr schwer zu beantwortende Frage, wie sich die Medizin in den nächsten Jahren auf diesem Gebiet entwickelt. Bei den privaten Anbietern können Sie kostenlose Informationspakete anfordern.

9.8 Wie soll das Kinderzimmer aussehen?

Nichts macht mehr Spaß als ein Kinderzimmer für das Neugeborene einzurichten. Hier ein paar »technische Tipps«, worauf Sie unbedingt achten sollten:

- Es sollte sich – wenn möglich – um einen hellen, sonnigen und ruhigen Raum handeln.
- Die Zimmertemperatur sollte am Tag 20 bis 22 Grad Celsius, nachts 18 Grad Celsius betragen. Überheizte Zimmer können zu Atemwegsinfektionen führen.
- Das Kinderbett sollte wegen der Thermik nie an einer Außenwand stehen.
- Bei trockener Luft empfiehlt sich das Aufstellen von (elektrischen) Luftbefeuchtern (bitte lassen Sie sich wegen möglicher Keimbelastung diesbezüglich beraten).
- Generell gilt (auch für die Zimmer der Erwachsenen): Lüften Sie nicht ganztägig, sondern öffnen Sie mehrmals am Tag kurz die Fenster. Wenn Ihre Wohnung Isolierglasfenster mit Kunststoffrahmen hat, sollten Sie besonders für einen regelmäßigen Luftaustausch sorgen. Derartige Fenster lassen – geschlossen – kaum Luft durch.
- Verwenden Sie bitte keine chemischen »Luftverbesserer«.
- Denken Sie auch schon heute daran, dass die Kippvorrichtung der Fenster abschließbar sein sollte. Ihr Kind wird schneller groß als Sie heute denken.

Helle, lösungsmittelarme, möglichst wischfeste, freundliche Farben sollten die Wände zieren. Die Materialien im Kinderzimmer sollten schadstoffarm sein.

Falls Renovierungen des Zimmers oder Neukäufe von Möbeln und anderen Einrichtungsgegenständen anstehen, so planen Sie das möglichst lange vor dem Geburtstermin. Zum einen ist es dann für Sie selbst weniger beschwerlich, zum anderen bleibt dann noch genügend Zeit, dass die neuen Einrichtungsgegenstände ausreichend »auslüften« können.

Grundsätzlich sollten alle Produkte, die Sie für das Kind kaufen, die jeweiligen Gütesiegel wie DIN, GS oder das Umweltschutzzeichen tragen.

Der Fußboden im Kinderzimmer sollte am besten mit Wasser abwaschbar sein. Teppichboden ist weniger gut geeignet. Anstelle von kalten und harten Fliesen empfehlen sich Linoleum, Parkett oder Kork.

Achtung: Sorgen Sie dafür, dass Bett und Möbel keine scharfen Kanten haben, dass für die Steckdosen Kindersicherungen vorhanden sind und dass Teppiche mit Antirutschunterlagen gesichert werden. Fürs Schlafen eignet sich am besten ein passender Schlafsack (siehe Seite 194). Bei Kindern mit Allergierisiken können Sie sich an ein Bettenfachgeschäft wenden.

Einer Ihrer neuen Arbeitsplätze wird künftig der Wickeltisch sein. Gestalten Sie ihn also großzügig, praktisch und sicher. Gut ist, wenn Sie alle Dinge, die Sie benötigen (Windeln, Papier, Creme, Lotion), so leicht erreichen können, dass Sie Ihr Baby nie aus den Augen lassen müssen. Das mindert die Gefahr, dass es in unbeaufsichtigten Momenten herunterfällt.

Ein Wärmestrahler über dem Wickeltisch ist eine gute Anschaffung, auch wenn Ihr Kind im Sommer geboren wird. Babys sind sehr wärmebedürftig und lassen sich nur gerne wickeln, wenn sie dabei nicht frieren.

Wenn Sie sich schon über den Haushalt mit einem Kind Gedanken machen, denken Sie am besten gleich schon ein paar Monate weiter: Sind gefährliche oder sehr kostbare Dinge (Reinigungsmittel, Scheren, spitze Gegenstände, zerbrechliche Glasplatten, Schmuck, Perlen) außer Reichweite des Kindes verstaut?

Und wie ist es mit Spielsachen? Kaufen Sie vor der Geburt nicht zu viel davon. Denn erstens wollen Freunde und Verwandte nach der Geburt dem Kind etwas schenken und zweitens beeinträchtigt ein Zuviel an Spielsachen die Kreativität des Kindes.

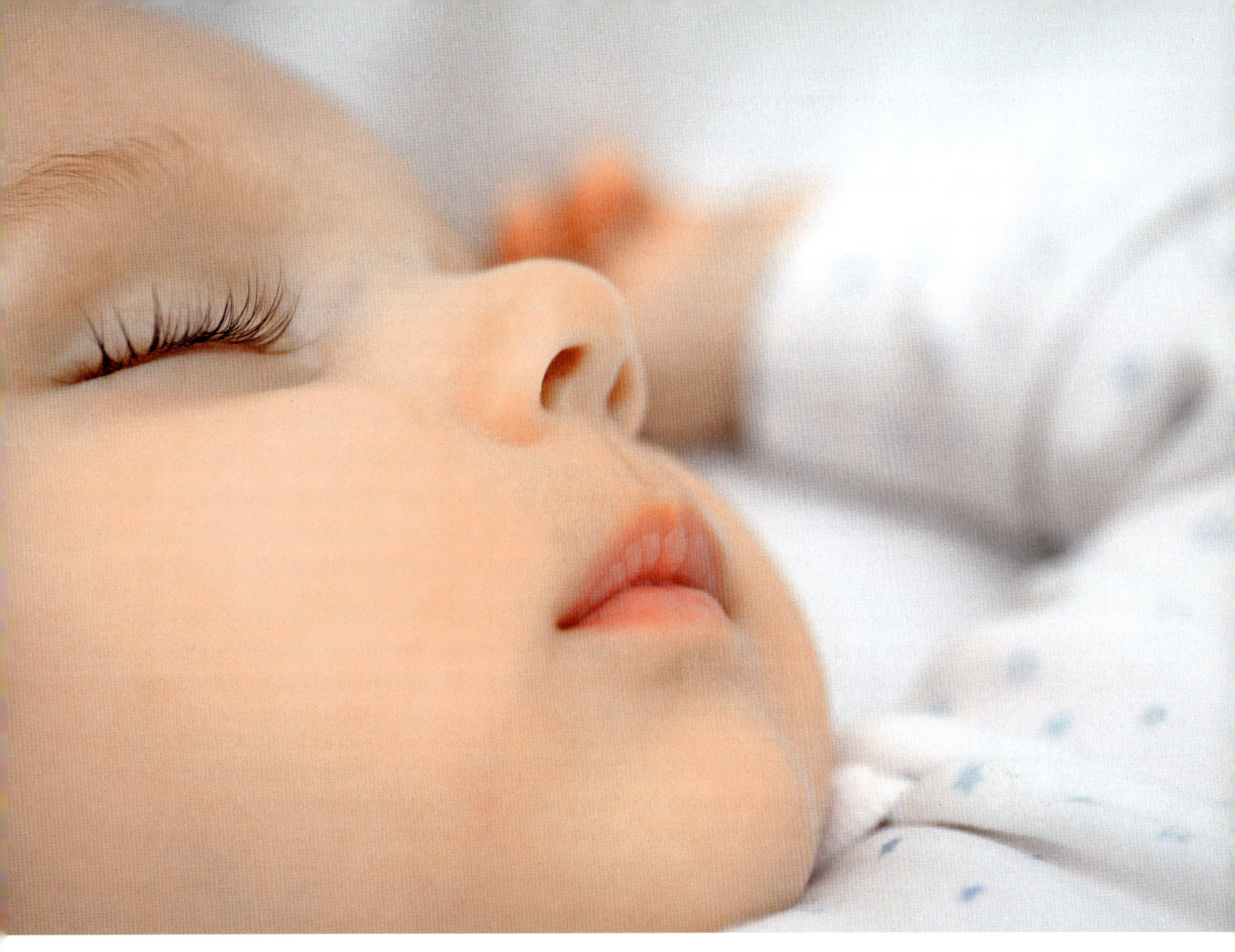

10 Die ersten Wochen danach

10.1 Machen Sie Flitterwochen mit Ihrem Kind

Das Wochenbett, damit bezeichnet man die Zeit nach der Geburt, dauert traditionell sechs Wochen oder 40 Tage. In manchen Kulturen ist es heute noch üblich, die Frau von allen täglichen Arbeiten zu entlasten. Sie braucht sich in dieser Zeit nur um sich und das Baby zu kümmern. Die ganze Familie wird von anderen Frauen bekocht, auch Geschwisterkinder werden mit versorgt.

Unsere Realität sieht heute anders aus. Auch wer sich entschieden hat, die ersten Tage nach der Geburt auf der Wochenbettstation in der Klinik zu verbringen, wird meist am dritten Tag nach Hause entlassen. Viele Frauen geraten dann in Stress, weil sie von sich erwarten, dass sie den Alltag mit Kind leicht in den Griff bekommen. Begehen Sie diesen Fehler nicht! Schon manches Organisationstalent hat gesagt: »Ich hätte nicht gedacht, dass ein so kleines Wesen es schafft, uns so ins Chaos zu stürzen.« Wenn Sie allein sind, wundern Sie sich nicht, wenn die Wohnung noch am Abend durcheinander ist, Sie noch im Nachthemd sind, die Küche im Chaos versinkt und Sie noch keine Zeit hatten, in Ruhe zu essen. Kämpfen Sie nicht allzu sehr dagegen an. Nehmen Sie sich die Zeit, Ihr Kind zu genießen, es stundenlang anzuschauen. Sie müssen niemandem etwas beweisen. Machen Sie »Flitterwochen« mit Ihrem Kind. Kennenlernen und Verlieben brauchen Zeit. Muttergefühle sind nicht angeboren und Vatergefühle auch nicht. Liebe wächst langsam. Man will ungestört sein, keine Pflichten haben, versorgt sein – wie im Urlaub. Es gibt so viel zu entdecken mit einem Kind. Kinder sind sehr verschieden, auch schon in diesem Alter. Fragen Sie Eltern, die mehrere Kinder haben. Man kann sich einem Kind sehr ähnlich fühlen, sehr vertraut, während ein weiteres ein ganz anderes Temperament besitzt. Schon in den ersten Tagen zeigen sich ganz persönliche Charakterzüge.

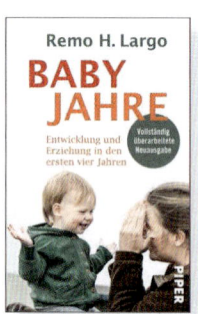

BUCHTIPP
»BabyJahre«
Remo H. Largo
Piper Verlag

Ideal ist, wenn Ihr Partner gleich ab der Geburt Elternzeit nimmt und Sie die »Flitterwochen« mit dem Baby zu dritt verbringen können. Es wird Ihnen sicher nicht langweilig werden. Im Gegenteil, es gibt viel zu entdecken in den ersten Wochen. Kinder entwickeln sich schnell. Aus einem Neugeborenen, das viel schläft und manchmal sein »Engelslächeln« zeigt, wird in wenigen Wochen ein waches, aufmerksames Wesen, das Sie erkennt und anlächelt. Die ersten Wochen mit Ihrem Kind können zu einer wertvollen Zeit in Ihrem Leben werden, an die Sie sich gern zurückerinnern, wenn es Ihnen gelingt, sich entsprechende Rahmenbedingungen zu schaffen.

Es kann sein, dass Sie sich nach der Geburt fühlen, als könnten Sie Bäume ausreißen. Die Wirkung der Endorphine (körpereigene morphiumähnliche Substanzen) und auch der Plazentahormone hält noch einige Tage an. War die Geburt sehr anstrengend oder hatten Sie einen Kaiserschnitt, werden Sie sich eher erholungsbedürftig fühlen. Auf jeden Fall ist die erste Woche nach der Geburt für Ihre Erholung die Wichtigste. Auch wenn es altmodisch klingt, Hebammen empfehlen, die erste Woche im Bett zu bleiben und nur so viel aufzustehen, wie Sie Lust haben. Bleiben Sie einfach im Nachthemd! Die Erholung, die Sie in der ersten Woche verpassen, ist nur schwer nachzuholen. Sie könnten leicht zu denen gehören, die nach einem halben Jahr sagen: »Ich bin immer noch so müde.« Bedenken Sie: In der ersten Zeit haben Sie kein Gefühl für Ihre Grenzen. Sie sind

völlig geöffnet für die kleinsten Regungen Ihres Babys. Das ist gut so. Aber wer so offen ist, ist auch dem Rest der Welt »schutzlos ausgeliefert«. Besuche – auch nur ein Telefongespräch – nehmen Sie mehr mit, als Sie es von sich gewöhnt sind. Besonders am dritten oder vierten Tag werden Sie sich dünnhäutig fühlen und nur in Ruhe gelassen werden wollen. Für viele ist dies der »Heultag« (siehe nächstes Kapitel), an dem zumeist auch die Milchproduktion beginnt.

Nach der Geburt passiert viel in Ihrem Körper. Was neun Monate Zeit hatte zu wachsen, bildet sich nun recht schnell zurück. Starke hormonelle Veränderungen sind damit verbunden. Die Gebärmutter reicht direkt nach der Geburt noch bis zum Nabel und wird dann in den ersten Tagen schnell kleiner. Jeden Tag um eine Fingerbreite, so rechnen die Hebammen. Je mehr Ruhe Sie haben, umso schneller bildet sich die Gebärmutter zurück. Zumeist ist sie nach zehn Tagen von außen nicht mehr zu tasten. Sie werden Nachwehen spüren, vor allem während des Stillens. Nach dem ersten Kind sind es nur wenige, aber sie werden von Kind zu Kind schmerzhafter. Mit der Geburt beginnt der sogenannte »Wochenfluss«. Es ist eine Blutung aus der Stelle, an der die Plazenta mit der Gebärmutter verwachsen war. Am Ende der ersten Woche wird er bräunlich, am Ende der zweiten beginnt er gelblich zu werden und geht dann langsam in normalen Ausfluss über. Sollte es noch einmal zu einer Blutung kommen, bevor die Gebärmutter völlig ausgeheilt ist, ist dies ein klares Zeichen Ihres Körpers für Überforderung. Dies ist zwar nicht besorgniserregend, aber Sie brauchen dann mehr Ruhe und mehr Schlaf.

Frühestens vier bis sechs Wochen nach der Geburt kann es zur ersten Menstruation kommen. Bei den meisten Frauen bleibt diese aus, so lange sie voll stillen. Als Verhütungsmethode ist Stillen allerdings nicht geeignet, dafür ist es zu unsicher. Sollten Sie mit dem ersten Eisprung schwanger werden, so kann es sein, dass Sie dies mehrere Wochen oder sogar Monate lang nicht bemerken. Wenn Sie wieder Geschlechtsverkehr haben, benutzen Sie zunächst Kondome, auch um Infektionen zu vermeiden. Das Thema Verhütung wird Ihre Frauenärztin/Ihr Frauenarzt bei der frauenärztlichen Nachuntersuchung nach sechs bis acht Wochen mit Ihnen besprechen.

Der Wochenfluss ist im Normalfall nicht infektiös, wie lange Zeit behauptet wurde, im Gegenteil. Da der Wochenfluss durch die zerfallende Gebärmuttermuskulatur sehr eiweißreich ist, hat er einen eigenen Geruch und ist anfälliger für einen Keimbefall. Benutzen Sie Vorlagen und keine Tampons, damit er ungehindert abfließen kann. Auch Menstruationstassen sind in dieser Zeit nicht zu empfehlen. In den ersten Tagen empfiehlt es sich, nach jedem Gang zur Toilette den äußeren Genitalbereich mit warmem Wasser abzuspülen, dem Sie in

der vorgeschriebenen Verdünnung einen Kamillenextrakt oder eine Ringelblumenessenz zusetzen können. Dann können Sie ihn mit einem Föhn trocknen. Das ist heilungsfördernd und – solange sich die Schamlippen noch wund anfühlen – wesentlich angenehmer als Toilettenpapier. Auch nach dem Duschen können Sie eine solche Spülung vornehmen.

Bei ihren Wochenbettbesuchen (in den ersten zehn Tagen täglich, wenn nötig auch zweimal am Tag, anschließend nach Bedarf bis zur zwölften Woche) wird die Hebamme jedes Mal darauf achten, dass die körperlichen Rückbildungsvorgänge normal verlaufen. Wenn nötig, hat sie Möglichkeiten, Sie zu unterstützen. Wenn Sie eine Dammnaht haben, kann dies in den ersten Tagen sehr schmerzhaft sein.

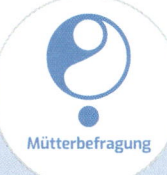

Mütterbefragung

Der Berufsverband der Frauenärzte bittet um Teilnahme an einer Onlinebefragung nach der Geburt

Liebe junge Mutter,

wir gratulieren Ihnen recht herzlich zur Geburt Ihres Kindes! In dieser intensiven Zeit nach der Entbindung gilt Ihre volle Liebe und Fürsorge Ihrem Baby. Trotzdem möchten wir Sie bitten, uns einige Minuten Ihrer Aufmerksamkeit zu schenken und an unserer Onlinebefragung in den ersten drei Monaten nach der Geburt teilzunehmen.

Der Berufsverband der Frauenärzte kümmert sich seit vielen Jahren um die Betreuung von Schwangeren und Müttern in ganz Deutschland. Mit einer Online-Zufriedenheitsbefragung unter www.muetterbefragung.de wollen wir ermitteln, wie geburtshilfliche Versorgung von Ihnen erlebt wird. Dazu befragen wir Sie als frischgebackene Mutter. Die Teilnahme an dieser Befragung ist für Sie freiwillig und anonym, d.h. sie erfolgt ohne Ihren Namen oder Ihre Adresse. Durch eine Nichtteilnahme entstehen Ihnen keine Nachteile. Ihre Antworten sind uns wichtig. Sie helfen uns mit der Beantwortung der Fragen des

Online-Fragebogens bei der Antwort, wie die Versorgung für die Schwangeren und Mütter in Deutschland noch verbessert werden kann. Die Befragung dauert ca. 15 bis 20 Minuten. Nehmen Sie bitte auch Ihren Mutterpass zur Hand. Er wird Ihnen bei der Beantwortung einiger Fragen helfen und nutzen Sie gerne den Termin zur Mutterschaftsnachsorge in Ihrer Frauenarztpraxis, um Unterstützung von Ihrem Praxisteam zu erhalten.

Wir bedanken uns bei Ihnen im Voraus für die Teilnahme an der Befragung. Die Ergebnisse werden zeitnah in verschiedenen Medien veröffentlicht, unter anderem auch auf unserer Homepage: www.bvf.de

Alles Gute für Sie und Ihre Familie!

Dr. med. Christian Albring
Präsident des
Berufsverbandes der Frauenärzte e. V. (BVF)
Doris Scharrel
2. Vorsitzende des Vorstandes des BVF

Versuchen Sie, viel zu liegen und langes Sitzen zu vermeiden, besonders das Sitzen im Schneidersitz belastet die Naht. Die Wunde der Dammnaht sollte immer trocken gehalten werden.

Vielleicht fühlt sich Ihr Genitalbereich nicht nur wund an, sondern Sie haben auch ein Gefühl wie Muskelkater. Es dauert einige Tage, bis Sie wieder ein heiles Gefühl haben. So lange sollten Sie keine Rückbildungsgymnastik machen, damit die strapazierte Muskulatur in Ruhe

ausheilen kann. Ihre Hebamme wird Ihnen die ersten Rückbildungsübungen zeigen. Nach vier bis sechs Wochen können Sie an einem Rückbildungsgymnastikkurs teilnehmen. Die Krankenkasse erstattet Ihnen die Kosten bis zu zehn Stunden. Zu den meisten Kursen können Sie Ihr Baby mitbringen. Mit variantenreichen Übungen können Sie alle Muskelpartien wieder kräftigen – dies macht Spaß und motiviert, täglich zu üben. Außerdem treffen Sie andere Frauen mit gleichaltrigen Babys. Weil diese

Info

Vielfältige Unterstützungsangebote für werdende Mütter und junge Familien

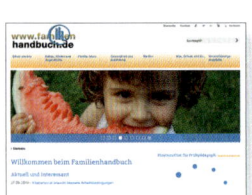

Weitere Informationen zur Gesundheit und Entwicklung Ihres Kindes finden Sie unter: www. familienhandbuch.de

Unser Gesundheitswesen bietet hervorragende Leistungen auch für Schwangere und junge Familien. Dies gilt gerade für Maßnahmen der Gesundheitsförderung und Prävention. Mit den Schwangerenvorsorgeuntersuchungen wird der Gesundheitszustand der werdenden Mutter und der des im Mutterleib heranwachsenden Kindes regelmäßig überprüft, um kritische Entwicklungen und Situationen rechtzeitig zu erkennen und geeignete Maßnahmen treffen zu können. Nach der Geburt und in den ersten Lebensjahren des Kindes haben die Kinderfrüherkennungsuntersuchungen dasselbe Ziel. Mit deutlich über 90 Prozent beteiligen sich Schwangere und Eltern mit Ihren Kindern an diesen wichtigen Untersuchungen.

Auch wenn bei den beteiligten Gesundheitsberufen wie Frauenärztinnen/Frauenärzten, Hebammen und Kinderärztinnen/Kinderärzten medizinische Fragen im Mittelpunkt stehen, können Sie dort auch alle anderen Fragen und Sorgen, die Sie beschäftigen, ansprechen. Ganz sicher werden Ihnen dann kompetente Ansprechpartner oder passende Angebote genannt.

Gerade für junge Familien mit dem ersten Kind ergeben sich trotz der Freude über den Familienzuwachs viele Fragen, Herausforderungen oder auch psychosoziale Belastungen. Nicht immer stehen Freundinnen/Freunde, Eltern oder Großeltern als Ratgeber zur Verfügung. Manchmal möchte man diese auch gar nicht damit befassen.

Da Gesundheitsförderung und Prävention weit über das »Medizinische« hinausgehen, wurden in ganz Deutschland Netzwerke mit dem Ziel der Beratung und Unterstützung von Schwangeren und jungen Familien aufgebaut. Diese »firmieren« unter unterschiedlichen Bezeichnungen wie Babylotsen, Frühe Hilfen oder Netzwerke Gesunde Kinder.

»Frühe Hilfen umfassen vielfältige sowohl allgemeine als auch spezifische, aufeinander bezogene und einander ergänzende Angebote und Maßnahmen. Grundlegend sind Angebote, die sich an alle (werdenden) Eltern mit ihren Kindern im Sinne der Gesundheitsförderung richten (universelle/primäre Prävention). Darüber hinaus wenden sich Frühe Hilfen insbesondere an Familien in Problemlagen (selektive/sekundäre Prävention). Frühe Hilfen tragen in der Arbeit mit den Familien dazu bei, dass Risiken für das Wohl und die Entwicklung des Kindes frühzeitig wahrgenommen und reduziert werden.« (Nationales Zentrum Frühe Hilfen).

Falls Sie Beratung suchen, sprechen Sie Ihre Ärztin/Ihren Arzt darauf an. Informationen zu den Standorten und Angeboten erhalten Sie auch auf folgenden Internetseiten:
https://de.wikipedia.org/wiki/Babylotse
www.netzwerk-gesunde-kinder.de
www.elternsein.info/fruehe-hilfen/
suche-fruehe-hilfen/

Gymnastik in der Regel schnell Erfolge bringt, machen viele Frauen auch anschließend noch weiter mit ähnlichen und erweiterten Übungen.

Auch nach der Geburt können Ihre Gefühle wieder »Achterbahn fahren« (siehe Kapitel 2). Starke Stimmungsschwankungen von »himmelhoch jauchzend bis zu Tode betrübt« können sich abwechseln, die Partnerbeziehung kann sich in den ersten Wochen schwierig gestalten und auch Liebe und Sex können davon betroffen sein (siehe Kapitel 7).

Folgende Vorkommnisse in den ersten Tagen und Wochen nach der Geburt sollten Sie nicht beunruhigen:

- Zunächst kann der Kopf des Kindes etwas verformt sein, die Füßchen sind manchmal etwas krumm, denn in der Gebärmutter und im Geburtskanal war es sehr eng. Hebamme oder Kinderärztin/Kinderarzt zeigen Ihnen, wie bei den Füßchen eine normale Stellung gefördert werden kann.

- Der Nabelrest fällt nach vier bis 14 Tagen ab. Oft nässt die Stelle dann noch etwas, ist aber einige Tage später völlig verheilt. Desinfizierende Mittel (Alkohol oder antibiotischer Puder) sind bei einem normalen Heilungsprozess nicht nötig. Die Nabelpflege gehört zum Aufgabenbereich der Hebammen. Die meisten Hebammen empfehlen, das Kind erst zu baden, wenn der Nabel völlig verheilt ist.

- Die mütterlichen Hormone können beim Kind zu folgenden Erscheinungen führen: Milien (weiße Punkte im Bereich der Nase), gerötete, geschwollene Brustdrüsen, gegebenenfalls mit Milchaustritt, gerötete, etwas angeschwollene Geschlechtsteile, bei Mädchen zusätzlich (blutiger) Ausfluss aus der Scheide, Neugeborenen-Akne.

- Viele Kinder nehmen in den ersten Tagen an Gewicht ab. Sieben bis maximal zehn Prozent des Geburtsgewichts sind völlig normal. Sie

scheiden viel Mekonium, das sogenannte Kindspech aus. Die Vormilch ist sehr konzentriert und reich an Abwehrstoffen und enthält alles, was ein Kind braucht. Sie sollten erst einmal nicht zufüttern. Nur wenn es nötig ist, wird die Hebamme oder die Kinderärztin/der Kinderarzt dazu raten, zusätzlich Tee oder Nahrung zu geben.

- Nach dem Mekonium folgt der grüne Übergangsstuhl, der wie Spinat aussehen kann und schließlich in Muttermilchstuhl übergeht, wenn das Kind voll gestillt wird. Dieser ist kräftig gelb, recht flüssig und hat einen typischen, aber nicht unangenehmen Geruch.

- Erst zwei bis vier Tage nach der Geburt beginnt die Milchproduktion. Die Brust wird schwer, hart und vielleicht auch heiß und berührungsempfindlich. Manche Kinder haben vorübergehend Schwierigkeiten, die Brustwarze zu fassen. Wenn Sie Beschwerden haben, wird die Hebamme Ratschläge für heiße oder kalte Umschläge (eventuell mit Zusätzen) geben und beim Anlegen behilflich sein.

- Die Haut des Kindes kann sich mehr oder weniger gelb verfärben. Dies kann eine normale Neugeborenengelbsucht sein. Sie entsteht durch körperliche Umstellungsprozesse, erreicht am vierten Tag ihren Höhepunkt und klingt bald wieder ab. Hebamme oder Kinderärztin/Kinderarzt achten auf den Verlauf und werden Ihnen raten, für gleichmäßige Wärme, Licht und zusätzliche Flüssigkeit zu sorgen. Bei einer verstärkten oder verlängerten Gelbsucht entscheidet die Kinderärztin/der Kinderarzt nach einer Blutuntersuchung, ob sie behandelt werden muss (mit Lichttherapie in der Kinderklinik).

- Ein Teil der jungen Säuglinge kann unter Blähungen oder sogenannten Drei-Monats-Koliken leiden. Das Kind schreit und krümmt sich. Die Ursachen sind bis heute nicht bekannt. Jungen haben diese Blähungen erfahrungsgemäß häufiger als Mädchen.

Wenn Sie stillen, meiden Sie am besten blähende Nahrungsmittel (wie etwa Kraut, Knoblauch, Zwiebeln, grobes Vollkornbrot). Trinken Sie nach dem Essen Fenchel-Anis-Kümmel-Tee und geben Sie auch dem Kind davon. Zudem können Bauchmassagen mit Vier-Winde-Öl oder ein warmes Bad und ein warmes Bäuchlein helfen. Manche Kinder haben »Schreistunden« zu festen Tageszeiten. Das ist nicht zu ändern, auch wenn es schwer ist, das zu akzeptieren. Der einzige Trost: Es hört mit drei Monaten von selbst wieder auf.

Die erste Zeit mit einem Kind kann sehr anstrengend sein. Die ersten drei Monate (das sogenannte »vierte« Schwangerschaftsdrittel) werden Sie wahrscheinlich völlig davon in Anspruch genommen sein. Zusätzliche Verpflichtungen, wie beispielsweise Arbeit, Prüfungen oder ein Studium, sollte man in dieser Zeit, wenn möglich, vermeiden. Sie verursachen nur unnötigen Stress.

Aber diese Wochen können bei guten Bedingungen auch eine sehr erfüllende Zeit sein, an die Sie sich gern zurückerinnern. Vor allem sind sie der Start ins Leben für Ihr Kind und vermitteln ihm sein grundlegendes Lebensgefühl.

Die Wochen und Monate nach der Geburt können eine sehr erfüllende Zeit sein.

In den ersten Monaten ist Ihr Baby ganz von Ihnen abhängig. Viele Frauen haben nun häufig große Angst, gleich zu Beginn vieles falsch zu machen. Das ist unnötig. Das meiste machen Mütter automatisch richtig.

Ihr Kind kann schon in den ersten Tagen mit Ihnen kommunizieren. Erst durch Schreien, dann durch Bewegungen der Gliedmaßen, später durch Wechseln des Gesichtsausdrucks. Zunächst erkennt es die Bezugsperson durch den Geruch und die Tonlage der Sprache, später lernt es, Gesichter zu unterscheiden. Die Eltern ahmen die Laute und Ausdrucksformen des Kindes intuitiv nach. Alle warten auf das erste Lächeln des Kindes, das sich zunächst meist im Schlaf einstellt.

Trennungsängste und Fremdeln treten mit vier, acht und 15 Monaten auf. Personen, die nicht regelmäßigen Kontakt mit dem Baby haben, erleben in dieser Zeit häufig Enttäuschungen.

 Empfehlung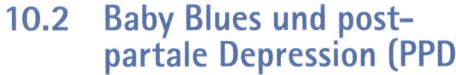

Beziehen Sie auch Ihren Partner gerade in den ersten Monaten aktiv ein. Dieser kann vielleicht beim Baden oder Wickeln des Kindes helfen oder auf das Neugeborene aufpassen. Dies ist nicht nur gut für die Vater-Kind-Beziehung, auch Sie können diese Unterstützung gut gebrauchen.

10.2 Baby Blues und postpartale Depression (PPD)

Depressive Störungen nach der Geburt treten bei Müttern in unterschiedlicher Häufigkeit mit unterschiedlichen Schweregraden und zu unterschiedlichen Zeitpunkten auf.

Die häufigste Störung ist der Babyblues in der ersten Woche nach der Geburt, der mit dem Östrogensturz zusammenhängt. Nach den Daten der BabyCare Wiederholungsbefragung ist der Babyblues bei 31 Prozent der Mütter zu beobachten. Die postpartale Depression (PPD) tritt danach bei fünf Prozent der Mütter beginnend etwa vier Wochen nach der Geburt auf. Die

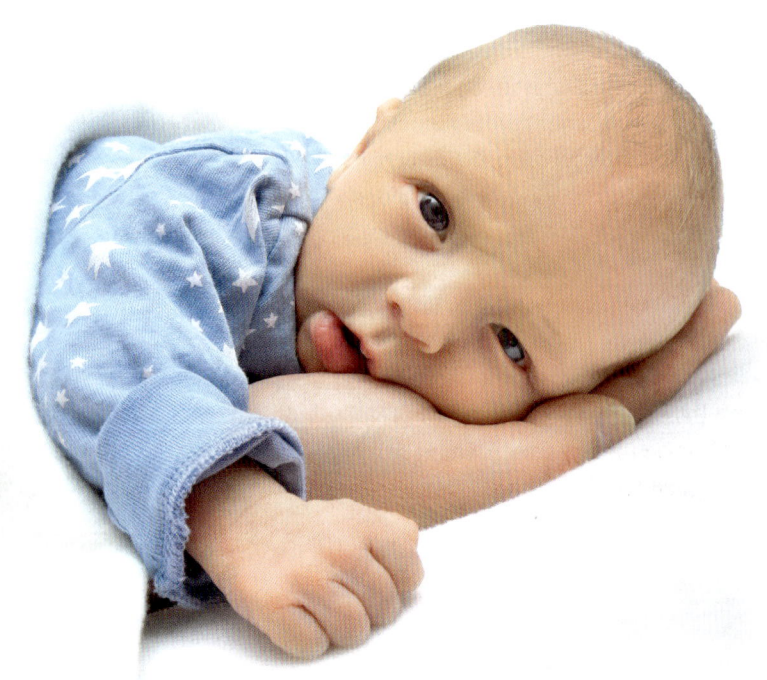

postpartale Psychose ist mit einer Häufigkeit von deutlich unter einem Prozent sehr selten.

Während der Babyblues nach wenigen Tagen wieder vorbei ist und auch Stimmungstiefs verfliegen, geht eine tatsächliche Depression nicht einfach wieder vorbei. Eine postpartale Depression ist eine schwerwiegende Krankheit. Während der Babyblues in der Regel nicht therapiert werden muss, handelt es sich bei der PPD um ein klinisch relevantes Gesundheitsproblem, das gezielter Diagnostik und auch Therapie bedarf.

Symptome & Risikofaktoren

Wenn folgende Faktoren vorliegen, steigt das Risiko, eine PPD zu erleiden stark an:

- Psychische Erkrankungen im
  früheren Leben
- Depressive Störungen in der
  Schwangerschaft
- PPD bei vorausgegangen Geburten

Neben den auf Seite 134 bereits erwähnten Symptomen kommen im Wochenbett noch folgende hinzu:

- Starke emotionale Labilität
- Unfähigkeit, warme Gefühle für das
  eigene Kind zu entwickeln
- Übermäßige Angst und Sorge um das
  Wohlergehen des Kindes
- Unrealistische Gedanken und Zweifel an
  den eigenen Fähigkeiten als Mutter:
  »Mein Baby mag mich nicht«, »Ich bin eine
  schlechte Mutter«, »Ich kann mein Kind
  nicht versorgen«

Viele Betroffene verschweigen Ihre Symptome und suchen auch keine ärztliche Hilfe. Dies ist unbedingt zu vermeiden, denn eine nichterkannte und unbehandelte PPD kann bei der Mutter zur Chronifizierung führen. Beim Kind können intellektuelle und kognitive Defizite, Verhaltensstörungen oder die Entwicklung von unsicheren Beziehungsstrukturen die Folge sein.

Wenn Ihre depressiven Gefühle und Symptome länger anhalten oder stärker werden, sollten Sie zunächst Ihre Frauenärztin/Ihren Frauenarzt aufsuchen, der Sie dann möglicherweise an eine andere Profession überweist.

Diagnostik & Therapie

Im Rahmen der Diagnostik erfolgt zunächst der Einsatz von Screeningfragebögen wie der DSM-IV (SKID) oder die Edinburgh Postnatal Depression Scale (EPDS). Diese finden Sie auch im Internet zum Ausfüllen, um einen ersten Hinweis auf den Grad Ihrer depressiven Verstimmungen zu erhalten (https://www.postnatale-depression.ch/de/selbsttest.html).

Nach dem Screening mittels der ausgefüllten Fragebögen erfolgt ferner eine eingehende körperliche Untersuchung, bei der auch eine mögliche Schilddrüsenunterfunktion geprüft werden muss. Zur Einschätzung des Schweregrads der PPD wird nach Einschränkungen in Beruf, Alltag und sozialem Umfeld gefragt.

Die Therapie der PPD umfasst Psychotherapie – zum Beispiel die kognitive Verhaltenstherapie – sowie medikamentöse Therapie. Die medikamentöse Therapie erfolgt meist mit Antidepressiva oder selektiven Serotonin-Wiederaufnahmehemmern. Empfohlen werden hierbei die Wirkstoffe Sertralin und Citalopram. Berücksichtigt werden muss, dass einige Wirkstoffe in die Muttermilch übertreten.

10.3 Tipps zum Alltag

Sie haben während Ihrer Schwangerschaft viel für sich und Ihr Baby getan und sich so gut es Ihnen möglich war darum bemüht, gesund zu leben.

Das Beste, was Sie nun – sowohl für Ihr Kind als auch für sich selbst – tun können, ist möglichst genauso gesund weiterzuleben, wie Sie es während der Schwangerschaft getan haben. Und Ihr Partner sollte Sie dabei unterstützen!

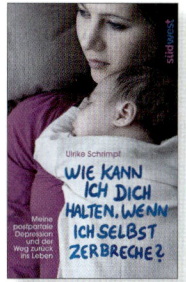

BUCHTIPP
**»Wie kann ich
dich halten, wenn ich
selbst zerbreche?«**
Ulrike Schrimpf
Südwest Verlag

**Weitergehende
Informationen zum
Thema PPD vom Kompetenzzentrum NRW:**

Fit bleiben

Ernähren Sie sich also weiterhin abwechslungsreich und ausgewogen. Orientieren Sie sich an den Ernährungsempfehlungen für die Schwangerschaft. Sie sollten reichlich und regelmäßig trinken, wenn Sie stillen. Verzichten Sie auf Alkohol, erhöhen Sie Ihre Alltagsbewegung durch Spaziergänge und Treppensteigen oder treiben Sie anderen Sport. Die Teilnahme an einer Gymnastik- oder Yogagruppe an der Volkshochschule, regelmäßiges Schwimmen oder ein zweimal wöchentlicher Besuch in einem Fitnessstudio kosten nicht viel. Das verschafft Ihnen Kraft und gibt Ihnen etwas Zeit für sich. Außerdem werden Sie sehen, wie schnell sich Ihr Körper von den Strapazen der Schwangerschaft und Geburt erholt. Und schließlich geben Sie Ihrem Partner damit auch die Gelegenheit, sich um das Kind zu kümmern. Manche Studios bieten auch Kinderbetreuung an. Sollte das Geld knapp sein: Schon für relativ wenig Geld erhalten Sie gutes Material für Ihr Heimtraining.

Wickeln

Empfohlen wird heute die sogenannte Breitwickelmethode. Alle Kinderwindeln arbeiten nach diesem System. Beim Anlegen müssen Sie darauf achten, dass einerseits alles gut abgeschlossen ist, andererseits muss sich das Baby auch noch gut bewegen können. In der ersten Zeit empfiehlt es sich, das Kind nach dem Aufwachen zunächst an die eine Brust anzulegen, danach zu wickeln und dann die zweite Brust zu geben, an der Ihr Kind wieder einschlafen wird.

Bauch-, Seiten- oder Rückenlage beim Schlafen?

Nachdem die Expertenmeinungen zu diesem Thema früher noch geteilt waren, sind sich Wissenschaftler heute einig, dass die **Rückenlage** die beste Schlafposition für Babys ist.

Früher wurden die Kinder oft auf den Bauch gelegt – Hauptgrund: gut geformte Hinterköpfe.

Dann wurde noch bis vor wenigen Jahren die Seitenlage beim Schlafen in Deutschland als Alternative zur Bauchlage empfohlen. Es hat sich jedoch gezeigt, dass die Seitenlage – wie auch die Bauchlage – beim Schlafen gegenüber der Rückenlage ein höheres Risiko für den plötzlichen Kindstod – auch SIDS (Sudden Infant Death Syndrome) genannt – birgt. Daher sollten diese beiden Varianten ganz vermieden werden.

Die Empfehlung zum Schlaf ausschließlich in Rückenlage wird auch durch ein Beispiel unterstützt. Nachdem die Bauchlage in Amerika mit SIDS in Verbindung gebracht wurde, ist die große Mehrheit der amerikanischen Eltern der Empfehlung zur Rückenlage gefolgt. Der Erfolg ist überzeugend: Die Häufigkeit des plötzlichen Kindstods hat in Amerika dadurch drastisch abgenommen.

Eine oft geäußerte Befürchtung, dass Babys in Rückenlage häufiger an Erbrochenem ersticken als in der Bauch- oder Seitenlage, trifft zudem nicht zu. Denn das Baby hat im Schlaf dieselben Hustenschutzreflexe wie ein größeres Kind.

Jährlich ereilt der plötzliche Kindstod in Deutschland noch etwa 100 neugeborene Kinder. Weitere Risikofaktoren für den plötzlichen Kindstod sind:

- Atemprobleme (Atempausen) des Kindes
- Überwärmung/Schwitzen des Kindes beim Schlaf (Raumtemperatur soll zwischen 16 und 18 Grad Celsius liegen)
- Zu weiche Matratze, Kuscheltier oder Fell im Bettchen
- Tabakrauch im Wohnraum

Die optimale Schlafumgebung

Die Schlafsituation sollten Sie ganz nach Ihren und den Bedürfnissen des Säuglings auf körperliche Nähe anpassen. Das heißt, ob das Babybett in einem separaten oder im elterlichen Zimmer steht oder Ihr Baby mit im elterlichen Bett schläft, liegt ganz in Ihrer Entscheidung.

Das Kinderbett sollte keine überstehenden Teile, scharfe und spitze Kanten oder Lücken aufweisen. Vermeiden Sie Unfälle, indem Sie keine Kordeln, Gummibänder oder Schnüre mit Spielzeug über dem Bett befestigen. Der Lattenrost sollte stabil sein und die Abstände der Latten dürfen das Durchrutschen des Füßchens beim Stehen oder Hüpfen nicht zulassen. Auch sollte die Matratze stramm im Bettrahmen liegen, so dass sie nicht verrutschen kann. Es soll eine feste, luftdurchlässige Matratze sein, die sich relativ wenig eindrücken lässt. Der Körper sollte nicht mehr als zwei Zentimeter tief in die Matratze einsinken können. Nutzen Sie einen Babyschlafsack, keine Kissen, Decken und Kuscheltiere im Bettchen. Die optimale Temperatur zum Schlafen liegt zwischen 16 und 18 Grad Celsius. Lüften Sie häufig, aber immer nur kurz (Stoßlüften).

Frische Luft

Gewöhnen Sie Ihr Kind langsam, Schritt für Schritt, an die Außenwelt. Zunächst am geöffneten Fenster, dann – so vorhanden – auf dem Balkon, dann bei kleineren und schließlich größeren Spaziergängen. Das Kind braucht in den ersten drei bis vier Wochen noch nicht unbedingt nach draußen. Machen Sie sich daraus also keinen Stress. Danach ist allerdings ein täglicher Aufenthalt im Freien wichtig, je nach Jahreszeit und Temperatur.

Bewegungsförderung

Babys benötigen in den ersten Wochen nach der Geburt viel Körperkontakt. Kuscheln und Streicheln entspannen den Säugling und lassen ihn durch die Nähe zu Ihnen zur Ruhe kommen. Sie und Ihr Partner lernen in dieser Zeit, die Botschaften des Babys zu verstehen und dessen Bedürfnisse zu erkennen. Für das Kind ist schon in den ersten Lebensmonaten neben der Ernährung auch die Bewegungsförderung wichtig, weil es durch Bewegung sich selbst, sein direktes Umfeld und die Welt nach und nach kennenlernt. Gerade weil Kinder über einen sogenannten natürlichen Bewegungs-

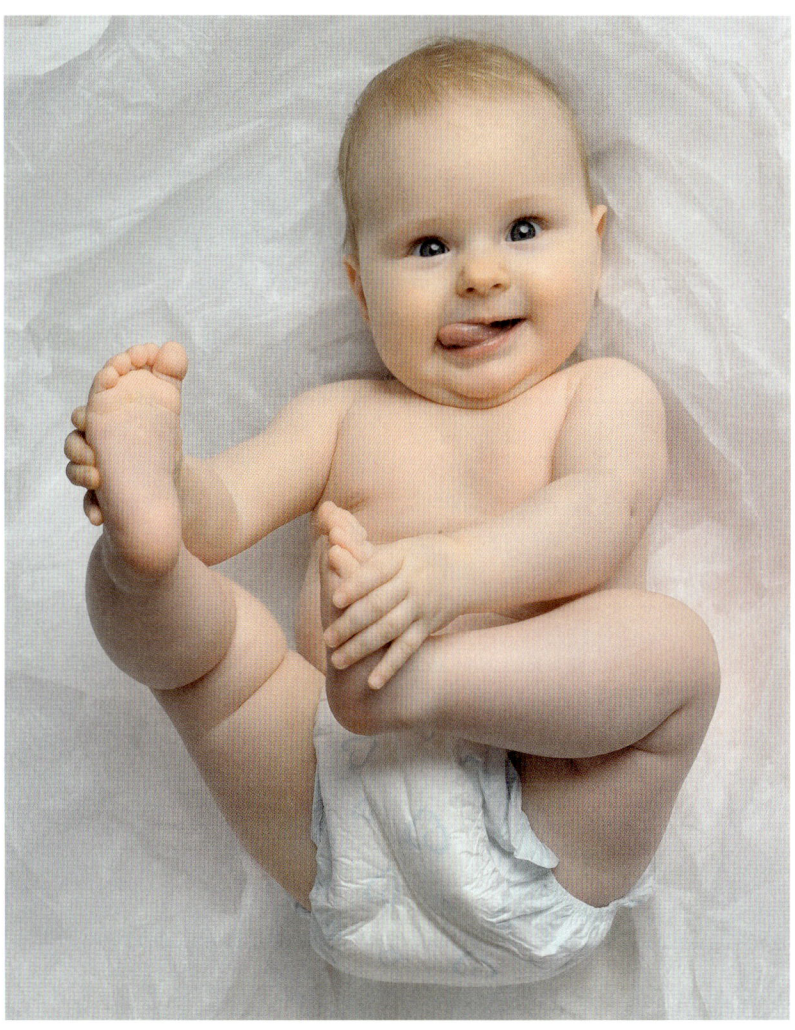

drang verfügen, sollten sie diesen in vielfältigen Situationen ausleben und viele – vor allem auch positive – Erfahrungen machen können. Baby-Autositze und ähnliches schränken den natürlichen Bewegungsdrang des Kindes ein. Sie sind daher ausschließlich für den Transport zu verwenden.

Ab dem vierten Lebensmonat können Sie Ihr Baby auf eine flache Unterlage legen, dort kann es sich frei bewegen und sein Bewegungsdrang wird nicht eingeschränkt. In der (überwachten) Bauchlage trainiert Ihr Baby seine Rückenstreckmuskulatur und den Gleichgewichtssinn. Durch Massagen und Streicheleinheiten sowie Bewegungsspiele, die zum Greifen und Strampeln anregen, können Sie den natürlichen Bewegungsdrang des

Schon in den ersten Lebensmonaten ist die Bewegungsförderung wichtig. Durch Bewegung lernt Ihr Baby seine Welt und sich selbst nach und nach kennen.

Info

Beikosteinführung für Ihr Baby

Dass Muttermilch die perfekte Nahrung für Ihr Baby ist, wissen Sie ja schon – im ersten Lebensjahr ist diese die wichtigste Nährstoffquelle. Im ersten Lebenshalbjahr, mindestens bis zum Beginn des fünften Lebensmonats sollten Kinder ausschließlich gestillt werden.

Etwa ab dem sechsten Lebensmonat reicht Muttermilch alleine aber nicht mehr aus, um den Energie- und Nährstoffbedarf Ihres Säuglings zu decken. Nun ist es an der Zeit, Ihr Baby an Beikost zu gewöhnen.

Dieser Übergang von der Muttermilch zu normaler Kost soll nicht vor Beginn des fünften und nicht später als zu Beginn des siebten Lebensmonats erfolgen. Die Einführung erfolgt behutsam, Schritt für Schritt. Beginnen Sie mit einem

Löffelchen und stillen Sie Ihr Kind weiter, so lange Sie und Ihr Kind das wollen. Zu Beginn der Beikosteinführung reichen kleine Mengen an fein pürierter Beikost (zwei bis drei Teelöffel) aus, die nach und nach erhöht werden sollten. Gegen Ende des ersten Lebensjahres isst Ihr Baby am Familientisch mit. Ob Ihr Kind reif für Beikost ist, erkennen Sie unter anderem, wenn die Nahrung nicht mehr ausgespuckt wird, die ersten Zähne durchbrechen und wenn es Interesse am Essen Anderer zeigt. Wichtig ist auch, dass Ihr Kind genügend Kraft hat, um mit geringer Hilfe aufrecht zu sitzen und den Kopf ohne Hilfe zu halten.

Mehr rund um das Thema Beikost und wie Sie diese erfolgreich Schritt für Schritt einführen können, finden Sie in nebenstehender Broschüre, die kostenlos aus dem Internet heruntergeladen werden kann: www.gesund-ins-leben.de

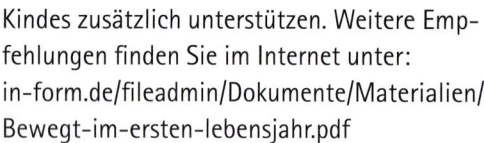

Kindes zusätzlich unterstützen. Weitere Empfehlungen finden Sie im Internet unter: in-form.de/fileadmin/Dokumente/Materialien/Bewegt-im-ersten-lebensjahr.pdf

Baden

Sobald der Nabel verheilt ist, kann Ihr Kind gebadet werden. Die beste Zeit dafür ist, wenn es wach und ausgeschlafen ist, aber nicht direkt nach einer Mahlzeit. Ein solcher Zeitpunkt ist in den ersten Wochen nur schwer zu finden. Das macht aber nichts, das Kind muss nicht täglich gebadet werden. Baden soll Spaß machen. Es soll angenehm und nicht stressig sein. Darum ist es gut, wenn Sie zu zweit sind. Die Temperatur des Badewassers soll 37 Grad Celsius betragen, die Zimmertemperatur 23 Grad Celsius. Anfangs genügen fünf Minuten, denn danach kühlt das Wasser schon merklich ab. Baden ist für Babys anstrengend. Manche Kinder schlafen besonders lange nach einem Bad. Dann ist natürlich spät abends ein

günstiger Zeitpunkt dafür. Trocknen Sie das Kind mit einem warmen, flauschigen Tuch gut ab und denken Sie auch an die Zehen, Finger und die Geschlechtsorgane. Dann den ganzen Körper leicht einölen, auch in den Halsfalten und hinter den Ohren.

 Empfehlung

Ziehen Sie Ihr Baby nicht zu dick an: Am besten können Sie zwischen den Schulterblättern des Kindes fühlen, ob es zu warm oder zu kalt ist. Hände und Füße sind oft kühl und reichen zur Einschätzung der Körpertemperatur nicht aus!

Kaufen Sie keinen zu großen Schlafsack, in den das Kind erst hineinwachsen muss. Das Richtmaß für die geeignete Schlafsacklänge ist: Körperlänge minus Länge des Kopfes plus zehn bis maximal 15 cm zum Strampeln und Wachsen.

Die optimale Temperatur zum Schlafen liegt zwischen 16 und 18 Grad Celsius. Lüften Sie häufig, aber immer nur kurz (Stoßlüften).

Im ersten Lebenshalbjahr sollten Sie Ihr Kind nach Möglichkeit voll stillen. Ab dem sechsten Lebensmonat beginnen Sie dann mit der behutsamen Eingewöhnung an Beikost (siehe Infokasten links).

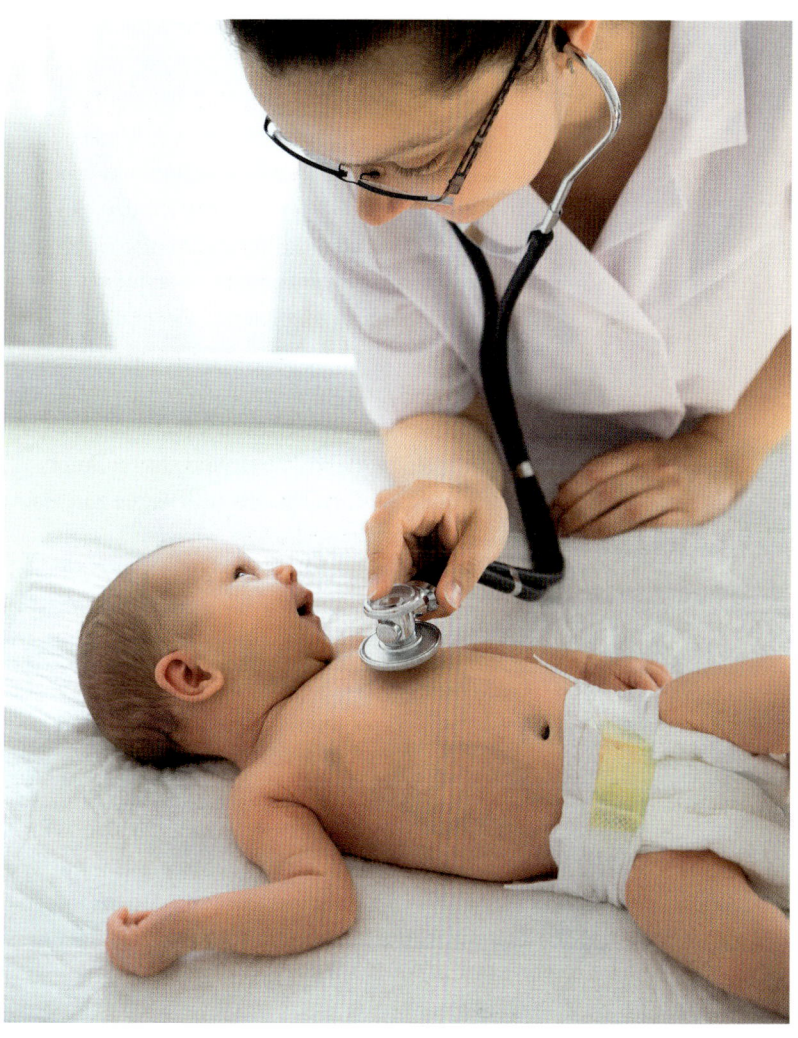

10.4 Kinderärztin/Kinderarzt

Was die Frauenärztin/der Frauenarzt für Sie war und ist, ist die Kinderärztin/der Kinderarzt für Ihr Kind. Heute betreuen Kinder- und Jugendärzte die Kinder bis ins späte Jugendalter. Sie kennen dann die hoffentlich normale Kranken- und Entwicklungsgeschichte Ihres Kindes lückenlos bis zu dessen erstem selbstständigen Arztbesuch.

Suchen Sie sich deshalb eine Kinderarztpraxis, zu der Sie und Ihr Partner Vertrauen haben. Erkundigen Sie sich bei Ihrer Hebamme, Freunden oder anderen Schwangeren, die schon größere Kinder haben, nach Praxen mit gutem Ruf.

Wie fast alle Mütter und Väter werden Sie die Erfahrung machen, dass es Phasen gibt, in denen Sie in der Kinderarztpraxis ein Dauergast sind. Manchmal muss es auch ganz schnell gehen.

Die Kinderarztpraxis sollte deshalb:

- Lange Öffnungszeiten haben und auch am Samstag erreichbar sein
- Ganz in der Nähe Ihrer Wohnung liegen
- Oder von Ihrem Arbeitsplatz aus oder dem Ihres Partners leicht erreichbar sein
- Oder wenigstens mit öffentlichen Verkehrsmitteln leicht erreichbar sein
- Oder – falls Sie ein Auto nutzen – in Praxisnähe ausreichend Parkplätze haben

Die Beachtung dieser Punkte kann Ihnen in den nächsten Jahren viel Zeit und unnötigen Stress ersparen.

Was die Mutterschaftsvorsorgeuntersuchungen für Sie waren, sind für Ihr Kind die Kindervorsorgeuntersuchungen, die sogenannten U-Untersuchungen. Sie finden zu zeitlich vorgegebenen Terminen statt, in Abhängigkeit vom Lebensalter des Kindes. Die erste Untersuchung (U1) findet bereits im Kreißsaal direkt nach der Geburt statt, die U2 zwischen dem 3. und 10. Lebenstag des Kindes. Die Ergebnisse werden in das gelbe Untersuchungsheft eingetragen, das Sie zu jedem Arztbesuch mitbringen sollten. Die Kosten werden von der Krankenkasse übernommen.

Allein im ersten Lebensjahr des Kindes werden insgesamt sechs Vorsorgeuntersuchungen durchgeführt (U1 bis U6 am Ende des ersten Lebensjahrs). Dort wird Ihnen ausführlich

Die U-Untersuchungen dienen der Überprüfung des Entwicklungsstandes Ihres Kindes. Nehmen Sie alle Termine wahr!

erklärt, was jeweils untersucht wird. Nehmen Sie unbedingt jeden dieser Termine wahr.

In den ersten Lebensmonaten des Kindes werden auch die ersten wichtigen Impfungen durchgeführt. Impfen ist – Sie werden es wissen – ein heftig diskutiertes Thema. Sie werden nicht darum herumkommen, sich hierzu eine eigene Meinung zu bilden.

In Deutschland herrscht derzeit keine allgemeine Impfpflicht. In anderen Ländern gibt es sie, in wieder anderen Ländern wird starker Druck ausgeübt, indem nicht geimpfte Kinder zum Beispiel Kindergärten und Schulen nicht besuchen dürfen. Sprechen Sie mit Ihrer Kinderärztin/Ihrem Kinderarzt eingehend über den Nutzen und die Risiken des Impfens und die Risiken für ungeimpfte Kinder.

Nebenstehend finden Sie den von der Ständigen Impfkommission (STIKO) empfohlenen Impfkalender. Die erste Impfung, die bereits im Alter von sechs Wochen durchgeführt werden sollte, ist die Rotavirus-Impfung. Sie schützt zu rund 80 Prozent vor einer Durchfallerkrankung. Es handelt sich dabei um eine Schluckimpfung.

Generell befürworten in einer aktuellen Studie 85 Prozent der befragten Eltern, dass ihre Kinder geimpft werden, 13 Prozent sind eher skeptisch und zwei Prozent äußern sich ablehnend.

Schluckweiser Schutz gegen Rotavirus-Brechdurchfälle, weitere Infos unter: www.rotavirus-info.de

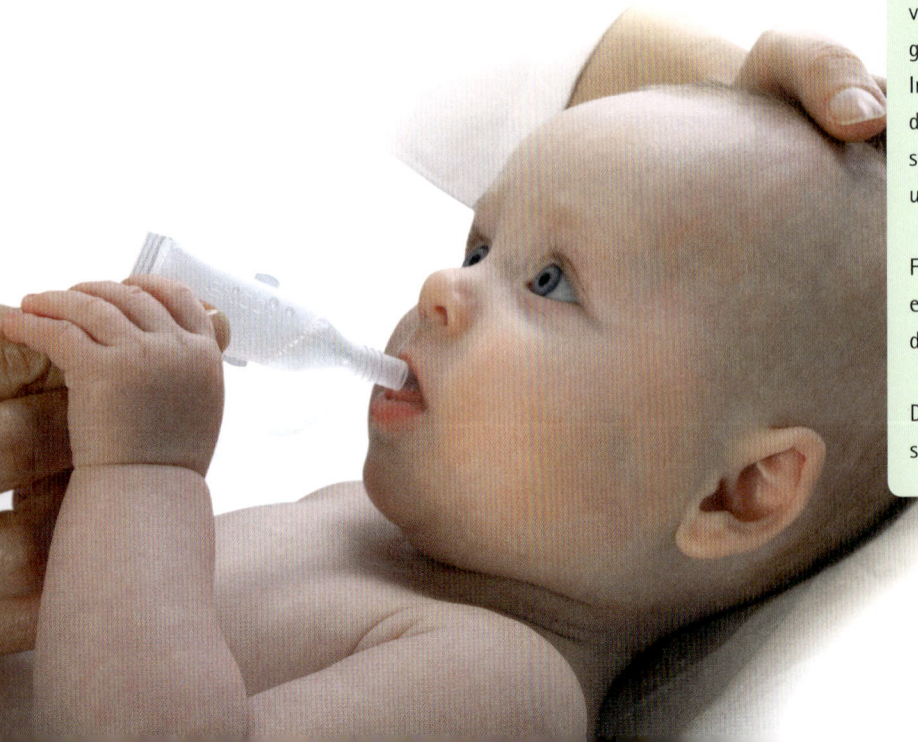

 Info

Impfkalender (Standardimpfungen) für Säuglinge und Kleinkinder

Der nebenstehende Impfkalender umfasst Impfungen zum Schutz vor Tetanus (T), Diphtherie (D/d), Pertussis (aP/ap), Haemophilus influenzae Typ b (Hib), Poliomyelitis (IPV), Hepatitis B (HB), Pneumokokken, Rotaviren (RV), Meningokokken C, Masern, Mumps, Röteln (MMR) sowie gegen Varizellen.

Das empfohlene Impfalter wird in Wochen und Monaten angegeben. **Beispiel:** Impfung im Alter von 15-23 Monaten, d. h. vom letzten Tag des 15. Lebensmonats bis zum Tag vor dem zweiten Geburtstag. Die Impfungen sollen zum *frühestmöglichen* Zeitpunkt erfolgen.

Soweit Kombinationsimpfstoffe verfügbar sind und Empfehlungen der STIKO dem nicht entgegenstehen, sollten Kombinationsimpfstoffe verwendet werden, um die Zahl der Injektionen möglichst gering zu halten. Die Überprüfung und ggf. Vervollständigung des Impfstatus ist in jedem Lebensalter sinnvoll. Fehlende Impfungen sollten sofort, entsprechend den Empfehlungen für das jeweilige Lebensalter, nachgeholt werden. Es ist zu beachten, dass bestimmte Impfungen ein begrenztes Zeitfenster haben. Die RV-Impfung muss bis zum Alter von 24 bzw. 32 Lebenswochen abgeschlossen sein. Die Impfung gegen Pneumokokken wird nur bis zum 2. Geburtstag und die Hib-Impfung nur bis zum 5. Geburtstag nachgeholt.

Zu den zeitlichen Mindestabständen zwischen zwei Impfungen sowie zur Möglichkeit der Koadministration von Impfstoffen sind die Fachinformationen des jeweiligen Impfstoffes zu beachten. Für einen lang dauernden Impfschutz ist es von besonderer Bedeutung, dass bei der Grundimmunisierung der empfohlene Mindestabstand zwischen vorletzter und letzter Impfung nicht unterschritten wird.

Für die Impfprophylaxe genutzt werden sollen die Früherkennungsuntersuchungen für Säuglinge und Kleinkinder (U3 bis U7).

Die im Impfkalender empfohlenen Standardimpfungen sollten auch alle Personen mit chronischen Krankheiten erhalten, sofern keine spezifischen Kontraindikationen vorliegen. Wegen der besonderen Gefährdung in der frühen Kindheit ist es notwendig, empfohlene Impfungen für Säuglinge **möglichst frühzeitig** durchzuführen und spätestens bis zum Alter von 14 Monaten (bzw. 23 Monaten bei MMR, Varizellen) die Grundimmunisierungen zu vollenden. Erfahrungen zeigen, dass Impfungen, die später als empfohlen begonnen wurden,

häufig nicht zeitgerecht fortgesetzt werden. Bis zur Feststellung und Schließung von Impflücken, z. B. bei der Schuleingangsuntersuchung, verfügen unzureichend geimpfte Kinder nur über einen mangelhaften Impfschutz. Vor dem Eintritt in eine Gemeinschaftseinrichtung, spätestens aber vor dem Schuleintritt, ist für einen altersentsprechenden vollständigen Impfschutz Sorge zu tragen.

Impfempfehlung der Ständigen Impfkommission (STIKO) am Robert Koch-Institut

(Stand 22.08.2019)

Impfung	Impfalter					
	6 Wochen	2 Monate	3 Monate	4 Monate	11–14 Monate	15–23 Monate
Rotaviren	G1b	G2	(G3)			
Tetanus		G1	G2	G3	G4	N
Diphtherie		G1	G2	G3	G4	N
Pertussis		G1	G2	G3	G4	N
Hib (Haemophilus influenzae Typ b)		G1	G2c	G3	G4	N
Poliomyelitis		G1	G2c	G3	G4	N
Hepatitis B		G1	G2c	G3	G4	N
Pneumokokken[a]		G1		G2	G3	N
Meningokokken C					G1 (ab 12 Monaten)	
Masern					G1	G2
Mumps, Röteln					G1	G2
Varizellen					G1	G2

Erläuterungen
G Grundimmunisierung (in bis zu 4 Teilimpfungen G1 – G4)
N Nachholimpfung (Grundimmunisierung aller noch nicht Geimpften bzw. Komplettierung einer unvollständigen Impfserie)

a Frühgeborene erhalten eine zusätzliche Impfstoffdosis im Alter von 3 Monaten, d. h. insgesamt 4 Dosen.
b Die 1. Impfung sollte bereits ab dem Alter von 6 Wochen erfolgen, je nach verwendetem Impfstoff sind 2 bzw. 3 Dosen im Abstand von mindestens 4 Wochen erforderlich.
c Bei Anwendung eines monovalenten Impfstoffes kann diese Dosis entfallen.

Einstellung zum Impfen

Quelle: BZgA, Infektionsschutz – Einstellungen, Wissen und Verhalten 2017, 1.092 Befragte mit Kindern bis zu 13 Jahre

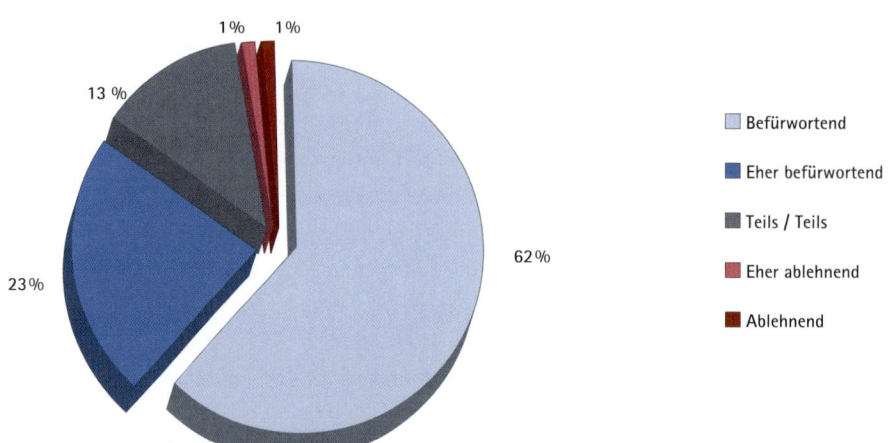

- Befürwortend
- Eher befürwortend
- Teils / Teils
- Eher ablehnend
- Ablehnend

Die von Impfskeptikern und -gegnern zum Beispiel vorgebrachten Gründe, dass eine durchgemachte Kinderkrankheit den Organismus des Kindes stärke und schwere Impfschäden drohen, können nicht überzeugen:

- Ernst zu nehmende Komplikationen im Zusammenhang mit Impfen treten extrem selten auf.
- Die Krankheiten, die durch das Impfen verhindert werden, sind keinesfalls harmlos. Sie können zu bleibenden und schweren Schädigungen des Kindes führen.
- Auch eine äußerst gesunde Lebensweise schützt Ihr Kind nicht vor einer Infektion.
- Warum sollten Kinder Krankheiten erleiden, denen erfolgreich vorgebeugt werden kann?

10.5 Verhütung

Nach der Geburt taucht bald die Frage nach weiteren Schwangerschaften und deren Verhütung auf. Auch wenn Sie stillen, müssen Sie und Ihr Partner sich darüber Gedanken machen. Bei der Wahl der jeweiligen Empfängnisverhütungsmethode spielen viele Faktoren eine Rolle:

- Welche Empfängnisverhütungsmethoden haben Sie bisher angewendet?
- Sind diese Methoden mit dem Stillen zu vereinbaren?

- Wollten Sie eigentlich ohnehin die Methode wechseln?
- Wollen Sie für die nächste Zeit eine Schwangerschaft mit Sicherheit ausschließen oder wollen Sie hier flexibel sein?

Mit dem Älterwerden ändern sich auch die Vorlieben der Frauen bezüglich der Verhütungsmethoden. Während die Hälfte der jungen Frauen zwischen 16 und 20 Jahren die Pille verwendet, liegt dieser Anteil bei 40- bis 49-Jährigen bei nur noch 14 Prozent. Gleichzeitig steigt der Anteil der Frauen, die nicht verhüten von 20 auf 59 Prozent an.

Die Pille

Die Pille ist nach wie vor das am häufigsten benutzte Verhütungsmittel. Sie ist meist gut verträglich. Es wird unterschieden zwischen der Kombi-Pille, die sowohl Östrogen als auch Gestagen enthält, der Mikropille, die geringe Mengen Östrogen und Gestagen enthält und der Minipille, die reines Gestagen enthält und deshalb in der Stillzeit eingenommen werden darf.

Wird die Pille abgesetzt, pendelt sich ein normaler Menstruationszyklus nach etwa drei bis sechs Wochen wieder ein. Eine Schwangerschaft ist dann wieder möglich, was jedoch nicht heißt, dass Sie dann auch sofort wieder schwanger werden. Der Eintritt einer Schwangerschaft nach Absetzen der Pille kann sich verzögern, gerade wenn die Pille wegen hormoneller Störungen eingenommen wurde. Folgende Frauen sollten die Pille nicht nehmen:

• Starke Raucherinnen
• Frauen mit Thrombosen oder Herz-Kreislauf-Erkrankungen
• Frauen, die schon einen Schlaganfall hatten
• Frauen, die selbst unter bestimmten Krebserkrankungen leiden oder in deren Familie derartige Krankheiten aufgetreten sind

Alternativen zur Pille

Hormonelle Alternativen zur Pille sind Hormonspritzen, ein Vaginalring, ein Verhütungspflaster oder ein Hormonstäbchen mit Gestagenen, das für drei Jahre unter die Haut am Oberarm eingesetzt wird. Der Vorteil dieser Methoden ist sicher, dass Sie nicht täglich an die Pilleneinnahme denken müssen.

> **Achtung!** Während der Stillzeit dürfen **östrogenhaltige** Verhütungsmethoden nicht angewendet werden, da diese die Menge und Zusammensetzung der Muttermilch beeinflussen. Besprechen Sie mit Ihrer Frauenärztin/Ihrem Frauenarzt, welche Methode in dieser Phase für Sie in Frage kommt.

Spirale/Intrauterinpessar (IUP): Es gibt ganz unterschiedliche Spiralen. Kupferspiralen haben eine spermizide Wirkung und führen durch leichte Entzündungsreaktionen in der Gebärmutter dazu, dass sich die Eizelle nicht einnisten kann. Hormonspiralen geben über einen Zeitraum von fünf Jahren ständig kleinste Hormonmengen ab. Nach ein paar Monaten wird die Monatsblutung schwächer und hört dann meist ganz auf. Spiralen sind besonders zur Verhütung nach der Entbindung und in der Stillzeit geeignet. Sie können bereits sechs bis acht Wochen nach der Entbindung eingelegt werden. Ein weiterer Vorteil ist, dass man nach der Entfernung schon im ersten Menstruationszyklus wieder schwanger werden kann.

Die häufigsten Verhütungsmethoden von 18- bis 49-jährigen Frauen in Deutschland

Quelle: BZgA 2011, Befragung von 486 Frauen, Mehrfachantworten möglich

1. Pille	53 %
2. Kondom	29 %
3. Spirale	14 %
4. Sterilisation	8 %
5. Andere hormonelle Methoden	3 %
6. Natürliche Methoden	2 %
7. Sonstige	2 %

Verhütungsmethoden nach Alter

Quelle: Gynmed Ambulatorium Wien (2015)

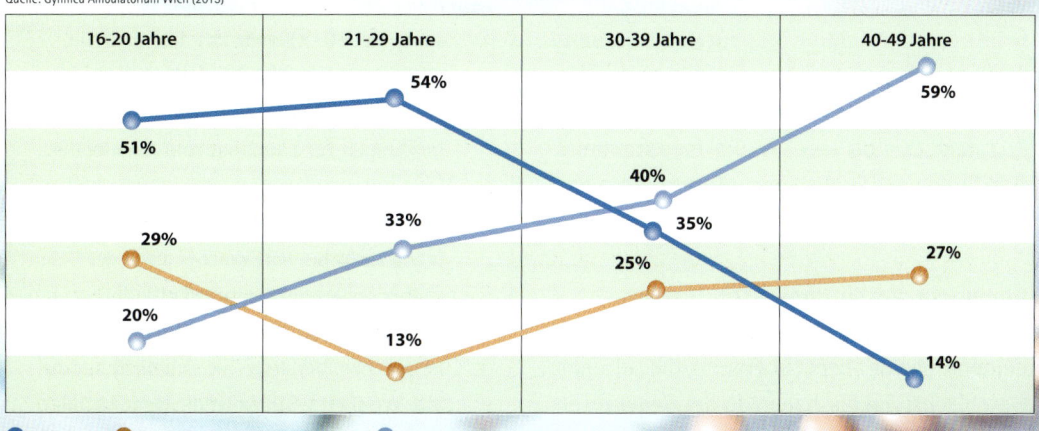

16-20 Jahre	21-29 Jahre	30-39 Jahre	40-49 Jahre

Pille: 51%, 54%, 35%, 14%
keine Verhütung: 20%, 33%, 40%, 59%
Verhütung ja, nicht Pille: 29%, 13%, 25%, 27%

● Pille   ● Verhütung ja, nicht Pille   ○ keine Verhütung

Kondome: Die »Verhüterli« sind nach der Pille das am zweithäufigsten verwendete Verhütungsmittel. Vorteil: Sie sind preiswert und fast überall zu bekommen. Nachteil: Bei falschem Gebrauch gibt es keinen 100-prozentigen Schutz vor einer Schwangerschaft. Bei Latex-Allergien kann auch auf latexfreie Kondome zurückgegriffen werden.

Diaphragma: Das Diaphragma ist ein Mittel der Empfängnisverhütung, das ohne Hormone auskommt. Dadurch bleibt der Menstruationszyklus der Frau erhalten. Das Diaphragma sieht aus wie eine kleine Gummikappe. Es besteht aus einer runden Spiral- oder Flachfeder, die mit Latex oder Silikon überzogen ist.

Das Diaphragma wird in neun verschiedenen Größen angeboten und muss individuell in einer Arztpraxis, in einem Familienplanungszentrum oder einer Beratungsstelle angepasst werden. Es muss gemeinsam mit einem Verhütungsgel benutzt werden und ist deshalb für Frauen, die häufig an Blasen- und Vaginalinfektionen leiden, nicht geeignet. Nach Auftragen des Gels auf das Diaphragma wird es vor dem Geschlechtsverkehr in die Scheide eingeführt. Dort wirkt es wie eine Barriere.

Bei richtiger Anwendung (einschließlich des Gebrauchs eines Verhütungsgels) und nach fachgerechter Anpassung ist das Diaphragma eine zuverlässige Verhütungsmethode. Nach Geburten, Fehlgeburten oder ab einer Gewichtsveränderung von fünf Kilogramm sollte die Größe und der richtige Sitz durch die Frauenärztin/den Frauenarzt überprüft werden. Die Anpassung nach einer Schwangerschaft sollte erst nach drei bis sechs Monaten durchgeführt und das Diaphragma vorher nicht verwendet werden.

Chemische Verhütungsmittel (Creme, Schaum, Scheidenzäpfchen, Tampons): Sie eignen sich vor allem für Frauen, die seltener Geschlechtsverkehr haben. In der Regel töten die Chemikalien die Spermien ab. Sie sollten diese Mittel aber immer in Kombination mit Kondomen verwenden, da sie nicht sehr sicher sind. Benzalkoniumchlorid ist ebenfalls ein chemisches Verhütungsmittel. Es schützt auch gegen Viren und Bakterien. Aber Vorsicht: Wenn Sie es benutzen, müssen Sie bei der Reinigung des Genitalbereichs auf Seife völlig verzichten. Sonst wirkt es nicht.

Natürliche Familienplanung: Die folgenden Verhütungsmethoden basieren auf einer Berechnung der fruchtbaren Tage bei normalem Zyklus.

- Temperaturmethode
- Beobachtung des Muttermundschleims
- Verhütungscomputer

Für die Zeit nach der Geburt sind all diese Methoden aber nicht geeignet, weil sich der regelmäßige Monatszyklus noch nicht wieder eingestellt hat.

Die Sterilisation: Dieser endgültige Schritt, bei dem bei der Frau die Eileiter oder beim Mann die Samenleiter durchtrennt werden, muss natürlich besonders gut überlegt werden und wird in der Regel nicht von den Krankenkassen bezahlt.

 Empfehlung

Machen Sie Flitterwochen mit Ihrem Kind und nehmen Sie sich Zeit, Ihr Kind zu genießen.

Suchen Sie eine Kinderarztpraxis in Ihrer Nähe. Nehmen Sie alle Kindervorsorgeuntersuchungen (U´s) wahr und sprechen Sie mit der betreuenden Kinderärztin/dem betreuenden Kinderarzt über die empfohlenen Impfungen für Säuglinge und Kleinkinder.

Bei der gynäkologischen Nachuntersuchung (etwa sechs bis acht Wochen nach der Geburt) sollten Sie mit Ihrer Frauenärztin/Ihrem Frauenarzt eine geeignete Verhütungsmethode besprechen. Verlassen Sie sich nicht auf die alte Weisheit: »Stillen ist die beste Verhütung«. Dies ist ein Ammenmärchen!

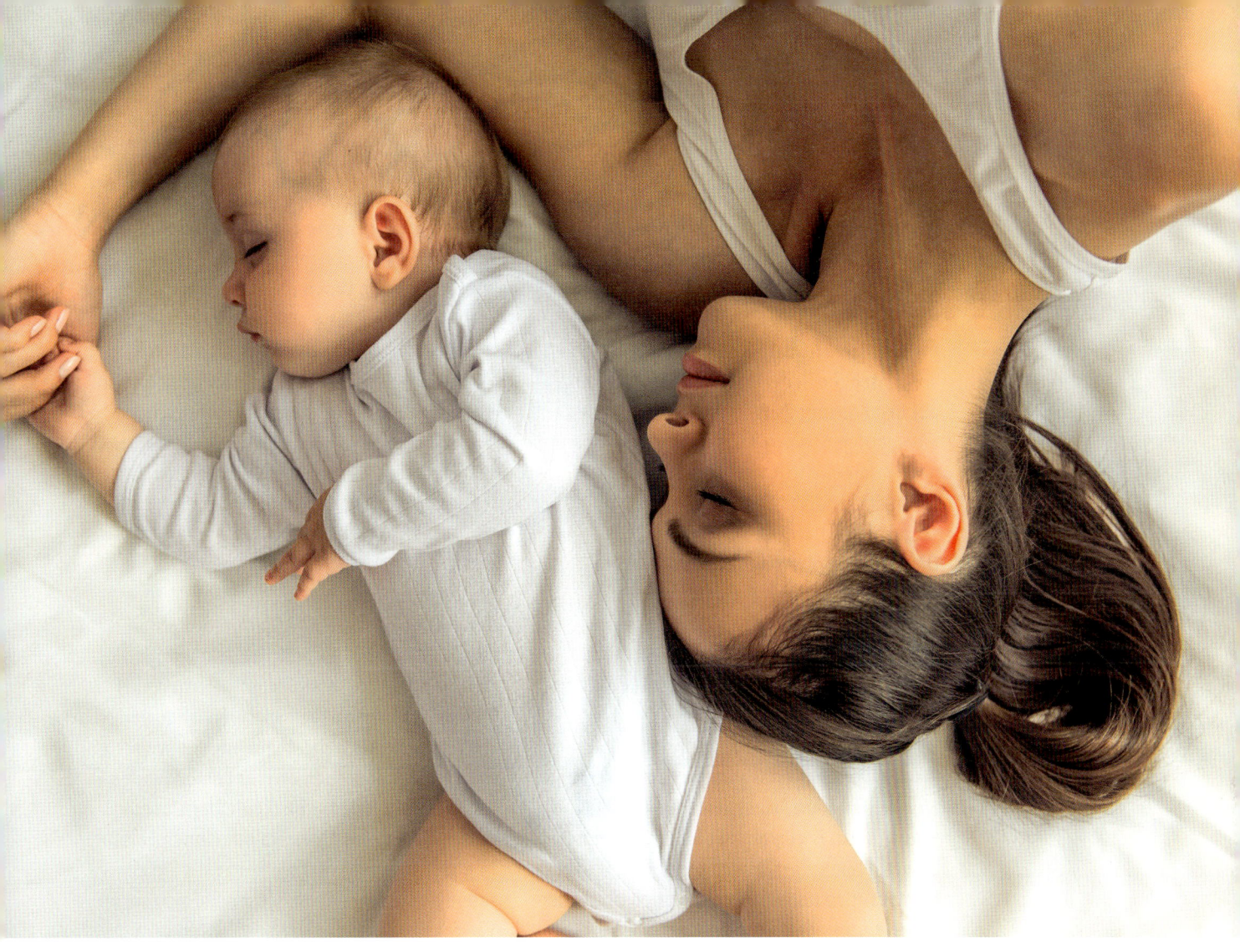

11 Was Sie für sich und Ihr Kind tun können

Im folgenden Kapitel haben wir für Sie noch einmal die wichtigsten Empfehlungen zu den einzelnen beschriebenen Aspekten und Besonderheiten einer Schwangerschaft zusammengefasst. Zusätzlich finden Sie hier hilfreiche Tipps für den Alltag einer Schwangeren und Angaben von Einrichtungen, die Ihnen bei möglichen Fragen gern Auskunft geben.

Allgemeine Beratung
Wenn Sie Beratung auf verschiedenen Gebieten benötigen, kann Ihnen die Deutsche Arbeitsgemeinschaft für Jugend- und Eheberatung (DAJEB) weiterhelfen. Im Internet finden Sie unter www.dajeb.de eine Suchmaschine, in der Sie nach Postleitzahlen und Beratungsstellen recherchieren können. Sie erhalten dann die

Adressen und Telefonnummern der entsprechenden Sozial- und Gesundheitsberatungsstellen.

Der Deutsche Hebammenverband e. V. (DHV) hält auf seiner Internetseite eine umfangreiche Linksammlung zu allen Themen rund ums »schwanger sein« bereit. Hier zu stöbern lohnt sich: www.hebammenverband.de/familie/links-fuer-eltern/.

Arztbesuche
Nehmen Sie unbedingt alle Vorsorgeuntersuchungen in der Schwangerschaft wahr! Achten Sie auf Ihren Gesundheitszustand! Bei unklaren, häufig wiederkehrenden Beschwerden, bei Blutungen und vorzeitigem Blasensprung sollten Sie sofort Ihre Frauenärztin/Ihren

Frauenarzt oder Ihre Hebamme aufsuchen oder verständigen. Falls Sie niemanden erreichen, suchen Sie sofort eine Frauenklinik auf.

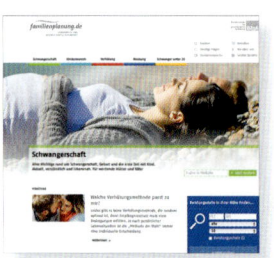

Gute Informationen erhalten Sie auch auf der Internetseite der BZgA: www.familienplanung.de

Alkoholkonsum

Verzichten Sie in der Schwangerschaft ganz auf den Konsum von Alkohol. So vermeiden Sie unnötige Risiken. Falls Sie Probleme damit haben, sprechen Sie mit Ihrer Frauenärztin/ Ihrem Frauenarzt.

Die Bundeszentrale für gesundheitliche Aufklärung (BZgA) hat eine telefonische Beratungshotline: 02 21 - 89 20 31.

Chemikalien/Umweltbelastungen/ Nahrungszusatzstoffe

Beunruhigen Sie sich nicht unnötig. Diese Risiken werden vielfach überschätzt. Wenn Sie allerdings am Arbeitsplatz regelmäßig mit Chemikalien, Gasen oder Stäuben zu tun haben, dann sollten Sie im Betrieb bei der/dem Sicherheitsbeauftragten oder beim betriebsärztlichen Dienst nachfragen. Der Arbeitgeber ist für Ihre Sicherheit und die Ihres Kindes verantwortlich.

- Der Umgang mit dem PC stellt nach allen bisherigen Untersuchungen keine gesundheitliche Gefahr dar. Die Strahlenbelastung durch die Nutzung von Handys und Smartphones kann durch geeignete Maßnahmen verringert werden (siehe Seite 80).
- Vermeiden Sie im Haushalt oder bei Freizeitaktivitäten den regelmäßigen Umgang mit Chemikalien. Führen Sie keine Haus- oder Gartenarbeiten durch, bei denen Sie mit Farben, Lacken oder anderen Chemikalien längere Zeit in Kontakt kommen.
- Achten Sie bei der Einrichtung des Kinderzimmers auf einen möglichst geringen Schadstoffgehalt der Materialien (Teppiche, Schränke). In ernsten Zweifelsfällen kann Ihnen eine örtliche Umweltberatungsstelle oder Verbraucherzentrale (Gelbe Seiten im Telefonbuch oder Internet) weiterhelfen.
- Um möglicherweise auftretende Schadstoffe, die durch Hauswasserleitungen abgegeben werden, zu verringern, lassen Sie das Leitungs-

wasser morgens zunächst etwa zwei bis drei Minuten ablaufen, ehe Sie fürs Tee- oder Kaffeekochen Wasser entnehmen.
- Umweltschadstoffe aus der Nahrung (PCB, Dioxine, Pestizide) können Sie durch eine abwechslungsreiche, ausgewogene und saisonale Ernährung verringern oder durch den Kauf von Produkten aus kontrolliert-biologischem Anbau. Dies wird vor allem für Gemüse, Obst , Fleisch- und Geflügelprodukte empfohlen.

Erbliche Belastungen

Falls in Ihrer Familie oder der Ihres Partners genetische Erkrankungen aufgetreten sind, wird Ihre Frauenärztin/Ihr Frauenarzt mit Ihnen über die Möglichkeiten sprechen, das Risiko abzuklären. Auch entsprechende genetische Beratungsstellen helfen Ihnen weiter. Bei einem erhöhten Risiko für Fehlbildungen (Spina Bifida (offener Rücken) oder Lippen-Kiefer-Gaumenspalte) wird man Ihnen Folsäure in hoher Dosierung empfehlen. Falls Sie ein familiäres Risiko haben, sollten Sie sich schon vor der Beratung zum Beispiel mit folgenden Büchern weiter informieren.

Roswitha Schwab, Ulrike Walburg: »Beunruhigende Befunde in der Schwangerschaft – Ein Ratgeber zur Pränataldiagnostik« Irisiana Verlag, eBook 2010

Hille Haker: »Hauptsache gesund? Ethische Fragen der Pränatal- und Präimplantationsdiagnostik«, Kösel Verlag, München 2011

Schwangerschaftskonfliktberatungsstellen in Ihrer Nähe finden Sie unter folgender Internetadresse: www.dajeb.de

Ernährung und Körpergewicht

Essen Sie abwechslungsreich, ausgewogen und saisonal! Nehmen Sie täglich die im Kapitel 8.9 genannten Kalorienmengen zu sich. Achten Sie auf die richtige Verteilung der Hauptnährstoffe Eiweiß, Fett und Kohlenhydrate. Bedenken Sie, dass Sie als Schwangere einen erhöhten Bedarf an Vitaminen, Mineralstoffen und Spurenelementen haben.

Essen Sie kein rohes oder nicht ausreichend durchgegartes Fleisch, ebenso wenig rohen Fisch und Rohmilchprodukte. Verzichten Sie aufgrund der hohen Vitamin-A-Konzentration auf den Verzehr von Leberprodukten im ersten Schwangerschaftsdrittel.

Auch wenn Sie sich ganz gesundheitsbewusst ernähren, ist eine zusätzliche Einnahme von Folsäure und Jod unbedingt zu empfehlen und oft ist auch die Eisenversorgung zu gering. Wie das individuell bei Ihnen aussieht, sehen Sie in Ihrer persönlichen Ernährungsauswertung, wenn Sie den BabyCare-Fragebogen ausfüllen.

Wenn Sie Ernährungs- oder Gewichtsprobleme haben, sprechen Sie mit Ihrer Frauenärztin/ Ihrem Frauenarzt oder besuchen Sie eine Ernährungsberatung. Auch Ihre Krankenkasse hilft Ihnen dabei gern weiter.

Zu Ihrer persönlichen Idealfigur finden Sie nach der Geburt des Kindes mit Sport und Gymnastik schnell wieder zurück.

Verstopfung (Obstipation) gehört zu den häufigsten Beschwerden – vor allem gegen Ende der Schwangerschaft. Achten Sie daher auf eine ballaststoffreiche Ernährung mit viel Obst, Gemüse, Salat, Vollkornprodukten und Müsli.

Besonders wirksam sind frische oder auch getrocknete Feigen und Pflaumen. Reduzieren Sie Nahrungsmittel aus Weißmehl und vermeiden Sie Lebensmittel wie etwa Schokolade, um die Verstopfung wirksam zu reduzieren.

 Info

Craniosacrale Therapie – sanfte Berührung für Mutter und Kind

Die Craniosacrale Therapie (CST) ist eine achtsame manuelle Körpertherapie. Gezielte, sanfte Berührungen – vorwiegend am Kopf (Cranium), am Rumpf und am Kreuzbein (Sacrum) – entlasten Wirbelsäule und Becken und lösen Faszien- und Muskelverspannungen. Sie wirken zudem ausgleichend auf Gehirn und Nervensystem, harmonisieren den Stoffwechsel und fördern die Eigenwahrnehmung.

Craniosacral-Therapeutinnen und -Therapeuten behandeln ganzheitlich und orientieren sich am Gesunden. Sie arbeiten mit einem tiefen Verständnis für die embryonale Entwicklung und vorgeburtliche Prägung für die spätere Gesundheit des Kindes. Somit spricht die craniosacrale Methode alle Ebenen des Menschseins an: Körper, Geist und Seele.

In einer wissenschaftlichen Studie (Elden, Lundgren & Robertson 2014) konnte gezeigt werden, dass Frauen mit schwangerschaftsbedingten Schmerzen craniosacrale Behandlungen als erholsam, entspannend und schmerzlindernd erlebten. Sie fühlten sich zudem optimistischer und kraftvoller.

Bei Komplikationen, die rund um die Geburt aufgetreten sind, kann eine craniosacrale Behandlung für die Mutter, aber auch für das Baby sinnvoll sein, zum Beispiel, wenn es zu einer Frühgeburt oder einer Kaiserschnittentbindung gekommen ist oder nach einer allzu schnellen Geburt.

Auch bei auftretenden Problemen im Wochenbett wie beispielsweise bei Saug- und Trinkschwierigkeiten oder wenn sich der gesunde Schlafrhythmus nicht einpendeln will, wirken craniosacrale Behandlungen beruhigend und ausgleichend auf das Kind und seine Eltern. Neben sorgsamen therapeutischen Handgriffen geht es dann auch um eine achtsame, spielerische Kommunikation zwischen Therapeutin/Therapeut, Eltern, Kind und Geschwisterkindern. Ein gesundes Urvertrauen darf Raum gewinnen – das Baby erfährt so ein liebevolles »Willkommen«.

Info: Craniosacrale Behandlungen dauern in der Regel eine Stunde. Manchmal sind mehrere Behandlungen sinnvoll. Die Behandlungskosten werden von einigen gesetzlichen und privaten Krankenkassen bezuschusst.

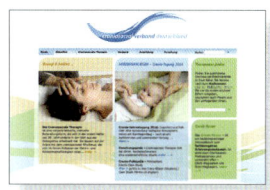

Eine Therapeutenliste und weitere Informationen finden Sie unter: www.cranioverband.org

Trinken Sie ausreichend Wasser, Tee oder auch Saftschorlen. Aber Achtung: Letztere können Sodbrennen verursachen. Besonders wirksam zum Anregen der Verdauung ist ein Glas Wasser oder Buttermilch morgens auf nüchternen Magen. Kommen Sie in Bewegung, denn das regt die Darmtätigkeit während der Schwangerschaft an und vermindert Verstopfungen. Besonders wirksam: 30 Minuten Walking, Radfahren oder Schwimmen täglich oder zumindest jeden zweiten Tag. Nehmen Sie sich während der Schwangerschaft morgens genügend Zeit für den Toilettengang und gönnen Sie sich sanfte Bauchmassagen im Uhrzeigersinn.

Finanzielle Unterstützung

Schwangere in einer Notlage können auf Antrag finanzielle Unterstützung aus der Bundesstiftung Mutter und Kind erhalten. Wenden Sie sich dazu an eine Schwangerenberatungsstelle. Dort wird individuell auf Ihre persönliche Situation eingegangen.

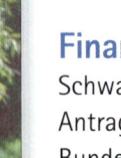

Die Bundesstiftung Mutter und Kind bietet finanzielle Hilfe an. Flyer downloaden unter: www.bmfsfj.de mit dem Suchbegriff »Hilfe und Unterstützung in der Schwangerschaft«

Geburtsklinik – die richtige Wahl

Treffen Sie eine Vorauswahl der für Sie infrage kommenden Geburtskliniken und nehmen Sie an Informationsabenden oder Kreißsaalbesichtigungen teil. In den Frauenarztpraxen liegen häufig Broschüren aus, in denen die regionalen Angebote mit Informationen über Ausstattung, Angebote im Vorwehenzimmer, Kreißsaal und Anästhesiemethoden aufgeführt sind.

Illegale Drogen

Kurz und klar: Verzichten Sie auf den Konsum von Drogen! Die Adressen von Drogenberatungsstellen finden Sie in den Gelben Seiten des Telefonbuchs oder im Internet. Informationen erhalten Sie auch beim BZgA-Infotelefon zur Suchtberatung (02 21 - 89 20 31).

Infektionskrankheiten vermeiden

Während der Schwangerschaft sind Sie anfälliger für Infektionskrankheiten. Ihre Frauenärztin/Ihr Frauenarzt wird Ihnen auf der Grundlage Ihrer Lebens- und Krankengeschichte bei Bedarf die Durchführung von Untersuchungen auf sexuell übertragbare Infektionen (STI) empfehlen.

Vaginale Infektionen in der Schwangerschaft erhöhen das Risiko von Früh- und Fehlgeburten stark. Sie können das Vorliegen einer vaginalen Infektion durch einen einfachen Test (pH-Selbsttests in der Apotheke oder Drogerie erhältlich) auch zwischen den Vorsorgeterminen überprüfen. Viele Krankenkassen haben besondere Angebote für Schwangere und übernehmen diese Kosten.

Die Verwendung von Kondomen beim Vaginal- und Analverkehr schützt vor HIV und senkt das Risiko einer Ansteckung mit anderen sexuell übertragbaren Infektionen. Wer seinen Körper pflegt, entwickelt ein gutes Körpergefühl und nimmt Krankheitszeichen schneller wahr.

Meiden Sie den Kontakt mit Haustieren (Hunde, Katzen). Falls Sie in Ihrem Haushalt eine Katze haben, achten Sie besonders auf Hygiene und lassen Sie das Katzenklo regelmäßig von anderen Haushaltsmitgliedern oder Bekannten reinigen und desinfizieren.

Vorsicht beim Verzehr von Eiern und Speisen mit rohen Eiern (Salmonellengefahr). Achten Sie darauf, dass die Lebensmittel möglichst durchgegart sind und Hygienemaßnahmen eingehalten werden.

Krankheiten

Im gebärfähigen Alter sind schwerwiegende und chronische Krankheiten noch sehr selten. Aber selbst wenn Sie an einer schweren und belastenden Krankheit leiden, wird Ihre Frauenärztin/Ihr Frauenarzt alles tun, um für einen möglichst risikolosen Schwangerschaftsverlauf zu sorgen.

Medikamente

Verwenden Sie nur Medikamente, die Ihnen ausdrücklich ärztlich verordnet wurden. Sind Sie bei Fachärzten in Behandlung, informieren Sie auch Ihre Frauenarztpraxis über alle verwendeten Arzneimittel. Bei der sogenannten Arzneimittelanamnese, die nach der Art und Häufigkeit der Medikamentenverwendung fragt, denken Sie bitte auch an:

- Medikamente, die Sie aus der Hausapotheke nehmen
- Salben, Einreibungen
- Homöopathische Mittel
- Medizinische Tees/Kräutertees
- Vitamin- und Mineralstoffpräparate

Falls Ihnen ein Medikament ärztlich verordnet wurde, verwenden Sie es auch in der verordneten Weise. Informieren Sie Ihre Frauenärztin/Ihren Frauenarzt unbedingt darüber, wenn Sie vor der Schwangerschaft häufig Medikamente verwendet haben.

Im BabyCare-Fragebogen wird nach Medikamenten gefragt, die Sie derzeit verwenden. Geben Sie diese möglichst genau an. Dann erhalten Sie im Auswertungsschreiben eine Bewertung dieser Arzneimittel auf mögliche gesundheitliche Risiken für die Schwangerschaft und/oder das Kind. Diese Beratung wird in Kooperation mit der Beratungsstelle für Embryonaltoxikologie der Charité durchgeführt.

Mutterpass
Führen Sie stets Ihren Mutterpass mit sich!

Parodontitis
Nach vorwiegend amerikanischen Untersuchungen (siehe Seite 156) steht Parodontitis im Zusammenhang mit einem erhöhten Frühgeburtsrisiko. Ein Hinweis auf Parodontitis ist Zahnfleischbluten. Wir empfehlen Ihnen – auch um die Zähne auf Karies untersuchen zu lassen – alle sechs Monate einen Zahnarztbesuch einzuplanen, in der Schwangerschaft zwei zahnärztliche Vorsorgeuntersuchungen wahrzunehmen und regelmäßig eine Zahnprophylaxe durchführen zu lassen.

Rauchen
Sicherlich ist es nicht leicht, sich das Rauchen abzugewöhnen, aber in der Schwangerschaft sollten Sie das unbedingt tun. Dies ist besonders wichtig in den ersten Schwangerschaftswochen, wenn das kleine Lebewesen in Ihnen beginnt, seine einzelnen Organe auszubilden. Falls Ihnen das absolut nicht gelingen will, tun Sie alles, um das Rauchen wenigstens stark zu reduzieren. Es gibt viele Einrichtungen und Stellen, die Ihnen beim Versuch, mit dem Rauchen aufzuhören, gern helfen. Häufig ist die Schwangerschaft der richtige Moment, sich und auch den Partner von dieser Sucht für immer zu befreien. Wenn Sie es schaffen, mit dem Rauchen aufzuhören, halbieren Sie Ihr Frühgeburtsrisiko.

Die Broschüre »Rauchfrei in der Schwangerschaft. Ich bekomme ein Baby« können Sie im Internet herunterladen: www.rauchfrei-info.de/fileadmin/main/data/Dokumente/Ich_bekomme_ein_Baby.pdf. Außerdem bietet die BZgA eine Telefonberatung zur Raucherentwöhnung (Telefonnummer: 0800 8 31 31 31), Hilfestellung und Informationen an.

Reisen
Bedenken Sie die Ansteckungsrisiken bei Fernreisen! Die beste Reisezeit ist das mittlere Schwangerschaftsdrittel. Planen Sie im späteren Schwangerschaftsverlauf eine Flugreise, erkundigen Sie sich rechtzeitig bei Ihrem Reiseveranstalter oder der Fluggesellschaft und beraten Sie sich mit Ihrer Frauenärztin/Ihrem Frauenarzt.

Impfungen in der Schwangerschaft
Einige Impfungen (wie Tetanus, Diphtherie, Pertussis, Hepatitis A und B) sind in diesem Zeitraum durchführbar oder sogar ausdrücklich für Schwangere empfohlen (wie die Grippeschutzimpfung oder bei einem fehlenden Hepatitis B-Schutz eine entsprechende Hepatitis B-Grundimmunisierung).

Bei Reisen in Infektionsgebiete, häufigem Verzehr von Muscheln und Meeresfrüchten oder beruflichem Kontakt mit Ausscheidungen ist eine Hepatitis A-Impfung möglich. Anderer-

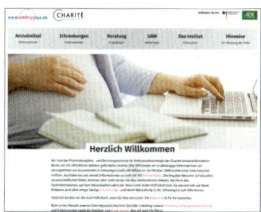

www.embryotox.de
Beratungsstelle für Schädlichkeit von Arzneimitteln in der Schwangerschaft

seits sind Impfungen mit Lebendimpfstoffen (Masern, Mumps, Röteln und Windpocken) in der Schwangerschaft nicht erlaubt. Es sollte »so wenig wie möglich, aber so viel wie nötig« in der Schwangerschaft geimpft werden.

Rückbildungsgymnastik

Da die Beckenbodenmuskulatur während der Schwangerschaft und der Geburt stark gedehnt wurde, muss diese mit Hilfe gezielter Übungen im Rückbildungskurs wieder gekräftigt werden. Hebammen, Hebammenpraxen, Kliniken und Familienzentren bieten entsprechende Rückbildungskurse an. Diese Kurse besuchen die meisten Frauen sechs bis acht Wochen nach der Entbindung.

Sexualverhalten

Sprechen Sie früh und offen mit Ihrem Partner über Veränderungen, die in Ihrem Sexualleben entstehen. Verdrängen Sie Probleme oder Konflikte nicht. Auch nach der Geburt ist nicht automatisch sofort wieder alles im Lot.

Scheuen Sie sich nicht, bei anhaltenden Konflikten mit Ihrer Frauenärztin/Ihrem Frauenarzt zu sprechen. Diese können Ihnen den Kontakt zu einer fachlichen Partnerberatung vermitteln. Falls Sie in einer Partnerschaft leben, die »Seitensprünge« toleriert, sollten Sie bei weiteren Sexualpartnern auf die Verwendung von Kondomen bestehen. Infektionen der Vagina in der Schwangerschaft gehören zu den wichtigsten Ursachen einer Frühgeburt.

Schwangerschaft & Schönheit

Besuch des Solariums

Grundsätzlich ist gegen den Besuch eines Solariums auch während der Schwangerschaft nichts einzuwenden, denn Zusammenhänge zwischen häufiger Exposition mit ultravioletter Strahlung und Schwangerschaftskomplikationen sind nicht gesichert. Durch die hormonellen Veränderungen in der Schwangerschaft kann jedoch die Empfindlichkeit der pigmentbildenden Zellen ansteigen und so vermehrt auf die UV-Bestrahlung reagieren. Leider erfolgt dies nicht gleichmäßig, so dass

es zu keiner flächendeckenden Bräune, sondern zu Fleckenbildung kommen kann.

Für Ihr ungeborenes Kind sind indessen keine Risiken bekannt. Aber! Übertreiben Sie es nicht, denn bei zu langer Benutzung kann es auch im Bauch zu einer nicht ganz harmlosen Überwärmung kommen. Auch zu langes auf dem Rücken liegen könnte zu Kreislaufproblemen führen.

Besuch der Sauna

Eindeutige Studien, ob Saunabesuche dem werdenden Kind schaden können, gibt es bisher nicht. Daher raten die meisten Frauenärztinnen/ Frauenärzte aus Vorsichtsgründen, zumindest in der Frühschwangerschaft auf Saunagänge zu verzichten oder sie doch wenigstens zeitlich zu reduzieren. Verläuft Ihre Schwangerschaft unkompliziert und hat Ihre Hebamme oder Ihre Frauenärztin/Ihr Frauenarzt keine medizinischen Einwände, können Sie ruhig weiterhin saunieren, vor allem, wenn Sie daran gewöhnt sind. Während einer Schwangerschaft kann es aber durchaus vorkommen, dass Sie starke Hitze nicht mehr so gut vertragen.

Als gute Alternative bietet sich hier das Benutzen einer Biosauna an, denn eine Luftfeuchtigkeit von 45 Prozent sowie eine Temperatur von 60 Grad sind möglicherweise angenehmer für Sie. Verlassen Sie die Sauna immer sofort, wenn Ihr Kreislauf nicht mehr mitspielt. Wenn Ihnen schwindelig wird, dann sollten Sie eine Pause einlegen. Denken Sie daran, dass Sie jetzt niemals alleine in die Sauna gehen sollten. Und vergessen Sie nicht, zwischen den Saunagängen ausreichend zu trinken.

Haare färben

Unsere Empfehlung: Besonders in den ersten zwölf Schwangerschaftswochen, wenn die Organbildung stattfindet, ist der Embryo sehr empfindlich. Deshalb raten wir während dieser Zeit eher vom Haarefärben ab. Ein definitives Verbot kann aber nicht ausgesprochen werden, so dass die Entscheidung immer in Ihrem Ermessen oder in dem Ihrer Frauenärztin/Ihres Frauenarztes liegt. Als Alternative können Sie aber auch

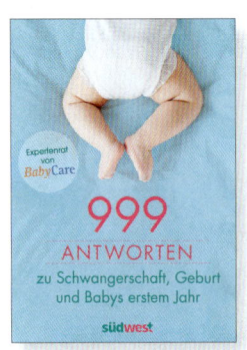

BUCHTIPP
»999 Antworten zu Schwangerschaft, Geburt und Babys erstem Jahr Expertenrat von BabyCare« erhältlich auf:
www.baby-care.de

Pflanzenhaarfarben wie Henna verwenden, denn diese sind unbedenklich (www.oekotest.de).

Schwangerschaftsstreifen vorbeugen

Im Verlauf der Schwangerschaft muss das Bindegewebe der Frau Enormes leisten und sich um ein Vielfaches dehnen. Nimmt der Körper an Volumen zu, kann sich das darüber liegende Hautbindegewebe aufgrund seiner Elastizität zunächst mitdehnen. Jedoch kommt es spätestens gegen Ende der Schwangerschaft durch die zunehmende Überdehnung und hormonelle Einflüsse sehr häufig zu unerwünschten Rissen im Bindegewebe tiefer liegender Hautschichten. Von diesen als Schwangerschaftsstreifen (Striae gravidarum) bezeichneten Dehnungsstreifen sind etwa 70 bis 90 Prozent der Schwangeren betroffen.

Folgende Faktoren erhöhen dabei das Risiko für Schwangerschaftsstreifen:

- Erbliche Veranlagung (wie Dehnungsstreifen bereits in der Wachstumsphase der Pubertät)
- Schnelle und hohe Gewichtszunahme in der Schwangerschaft sowie hohes Ausgangsgewicht
- Großes Kind oder Mehrlingsschwangerschaft
- Bereits strapaziertes Bindegewebe (vorherige Schwangerschaften)
- Junges Alter – das Bindegewebe junger Frauen ist fester und reißt dadurch leichter

Eine Heilung bereits vorhandener Schwangerschaftsstreifen gibt es bis heute nicht. Umso wichtiger ist es daher, aktiv und frühzeitig vorzubeugen. So können Geweberisse mit etwas Glück ganz verhindert oder mit hoher Wahrscheinlichkeit zumindest schmaler und unauffälliger gehalten werden. Gerade bei bestehenden Risikofaktoren, sollte das Möglichste zur Vorbeugung unternommen werden. Massieren Sie dafür die Haut an Bauch, Brust, Gesäß und Oberschenkeln zweimal täglich mit einem geeigneten Pflegeprodukt. Die beste Vorbereitung des Bindegewebes erzielen Sie mit einer Zupfmassage, bei der Sie die oberste Hautschicht zwischen Daumen und Zeigefin-

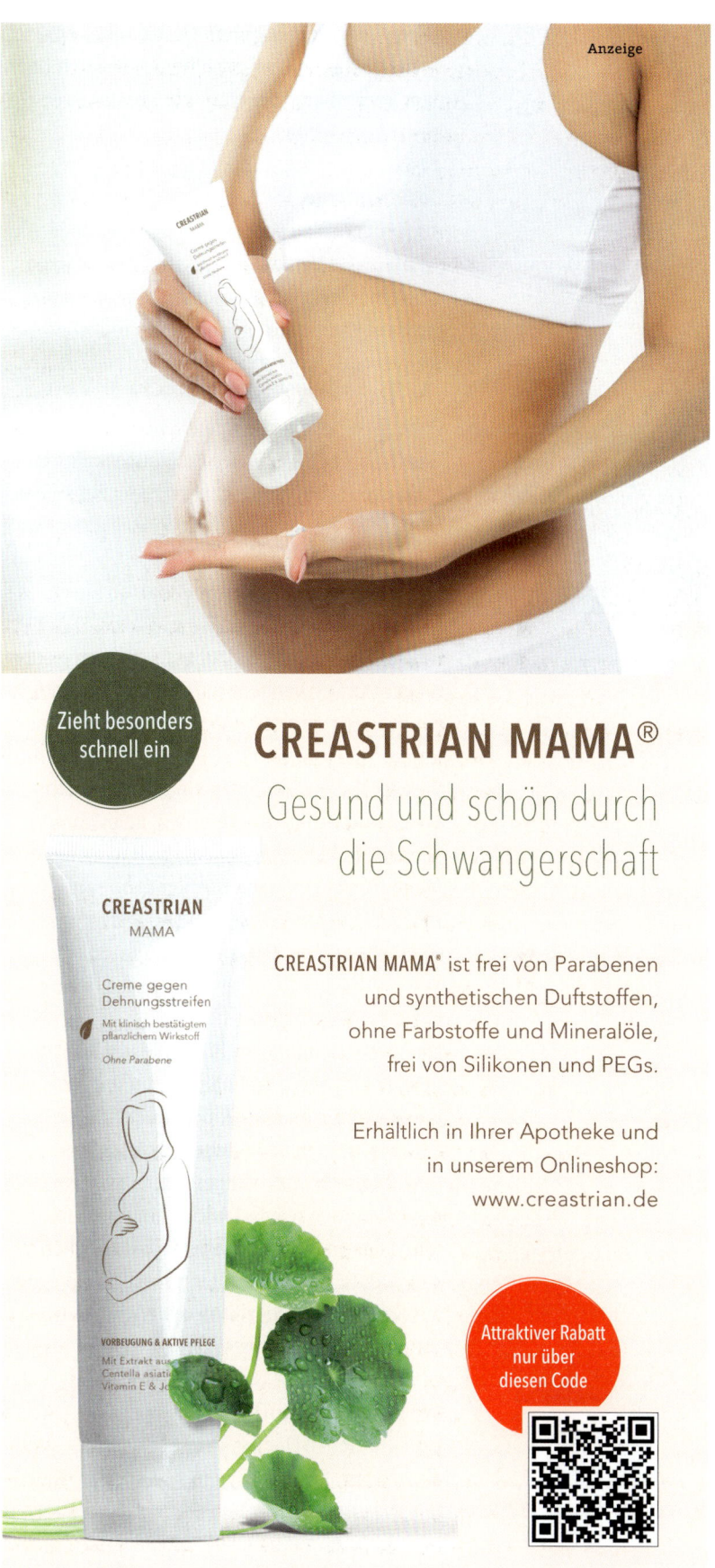

ger nehmen, mit leichtem Druck anheben und wieder loslassen. Dabei sollte der Bereich über dem Schambein sowie um die Brustwarzen ausgespart werden.

Gesichtspflege

Auch für die Haut bedeutet eine Schwangerschaft große Veränderungen. Es können Hautprobleme (Pickel und Unreinheiten) auftreten, die Haut kann trockener und empfindlicher werden oder Ihre Haut wird zarter und rosiger.

Daher ist eine tägliche gründliche Reinigung des Gesichts mit einer sanften Reinigungsmilch empfehlenswert. Tragen Sie danach ruhig ein mildes Gesichtswasser und eine Feuchtigkeitscreme auf.

Hier macht sich schon bemerkbar, ob Sie ein Mädchen oder einen Jungen erwarten. Durch die Testosteronausschüttung des kleinen Hodens um die 20. Schwangerschaftswoche herum fühlen sich Mütter fitter, haben aber mehr Pickel.

Pickel!? Nutzen Sie ein Peeling, um abgestorbene Hautpartikel zu entfernen, denn damit können Sie Akne vorbeugen. Auch entspannende Gesichtsmasken können den Teint schöner machen! Lassen Sie sich am besten in der Apotheke oder im Reformhaus beraten.

Wellness/Massagen

Um Verspannungen im Rücken- und Nackenbereich ein wenig zu lindern, sind leichte Entspannungsmassagen besonders sinnvoll. Oftmals werden Schwangere aber in Wellnesshotels skeptisch angeschaut, da nicht alle Anwendungen wie Salzbäder oder bestimmte Massagen in der Schwangerschaft möglich sind. Heute gibt es aber bereits Hotels, die sich auf Schwangere spezialisiert haben. Suchen Sie dort Entspannung.

Whirlpool/warme Thermen

Die natürlichen Quellen der Thermalbäder sind oft zu warm für Schwangere. Meiden Sie Wassertemperaturen über 37 Grad Celsius! Bei Wassertemperaturen zwischen 20 und 33 Grad Celsius ist ein Besuch einer Therme dennoch möglich.

Zu schnelle Temperaturwechsel sind wegen der Belastung für den Kreislauf jedoch nicht zu empfehlen. Das sollten Sie außerdem beachten:

- Bikini/Badeanzug nach dem Schwimmen wechseln, um Scheideninfektionen vorzubeugen
- Bewegungen im Wasser sind bis zur 36. Schwangerschaftswoche empfehlenswert

Meiden Sie unbedingt Whirlpools, die hohen Temperaturen und das Aufsprudeln bergen Infektionsgefahren! Risikoschwangere sollten Thermen nicht besuchen. Sprechen Sie mit Ihrer Frauenärztin/Ihrem Frauenarzt darüber.

Bequeme Kleidung

Alle Schwangeren brauchen bequeme Kleidung, die den Bauch nicht einengt. Meistens wird es den Frauen ab der zwölften bis 15. SSW unangenehm, enge Hosen zu schließen. Die Bauchdecke ist in der Schwangerschaft oft sehr druckempfindlich, weshalb Hosen und Röcke schnell als zu eng empfunden werden. Da ist der schwangere Bauch meist noch zu klein für die Schwangerschaftshosen, aber schon zu groß für die normalen Jeans. Sogar tief sitzende Hüfthosen werden als sehr unangenehm empfunden.

Eine Zwischenlösung ist es, einfach die Hose etwas offen zu lassen und diese mit einem Gummi zu tragen, welcher um den Knopf und das Knopfloch geschlungen wird (hält jedoch meist nicht gut). Eine bessere Lösung sind weite Hosen, Kleider oder elastische Röcke, die man auf eine bequeme Höhe ziehen kann.

Piercings

Ein Bauchnabelpiercing verursacht wahrscheinlich in der Schwangerschaft nur dann Probleme, wenn es noch relativ frisch ist. Viele Frauen mit Bauchnabelpiercing haben trotz enormer Spannung auf die Bauchwand am Ende der Schwangerschaft keine Probleme und lassen das Piercing auch während der Geburt im Bauchnabel. Ihre Frauenärztin/Ihr Frauenarzt wird Sie um die 20. Schwangerschaftswoche herum bitten, das gewohnte Piercing gegen ein Kunststoffpiercing auszutauschen, da das Metall die empfindlichen Ultraschallköpfe verletzt. Achten Sie dennoch auf Entzündungszeichen wie Rötung, Schwellung, Druckempfindlichkeit oder Juckreiz und cremen Sie doppelt gut ein, damit die Haut dort elastisch bleibt.

Ein Brustwarzenpiercing kann in der Schwangerschaft oft als sehr unangenehm empfunden werden, denn die Brust vergrößert sich enorm und die Brustwarzen werden sehr empfindlich. Viele Frauen entfernen deshalb ihre Piercings schon in der Frühschwangerschaft.

Stillende Frauen sollen zum Wohle des Kindes ihr Brustwarzenpiercing unbedingt entfernen, denn die Gefahr einer Verletzung oder des Verschluckens von Piercingteilen während des Saugens ist hoch. Wollen Sie stillen, so sollte das Piercing bereits vor der Geburt aus der Brustwarze entnommen werden.

Piercings im Genitalbereich können bei der Geburt stören und zu Verletzungen führen. Ihre Frauenärztin/Ihr Frauenarzt kann Ihnen sagen, ob es nötig ist, den Schmuck zu entfernen.

Sport

Schwangere Frauen, die schon vor der Schwangerschaft körperlich aktiv waren, können ihren Sport weiter betreiben, sofern der Sport an die Schwangerschaft angepasst werden kann oder es sich nicht um eine Sturz- oder Risikosportart handelt (siehe Infokasten im Kapitel Sport Seite 86).

Für alle sehr aktiven Schwangeren gilt, dass Sport mit hoher Intensität beziehungsweise anaerobes Training (abhängig vom individuellen Fitnesszustand) während der Schwangerschaft vermieden werden sollte.

Wenn Sie aber zu den etwa 30 Prozent der Frauen gehören, die nie Sport treiben, sollten Sie mit ausgiebigen Spaziergängen, Schwimmen oder einer sanften Schwangerschaftsgymnastik beginnen (siehe Gymnastikprogramm ab Seite 212).

Stress, psychische Belastungen

Viele Mütter und Schwangere sind von Stress und Erschöpfung betroffen, die in Zusammenhang mit Familienarbeit und geschlechtstypischen Mehrfachbelastungen zu sehen sind.

Oft entwickeln Frauen dadurch körperliche, psychische und psychosomatische Symptome, vor allem, wenn in Überlastungssituationen noch weitere Probleme, wie zum Beispiel Partnerschaftskonflikte, finanzielle Sorgen, Arbeitslosigkeit, Krankheit oder Behinderung eines Familienmitgliedes auftreten.

Die Symptome reichen von Kopfschmerzen, Schlafstörungen, Appetitlosigkeit oder Schweißausbrüchen bis hin zu ständiger Müdigkeit oder Niedergeschlagenheit, Lustlosigkeit, Stimmungsschwankungen oder Angstgefühlen. Oft kommen Wirbelsäulen- oder Bandscheibenprobleme oder Herz-Kreislauf-Beschwerden dazu.

Wenn Sie unter Stress und psychischen Belastungen aufgrund der Arbeits- oder Familiensituation leiden, gibt es Möglichkeiten, diese zu verringern:

- Suchen Sie das Gespräch mit Ihrem Partner oder mit Freunden.
- Gehen Sie – soweit möglich – dem Stress aus dem Weg, das heißt, setzen Sie sich den »Stressoren« nicht aus.
- Versuchen Sie es mit Entspannungsübungen. Kurse zur Entspannung bieten verschiedene Krankenkassen an. Für Entspannungsübungen Zuhause denken Sie auch an die Möglichkeiten des Tropho-Trainings oder des autogenen Trainings.
- Hilfe und Beratung finden Sie auch bei einer Schwangerschaftsberatungsstelle (www.familienplanung.de) oder bei entsprechenden Selbsthilfegruppen.

Natürlich können Sie auch mit Ihrer Frauenärztin/Ihrem Frauenarzt oder Ihrer Hebamme darüber sprechen. In ausgeprägten Fällen können diese Ihnen auch weitere fachärztliche oder psychologische Hilfe vermitteln.

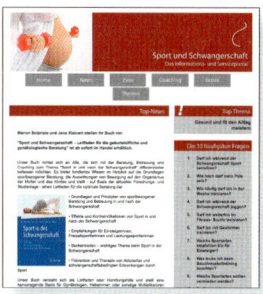

Mehr zum Thema
Sport in der Schwangerschaft finden Sie unter:
www.dshs-koeln.de/psi/sus/

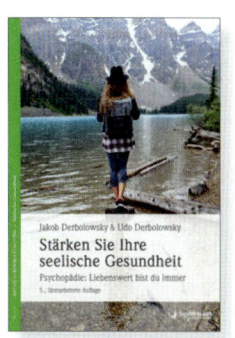

BUCHTIPP
»Stärken Sie Ihre seelische Gesundheit«
5. Auflage 2018,
U. und J. Derbolowsky
Junfermann Verlag

Gymnastik in der Schwangerschaft

Mit gezielten Entspannungs- und Kräftigungsübungen, speziell für den Beckenboden und leichten Dehnungsübungen können Sie ihre Schwangerschaft bewusst erfahren.

Diese sanfte Gymnastik und Techniken zur Selbstmassage geben Ihnen die Möglichkeit, sich zu Hause bewusst zu entspannen und Ihren Körper neu zu spüren.

Auf der Grundlage der Atem- und Bewegungslehre nach Frieda Goralewski wird hier eine jahrzehntelang erprobte Methode für eine positiv erlebte Schwangerschaft und Geburtsvorbereitung vorgeschlagen.

Damit Sie sich wohl und beweglich in Ihrer Schwangerschaft fühlen, ist es empfehlenswert, dass Sie während der gesamten Zeit sich und Ihrem Körper für 30 - 40 Minuten täglich (mindestens 3 x wöchentlich) bewusste Aufmerksamkeit, Entspannung, Bewegung und Atmung gönnen.

Suchen Sie sich einen ruhigen Raum, in dem Sie ungestört sind. Richten Sie sich allein oder mit einer Freundin behaglich ein.

Das brauchen Sie:
- Gymnastikmatte oder eine dicke Wolldecke
- zwei bis vier kleine Kissen (40 cm x 40 cm)
- einen Hocker oder Gymnastikball
- bequeme Kleidung
- warme Socken (keine Schuhe)

Übung 1
Dehnen und Rekeln
Übungsdauer: 3 - 5 Min.

1. Sie liegen entspannt auf dem Rücken. Nehmen Sie die Verbindung zum Boden bewusst wahr.

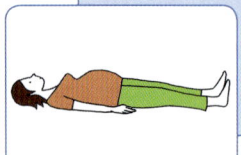

2. Legen Sie jetzt Ihre Hände auf den Bereich zwischen Brust und Bauch und achten auf Ihre natürliche Atmung, wie diese gleichmäßig ein- und ausströmt.

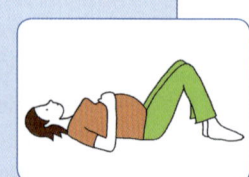

3. Beginnen Sie nun mit Lust sich zu dehnen und zu rekeln, indem Sie Ihre Arme und Beine von sich strecken, sich auf die Seite rollen, sich lang machen und sich einrollen. Diese spontanen Bewegungen sind nie festgelegt und erinnern an das Dehnen und Rekeln nach dem morgendlichen Erwachen. Auch Gähnen und Seufzer der Erleichterung sind hier erlaubt.
Suchen Sie Ihre Anspannung und Entspannung gleichermaßen im Wechsel.

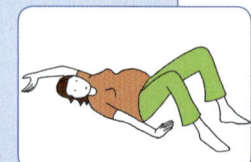

Übung 2
Bewegung für Becken und Beine
Übungsdauer: 5 - 7 Min.

1. Sie bleiben in der Rückenlage und legen ein Kissen unter den Lendenwirbel/Kreuzbeinbereich, so dass Ihr Becken gut auf dem Boden ruhen kann.
Stellen Sie ein Bein angewinkelt auf, lassen es in einer fließenden Bewegung zunächst zur Seite nach außen kippen und dann lang werdend in die Ausgangshaltung zurückrutschen.
Der Fuß bleibt in Bodenkontakt. Wiederholen Sie im fließenden Wechsel der Beine diese **Entspannungsübung 7 – 10 Mal.**

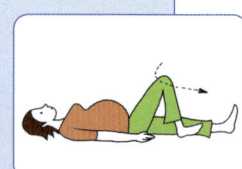

2. Winkeln Sie beide Beine an und stellen Ihre Füße parallel mit einem Abstand von etwa 20 cm zueinander.

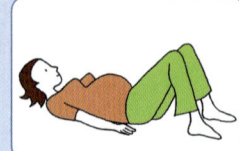

3. Heben Sie Ihr Becken vom Boden leicht an. Halten Sie so einen Moment Ihr Becken

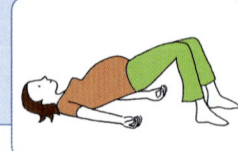

mit Hilfe Ihrer jetzt angespannten Beckenboden-muskeln und der Tragfläche Ihrer Fußsohlen und atmen gleichmäßig weiter. Führen Sie Ihr Becken langsam und bewusst in die Ausgangslage zurück. Wiederholen Sie diese **Kräftigungsübung 3 – 7 Mal.**

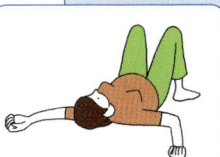

4. Machen Sie eine kleine Pause zum Nachspüren. Werden Sie sich Ihres Beckenraumes bewusst. Hier lebt Ihr Kind und in diesem Raum schlägt sein Herz.

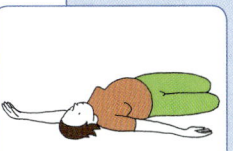

5. Stellen Sie beide Beine wieder parallel zueinander wie oben beschrieben. Legen Sie die Beine so angewinkelt und parallel miteinander rechts und links ab. Wiederholen Sie diese **Dehnungsübung 3 – 7 Mal.**

Übung 3
Entlastung für Wirbelsäule und Beine
Übungsdauer: etwa 5 Min.

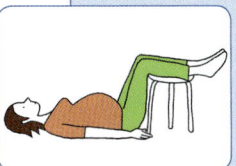

1. Bleiben Sie in der Rückenlage und platzieren Sie das Kissen jetzt im Brustwirbel/Lendenwirbel-bereich (an dieser Stelle lässt die Wirbelsäule meist einen Hohlraum zum Boden hin entstehen; füllen Sie ihn mit dem Kissen aus).
Legen Sie Ihre Unterschenkel bis etwa zu den Kniekehlen im rechten Winkel auf einem Hocker oder Gymnastikball ab. Die Füße hängen frei. Ent-spannen Sie den gesamten Rücken und lassen die Wirbelsäule in den Boden sinken. Legen Sie Ihre Hände auf Ihre Leistengegend und spüren Ihrer natürlichen Atmung in diesem Bereich nach.

Um die Atmung verstärkt wahrzunehmen, können Sie mit einem »Oh« Ton ausatmen. Wiederholen Sie diese **Atemübung 3 – 5 Mal.**

2. In dieser Hochlage der Beine bewegen Sie die Füße im Gelenk zum Körper hin und weg. Danach

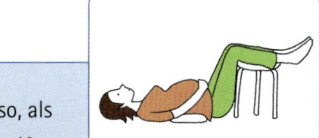

bewegen Sie Ihre Zehen so, als wollten sie nach etwas greifen.
Mit dieser **Wahrnehmungsübung** achten Sie auf die Beweglichkeit Ihrer Fuß- und Zehengelenke. Im Verlauf Ihrer Schwangerschaft sind diese Gelenke einer erhöhten Belastung ausgesetzt und brauchen viel Pflege und Aufmerksamkeit.

3. Heben Sie im Wechsel jeweils ein Bein vom Hocker. Ziehen es zu sich heran, so dass das Knie nach außen zeigt und die Leiste geöffnet ist (solange es der Bauchumfang erlaubt) und legen es zurück. Wiederholen Sie diese **Lockerungsübung 3 – 7 Mal.** **Hinweis:** Sollten Sie zu anschwellenden Beinen neigen, ist diese Hochlage häufiger am Tag für kurze Zeit zu empfehlen.

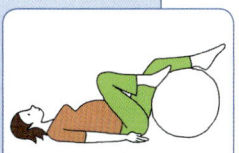

4. Variation: Lehnen Sie Ihre Beine senkrecht und langge-streckt im rechten Winkel von der Rückenlage ausgehend an eine Wand.

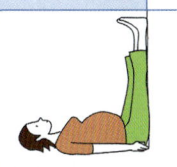

5. Hinweis: Alle Übungen in Rückenlage sind günstig bis zur 25. /26. SSW.

Übung 4
Beweglichkeit für die Wirbelsäule
Übungsdauer: etwa 7 Min.

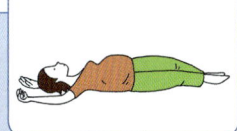

1. Schieben Sie nun den Hocker/Ball weg. Dehnen und rekeln Sie sich nochmal kurz.
Mit angewinkelten Beinen rollen Sie von der Rückenlage auf die Seitenlage. Kommen Sie aus der Seitenlage in die Krabbelposition. Eventuell legen Sie in dieser Position Kissen unter die Knie und die Fußgelenke.

2. Aktivieren Sie nun Ihre Wirbelsäule vom unte-ren Rücken ausgehend und machen einen **Katzenbuckel.**

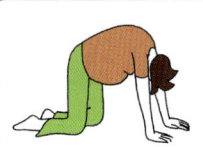

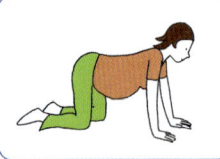

3. Führen Sie die Wirbelsäule langsam und aufmerksam zurück zum langen und geraden Rücken, bevor Sie die Wirbelsäule nun in die **Delle** führen. **Hinweis:** Das bewusste Führen ist hierbei ausschlaggebend. Lassen Sie die Wirbelsäule nicht in die Delle fallen. Wiederholen Sie diese **Entlastungsübung in gleichmäßigem Rhythmus 3 – 7 Mal.**

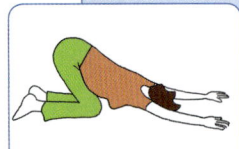

4. Entspannen Sie, indem Sie Ihre Unterarme und Ellenbogen vor sich am Boden ablegen, den Kopf seitlich auf der Schläfe ablegen. Hierbei bleibt das Becken oben und die Beine angewinkelt auf den Knien, während Sie Ihren Brustbereich Richtung Boden senken. Bleiben Sie in dieser **Dehnungsposition für 3 – 7 ruhige Atemzüge.** Spüren Sie Ihre Atmung bis in den unteren Bauchraum. **Hinweis:** Diese Haltung mag Ihnen zu Beginn unbequem erscheinen, geben Sie diese bitte nicht auf. Das Verhältnis zu Ihrer eigenen Beweglichkeit und Körperlichkeit wird sich mit der kontinuierlichen Ausführung dieser Gymnastik entwickeln, verändern und eine aktive Vorbereitung für die Geburt Ihres Kindes sein können.

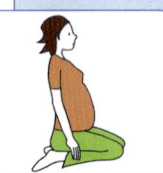

5. Ziehen Sie nun das Becken nach hinten und legen es auf den Fersen ab. Richten Sie Ihren Oberkörper auf und bleiben einen Moment so im Fersensitz. Lassen Sie Ihren Kopf leicht kreisen, in dem Sie die **Halswirbel aktivieren.** Danach stellen Sie Ihre Zehen auf und kommen mit Stützhilfe Ihrer Hände und Arme in die Hocke.

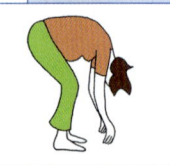

6. Richten Sie sich nun auf, indem Sie das Becken zuerst nach oben bringen, so dass sich Ihre Beine langsam strecken und Sie aus der **Wirbelbeuge behutsam ins Stehen kommen.** Nehmen Sie den Hocker – falls nötig – unterstützend zur Hilfe. Im letzten Drittel der Schwangerschaft sollten Sie sich eher aus der Hocke mit geradem Rücken aufrichten.

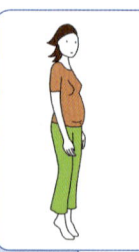

7. Lösen Sie mehrmals die Fersen vom Boden und kommen Sie in den Zehenstand.

Übung 5
Wahrnehmung und Lockerung im Stehen und Gehen
Übungsdauer: individuell

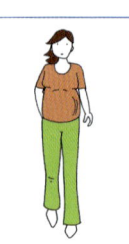

1. Gehen Sie einige Schritte und nehmen Sie sich und Ihren Körper in seiner aufrechten Haltung wahr. Wenn Sie mögen, können Sie sich vorstellen, Sie tragen eine Krone auf dem Kopf.

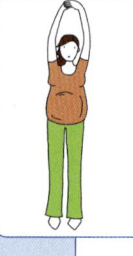

2. Hinweis: Wenn Sie das Bedürfnis haben sollten, sich jetzt im Stehen und Gehen zu dehnen, dann geben Sie diesem Impuls nach. Auch das sanfte Kreisen des Beckens können Sie probieren.

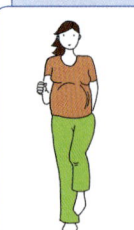

3. Gehen Sie durch den Raum und überkreuzen Sie bei jedem Schritt Ihre Beine und Füße. Lassen Sie Ihre Arme dabei frei schwingen.

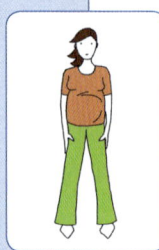

4. Suchen Sie einen sicheren Stand mit etwa hüftbreitem Abstand Ihrer parallel zueinander stehenden Füße. Lassen Sie Ihre Knie etwas locker. Nehmen Sie Ihre Aufrichtung bewusst wahr. Wie empfinden Sie das Verhältnis zwischen der Schwerkraft und Fliehkraft für Ihren Körper? Wie empfinden Sie Ihre Spannung im Körper?

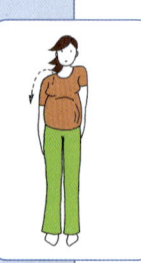

5. Entspannen Sie in den Schultern und lassen Sie Ihre Arme im Schultergelenk nach hinten und unten kreisen. Diese **Lockerungs- und Wahrnehmungsübungen** sind zeitlich nach Ihrem individuellen Bedürfnis durchführbar.

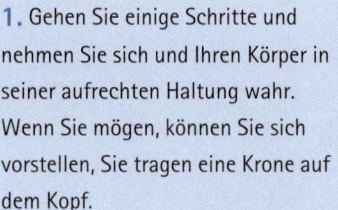

Übung 6
Kräftigung der Beckenbodenmuskulatur
Übungsdauer: 3 - 5 Min.

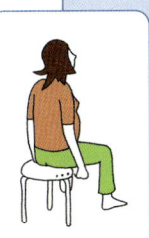

1. Setzen Sie sich aufgerichtet auf den Hocker. Dabei achten Sie darauf, dass Sie weder ein Hohlkreuz noch einen Rundrücken machen. Lassen Sie sich von Ihrer Sitzfläche, dem Beckenboden, tragen. Ihre Schultern sind locker und Ihr Kopf wird aufgerichtet von der Wirbelsäule getragen.

Legen Sie nun die rechte Hand unter Ihre rechte Gesäßhälfte, so dass Sie Ihren Sitzhöcker und seine Tragfläche sowie den Druck durch das Sitzen mit der Hand wahrnehmen. Anschließend wechseln Sie mit der linken Hand unter die linke Gesäßhälfte.

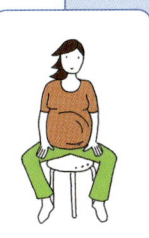

2. Lassen Sie Ihre Hände nun auf den Oberschenkeln ruhen.

Ziehen Sie jetzt abwechselnd ihre Gesäßmuskulatur der rechten und linken Gesäßhälfte fest an, so als wollten Sie sich vom Hocker lösen. Ihre Füße bleiben parallel zueinander mit ganzer Fußfläche am Boden stehen. Sie haben damit Ihre Beckenbodenmuskeln aktiviert.

Ziehen Sie dann Ihre Beckenbodenmuskeln beiderseits gleichzeitig an. Sie werden es mit einem »Fahrstuhleffekt« vergleichen können.

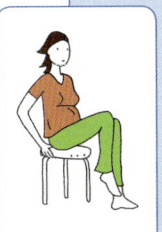

3. Heben Sie im Wechsel Ihr rechtes und linkes Bein vom Boden ab, halten es einen Moment und führen es in seine Ausgangsposition zurück. Auch dabei werden Sie Ihre Beckenbodenmuskeln deutlich spüren können. Wiederholen Sie diese drei **Kräftigungsübungen 3 - 7 Mal.**

Übung 7
Entspannung der Gesichtsmuskulatur
Übungsdauer: 5 - 7 Min.

1. Bleiben Sie für diese **Gesichtsmassage** auf dem Hocker sitzen.

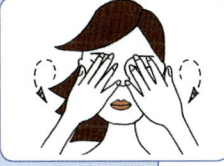

Sie können Ihre Augen geöffnet oder geschlossen halten.
Mit leicht kreisenden und klopfenden Bewegungen der Finger beginnen Sie am Kinn mit der Massage. Klopfen Sie weiter um die gesamte Mundpartie, weiter entlang der Wangen und Schläfen zur Stirn und um die Augen herum, bis Sie das Nasenbein und die Nasenflügel erreichen und wieder am Kinn enden.

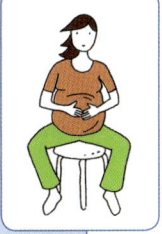

2. Streichen Sie mit sanftem Druck über das gesamte Gesicht in kreisenden Bewegungen. Halten Sie nun Ihre Handflächen einen Moment über Ihre jetzt geschlossenen Augen. Nehmen Sie die Wärme Ihrer Hände wahr und versuchen Sie, Ihre Lider völlig zu entspannen.

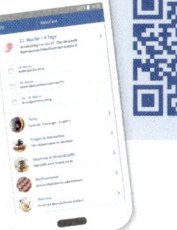

Bleiben Sie noch für einen Moment in dieser **abschließenden Ruheposition** und achten auf Ihre natürlich fließende Atmung bis in den Bauchraum hinein.

Öffnen Sie Ihre Augen.

Wünschen Sie sich und Ihrem Kind einen schönen Tag und kehren Sie in Ihren Alltag zurück!

Nun sind Sie am Ende Ihres BabyCare-Handbuches angekommen. Wahrscheinlich haben Sie auch schon den BabyCare-Fragebogen ausgefüllt und an uns abgeschickt. Wenn ja, dann haben Sie auch Ihre persönliche Analyse erhalten. Wir empfehlen Ihnen, die Auswertung auch mit Ihrer Frauenärztin/Ihrem Frauenarzt zu besprechen. So können Sie gemeinsam eventuell bestehende Risiken frühzeitig erkennen und reduzieren.

Wir wünschen Ihnen einen glücklichen und vor allem gesunden Schwangerschaftsverlauf.
Ihr BabyCare-Team

Besuchen Sie uns im Internet unter:
www.baby-care.de oder
www.facebook.com/BabyCareDE

12 Erklärung von Fachausdrücken und Abkürzungen

Abstrich	Entnahme kleinster Gewebeteile von einer Gewebeoberfläche, zum Beispiel zur Entdeckung von Infektionen oder beim Krebsabstrich
Abusus	Missbrauch (beispielsweise von Medikamenten oder Alkohol)
Adipositas	Übergewicht, Fettleibigkeit
Alkohol-embryopathie	Durch Alkoholmissbrauch verursachte geistige und körperliche Schädigungen des Kindes
Amnioskopie	Fruchtwasserspiegelung – wird bei Überschreiten des Geburtstermins durchgeführt, veraltete Methode
Amniozentese	Fruchtwasseruntersuchung zur Feststellung von Chromosomenanomalien
Anämie	Blutarmut, ein zu niedriger Anteil an roten Blutkörperchen, in der Schwangerschaft meist durch Eisenmangel hervorgerufen
Anamnese	Die Vorgeschichte des Kranken, die Krankheitsgeschichte
Ante partum	Zeitraum vor der Geburt
Antikörper-suchtest	Test, der nachweist, dass der Körper mit einer Infektionskrankheit konfrontiert war oder ist (etwa HIV-Test, Rötelnantikörpertest), aber auch Test auf Abwehrstoffe gegen den Rhesusfaktor

Antizipation	Vorausschauen, Vorausahnen
APGAR-Werte	Punktbewertung des Zustands des Neugeborenen
Asthma	Schwere Atemnot
ATD	Abdomino-transversaler Durchmesser, Durchmesser der Bauchhöhle im Ultraschall
Bakterielle Vaginose	Durch Bakterien hervorgerufene Besiedelung der Vagina
BPD	Biparietaler Durchmesser, Durchmesser des kindlichen Kopfes
Candida albicans	Erreger einer vaginalen Pilzinfektion
Cerclage	Operative Umschlingung des Gebärmutterhalses bei drohender Frühgeburt
Cerclage-Stützpessar	Kunststoffring zur Umschlingung des Gebärmutterhalses zur Prophylaxe und Therapie der drohenden Frühgeburt (ohne Operation)
Chlamydien	Erreger einer weit verbreiteten sexuell übertragbaren Genitalinfektion, die häufig ohne Beschwerden verläuft, aber beispielsweise zu Unfruchtbarkeit führen kann
Chloasmen	Anderer Name »Melasmen« Bräunliche, besonders starke, aber gutartige, hormonell bedingte Pigmentierung der Haut

Chorionzotten-biopsie	Punktion des Mutterkuchens oder der Zottenhaut zum Nachweis chromosomaler Veränderungen oder genetischer Erkrankungen beim Kind
Chromosomen-anomalien	Lichtmikroskopisch sichtbare strukturelle oder zahlenmäßige Veränderungen der Chromosomen
CTG	Cardiotokogramm, Aufzeichnen der Herzfrequenzmuster des Kindes und der Wehentätigkeit der Mutter
Cytomegalie-virus (CMV)	In der Schwangerschaft gefähr-liche Virusinfektion, die durch Kontakt mit kleinen Kindern übertragen wird. Immunität wird durch Bluttest festgestellt
Damm	Liegt zwischen After und Vagina
Diabetes mellitus	Zuckerkrankheit
Diagnose	Feststellung und Benennung einer Krankheit durch eine Ärztin/einen Arzt
Doppler-Sonographie	Spezielle Form der Sonogra-phie (Ultraschall), mit der Informationen über die Durchblutung von Organen gewonnen werden
Down-Syndrom	Chromosomenanomalie, dreifaches Chromosom 21
Dystokie	Gestörter Geburtsverlauf, zum Beispiel durch organi-sche Ursachen
Embryo	Medizinischer Ausdruck für die Frucht in der Gebärmutter während der Organentwicklung (erste acht Schwangerschaftswochen)

Emesis	Erbrechen
Endometrium	Gebärmutterschleimhaut
Epidemiologie	Wissenschaft über die Verbreitung und die Ursachen von Krankheiten
Epikrise	Zusammenfassender Bericht über den Gesundheitszustand
Episiotomie	Scheidendammschnitt (wird häufig bei der Geburt gemacht, um dem Kind den Durchtritt zu erleichtern und ein Einreißen der Scheidenwand und des Damms zu verhindern)
Erythrozyten	Rote Blutkörperchen
Ersttrimester-screening (ETS)	Pränataldiagnostisches Verfahren aus einer Kombination von Ultraschall- und Blutunter-suchung in der 12.-14. SSW zur Bestimmung der Wahrschein-lichkeit einer Chromosomen-anomalie
Extrauteringra-vidität (EU)	Ein befruchtetes Ei nistet sich außerhalb der Gebär-mutterhöhle ein (Eileiter- oder Bauchhöhlen-schwangerschaft)
Fehlgeburt, Abort	Beendigung der Schwan-gerschaft, »Abgehen« oder Ausstoßung des Embryos oder Fetus innerhalb der ersten Monate, wenn das Kind noch nicht lebensfähig ist
Fluor	Absonderung aus der Scheide (Vagina) oder den äußeren Geschlechtsteilen, meist durch eine Scheidenentzündung (Pilze, Bakterien) verursacht

Fötus/Fetus	Lateinisch: das Gezeugte, Leibesfrucht. Medizinischer Fachausdruck für das Kind im Mutterleib ab der neunten SSW nach der Zeugung beziehungsweise ab der elften SSW nach dem Tag der letzten Monatsblutung
Forceps	Geburtszange
Frühgeborenes Kind	Kind mit Geburtstermin vor 37 abgeschlossenen (37+0) Wochen
Frühgeburt	Geburten vor 37 abgeschlossenen Schwangerschaftswochen
FTMV	Frühzeitiger totaler Muttermundverschluss
Fundusstand	Höhenstand der Gebärmutter
Fundus uteri	Gewölbter, oberer Rand der Gebärmutter
Gebärmutterkontraktionen	Unwillkürliches Zusammenziehen der Gebärmuttermuskulatur bei der Regelblutung, als harmlose Übungswehen während der Schwangerschaft und als Wehen zur Geburt
Geburtsvorbereitungskurse	Kurse, in denen Sie wichtige Informationen und Übungen zur Geburt erhalten
Geistige Retardierung	Intelligenzminderung
Gemini	Zwillinge
Genetische Krankheiten	Erblich bedingte Krankheiten
Genitalien	Geschlechtsorgane
Genitalmykose	Erkrankung der äußeren Geschlechtsteile und häufig auch der Scheidenregion durch Pilze
Gestation	Schwangerschaft
Gestosen	Durch die Schwangerschaft verursachte Erkrankungen wie Erbrechen in der Frühschwangerschaft, Bluthochdruck und Ödeme (Flüssigkeitsansammlungen)
Gonorrhoe	Sexuell übertragbare Geschlechtskrankheit
Gravida	Schwangere, Anzahl aller bisherigen Schwangerschaften einschließlich Fehlgeburten
Gravidität	Schwangerschaft, der Zeitraum von der Befruchtung bis zur Geburt
Gravidogramm	Eintragungen der Schwangerschaftsvorsorgeuntersuchungen im Mutterpass
Hämophilie	Bluterkrankheit
Hb-Wert	Hämoglobingehalt des Blutes, Anteil der roten Blutkörperchen
Homöopathie	Alternativmedizinische Behandlungsmethode, die nach dem Ähnlichkeitsprinzip arbeitet
Hydramnion	Vermehrte Fruchtwassermenge
Hyperemesis gravidarum	Verstärktes Schwangerschaftserbrechen
Hypertonie	Bluthochdruck (gemessen in RR systolisch/diastolisch >140/>90 mmHg)

Hypnobirthing	Methode, Geburtsschmerzen ganz oder teilweise durch eine Form der Selbsthypnose zu vermeiden
Hypotonie	Niedriger Blutdruck – deutlich unter den oben genannten Werten – (etwa 95/55 mmHg)
Hypotrophie	Mangelentwicklung des Kindes im Mutterleib
Implantation	Einpflanzung von Fremdteilen in den Körper / Einnistung der befruchteten Eizelle in die Gebärmutterschleimhaut
Imprägnation	Spermium dringt in die Eizelle ein
Indikation	Notwendigkeit einer medizinischen Handlung
Indirekter Coombs Test	Immunhämatologische Untersuchung zum Nachweis von Antikörpern gegen Erythrozyten, z. B. bei Rhesus-Inkompatibilität
Infiltration	Eindringen von zum Beispiel Entzündungszellen oder Flüssigkeiten in das Gewebe
Inkompatibilität	Unverträglichkeit
Insertio velamentosa	Seltene Ansatzanomalie der Nabelschnur
Insemination	Instrumentelle Einbringung von männlichen Samenzellen in den Gebärmutterhals oder die Gebärmutterhöhle
Inspektion	Untersuchung
Insuffizienz	Schwäche eines Organs, etwa Zervixinsuffizienz – Schwäche des Gebärmutterhalses

Intravaginal	Innerhalb der Scheide (Vagina)
Inzidenz	Anzahl der in einem bestimmten Zeitraum neu auftretenden Krankheiten
Kolpitis	Entzündung der Scheide / der Scheidenhaut
Kolposkopie	Untersuchung der Scheide und des Gebärmutterhalses mit einem lupenartigen Gerät
Kontagiosität	Übertragungswahrscheinlichkeit einer Infektion bei Kontakt mit einem Infizierten
Kontraindikation	Einschränkung, Verbot, etwas ist nicht angezeigt
Konzeption	Empfängnis
Konzeptionstermin	Zeit des Geschlechtsverkehrs, der zur Schwangerschaft führt
Lageanomalie	Falsche Lage des Kindes in der Gebärmutter kurz vor der Geburt
Laktation	Produktion der Milch in den weiblichen Brustdrüsen
Mamma	weibliche Brust, Brustdrüse
Makrosomie	Geburtsgewicht ab 4.000 g
Mastitis	Entzündung der Brustdrüse
Mekonium	Sogenanntes Kindspech, die ersten Darmausscheidungen des Neugeborenen sind schwarz (beziehungsweise dunkelgrün)
Monitoring	Laufende Überwachung
Mukoviszidose	Vererbte Stoffwechselkrankheit

Multipara	Mehrgebärende, eine Frau die mehrere Kinder geboren hat
Multivitamin-präparate	Nahrungsergänzungsmittel mit unterschiedlichen Vitaminen
Muskelatrophie	Muskelschwund
Mykose	Erkrankung der Haut, die durch Pilze hervorgerufen wird
Myom	Gutartige Geschwulst der Gebär-mutter, die sich durch verstärkte und verlängerte Regelblutung bemerkbar machen kann
Nausea	Übelkeit und Brechreiz
Neuralrohr-defekt	Offener Rücken
NIPT/Nicht invasiver Pränataltest	Blutuntersuchung zur Risikoab-schätzung auf das Vorliegen kind-licher Chromosomenstörungen
Nullipara	Frau, die noch keine Kinder geboren hat
o. B.	Ohne Befund, Feststellung nach einer Untersuchung, dass keine erkennbare Erkrankung vorliegt
Ödeme	Ansammlung von Flüssigkeit im Gewebe
Organogenese	Organentwicklung des Embryos etwa zwischen dem 15. und 70. Tag nach der Konzeption
Ovarien	Eierstöcke, in ihnen werden die weiblichen Geschlechtshormone gebildet
Ovulation	Eisprung, der etwa in der Mitte des Zyklus stattfindet

Ovum	Das reife Ei, das nach dem Eisprung innerhalb mehrerer Tage von den Eierstöcken über den Eileiter zur Gebärmutter gelangt
Para	Anzahl ausgetragener Schwangerschaften
Periduralanäs-thesie (PDA)	Gezielte örtliche Betäubung der unteren Körperhälfte über einen Katheter im Lendenbereich der Wirbelsäule vor oder während der Geburt zur Schmerzlinderung
Perinatalperiode	Zeitraum ab 28+0 Schwanger-schaftswochen bis zum 7. Lebenstag des Kindes
Periode	Menstruation, Regelblutung
Phenylketonurie	Angeborene schwere Stoff-wechselerkrankung
pH-Wert	Säuregehalt (zum Beispiel der Vaginalflüssigkeit)
Plasma	Flüssiger Bestandteil des Bluts
Plazenta	Mutterkuchen, ein Organ, das für die Schwangerschaft aufgebaut wird. Durch die Nabelschnur ernährt der Mutterkuchen das Kind im Mutterleib
Placenta praevia	Die Plazenta liegt im unteren Teil der Gebärmutter vor dem Mutter-mund und verhindert häufig eine natürliche Geburt
Portio	Unterer Teil des Gebärmutter-halses, der in der Scheide sichtbar ist, Muttermund
Postnatal/ post partum	Nach der Geburt

Präeklampsie	Veraltet »Schwangerschaftsvergiftung«, durch die Schwangerschaft verursachte Erkrankungen wie Bluthochdruck und Ödeme (Flüssigkeitsansammlungen)
Präkonzeptionell	Vor der Befruchtung
Pränatal	Vor der Geburt
Prävalenz	Anzahl der in einem bestimmten Zeitraum bestehenden Krankheiten (Krankheitshäufigkeiten)
Primipara	Eine Frau, die vor der ersten Geburt steht
Prolaps	Vorfall, Heraustreten eines Organs, zum Beispiel Senkung der Gebärmutter oder Hervortreten aus der Scheide
Prophylaxe	Verhütung von Krankheiten durch vorbeugende Maßnahmen
Pruritus vulvae	Jucken am Scheideneingang
Punktion	Einstich in ein Organ, um Flüssigkeit zu entnehmen. Die Punktion dient meist der Diagnosefindung
Rezidiv	Rückfall, Wiederauftreten einer Erkrankung nach der Behandlung
Risiko	Eine Verhaltensweise oder ein Zustand, der die Wahrscheinlichkeit, von einem Schadensereignis betroffen zu werden, erhöht
Risikofaktor	Sachverhalt, der die Wahrscheinlichkeit des Eintritts eines Schadensereignisses in jenen Bevölkerungsgruppen, die diesen Sachverhalt aufweisen, über das allgemeine Risiko hinaus erhöht

Restless Leg Syndrom (RLS)	Missempfinden und andere Symptome an den Beinen mit einem ausgeprägten Bewegungsdrang der Beine
Röteln-HAH-Test	Hämagglutinationshemmtest, veraltete Methode zum Nachweis einer durchgemachten Röteln-Erkrankung oder Immunschutzes
Salmonellen	Krankmachende Stäbchenbakterien, die in Lebensmitteln (vor allem Eiern) vorkommen können
Schwangerschaftsrisiken	Risiken, die eine Schwangerschaft zur Risikoschwangerschaft machen und die den normalen Verlauf der Schwangerschaft beeinträchtigen können
Schwangerschaftsverlaufskomplikationen	Ereignisse, die die Gesundheit der Mutter oder des Kindes im Verlauf der Schwangerschaft beeinträchtigen können
Sectio (caesarea)	Kaiserschnittentbindung, Operation, bei der die Bauchdecke und die Gebärmutter geöffnet werden, um das Kind auf diesem Wege zur Welt zu bringen
Serologische Untersuchungen	Blutuntersuchungen zum Nachweis von Antigen-Antikörper-Reaktionen
Sonographie	Ultraschalluntersuchung
Spontanabort	Abgang der Schwangerschaft ohne äußere Einflussnahme
SSL	Scheitel-Steiß-Länge des Fetus
SSW	Schwangerschaftswochen
Stria	Dehnungsstreifen der Haut, (an Bauch, Hüften, Brüsten)

Symptom	Zeichen einer Krankheit wie Schmerzen oder Fieber
Syphilis	Sexuell übertragbare Infektionskrankheit
Teratogen	Das Erbgut schädigend
Thrombose	Blutpfropfbildung (meist in den Venen)
Tokolyse	Wehenhemmende Arzneimittel, Verhinderung zu früher oder zu starker Wehen, um eine Frühgeburt zu vermeiden
Toxizität	Giftigkeit
Toxoplasmose	Durch kranke Tiere und ihre Exkremente übertragbare Krankheit; in Fäkalien von Haustieren (besonders von Hauskatzen) enthalten und in rohem Fleisch oder Fisch
Trichomonaden	Einzellige Parasiten, die Genitalinfektionen bei der Frau und beim Mann hervorrufen können
Tropho-Training	Entspannungsmethode
Tubargravidität	Eileiterschwangerschaft
Tube	Eileiter
Tumor	Geschwulst, übermäßiges Gewebswachstum an bestimmten Körperteilen
Uterus	Gebärmutter
Vagina	Scheide, Verbindung zwischen der Vulva und der Gebärmutter
Vaginal-candidose	Pilzinfektion in der Scheide
Vaginal-sonographie	Ultraschalluntersuchung, bei der eine schmale Sonde in die Scheide eingeführt wird, um die inneren Genitalorgane besser darstellen zu können
Vaginalinfektion	Scheidenentzündung
Vaginitis	Entzündung der Scheide oder der Scheidenhaut
Varikosis	Krampfadern, erweiterte geschlängelte Venen, meistens in den Beinen
vBS	vorzeitiger Blasensprung
Vasa praevia	Atypischer Verlauf der Blutgefäße, die nicht vollständig in, sondern frei zwischen der Nabelschnur und dem Mutterkuchen liegen.
Vulva	Die äußeren weiblichen Geschlechtsteile
Vulvovaginale Candidose	Pilzinfektion, die sich von der Scheide auf den Bereich der äußeren weiblichen Geschlechtsteile (zum Beispiel Schamlippen) ausgebreitet hat
Zervix	Gebärmutterhals, Verbindung zwischen der Gebärmutter (Uterus) und der Scheide (Vagina)
ZNS	Zentrales Nervensystem
Zyklus	Der Monatszyklus wird von Hormonen gesteuert und dauert durchschnittlich 28 Tage
Zyste	Kapselartige Geschwulst mit flüssigem Inhalt

Bildnachweis:

Bigstock: Wavebreak Media Ldt. S. 3; alenkasm S. 5; tibor13 S. 150; Almaje S. 50; 9dream studio S. 132; Kotin S. 157; sbego S. 158; evgeny atamanenko S. 182; Yastremska S. 187; AndreyPopov S. 197; GeorgeRudy S. 203; **Charité – Universitätsmedizin Berlin:** Prof. Wolfgang Henrich S. 28, S. 30, S. 32, S. 36, S. 40, S. 42; **Depositphotos:** pierivb S. 7 (Strand), S. 89; AndreyPopov S. 23; **iStock:** skynesher S. 6 (Sport), S. 84; FroggyFrogg S. 169; **Fotolia:** Serg Nvns S. 86; aleshin S. 135; **Martina Eisele:** S. 21, S. 53; **Mascha Greune:** Illustrationen S. 88, S. 103, S. 212 – 215; **Kirschner:** S.7 (Baby), S. 192; **Photo Alto:** Vincent Hazat S. 16, S. 68; **Sanofi Pasteur MSD GmbH:** S. 198; **shutterstock:** Pim Illustration S. 6 (Tagebuch) S. 25; Bezikus S. 8; Giovanni Cancemi S. 11; Syda Productions S. 12; Taiga S. 13; Mariia Savoskula S. 19; Monkey Business Images S. 47; Tyler Olson S. 51; Rtimages S. 57; Phil Jones S. 64; r. classen S. 70; Dolgachov S. 75; Olesya Feketa S. 78; Elena Hramova S. 107; Anteromite S. 109; binik S. 114; Ilike S. 121; Es75 S. 129; Margarita Mindebaeva S. 136; Kati Molin S. 165; Wavebreakmedia S. 167; Margarita Visionsi S. 195; suriyachan S. 201